罕见病系列丛书

国家出版基金项目
NATIONAL PUBLICATION FOUNDATION

心血管罕见病
Rare Cardiovascular Diseases

丛书主编　丁　洁　袁　云

主　　编　李建平　丁文惠

北京大学医学出版社

XINXUEGUAN HANJIANBING

图书在版编目（CIP）数据

心血管罕见病 / 李建平，丁文惠主编 . —北京：
北京大学医学出版社，2025.2
ISBN 978-7-5659-3068-3

Ⅰ. ①心⋯　Ⅱ. ①李⋯ ②丁⋯　Ⅲ. ①心脏血管疾病
－疑难病－诊疗　Ⅳ. ① R54

中国国家版本馆 CIP 数据核字（2024）第 037877 号

心血管罕见病

主　　编：李建平　丁文惠
出版发行：北京大学医学出版社
地　　址：（100191）北京市海淀区学院路 38 号　北京大学医学部院内
电　　话：发行部 010-82802230；图书邮购 010-82802495
网　　址：http://www.pumpress.com.cn
E-mail：booksale@bjmu.edu.cn
印　　刷：北京信彩瑞禾印刷厂
经　　销：新华书店
责任编辑：高　瑾　　责任校对：靳新强　　责任印制：李　啸
开　　本：889 mm×1194 mm　1/16　印张：14.5　字数：429 千字
版　　次：2025 年 2 月第 1 版　2025 年 2 月第 1 次印刷
书　　号：ISBN 978-7-5659-3068-3
定　　价：135.00 元

编者名单

主　　编　李建平　丁文惠

主编助理　王　洁

编　　者（按姓氏拼音排序）

　　　　褚松筠　北京大学第一医院
　　　　丁文惠　北京大学第一医院
　　　　丁燕生　北京大学第一医院
　　　　龚艳君　北京大学第一医院
　　　　郭远林　中国医学科学院阜外医院
　　　　韩晓宁　北京大学第一医院
　　　　贺鹏康　北京大学第一医院
　　　　洪　涛　北京大学第一医院
　　　　胡　丹　武汉大学人民医院
　　　　胡丽华　北京大学第一医院
　　　　霍　勇　北京大学第一医院
　　　　江　洪　武汉大学人民医院
　　　　姜一梦　北京大学第一医院
　　　　李滨汛　北京大学第一医院
　　　　李建军　中国医学科学院阜外医院
　　　　李建平　北京大学第一医院
　　　　李　康　北京大学第一医院
　　　　李　颖　首都医科大学附属北京安贞医院
　　　　李昱熙　北京大学第一医院
　　　　林明杰　北京大学第一医院
　　　　刘　琳　北京大学第一医院
　　　　刘　念　首都医科大学附属北京安贞医院
　　　　吕品超　北京大学第一医院
　　　　刘耀琨　北京大学第一医院
　　　　骆星谕　北京大学第一医院
　　　　马　为　北京大学第一医院

邱　林　北京大学第一医院
王　洁　北京大学第一医院
王　智　北京大学第一医院
吴　林　北京大学第一医院
夏驭龙　北京大学第一医院
杨　颖　北京大学第一医院
易铁慈　北京大学第一医院
张　龙　北京大学第一医院
赵亚雯　北京大学第一医院
郑　博　北京大学第一医院
周　菁　北京大学第一医院

序　言

罕见病是一类发病率、患病率低的疾病，分散出现在不同的学科，因罕见而存在诊断难和治疗难，在过去几十年的医学发展中，罕见病因社会进步及科技发展而被逐步认识，其庞大的疾病类型以及同样庞大的患者群体在任何国家都不能被忽视。然而，在临床医学工作中，常见病的诊治基于社会公平的原则被广泛重视，而罕见病因其罕见而在现行的医疗制度下易于被忽视，相关领域从业者的匮乏，导致罕见病诊断困难和治疗困难。而医师的培训又需要一本能够全面而系统性介绍各种罕见病的书籍，为此我们以北京大学第一医院为主要力量，编写了该丛书。

中国罕见病事业在过去十余年取得长足的进步，在许多领域和世界同步，随着检查技术的广泛使用，许多罕见病被我国首先诊断，而且各种罕见病都在队列研究中逐步形成资源优势，易于罕见病领域的从业者快速积累相关的知识和经验，这为编写罕见病系列丛书提供了人才保障，也代表了国际罕见病领域的最高水平。

本系列丛书包括 15 个分册，每个分册涉及一个人体系统，各个分册的主编所邀请的专家除北京之外，也涵盖全国其他省市的专家，具有广泛的代表性，因此该书也是国内罕见病领域众多专家集体智慧的结晶；每个系统所涉及的罕见病远超国家罕见病目录所列的疾病种类，基本反映我国罕见病的整体状态。

该丛书不仅是各个临床科室高年资医师的必备参考书，特别适合于指导多学科团队的临床工作，也是基础研究者进行相关疾病研究的主要参考书，该丛书的出版将大力推进我国罕见事业的基础研究和临床诊治能力的提高。

丁洁

2024 年 8 月

罕见病是指发病率极低的一类疾病，又称孤儿病。世界卫生组织将罕见病界定为患病人数占总人口（65～100）/10万的疾病，目前已发现近5000～8000种。约有2.5亿多患者，50%以上为儿童。罕见病具有以遗传为主、病情严重，且诊断治疗较为复杂、医疗耗费高昂等特点，是一种重大的社会公共卫生问题，其诊断和治疗具有重大挑战。中华医学会医学遗传学分会专家建议将中国的罕见病定义为患病率小于1/500 000或新生儿发病率小于1/10 000的疾病。据此估算，中国罕见病患者人数约为1680万。虽然我国罕见病患者的总数较多，但因每种罕见病的患病人数少、且患病人群分散，罕见病患者及其家属、医务人员和公众等对罕见病防控和诊疗的知识储备不足。罕见病知识的缺乏导致医生对罕见病的诊断能力不足，同时也使罕见病易被误诊或漏诊。随着我国国民经济水平的飞速发展，罕见病已受到人们关注。但由于病种繁多，且中国人口基数庞大，罕见病的实际患病群体很大，并且罕见病具有以多系统、多器官受累的特点，患者往往以首发某个器官受损的症状而就诊于某个专科，或由于多个器官受损辗转于多个专科就诊而难以获得正确的诊断，从而延误了治疗时机，显著缩短了患者寿命，给家庭带来痛苦与不幸，也给社会增添了负担。尤其在近几十年里我国临床医学进入专科化高度发展的时代，这使得临床医学的理论和技术更加迅速地向纵深发展，跟随和赶超世界医学水平，但这种分化的结果使医生的知识结构出现了专而不博的变化，窄小的知识结构在面临复杂的临床问题时，显得力不从心。显然专业化的医生非常不适应罕见病的诊疗服务，而多学科协作（multidisciplinary team，MDT）诊疗模式已快速深入罕见病的日常诊疗行为，带来罕见病诊疗模式的变革。北京大学第一医院神经内科从事法布雷（Fabry）病的诊治近20年，是国内最早开展Fabry病诊治及研究的临床中心之一，开展了酶学检测和基因检测，并于国内较早成立了MDT团队对Fabry病患者进行诊治。团队由儿科丁洁教授、神经内科袁云教授、心血管内科丁文惠教授等资深专家领衔，涵盖心内科、神经内科、肾内科、眼科、儿科、风湿免疫科、影像科等多个相关专业，真正实现了从儿童到成人全生命周期、全方位、全流程的"三全"管理，极大地提高了该类患者的诊治水平，目前诊断了上百例患者，长期为这些患者提供多学科管理支持。例如一名从青少年时期就有四肢疼痛，后又发现血尿、蛋白尿，2014年又出现胸痛症状，于外地医院诊断为"肥厚型心肌病"，近两月出现两次意识丧失的患者，被病痛反复折磨有50年之久，辗转于外地多家医院后就诊于我院，我院MDT团队会诊并进一步检查发现α-半乳糖苷酶A活性明显减低，GLA基因Exon3发现错义突变，确诊为Fabry病。由于恶性心律失常导致晕厥，左心室射血分数＜35%植入心脏再同步化治疗-除颤器（CRT-D），并启动了长期酶替代治疗，从而显著改善了患者生活质量和预后。神经肌肉病多学科联合门诊（MDT门诊）为脊髓性肌萎缩症、各种遗传性肌病，以及其他有相关问题的儿童神经肌肉疾病的患者提供多学科一站式服务。多学科专家进行诊治和管理，包括心、肺功能监测和治疗，骨骼与关节畸形的预防和矫正，消化道功能、生长发育状态、认知精神心理状态的随访评估与治疗以及各种并发症的预防。

随着现代医学的发展和医疗诊断检查技术水平的不断提高，特别是对疾病谱发病机制认识的提高及开展的相关酶学和基因检测，遗传学和表观遗传学的研究等，使人们对罕见病的认识有了显著提高，意识到有些曾被认为是罕见的疾病，其实是由于未能认识并未进行有效的检测或缺少检测手段而导致未能做出正确诊断。另外，随着遗传学及各种分子机制研究的进展，针对特定靶点的分子药物研发越来越快速，越来越多的针对某单一治疗靶点的药物快速进入市场，使大量罕见病治疗药物涌现出来。我国对罕见病的重视和投入已有较大幅度提升，相信会给罕见病患者和家庭带来越来越多的希望。

本书基于我们对心血管罕见病的长期认识和在临床实践中对心血管罕见病诊疗经验的积累，结合国际与国内心血管罕见病诊治的研究进展汇集而成。对大多数心血管医生还不甚熟悉和掌握的罕见但在青少年中导致猝死率极高的离子通道病及家族型高胆固醇血症等共 38 种心血管罕见病的发病机制、临床表现、辅助检查、诊断和鉴别诊断以及治疗进行详尽阐述，并且每一节均附有临床诊治过的真实病例，对其复杂临床表型的诊断，尤其鉴别诊断和治疗经过以及影像、病理、酶学和基因检测结果进行了充分的分析和讨论，展现了严密的诊疗思路。每一例均附有专家对病例中所涉及重要问题的关键点所做的点评，也总结了经验和教训，以供临床医生参考，避免在今后的临床诊疗中走弯路。本书凝聚着临床医学专家们多年来的智慧和结晶，体现着内科人对心血管罕见病的认识和丰富的临床实践，是我们和全国同道们共同分享的心血之作。

本书编写注重了理论、相关诊疗指南、临床实践的结合，并附有生动的病例解析，所涉及相关交叉学科关键问题分析也呈现了重要的学术进展。然而，书中一定会存有疑问和不妥之处，我们也真诚希望广大读者提出宝贵意见。在此衷心感谢所有为此书付出辛勤和努力的作者和编审人员。

丁文惠　李建平　于北京
2023 年 7 月

目　录

第一章 冠状动脉罕见病

第一节 冠状动脉异常起源

【概述】

冠状动脉异常起源（anomalous aortic origin of coronary artery，AAOCA）是导致年轻运动员心脏性猝死（sudden cardiac death，SCD）的第二大原因[1]，仅次于肥厚型心肌病。冠状动脉起源异常，按照起源的位置及走行方式，主要分为以下三大类，即左冠状动脉起源异常、右冠状动脉起源异常、冠状动脉起源于肺动脉。患者的临床表现多种多样，从明显的心肌缺血，如心绞痛样胸痛和心搏骤停（sudden cardiac arrest，SCA），到完全没有症状。有研究报道，在 AAOCA 患者中，51% 的患者没有症状，29% 的患者有胸痛，15% 的患者有晕厥，3.3% 的患者有 SCA[2]。ACAPA（anomalous origin of the coronary artery from the pulmonary artery）是指左冠状动脉或右冠状动脉及其主要分支起源于肺动脉主干或分支肺动脉近端。临床上以左冠状动脉（或其分支）异常起源于肺动脉（anomalous origin of the left coronary artery from the pulmonary artery，ALCAPA）最多见，又称 Bland-White-Garland 综合征，约占 90%[3]。右冠状动脉异常起源于肺动脉（anomalous origin of the right coronary artery from the pulmonary artery，ARCAPA）相对少见，文献多为病例报告，人群发病率约为 0.002%[4]，双冠状动脉均起源于肺动脉临床极其罕见，大多因心肌缺血，出生后即死亡。一些患者可能需要通过心导管插管检查进行侵入性评估，包括血管内超声（intravascular ultrasound，IVUS）和血流储备分数（fractional flow reserve，FFR）测定。

导致 SCA 或 SCD 的确切机制和风险的绝对决定因素尚未完全清楚，研究认为导致 AAOCA 患者的 SCA 或 SCD 的病理生理机制可能包括冠状动脉开口异常、大血管间动脉间段受压、运动时壁内段受压，以及与锐角冠状动脉相关的瓣状隆起的阻塞，从而导致心肌缺血和室性心律失常的发生[5-7]。

【临床表现】

AAOCA 的临床表现多种多样，从无症状到心绞痛、从心肌梗死到心力衰竭、从心律失常到晕厥甚至猝死等，均取决于是否引起心肌缺血以及心肌缺血的程度。多达 38%～66% 的 AAOCA 患者猝死前从未出现过相关症状[8]。

ALCAPA 可分为婴儿型和成人型。婴儿型 ALCAPA 发病早，在新生儿期，由于肺动脉的高压力可以维持冠状动脉灌注，患者可无心肌缺血的表现。出生 6～8 周后，随着肺动脉阻力逐渐下降到正常水平，肺动脉压力不足以灌注心肌，此时如果没有足够的侧支循环形成，将导致心肌缺血和梗死，早期表现为气促、喘鸣、喂养困难等，患者活动或者喂养后易出现面色苍白、多汗，严重者可出现短暂晕厥[9]。婴儿型 ALCAPA 因心脏长大、收缩功能下降，易被误诊为心肌病。成人型 ALCAPA 往往偶有胸闷、气促、胸痛等不典型表现，主要原因为左、右冠状动脉之间存在大量代偿侧支循环，可存活至成年，但仍存在不同程度心肌缺血，80%～90% 的患者存在猝死风险[10-12]。

【辅助检查】

超声心动图常作为冠状动脉的初始筛查手段，然而即使采用成熟的超声心动图方案来诊断冠状动脉异常，仍然受检查者经验影响较大，而且确诊详细的解剖学特点的可靠性欠佳[13]。随着心脏磁共振血管造影（cardiac magnetic resonance angiography，CMRA）和冠状动脉 CT 血管造影（coronary CT angiography，CCTA）的进展，这些检查现在能够更加可靠地展示冠状动脉起源和近段走行的解剖，二者是目前诊断冠状动脉起源异常的首选诊断技术。CMRA 的优势是没有辐射，也不需使用造影剂，但空间分辨率不及 CCTA，而这一点对诊断决策而言很重要。传统血管造影显示冠状动脉走行的空间分辨率非常高，但属于侵入性检查，需使用造影剂且有辐射。需要注意的是，冠状动脉造影显示冠状动脉开口、近段走行及冠状动脉周围结构的能力仍然有限。血管内超声能够显示冠状动脉动态压迫，血管内空间分辨率高于冠状动脉造影检查，但同样具有侵入性。在不明确是否有缺血风险时，负荷超声心动图或放射性核素心肌灌注显像有助于评估冠状动脉变异是否会引起严重的心肌缺血，包括冠状动脉开口较高[14]。表1-1-1简单总结了常用的5种检查的比较。

1. 胸部X线片和心电图

ACAPA患者胸部X线片示心影增大和（或）肺水肿。怀疑冠状动脉起源异常的患者应常规行12导联心电图，筛查心肌缺血证据。高度怀疑时可采用运动负荷心电图。婴儿左冠状动脉异常起源于肺动脉的心电图表现提示前侧壁缺血或梗死，包括前侧壁导联一过性或慢性ST段改变，或者Ⅰ、aVL、V₅和V₆导联Q波[15]，但是20%～45%的患者没有异常Q波。

2. 超声心动图

经胸超声心动图（transthoracic echocardiography，TTE）以其无创、价廉、便捷而广泛应用于冠状动脉的初始筛查，并有助于评估心功能和其他合并畸形。ACAPA患者超声心动图常显示心脏扩大、整体心肌功能障碍和二尖瓣反流。二维成像可以显示异常的冠状动脉起源及分流或反流导致的扩张，而彩色多普勒可以显示冠状动脉血流方向异常，进一步支持该诊断。然而，经胸超声心动图检测冠状动脉异常的准确性有限，需要有经验的检查者识别冠状动脉开口。一项研究显示[16]标准化的TTE方案使AAOCA的检出率从0.02%提高到0.22%。随着三维经食管超声心动图的发展，使变异冠状动脉与周围组织解剖关系的可视化程度大为提高[17]。经食管超声心动图对于本病的诊断极有帮助，可通过短轴切面观察冠状动脉走行，并通过彩色多普勒辨别有无冠状动脉狭窄。

3. CCTA/CMRA

CCTA检查已经普遍应用于临床，能够清楚、准确地显示复杂冠状动脉的各种解剖和变异，可以作为了解冠状动脉起源异常的首选检查手段。CCTA或CMRA都可以完整展示冠状动脉的起始、走行、角度、狭窄，以及与大动脉、心肌的关系，在绝大多数情况下足以确诊，二者目前是作为Ⅰ类推荐用于冠状动脉起源异常的检出与评估。然而CT在分辨冠

状动脉起始段壁内走行时不一定清楚，尤其是对于低龄患者，需要与超声心动图相互补充。与CCTA相比，CMRA无需放射或碘化造影剂即可提供冠状动脉和功能成像，但空间分辨率较低，扫描时间较长，成本较高。虽然CCTA需要碘化造影剂和辐射照射，但剂量减少策略[18]和CT的进步继续改善了患者的安全性[19]。

4. 心脏磁共振成像（MRI）/正电子发射断层成像检查

对于就诊年龄偏大的儿童或成人，可采用心脏磁共振成像精确测定心室功能，并且显示心肌灌注情况和心肌纤维化程度，评估存活心肌的范围[9]。正电子发射断层成像（positron emission tomography，PET）检查可以辅助了解心肌存活情况，对于左心功能差、左心室射血分数低的婴儿患者尤为重要，如术前超声结果显示左心室射血分数<30%的患儿，可行PET检查[9]。

5. 冠状动脉造影

如果超声心动图和CT不能诊断，可以考虑冠状动脉造影。冠状动脉造影作为评估冠状动脉狭窄的"金标准"，在冠状动脉起源异常的评估中既不可少但又并非首选。在AAOCA中，由于冠状动脉开口变异，冠状动脉造影有一定的失败率和漏诊率。作为二维图像，冠状动脉造影不能很好地显示壁内走行。在具备超声和冠状动脉CT的条件下，冠状动脉造影一般不作为冠状动脉起源异常的首选检查手段。

6. 心肌功能评估

运动负荷试验（exercise stress test，EST）被普遍用于评估这些患者，但其有效性存在争议。有研究报道，在接受手术或经历SCD的患者中，有6%～22%的患者存在EST异常[20-22]。核灌注应力（nuclear perfusion stress，NPS）显像通常用于评估心肌灌注，但该技术存在假阳性和假阴性的问题，从而影响了其准确识别心肌缺血的可靠性。在AAOCA患者中，已经报道了这种技术的异常灌注缺陷，包括手术干预后[21]。研究表明，与应力性CMR相比，NPS的可靠性同样差，敏感性仅为33%[23]。药物负荷CMR显像在评估冠状动脉起源异常患者心肌灌注方面优于NPS，这项技术在儿科人群中似乎是可行、安全和耐受性良好的，它还可以可靠地检测灌注缺陷和室壁运动异常，这有助于对这些患者进行风险分层[23]。

7. 功能影像学

目前已经有研究使用血管内超声（intravascular

ultrasound，IVUS）和腺苷和（或）多巴酚丁胺的血流储备分数（fractional flow reserve，FFR）测量进行危险分层[24]。作为一种具有高空间和时间分辨率的技术，IVUS 提供了出色的动态成像[25-26]，心外膜血管的大部分冠状动脉灌注发生在舒张期，狭窄分级通常在舒张期显像的最大狭窄点进行测量。IVUS 可以观察到近端 AAOCA 血管的收缩期压迫，与深部心肌桥患者一样，在收缩和舒张早期冠状动脉内压力延长，主要表现为血流速度快、压力大等特点。在这些情况下，IVUS 在整个心动周期内提供了更高的分辨率来成像冠状动脉，因此被指定为具有 Ⅱa 类适应证来识别冠状动脉血流限制的机制。虽然 FFR 不是冠状动脉起源异常的常规评估指标，但它可以作为判断狭窄程度的辅助指标。

表 1-1-1　常用的 5 种评估冠状动脉起源的检查的比较

	超声	CCTA	CMRA	冠状动脉造影	IVUS
AAOCA 成像的适应证	—	I	I	Ⅱa	Ⅱa
空间分辨率	0.8 mm×1.5 mm	0.5 mm	1.0 mm	0.3 mm	0.15 mm×0.25 mm
时间分辨率	30 ms	75～175 ms	60～120 ms	7～20 ms	可调控
对周围解剖关系可视性	局限	√√	√	×	×
动态影像	局限	局限	局限	√	√√
优点	无创、快速；应用广泛；费用少	无创、快速；可显示发出角度、走行方式、与周围组织解剖关系；可评估冠心病；可检测出 AACOA 的多个特征	无创；可显示出角度、走行方式、与周围组织解剖关系；可评估心功能、心肌灌注及既往心肌梗死情况；无辐射且不接触含碘对比剂	实用性高；空间分辨率及时间分辨率提升；可进一步行 FFR、OCT、FFR 等评估手段	可获得动态影像；可准确评估近端及口部狭窄程度
缺点	准确性不够；受患者个体差异及操作者经验影响较大	实用性欠佳；需注射含碘对比剂；有辐射	实用性欠佳；费用及扫描时间均较 CCTA 增加；空间分辨率不如 CCTA	有创，费用高；有辐射且接触含碘对比剂；不利于观察开口近端走行、周围解剖结构	有创、费用高；对操作要求高；只有进入变异冠状动脉管腔内才能发挥作用

注：摘自 Anomalous Aortic Origin of a Coronary Artery. Methodist Debakey Cardiovasc J. 2019 Apr-Jun

【诊断】

当无明显心血管高危因素患者出现临床症状，如心肌缺血、心力衰竭、心律失常甚至猝死等，应考虑冠状动脉起源异常可能。影像学检查（如超声心动图、CCTA/CMRA、冠状动脉造影等）可以进一步明确诊断，其中 CCTA/CMRA 作为明确诊断的首选检查。表 1-1-1 比较了常用的评估冠状动脉起源异常的检查方法。但在没有心肌梗死和持续性缺血症状的情况下，体格检查和诊断性检查通常无异常[27-28]。

【治疗】

冠状动脉起源异常患者的最佳治疗策略仍然存在争议。外科手术是目前为止干预有症状患者（负荷诱导的心肌缺血或心律失常）或有证据显示高风险（恶性心律失常、心肌梗死、猝死）患者的首选治疗方案。也可以选择冠状动脉旁路移植术或者内科置入支架，虽然也可获得不错的即刻效果，但是缺乏足够的数据验证远期预后。一般来说，考虑到非常年幼的患者患 SCA 的风险较低，倾向于将儿科患者的手术干预推迟到他们 10 岁以上，除非他们有缺血的证据，对于年龄超过 35 岁的无症状患者，手术干预的门槛也同样较高，因为他们似乎也有较低的 SCA 风险[29]。同时，限制运动并不是任何 AAOCA 患者的首选长期策略，因为它具有有害的长期影响[30]。目前只建议等待手术治疗的患者和在运动中有临床症状或缺血发现的患者限制运动。

对于 AAOCA 患者，有共识声明[31]推荐对有心肌缺血症状或体征的患者实施手术干预，例如严重心绞痛、负荷试验异常、SCA 或非迷走神经介导的心律失常患者。在无症状 AAOCA 患者中，推荐对左冠状动脉起自右主动脉窦（AAOLCA）合并动脉间/壁内走行的患者实施手术，因为其心脏性猝死风险更高。对于无症状的右冠状动脉起自左主动脉窦（AAORCA）合并壁内走行的患者，推荐行负荷试验评估。手术方式有冠状动脉旁路移植术（coronary artery bypass grafting，CABG），但通常效果不满意[32]，或冠状动脉去顶术，后者可以预防角度变化导致的血管受压。"hinge-twist 手术"可以治疗无壁内走行的 AAOCA[33]，而肺动脉移位术可以治疗无壁内血管走行的单一冠状动脉口[34]。有症状的心肌缺血患者也可选择冠状动脉支架来替代 CABG，支架的硬质结构可以保护血管不受压迫[35]。考虑到儿童的身体生长，不建议使用支架。也可采用冠状动脉开口修复术，但该手术的技术难度最大[32]。

所有冠状动脉异常起源于肺动脉的病例都需要手术矫治，以便使含氧量正常的血流畅通无阻地抵达心脏，手术方法包括冠状动脉再植到主动脉或通过隧道术将冠状动脉连接至主动脉（Takeuchi 手术）。为了建立正常的两-冠状动脉系统，现已基本

弃用早期术式，例如结扎异常起源的冠状动脉[36]。目前还没有经皮治疗冠状动脉起源异常的方法。以下介绍常用经典术式。

1. 冠状动脉去顶术

当冠状动脉开口异常且近段走行于主动脉壁内段时，通常采用去顶术，即切除壁内段，扩大冠状动脉开口并将开口移植至正确的冠状窦，壁内段越长，开口再造越容易。如果壁内段过短（一般小于 5 mm），则开口再造相对困难，这个时候可能更适合行冠状动脉移位术。

2. 冠状动脉移位术

冠状动脉移位需要将冠状动脉从主动脉壁分离出来，并将其重新植入正确的窦道。一些学者主张普遍使用此种手术，因为术后结果与正常的冠状动脉起源位置和走行非常相似[37]。然而，该手术在技术上要求更高，而且在主动脉上建立冠状动脉环状吻合术的长期结果尚不清楚。现阶段仍有专家对移位术作为治疗手段存在质疑。目前，我们将此手术保留给壁内节段低于主动脉瓣水平或壁内节段缺失或短小的患者。图 1-1-1 示意冠状动脉移位术。

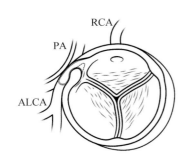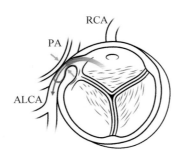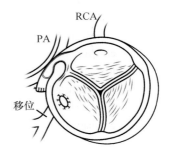

图 1-1-1 冠状动脉移位术示意图

壁内段过短的时候即使去顶，冠状动脉开口仍位于不正确的冠状窦里，仍然会受到冠状动脉间小梁和肺动脉的压迫，因此冠状动脉移位术是更好的方式（转自 Anomalous Aortic Origin of a Coronary Artery. Methodist Debakey Cardiovasc J. 2019 Apr-Jun）

3. 肺动脉移位术

基于主动脉和肺动脉之间存在动脉间段可能是 SCD 的病理生理机制这一前提，亦有主张对只有一条冠状动脉或没有壁内段的患者使用侧肺或前肺移位[38-39]。正常解剖状态下，左主干起源于左冠状窦并走行于肺动脉后，而左主干异常起源于右冠状窦或右冠状动脉近段时，左主干走行于肺动脉前，肺动脉移位术就是通过横向或前向移位肺动脉，以避免主动脉与肺动脉共同压迫左主干。

目前对于 AAOCA 患者的危险分层及管理策略，仍无最优化方案。因此对于医生而言，充分认识此

类疾病，并根据不同患者采取个体化治疗，是非常重要的。

【病例摘要】

女，15 岁，临床主要表现为间断心前区疼痛，与活动相关，心电图（ECG）示 I、aVL 导联可见 q 波，I、aVL、V₃～V₆ 导联 ST 段压低；超声心动图提示心脏扩大，左心室收缩功能减低，心脏增强磁共振成像提示心肌水肿伴强化，局部心肌纤维化可能。既往体健。父亲患"房间隔缺损，肺动脉狭窄"。起病初查体示心界扩大，胸骨左缘第 3、4 肋

间可及 3/6 级收缩期杂音。患儿 CCTA 提示左冠状动脉起源于肺动脉，从而明确诊断，进而于我院心外科行冠状动脉旁路移植术治疗。术后患者再发心绞痛，复查冠状动脉造影示左主干重度狭窄，从而在 IVUS 指导下进行 PCI 治疗。病例详细资料见二维码数字资源 1-1。

数字资源 1-1

（郑　博　骆星谕　霍　勇）

【参考文献】

［1］Maron BJ，Doerer JJ，Haas TS，et al. Sudden deaths in young competitive athletes：analysis of 1866 deaths in the United States，1980-2006. Circulation，2009，119（8）：1085-1092.

［2］Molossi S，Mery C，Krishnamurthy R，et al. Standardized approach to patients with anomalous aortic origin of a coronary artery：results from the coronary anomalies program at texas children's hospital. Journal of the American College of Cardiology，2015，65（10）：501.

［3］Dodge-Khatami A，Mavroudis C，Backer CL.Congenital Heart Surgery Nomenclature and Database Project：anomalies of the coronary arteries. Ann Thorac Surg，2000，69（4）：270-297.

［4］Williams IA，Gersony WM，Hellenbrand WE. Anomalous right coronary artery arising from the pulmonary artery：a report of 7 cases and a review of the literature. Am Heart J，2006，152（5）：1004.e9-17.

［5］Brothers J，Carter C，McBride M，et al. Anomalous left coronary artery origin from the opposite sinus of Valsalva：evidence of intermittent ischemia. J Thorac Cardiovasc Surg，2010，140（2）：e27-29.

［6］Cox ID，Bunce N，Fluck DS. Failed sudden cardiac death in a patient with an anomalous origin of the right coronary artery. Circulation，2000，102（12）：1461-1462.

［7］CheitlinMD，MacGregor J. Congenital anomalies of coronary arteries：role in the pathogenesis of sudden cardiac death. Herz，2009，34（4）：268-279.

［8］CheezumMK，Liberthson RR，Shah NR，et al. Anomalous Aortic Origin of a Coronary Artery From the Inappropriate Sinus of Valsalva. J Am Coll Cardiol，2017，69（12）：1592-1608.

［9］安琪，李守军. 先天性心脏病外科治疗中国专家共识（十二）：先天性冠状动脉异常. 中国胸心血管外科临床杂志，2020，27（12）：1375-1381.

［10］Peña E，Nguyen ET，Merchant N，et al. ALCAPA syndrome：not just a pediatric disease. Radiographics，2009，29（2）：553-565.

［11］BerdjisF，Takahashi M，Wells WJ，et al. Anomalous left coronary artery from the pulmonary artery. Significance of intercoronary collaterals. J Thorac Cardiovasc Surg，1994，108（1）：17-20.

［12］Arciniegas E，Farooki ZQ，Hakimi M，et al. Management of anomalous left coronary artery from the pulmonary artery. Circulation，1980，62（2 Pt 2）：I180-1189.

［13］Lorber R，Srivastava S，Wilder TJ，et al. Anomalous aortic origin of coronary arteries in the young：echocardiographic evaluation with surgical correlation. JACC Cardiovasc Imaging，2015，8（11）：1239-1249.

［14］Agrawal H，Mery CM，Day PE，et al. Current practices are variable in the evaluation and management of patients with anomalous aortic origin of a coronary artery：Results of a survey. Congenit Heart Dis，2017，12（5）：610-614.

［15］Hoffman JI. Electrocardiogram of anomalous left coronary artery from the pulmonary artery in infants. Pediatr Cardiol，2013，34（3）：489-491.

［16］ThankavelPP，Lemler MS，Ramaciotti C. Utility and importance of new echocardiographic screening methods in diagnosis of anomalous coronary origins in the pediatric population：assessment of quality improvement. Pediatr Cardiol，2015，36（1）：120-125.

［17］Yilmaz H，Gungor B，Sahin S，et al. A case of anomalous origin of circumflex artery from right sinus of valsalva recognized by three-dimensional transesophageal echocardiography and coronary computed tomography angiography. Heart Views，2014，15（2）：57-59.

［18］Halliburton SS，Abbara S，Chen MY，et al. SCCT guidelines on radiation dose and dose-optimization strategies in cardiovascular CT. J Cardiovasc Comput Tomogr，2011，5（4）：198-224.

［19］Chinnaiyan KM，Boura JA，DePetris A，et al. Progressive radiation dose reduction from coronary computed tomography angiography in a statewide collaborative quality improvement program：results from the Advanced Cardiovascular Imaging Consortium. Circ Cardiovasc Imaging，2013，6（5）：646-654.

［20］Basso C，Maron BJ，Corrado D，et al. Clinical profile of congenital coronary artery anomalies with origin from the wrong aortic sinus leading to sudden death in young competitive athletes. J Am Coll Cardiol，2000，35（6）：1493-1501.

［21］Brothers JA，McBride MG，Seliem MA，et al. Evaluation of myocardial ischemia after surgical repair of anomalous aortic origin of a coronary artery in a series of pediatric patients. J Am Coll Cardiol，2007，50（21）：2078-2082.

［22］Agrawal H，Mery C，Krishnamurthy R，et al. Stress myocardial perfusion imaging in anomalous aortic origin of a coronary artery：results following a standardized approach. Journal of the American College of Cardiology，2017，69（11_Supplement）：1616-1616.

［23］Noel C，Molossi S，Krishnamurthy R，et al. Cardiac MR stress perfusion with regadenoson and dobutamine in children：single center experience in repaired and unrepaired congenital and acquired heart disease. Journal of the American College of Cardiology，2016，67（13_Supplement）：964-964.

［24］Agrawal H，Molossi S，Alam M，et al. Anomalous coronary arteries and myocardial bridges：risk stratification in children using novel cardiac catheterization techniques. Pediatr Cardiol，2017，38（3）：624-630.

［25］AngeliniP. Sudden death and coronary anomalies：the importance of a detailed description. Tex Heart Inst J，2011，38（5）：544-546.

［26］Angelini P，Uribe C，Monge J，et al. Origin of the right coronary artery from the opposite sinus of Valsalva in adults：characterization by intravascular ultrasonography at baseline and after stent angioplasty. Catheter Cardiovasc Interv，2015，86（2）：199-208.

［27］CheitlinMD，De Castro CM，McAllister HA. Sudden death as a complication of anomalous left coronary origin from the anterior sinus of Valsalva，A not-so-minor congenital anomaly. Circulation，1974，50（4）：780-787.

［28］Chaitma n BR，Lespéranc e J，Saltiel J，e t al. Clinical，angiographic，and hemodynamic findings in patients with anomalous origin of the coronary arteries. Circulation，1976，53（1）：122-131.

［29］Molossi S，Martínez-Bravo LE，Mery CM. Anomalous aortic origin of a coronary artery. Methodist Debakey Cardiovasc J，2019，15（2）：111-121.

［30］Mery CM，Lopez KN，Molossi S，et al. Decision analysis to define the optimal management of athletes with anomalous aortic origin of a coronary artery. J Thorac Cardiovasc Surg，2016，152（5）：1366-1375.

［31］Brothers JA，Frommelt MA，Myerburg RJ，et al. Expert consensus guidelines：anomalous aortic origin of a coronary artery. The Journal of Thoracic and Cardiovascular Surgery，2017，153（6）：1440-1457.

［32］Brothers JA，Frommelt MA，Myerburg RJ，et al. Expert consensus guidelines：Anomalous aortic origin of a coronary artery. J Thorac Cardiovasc Surg，2017，153（6）：1440-1457.

［33］Lope z L，Mercer-Ros a L，Zahn EM，e t al. The "hinge-twist" technique for anomalous origin of the left coronary artery. Ann Thorac Surg，2006，82（2）：e19-21.

［34］Gulati R，Reddy VM，Culbertson C，et al. Surgical management of coronary artery arising from the wrong coronary sinus，using standard and novel approaches. J Thorac Cardiovasc Surg，2007，134（5）：1171-1178.

［35］Doorey AJ，Pasquale MJ，Lally JF，et al. Six-month success of intracoronary stenting for anomalous coronary arteries associated with myocardial ischemia. Am J Cardiol，2000，86（5）：580-582，a10.

［36］Backer CL，Stout MJ，Zales VR，et al. Anomalous origin of the left coronary artery. A twenty-year review of surgical management. J Thorac Cardiovasc Surg，1992，103（6）：1049-1057.

［37］Law T，Dunne B，Stamp N，et al. Surgical results and outcomes after reimplantation for the management of anomalous aortic origin of the right coronary artery. Ann Thorac Surg，2016，102（1）：192-198.

［38］Rodefeld MD，Culbertson CB，Rosenfeld HM，et al. Pulmonary artery translocation：a surgical option for complex anomalous coronary artery anatomy. Ann Thorac Surg，2001，72（6）：2150-2152.

［39］Mainwaring RD，Reddy VM，Reinhartz O，et al. Anomalous aortic origin of a coronary artery：medium-term results after surgical repair in 50 patients. Ann Thorac Surg，2011，92（2）：691-697.

第二节　冠状动脉瘘

【概述】

先天性的冠状动脉瘘（coronary artery fistula，CAF）是一种相对罕见的先天性异常，是指冠状动脉和4个心腔或某一大血管（上腔静脉、肺动脉、肺静脉等）之间的异常直接联系[1]。CAF最早由Krause于1865年报道，随后逐渐出现越来越多的报告[2]。CAF可引起心肌缺血、心力衰竭、心律失常等，少数情况下还与肺动脉高压、心内膜炎相关，严重时可出现冠状动脉瘤破裂出血。

CAF 存在于约 0.002% 的普通人群中，在 0.3%～0.8% 的接受诊断性心导管治疗的患者中检测到[3]。CAF 通常是先天性的（约占 90%），但也可能是出生后获得的。先天性 CAF 病因主要是胎儿心血管系统发育时局部心肌发育停止，心肌肌小梁间的窦状间隙无法退化，从而形成 CAF。先天性 CAF 可伴随其他心脏结构畸形，如法洛四联症、单心室、动脉导管未闭等。可引起获得性 CAF 的因素包括创伤、感染和医源性损伤等。心脏相关手术及介入操作，如冠状动脉旁路移植术、先天性心脏病手术、心肌活检、冠状动脉成形术等均可导致 CAF[4]。

CAF 的起源与终点分布多样。从起源来说，起源于右冠状动脉的 CAF 占 50%～60%，起源于左前降支的 CAF 占 25%～42%，起源于回旋支动脉的 CAF 占 18.3%，起源于对角分支的 CAF 占 1.9%，起源于左主干及钝缘支的 CAF 占 0.7%。5% 患者左右冠状动脉同时存在瘘道。从汇入部位来看，CAF 常汇入右心结构，其中引流至肺动脉的占 15%～43%，引流至右心室的占 14%～40%，引流至右心房的占 19%～26%，引流至冠状窦的占 7%，引流至上腔静脉的占 1%，而引流至左心室的占 2%～19%，引流至左心房的占 5%～6%[2, 5-6]。多数患者只存在一个瘘道，占 74%～90%，而 10.7%～16% 的患者存在多条瘘道。20%～45% 的 CAF 合并存在其他先天性心脏病，包括法洛四联症、房间隔缺损、动脉导管未闭、室间隔缺损、伴完整的室间隔的肺动脉闭锁以及冠状动脉疾病等。

CAF 的临床影响取决于其起止部位和分流量大小。终止于左心结构（左心房、左心室）的 CAF，引起左心容量负荷增加；而终止于体循环静脉侧（体循环静脉、右心房、右心室及肺动脉）的 CAF，还会引起左向右分流。分流量则取决于瘘的大小以及体循环阻力与终点血管 / 心腔阻力之差。当分流量较大（Qp/Qs > 1.5）时，患者容易出现不良预后，需要积极考虑进行干预[7]。

超声心动图、CCTA、心脏磁共振成像检查等均可提示 CAF 的存在，而血管造影术仍然是诊断该病的最佳方法。儿童的 CAF 部分可以自发闭合，成人可自发闭合的较少。少数患者可以出现自发性血栓形成，导致瘘管自发闭合（约占病例的 1%～2%）[8]。1947 年，Bjork 和 CraFoord 等对一例术前诊断为动脉导管未闭的患者，首次尝试了手术关闭 CAF 的治疗[9]。目前，针对 CAF 可以结合瘘的解剖学特征及患者的整体情况，考虑外科手术治疗或者介入封堵。

【临床表现】

如果 CAF 较小，不影响心肌血流，患者一般没有症状。较大的 CAF 会出现较为明显的冠状动脉窃血，导致瘘远端冠状动脉灌注的心肌节段缺血，近端冠状动脉则出现代偿性扩张。因此，部分患者随着年龄和分流比的增加，有血流动力学意义的瘘如未得到治疗，则会出现临床症状[10-11]。症状的发生与年龄及分流量相关。常见的症状包括疲劳、呼吸困难、心绞痛和充血性心力衰竭相关症状，约有60% 的患者出现呼吸困难症状，而充血性心力衰竭多见于老年患者。汇入右心房的 CAF 可使右心房扩张，导致患者发生心房颤动，也可能加剧症状。终止于右侧腔室的瘘管会导致左向右分流，可能导致肺动脉高压。有研究报道，患有 CAF 的儿童和成人可出现继发于乳头肌功能障碍的瓣膜反流[12]。此外，CAF 患者感染性心内膜炎发生率增加，文献报道的发生率从 0% 到 12% 不等[6]。

体格检查时，部分 CAF 可以出现心脏杂音，杂音性质一般响亮、表浅、连续，位于胸骨左缘中段或下段，具体取决于引流部位。

【辅助检查】

1. 心电图（ECG）

在部分 CAF 患者，ECG 可能出现与容量负荷过重相关的右心或左心室肥大的改变。患有右房瘘的老年患者可能出现心房颤动。如果冠状动脉窃血效应明显，则 ECG 可能提示缺血[13]。

2. 胸部 X 线片

可提示心脏肥大，也可以因心功能不全出现胸腔积液。

3. 经胸超声心动图（TTE）或经食管超声心动图（TEE）

部分情况下，TTE 或 TEE 可以确定 CAF 诊断，显示起源和引流部位，或显示冠状动脉扩张、异常血流信号等。此外，TTE 或 TEE 可提供心腔扩大、心脏功能改变和瓣膜功能异常的线索。

4. 冠状动脉 CT 血管成像（CCTA）和磁共振成像（MRI）

CCTA 和 MRI 是无创且准确的成像技术。随着设备和技术的进步，这些技术对 CAF 的起源、走行都可以比较清晰地显示，对明确 CAF 有重要作用。MRI 还对评估心功能、心肌缺血、心肌纤维化等有重要帮助。

5. 心导管检查和冠状动脉造影

选择性冠状动脉造影是对 CAF 和瘘管成像的最佳方法，可清晰显示 CAF 的起源与走行等信息，是诊断 CAF 的金标准。右心导管检查可以提供肺动脉压力改变、肺血管重构的信息，且可评估存在左向右分流的 CAF 的流量（Qp/Qs），指导处理策略。

【诊断】

CAF 往往于因心绞痛、呼吸困难或心脏杂音行影像学检查时发现。非侵入性技术包括心脏计算机断层成像（CT），磁共振成像（MRI）以及经食管和经胸超声心动图均可提供 CAF 的信息。诊断 CAF 的金标准仍是心导管检查和血管造影。心导管检查还可以评估 CAF 的血流动力学影响并提供有关其解剖结构的信息。

【鉴别诊断】

CAF 的鉴别诊断包括引起冠状动脉扩张，伴有侧支血管和连续性杂音的情况。

1. 动脉导管未闭（PDA）

动脉导管未闭是主动脉和肺动脉之间的动脉导管未正常闭合而形成的异常通道。它会影响婴儿、儿童和年轻人。症状是发育迟缓、进食不良、呼吸急促和易疲劳等。体格检查可以发现脉压增加，出现周围血管征（水冲脉、毛细血管搏动征等），晚期可出现差异性发绀（下半身发绀），听诊的典型表现是胸骨左缘第 2 肋间响亮的连续性机器样杂音，可伴有震颤。通过多普勒超声心动图及主动脉 CT 血管成像可明确诊断。

2. 瓦氏（Valsalva）窦动脉瘤（SVA）破裂

SVA 是 Valsalva 窦的主动脉壁存在缺陷、出现薄弱，在主动脉压力下向外膨出形成的瘤样结构，在其发展过程中瘤体突入心脏内，逐渐增大，其瘤壁逐渐变薄而破裂。SVA 通常起源于右冠状窦。SVA 破裂通常会进入右侧心脏腔室，导致从左向右分流，较少情况下会进入左心房、左心室、心包和肺动脉。SVA 破裂的典型症状是呼吸困难和心力衰竭急性发作，体格检查可发现连续性杂音和窦性心动过速。经胸超声心动图即可明确诊断[14]。

3. 肺动静脉瘘（PAVF）

肺动静脉瘘是肺动脉和静脉之间的异常血管连接，导致从右到左的分流。PAVF 通常无症状，多于行胸部影像学检查时偶然发现。常见症状包括咯血、呼吸困难、体位性呼吸困难（由直立姿势引起的呼吸困难，躺下后可缓解）。体格检查可发现发绀、杵状指，听诊可在相应部位闻及收缩期或连续性杂音。体静脉的血栓或菌栓经 PAVF 进入体循环动脉可引起反常栓塞，导致卒中和脑脓肿等。右心发泡实验（经胸超声心动图、经食管超声心动图或经颅多普勒）可发现从右到左的分流，且出现气泡的时程常长于心内分流。胸部 X 线片或胸部 CT 平扫可能显示肺结节。CT 肺动脉造影（CTPA）常可清晰显示 PAVF 的来源与走行。肺动脉造影可清晰显示 PAVF，并在必要时行栓塞治疗[15-16]。

4. 主－肺动脉窗（aortopulmonary window, APW）

又称主肺动脉间隔缺损（aortopulmonary septal defect，APSD），是一种罕见的先天性疾病，在肺动脉和主动脉之间存在缺损，形成"窗口"。约半数 APW 患者合并存在其他先天性异常，例如主动脉缩窄、法洛四联症和房间隔缺损等。小型 APW 通常无症状，大的 APW 表现为充血性心力衰竭，婴儿期即出现症状。如未行手术矫正，50% 的患者 1 岁内因充血性心力衰竭而死亡。经胸超声心动图检查即可发现异常，CT 血管成像及心导管检查可进一步明确诊断[17]。

5. 左冠状动脉异常起源于肺动脉（anomalous origin of the left coronary artery from the pulmonary artery，ALCAPA）

来自肺动脉的左冠状动脉的异常起源，也称为 Bland-White-Garland 综合征，是冠状动脉起源异常之一。通常情况下，左冠状动脉和右冠状动脉通过广泛的侧支进行沟通，最终引起血液从右冠状动脉经侧支循环进入左冠状动脉、排入肺动脉。冠状动脉血管造影和 CCTA 可发现右冠状动脉扩张及侧支[18]。

6. 系统性动静脉瘘

系统性动静脉瘘可以是外伤性的、医源性的（如血液透析通路）或先天性的（肝血管瘤和遗传性出血性毛细血管扩张）。它可以引起高动力循环性心力衰竭。对于出现连续性杂音和动静脉之间异常连接的患者，需要鉴别这一疾病。

7. 乳内动脉－肺动脉瘘

它可能是先天性的、创伤性的或医源性的（通常与使用左乳内动脉进行的冠状动脉旁路移植术有关）。听诊时出现连续性杂音，通过胸部 CT 血管成像可以明确[19]。

8. 右冠状动脉瓣脱垂伴嵴上室间隔缺损

右冠状动脉瓣尖经嵴上室间隔缺损脱垂进入右

心室流出道，导致左向右分流，出现充血性心力衰竭的症状。体格检查可有由室间隔缺损引起的全收缩期杂音及由于右冠状动脉瓣脱垂而引起的主动脉瓣关闭不全相关的舒张早期杂音。通过经胸超声心动图可诊断[20]。

【治疗】

对于 CAF 的治疗，目前尚无统一意见，也缺乏足够的循证医学证据。

药物通常用于 CAF 相关并发症的治疗，包括心力衰竭和心律失常，需按照相关疾病的要求进行规范治疗。对于 CAF 行介入封堵的患者，术后需要抗凝或抗血小板治疗 1 年[21]。

对于 CAF 干预的指征包括大瘘道、左向右分流明显（Qp/Qs ≥ 1.3）、引起心绞痛、心肌梗死、充血性心力衰竭、有心内膜炎的病史等并发症[13, 22-23]，而无症状的细小冠状动脉瘘（≤ 2 mm）、未造成相应心腔扩大、Qp/Qs < 1.3 者可暂予观察[24]，建议每 3 ~ 5 年行超声心动图随访。对于相对单一、发源于冠状动脉近端的 CAF，可考虑经皮介入处理；对于多发、大的、迂曲明显的 CAF，则首选外科修复（图 1-2-1）[25]。

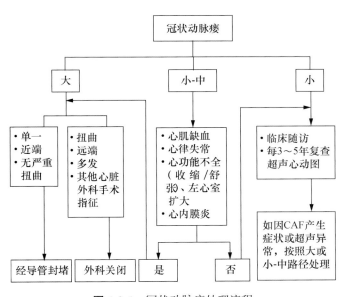

图 1-2-1 冠状动脉瘘处理流程

经皮介入封堵术已成为 CAF 治疗的主要手段之一。可用于 CAF 封堵的材料或器械包括弹簧圈、聚乙烯醇泡沫、封堵伞或封堵器、血管塞等。介入封堵治疗的主要风险包括心肌梗死、封堵材料移位至正常冠状动脉或远端结构内造成栓塞等。因此，如果选择经导管处理 CAF，须清晰评估瘘道的解剖结构。一项研究回顾了 35 例经皮介入封堵术（28 例弹簧圈、6 例封堵伞、1 例血管塞封堵），其中 19 例瘘完全闭合、11 例残余微量血流、5 例残余少量血流。对 27 例患者中位随访 2 年，22 例完全闭合，5 例有少量残余血流。并发症包括：5 例一过性 ST-T 改变、5 例一过性心律失常、1 例瘘道夹层和 1 例弹簧圈栓塞[26]。

自 1947 年 Biörck 和 Crafoord 描述手术切除瘘管[9]，直到现在外科仍是 CAF 最有效的治疗方法。2020 年先天性心脏病外科治疗中国专家共识建议，以下情况可考虑外科手段进行处理：①年龄小但瘘口分流量大，需要尽早干预；②难以介入封堵的大型或复杂冠状动脉瘘；③合并其他需要外科同期解决的病变。外科手术死亡率约 4%，主要危险因素为合并巨大动脉瘤。并发症包括：血栓造成心肌缺血及心肌梗死、残余瘘、瘘管再通、心律失常、冠状动脉的持续性扩张、冠状动脉远期狭窄 / 闭塞及卒中。

【病例摘要】

男性，53 岁，因"间断胸闷胸痛 14 年余"入院。患者 14 年余前开始出现过度饮酒后胸闷，休息数分钟至半小时后可缓解，约每年发作一次。5 年余前出现爬 3 层楼以上时胸闷，外院 CCTA 示"回旋支局部管腔重度狭窄（85%），肺动脉周围迂曲血管影，考虑冠状动脉-血管瘘可能"。于我院行冠状动脉造影，见 LCX 远段狭窄 90%，并可见前降支至肺动脉瘘、右冠状动脉至肺动脉瘘，于 LCX 置入支架 1 枚。术后予双联抗血小板治疗 1 年，并予他汀、降糖等治疗。患者诉 PCI 术后症状较前好转，但仍间断出现胸前区刺痛。既往：糜烂性胃炎、糖尿病、血脂异常病史。吸烟、饮酒 30 年。父亲患有冠心病。体格检查无特殊。入院复查冠状动脉造影，提示血流通畅，并可见前降支-肺动脉瘘、右冠状动脉-肺动脉瘘，行心导管评估提示分流量较小，且未见心脏结构改变，予冠心病药物治疗。患者症状控制稳定。病例详细资料见二维码数字资源 1-2。

数字资源 1-2

（易铁慈　李建平）

【参考文献】

[1] Kamiya H，Yasuda T，Nagamine H，et al. Surgical treatment of congenital coronary artery fistulas：27 years' experience and a review of the literature. Journal of cardiac surgery，2002，17（2）：173-177.

[2] Dodge-Khatami A，Mavroudis C，Backer CL. Congenital Heart Surgery Nomenclature and Database Project：anomalies of the coronary arteries. The Annals of thoracic surgery，2000，69（4 Suppl）：S270-297.

[3] Yamanaka O，Hobbs RE. Coronary artery anomalies in 126，595 patients undergoing coronary arteriography. Catheterization and cardiovascular diagnosis，1990，21（1）：28-40.

[4] Nepal S，Annamaraju P. StatPearls. Treasure Island（FL）：StatPearls Publishing LLC，2021.

[5] Huang YK，Lei MH，Lu MS，et al. Bilateral coronary-to-pulmonary artery fistulas. The Annals of thoracic surgery，2006，82（5）：1886-1888.

[6] Mangukia CV. Coronary artery fistula. The Annals of thoracic surgery，2012，93（6）：2084-2092.

[7] Mitropoulos F，Samanidis G，Kalogris P，et al. Tortuous right coronary artery to coronary sinus fistula. Interactive cardiovascular and thoracic surgery，2011，13（6）：672-674.

[8] Zenooz NA，Habibi R，Mammen L，et al. Coronary artery fistulas：CT findings. Radiographics：a review publication of the Radiological Society of North America，Inc，2009，29（3）：781-789.

[9] Biorck G，Crafoord C. Arteriovenous aneurysm on the pulmonary artery simulating patent ductus arteriosus botalli. Thorax，1947，2（2）：65-74.

[10] Albeyoglu S，Aldag M，Ciloglu U，et al. Coronary arteriovenous fistulas in adult patients：surgical management and outcomes. Brazilian Journal of Cardiovascular Surgery，2017，32（1）：15-21.

[11] Liberthson RR，Sagar K，Berkoben JP，et al. Congenital coronary arteriovenous fistula. Report of 13 patients，review of the literature and delineation of management. Circulation，1979，59（5）：849-854.

[12] Morgan JR，Forker AD，O'Sullivan MJ，Jr.，et al. Coronary arterial fistulas：seven cases with unusual features. The American Journal of Cardiology，1972，30（4）：432-436.

[13] Qureshi SA. Coronary arterial fistulas. Orphanet Journal of Rare Diseases，2006，1：51.

[14] Post MC，Braam RL，Groenemeijer BE，et al. Rupture of right coronary sinus of Valsalva aneurysm into right ventricle. Netherlands Heart Journal，2010，18（4）：209-211.

[15] Santhirapala V，Chamali B，McKernan H，et al. Orthodeoxia and postural orthostatic tachycardia in patients with pulmonary arteriovenous malformations：a prospective 8-year series. Thorax，2014，69（11）：1046-1047.

[16] Hanley M，Ahmed O，Chandra A，et al. ACR Appropriateness criteria clinically suspected pulmonary arteriovenous malformation. JACR，2016，13（7）：796-800.

[17] Ghaderian M. Aortopulmonary window in infants. Heart Views，2012，13（3）：103-106.

[18] Pfannschmidt J，Ruskowski H，de Vivie ER. Bland-White-Garland syndrome. Clinical aspects，diagnosis，therapy. Klinische Padiatrie，1992，204（5）：328-334.

[19] Peter AA，Ferreira AC，Zelnick K，et al. Internal mammary artery to pulmonary vasculature fistula—case series. International Journal of Cardiology，2006，108（1）：135-138.

[20] Shaikh AH，Hanif B，Khan G，et al. Supracristal ventricular septal defect with severe right coronary cusp prolapse. JPMA，2011，61（6）：605-607.

[21] Gowda ST，Forbes TJ，Singh H，et al. Remodeling and thrombosis following closure of coronary artery fistula with review of management：large distal coronary artery fistula—to close or not to close? Catheterization and Cardiovascular Interventions，2013，82（1）：132-142.

[22] Baumgartner H，De Backer J，Babu-Narayan SV，et al. 2020 ESC Guidelines for the management of adult congenital heart disease. European Heart Journal，2021，42（6）：563-645.

[23] Warnes CA，Williams RG，Bashore TM，et al. ACC/AHA 2008 Guidelines for the Management of Adults with Congenital Heart Disease：a report of the American College of Cardiology/American Heart Association Task Force on Practice Guidelines（writing committee to develop guidelines on the management of adults with congenital heart disease）. Circulation，2008，118（23）：e714-833.

[24] 安琪，李守军代表国家心血管病专家委员会先天性心脏病专业委员会. 先天性心脏病外科治疗中国专家共识（十二）：先天性冠状动脉异常. 中国胸心血管外科临床杂志，2020，27（12）：1375-1381.

[25] Kochar A，Kiefer T. Coronary artery anomalies：when you need to worry. Current Cardiology Reports，2017，19（5）：39.

[26] Armsby LR，Keane JF，Sherwood MC，et al. Management of coronary artery fistulae. Patient selection and results of transcatheter closure. Journal of the American College of Cardiology，2002，39（6）：1026-1032.

第三节　冠状动脉扩张症

【概述】

冠状动脉扩张症（coronary artery ectasia，CAE）是一种少见的冠状动脉解剖异常性疾病。1983 年 Hill 首次提出了"冠状动脉扩张"。随着医学技术不断发展，目前最新的 CAE 定义为心外膜下的冠状动脉异常扩张，扩张处的管腔直径超过邻近正常节段或患者最大冠状动脉管径的 1.5 倍。如果邻近部位辨认不出正常的动脉节段，则取与其匹配的无心脏疾病的健康人群冠状动脉相应区段的管腔平均直径为正常值作为参照[1]。冠状动脉扩张属于形态学诊断，在不同病因下，冠状动脉扩张症可表现为冠状动脉瘤（coronary artery aneurysm，CAA）或冠状动脉弥漫性扩张。通常，将扩张的病变长度超过冠状动脉全长 1/3 者称为冠状动脉弥漫性扩张，不足 1/3 者称为 CAA 或冠状动脉局限性扩张。根据解剖形态及病变范围的不同，Markis 等[2]将冠状动脉扩张症分为 4 种类型：Ⅰ型指 2 支或 3 支冠状动脉弥漫性扩张；Ⅱ型指 1 支冠状动脉弥漫性扩张，另 1 支冠状动脉局限性扩张；Ⅲ型指单支冠状动脉弥漫性扩张；Ⅳ型指单支冠状动脉局限性或节段性扩张。根据冠状动脉局限性扩张的壁成分，将动脉瘤分为真性动脉瘤或假性动脉瘤；根据横截面与长轴的比例，将动脉瘤分为囊状动脉瘤或梭形动脉瘤，并将直径超过 8 mm 的动脉瘤定义为巨大动脉瘤[12]。具体分类内容详见表 1-3-1。

表 1-3-1　冠状动脉扩张症分类

定义	分型及分类	
CAE		
冠状动脉扩张	Ⅰ型	2 支或 3 支冠状动脉弥漫性扩张
	Ⅱ型	1 支冠状动脉弥漫性扩张，另 1 支冠状动脉局限性扩张
	Ⅲ型	单支冠状动脉弥漫性扩张
	Ⅳ型	单支冠状动脉局限性或节段性扩张
CAA		
冠状动脉局限性扩张	形态学	囊状：瘤体横径大于长径
		梭形：瘤体横径小于长径
	血管壁形态（经血管内超声）	真性动脉瘤：保留完整的 3 层弹性血管壁（外 / 中 / 内膜）；假性动脉瘤：缺乏管壁完整性，且外膜受损
		复杂斑块伴有瘤样外观：狭窄伴破裂斑块，或伴自发或未愈合的夹层
		正常节段伴有瘤样外观：正常节段邻近狭窄
	直径	小型动脉瘤：直径 < 5 mm
		中型动脉瘤：直径 5 ～ 8 mm
		巨型（巨大）动脉瘤：直径 > 8 mm

据目前文献报道，CAE 的总体患病率为 0.2% ～ 5.3%，以男性多见。巨大动脉瘤的发生率极低（0.02%）。针对该病的发现和流行病学资料，1967 年前均来自尸检；此后，随着冠状动脉造影技术的发展，冠状动脉扩张症得到更加频繁的报道，据统计，在接受冠状动脉造影的人群中，CAE 的发病率为 1.2% ～ 5.3%，其中冠心病（coronary heart disease，CHD）和腹主动脉瘤患者的检出率较高[3]。

从病因学上分类，CAE 可分为先天性和获得性。先天性 CAE 较少见，一般与先天性心脏畸形有关，主要包括先天性主动脉瓣二瓣化畸形、主动脉根部扩张、室间隔缺损、肺动脉狭窄及发绀型先天性心脏病等。获得性 CAE 占较大的比例，其中动脉粥样硬化是最常见的原因，约占成人 CAE 的 50%[4]。同动脉粥样硬化危险因素相似，高血压、脂代谢紊乱等同样也是动脉粥样硬化性 CAE 最常见的危险因素。川崎病则是儿童或年轻人 CAE 最常见的病因[5]。其他获得性病因有感染性疾病（败血症、真菌性栓子、梅毒、莱姆病、EB 病毒感染、人类免疫缺陷病毒和细菌感染等），结缔组织病（马方综合征、硬皮病、纤维肌发育不良、神经纤维瘤病等），其他形式的血管炎（结节性多动脉炎等），Takayasu 动脉炎，系统性红斑狼疮，白塞病，类风湿关节炎，强直性脊柱炎，医源性冠状动脉扩张（如支架置入、定向冠状动脉内斑块旋切术、冠状动脉旋磨术和脉冲激光血管成形术等），心脏淋巴瘤，滥用毒品（可卡因和安非他命等），接触除草喷雾剂，镰状红细胞贫血症，胸部创伤等[6]。此外，将排除了上述包括动脉粥样硬化、自身免疫性疾病、感染性疾病及其他心脏疾患等病因的不明原因所致的 CAE 称为单纯性 CAE，较为罕见。

CAE 在发病部位上可单发也可累及多支血管，冠状动脉三个主要分支血管均可发生，尤以右冠状动脉近中段最常见，其次为左前降支和左回旋支，左主干扩张较为罕见[1]。扩张部位通常发生在血管近段。CAE 的组织病理学特点与动脉粥样硬化相似，通常表现为扩张节段动脉壁增厚，内膜纤维化伴泡沫细胞组成的脂质沉积，动脉壁的内弹力层通常遭受破坏，导致中层弹性组织和胶原显著减少，这种弹性纤维组织减少引发的局部慢性炎症是导致冠状动脉扩张的主要原因[3]。非动脉粥样硬化性 CAE 中，冠状动脉有完整的血管内膜，但动脉壁内存在广泛的变性，动脉中层有大量的透明化胶原蛋白取代正常平滑肌组织，这种组织病理变化导致的慢性炎症可能是形成此类 CAE 的主要原因[3]。

CAE 的发病机制至今未明，目前文献报道的潜在的发病机制可能与以下因素相关：①细胞外基质的降解；②系统和局部炎症过程的激活；③一氧化氮（NO）代谢过程发生变化；④肾素-血管紧张素-醛固酮系统（RAAS 系统）的激活；⑤遗传因素和介入操作相关性[7-9]。常见病因的主要病理生理学机制见表 1-3-2。

表 1-3-2　冠状动脉扩张症常见病因的主要病理生理学机制

常见病因	主要病理生理学机制
动脉粥样硬化	动脉粥样硬化病变累及内膜、中膜和外膜，促使细胞外基质蛋白的水解，同时又增强了局部炎症反应，破坏了血管弹性以及降低了血管壁对管腔血流压力的耐受性，导致血管重构和狭窄后扩张
川崎病/结缔组织病/血管炎	（1）炎症过程的激活：C 反应蛋白、黏附分子、血管内皮生长因子、细胞因子和同型半胱氨酸等血浆水平的增高 （2）基质金属蛋白酶及其组织抑制剂的表达失衡 （3）基因易感性：原纤维蛋白 1 基因突变
感染性疾病	（1）病原体直接侵入血管壁 （2）免疫复合物的沉积
医源性扩张	（1）机械因素：介入操作产生的剪切力会削弱血管壁的结构 （2）药物因素：药物洗脱支架上的抗增殖剂诱导血管平滑肌细胞和上皮细胞凋亡
滥用可卡因	血管收缩或痉挛引起的高血压发作和内皮细胞损伤
先天性 CAE	（1）基因多态性：特定的 HLA Ⅱ类基因型更易检测到，如 HLA-DR B1* 13、DR16、DQ2 和 DQ5 （2）家族性高胆固醇血症：低密度脂蛋白胆固醇受体的基因突变
暴露于除草剂	通过抑制乙酰胆碱酯酶刺激 NO 的产生

【临床表现】

大多数 CAE 患者无明显症状，通常在行冠状动脉造影或 CT 检查时偶然发现。当伴随有下列情况时可出现临床症状[7]：

（1）心绞痛：动脉粥样硬化是最常见病因，当并发冠状动脉固定狭窄阻塞时，造成的心肌缺血可导致劳力性心绞痛或急性冠脉综合征。其中，劳力性心绞痛是 CAE 患者中最常见的症状，少数 CAE 患者会发生心肌梗死。

（2）血栓栓塞：当血液流经病变部位时血流动力学可发生改变，会导致血管内皮功能紊乱，易引起大动脉瘤腔内的局部血栓形成，进一步导致远端的栓塞或心肌梗死。

（3）压迫邻近组织：冠状动脉的过度扩张会压迫邻近的组织结构，产生相对应的压迫症状或脏器功能障碍。

（4）瘤体破裂：动脉瘤破裂发生率较低，但一旦破裂出血可引起急性心脏压塞、失血性休克、循环衰竭甚至猝死等致死性事件，这是 CAE 最严重的并发症。

（5）微循环障碍及血管痉挛：在无明显冠状动脉狭窄的情况下，微血管功能障碍或扩张血管与正常血管交界处冠状动脉发生痉挛可能会引发心肌缺血症状。

（6）其他冠状动脉瘤有时可形成自发夹层，导致严重心律失常甚至猝死。

【辅助检查】

（1）冠状动脉造影：冠状动脉造影是诊断和评估 CAE 的"金标准"。它不仅能够直观提供扩张病变的形态、程度及范围，还可以显示并存的狭窄病变的情况。但需要注意的是：当冠状动脉扩张和狭窄并存时容易误将轻度冠状动脉扩张当成正常冠状动脉，而将正常冠状动脉节段当成狭窄，从而过高估计冠状动脉的狭窄程度（图 1-3-1）。

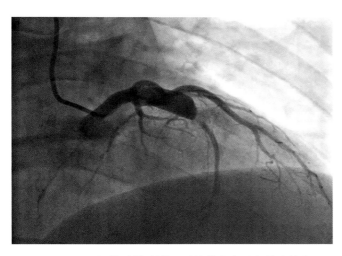

图 1-3-1 左冠状动脉造影，可见前降支近段异常扩张

（2）血管内超声（intravenous ultrasound，IVUS）：IVUS 能更详细地描述冠状动脉血管壁的形态，区分病变血管及正常血管，准确区分真性动脉瘤及假性动脉瘤，并可判断支架置入术后发生动脉瘤样扩张的原因（支架贴壁不良或支架断裂）。因此有学者认为 IVUS 应超越冠状动脉造影，成为诊断 CAE 的"金标准"。

（3）光学相干断层成像（optical coherence tomography，OCT）：同样是腔内影像学技术，相对 IVUS 检查，OCT 可以提供更多关于冠状动脉内膜及病理学方面的信息，可用于冠状动脉扩张症的病因诊断，判断炎症反应严重程度，指导冠状动脉瘤样扩张的

介入治疗，以及评价动脉瘤支架置入术后内膜覆盖情况。

（4）冠状动脉 CT 血管成像（CCTA）：CCTA 可准确地评估 CAE 的大小、血栓和钙化程度，还有助于分析复杂的解剖结构并检测腔内血栓，对巨大 CAA 患者特别有价值。

（5）CT 三维重建：三维重建技术有助于了解动脉瘤与周围组织器官之间的关系。

（6）超声心动图（ultrasonic cardiography，UCG）：UCG 是川崎病继发 CAE 患者的必要检查，对于评价左主干和右冠状动脉近端病变具有很高的敏感性和特异性[5]。

（7）冠状动脉磁共振成像：冠状动脉 MRI 可显示心肌和血流等情况，常用于患者的随访。

（8）其他：由自身免疫性疾病引起的 CAE 可通过一些免疫学自身抗体等指标来鉴别其病因。

【诊断】

冠状动脉扩张症主要为形态学诊断，通常患者无明显或特异性临床表现，若临床上患者出现类似心绞痛发作表现，心电图或心肌酶提示存在心肌缺血或损伤，行冠状动脉造影、IVUS、CCTA、冠状动脉 MRI 以及超声心动图等影像学检查，发现冠状动脉异常扩张，扩张处的管腔直径超过邻近正常节段或患者最大冠状动脉管径的 1.5 倍，伴或不伴冠状动脉固定狭窄或痉挛，即可诊断冠状动脉扩张症。诊断成立后，再根据扩张血管的解剖形态及病变范围进行分类。

【鉴别诊断】

冠状动脉扩张症通常根据冠状动脉造影、CT 或 MRI 等血管影像学检查即可获得诊断。但在患者缺少影像学资料之前，当出现心绞痛等类似症状同时合并有某些感染性疾病、自身免疫性疾病、先天遗传性疾病或既往诊断某些心脏疾病等情况时，需尽快行心血管相关检查，明确有无冠状动脉血管病变。此外，冠状动脉扩张症诊断成立后，明确具体病因也是重要的鉴别诊断要点。冠状动脉粥样硬化是最常见的病因，除此之外，完善相关病原学（细菌、真菌、病毒等）检查、自身免疫抗体、肿瘤筛查以及血常规、肝肾功能等辅助检查可为鉴别具体病因提供一些线索。

【治疗】

目前尚无关于 CAE 的标准治疗指南，临床上常

依据 CAE 的位置和形态、CAE 的病因学特点、患者的基本特征以及其临床表现，采取个体化的治疗策略。目前主要包括药物治疗、介入治疗、外科手术治疗等治疗方式。

1. 药物治疗

（1）针对病因治疗：冠状动脉扩张症的病因较多，最常见的病因是冠状动脉粥样硬化性疾病，可予积极地控制危险因素（控制血压、血糖、血脂达标等）；其他病因包括川崎病（应用免疫球蛋白）、动脉炎（应用糖皮质激素或免疫抑制剂）、梅毒或真菌感染（应用抗生素或抗真菌药物）等。

需要指出的是，川崎病的早期治疗对预后有重大的意义。冠状动脉扩张症急性期（2 个月内）是死亡的高发时期，建议应用阿司匹林 100 mg/（kg·d），14 天后，改为 3 ~ 5 mg/（kg·d），46 天。早期大剂量阿司匹林和免疫球蛋白静脉滴注可有效预防冠状动脉瘤形成。年龄、初始免疫球蛋白治疗以及对免疫球蛋白治疗的反应与川崎病出现冠状动脉瘤风险相关[5]。

（2）针对病理生理学机制治疗：由于解剖结构异常，冠状动脉扩张症可出现冠状动脉血流紊乱、血栓形成和远端血流缓慢等情况，可引起心绞痛、心肌梗死、猝死和瘤体破裂。其治疗包括抗血小板（阿司匹林等）、抗凝（华法林等）、解痉（地尔硫䓬等）及改善血流速度缓慢（曲美他嗪等）等。

但与冠心病二级预防治疗用药不同的是，目前专家共识中明确说明禁用硝酸酯类血管扩张剂，因为其会导致心外膜血管扩张出现窃血现象，从而诱发或加重心绞痛[6]。

2. 介入治疗

CAE 导致急性冠脉综合征的患者，首选介入治疗，使冠状动脉血流恢复到 TIMI 3 级[3]。对于强化药物治疗后仍频繁心绞痛发作的 CAE 且合并冠状动脉狭窄患者，通常需置入支架，最佳的支架选择对于防止并发症和改善预后至关重要。目前针对冠状动脉扩张症的介入治疗方法主要包括覆膜支架置入术、支架辅助弹簧圈栓塞和单纯球囊扩张术等。其中，覆膜支架置入术是冠状动脉扩张症的主要介入治疗手段。研究显示，使用聚四氟乙烯覆膜支架治疗冠状动脉瘤，术后即刻瘤体减小，甚至消失[10]。但是，覆膜支架有再狭窄率高、分支闭塞以及通过钙化扭曲病变困难等不足。支架辅助弹簧圈栓塞在一定程度上可克服覆膜支架术分支丢失率高和输送困难等不足，但是对操作技术要求高，费用较高，难以普及[11]。

动脉粥样硬化是 CAE 最主要的病因，前述 Markis 等定义的 CAE 分型旨在正确描述冠状动脉扩张症，但是在动脉粥样硬化性冠状动脉扩张症的介入治疗方面无指导意义。2018 年中国医学科学院阜外医院乔树宾教授提出了 CAE 新分型（图 1-3-2）[12]。依

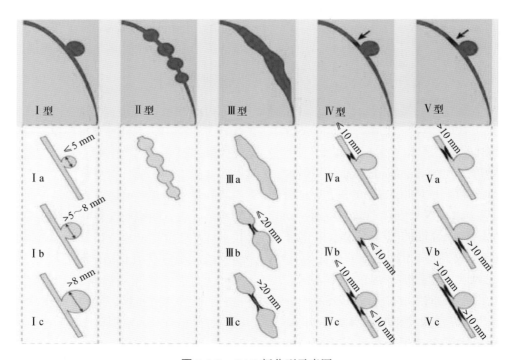

图 1-3-2　CAE 新分型示意图
注：Ⅰ型中所注数值为冠状动脉扩张血管直径；Ⅲ型、Ⅳ型和Ⅴ型中所注数值为冠状动脉狭窄长度

据冠状动脉扩张直径和毗邻节段冠状动脉狭窄长度，分为Ⅰ型：单纯冠状动脉扩张；Ⅱ型：一支冠状动脉合并多个冠状动脉瘤；Ⅲ型：弥漫性冠状动脉扩张；Ⅳ和Ⅴ型：局限性冠状动脉瘤且毗邻节段冠状动脉合并狭窄，但狭窄病变长度不同。

针对动脉粥样硬化性冠状动脉瘤的介入治疗策略取决于瘤体直径及其毗邻冠状动脉狭窄病变的程度和长度。鉴于药物洗脱支架发生贴壁不良和动脉瘤的风险明显高于裸金属支架，优先推荐裸金属支架用于冠状动脉扩张症的治疗，但对于狭窄病变较长的高危再狭窄患者，适时联合使用裸金属支架和药物洗脱支架可以降低再狭窄发生率[12]。对动脉粥样硬化性冠状动脉瘤没有合并狭窄或合并局限性狭窄病变的患者（Ⅰb、Ⅰc、Ⅳa和Ⅳb型），推荐使用双层裸金属支架，技术关键是双层支架丝重叠部分彻底覆盖扩张体部的入口，这样可以促进瘤体内血液涡流形成血栓，加快瘤体的愈合。对动脉粥样硬化性冠状动脉瘤合并弥漫型狭窄病变的患者（Ⅳc、Ⅴa、Ⅴb和Ⅴc型），鉴于弥漫型狭窄病变本身是支架置入术后再狭窄的重要因素，建议首先使用裸金属支架覆盖瘤体入口，再混合置入药物洗脱支架，并保证两层支架的重叠部分完全覆盖瘤体入口。但是，对某些病例只需要干预冠状动脉狭窄部位，也可以选择单层药物洗脱支架治疗。如果动脉粥样硬化性冠状动脉瘤的瘤体扩张程度不严重，但合并弥漫性狭窄病变，也可以选择药物洗脱支架只覆盖狭窄病变而旷置动脉瘤的治疗方法。对冠状动脉呈弥漫性扩张合并严重狭窄的患者（Ⅲb和Ⅲc型），可以考虑选择裸金属支架（Ⅲb型）或药物洗脱支架（Ⅲc型）覆盖狭窄病变处，不干预扩张的冠状动脉，技术关键是选择合适的支架长度和直径。对动脉粥样硬化性冠状动脉弥漫性扩张且无狭窄病变的Ⅲa型患者，如果患者反复发生心内膜下心肌梗死，可考虑适度华法林抗凝治疗，抗凝强度取决于患者出血风险的大小[12]。

对于无急性冠脉综合征的CAE患者是否采取介入干预措施需进行多方面考量，包括CAE的解剖学特征、瘤体破裂风险、栓塞形成风险和患者的依从性等。治疗方式因CAE的形状和扩张程度而有所不同：囊性动脉瘤和不涉及大分支的小假性动脉瘤可置入覆膜支架，覆膜支架可使瘤体减小甚至消失，降低心血管不良事件风险；涉及主要分支的囊状或梭形动脉瘤或CAE并发冠状动脉瘘者可用球囊或支架

辅助的弹簧圈封堵治疗或直接采用外科手术治疗[7]。

3.外科手术治疗

外科手术的治疗方式包括结扎、切除和冠状动脉旁路移植术。一般认为存在下列情况时手术是一线治疗选择：①CAE合并弥漫狭窄；②CAE伴有严重并发症或并发症风险高（瘤体内巨大血栓、瘤体破裂、严重分流、瘘管形成和压迫心脏等）；③经皮冠状动脉介入治疗后出现的CAE；④涉及左主干的CAE；⑤多个或巨大（>8 mm或>4个参考血管直径）的冠状动脉瘤等[13]。

【病例摘要】

女性，64岁，因"间断胸闷憋气10余年，再发伴背部压迫感1个月"就诊。既往高血压、糖尿病、脂代谢紊乱病史。心电图可见ST-T改变，冠状动脉造影示前降支中段50%狭窄（术中FFR 0.92），回旋支远段30%~40%狭窄，右冠状动脉30%~40%狭窄，伴斑块浸润，血管异常扩张，慢血流。完善相关检查，除外自身免疫性疾病、感染性疾病、肿瘤及其他心脏疾患等病因所致的冠状动脉扩张，结合患者存在多种冠心病危险因素，考虑动脉粥样硬化病因所致诊断明确。治疗上，给予冠心病二级预防药物治疗策略：应用氯吡格雷抗血小板、瑞舒伐他汀调脂、美托洛尔（倍他乐克）减少心肌氧耗、曲美他嗪改善心肌微循环，并联合服用降压、降糖等药物。病例详细资料见二维码数字资源1-3。

数字资源1-3

（李建平 郑 博 刘耀琨）

【参考文献】

[1] Swaye PS, Fisher LD, Litwin P, et al. Aneurysmal coronary artery disease. Circulation, 1983, 67（1）: 134-138.

[2] Markis JE, Joffe CD, Cohn PF, et al. Clinical significance of coronary arterial ectasia. Am J Cardiol, 1976, 37（2）: 217-222.

[3] AbouSherif S, OzdenToko, et al. Coronary artery aneurysms: a review of the epidemiology, pathophysiology, diagnosis,

and treatment. Front Cardiovasc Med，2017，4：24.

［4］AboeataAS，SontineniSP，AllaVM，et al. Coronary artery ectasia：current concepts and interventions. Front Biosci（EliteEd），2012，4：300-310.

［5］MccrindleBW，RowleyAH，NewburgerJW，et al. Diagnosis，treatment，andlong-termmanagement of Kawasaki disease：a scientific statement for health professionals from the American Heart Association. Circulation，2017，135（17）：927-999.

［6］DevabhaktuniS，MercedesA，DiepJ，et al. Coronary artery ectasia—A reviewof current literature. Curr Cardiol Rev，2016，12（4）：318-323.

［7］KawsaraA，NúezGillJ，AlqahtaniF，et al. Management of coronary artery aneurysms. JACC Cardiovasc Interv，2018，11（13）：1211-1223.

［8］OzturkS，YetkinE，WaltenbergerJ，et al. Molecular and cellular insights into the pathogenesis of coronary artery ectasia. Cardiovasc Pathol，2018，35：37-47.

［9］AntoniadisAP，ChatzizisisYS，GiannoglouGD，et al. Pathogenetic mechanisms of coronary ectasia. Int J Cardiol，2008，130（3）：335-343.

［10］ParikhP，Banerjee K，Sammour Y，et al. Utilization and outcomes of polytetrafluoroethylene covered stents in patients with coronary artery perforation and coronary artery aneurysm：single center 15-year experience. Catheter Cardiovasc Interv，2019，94（4）：555-561.

［11］Dajani AS，Taubert KA，Takahashi M，et al.Guidelines for long term management of patients with Kawasaki disease.Circulation，1994，89：916-922.

［12］乔树宾、崔锦钢、蒋晓威，等.冠状动脉扩张症的新分型及临床意义.中华心血管病杂志，2018，46（10）：756-759.

［13］PhamV，deHemptinneQ，GrindaJM，et al. Giant coronary aneurysms，from diagnosis to treatment：a literature review.Arch Cardiovasc Dis，2020，113（1）：59-69.

第四节　自发性冠状动脉夹层

【概述】

自发性冠状动脉夹层（spontaneous coronary artery dissection，SCAD）是一种非创伤性、非医源性、非动脉粥样硬化性的冠状动脉壁内血肿导致的管壁分离，可以伴或不伴有内膜的撕裂，严重的情况下压迫管腔引起冠状动脉阻塞造成心肌梗死[1-2]。

SCAD最早于1931年经尸检发现，是年轻人发生心肌梗死的一个罕见的原因，不到所有急性心肌梗死的1%。SCAD可以发生在任何年龄段，大约90%的患者为47～53岁的女性，占妊娠或围产期心肌梗死的15%～20%，通常不合并传统的心血管危险因素[3-10]。SCAD的病因尚不清楚，可能与情绪压力、生理压力（例如极端的Valsalva动作、干呕、呕吐、咳嗽或运动）、使用兴奋剂药物或非法药物，以及激素（例如妊娠）、炎症性疾病（如狼疮、结节病、炎性肠病、乳糜泻）相关[3, 6, 11-14]。男性SCAD发病率低，与锻炼、举重等身体压力刺激相关性大，而与焦虑和抑郁等情感刺激相关性小[5, 15]。部分关于SCAD基因分组测序结果提示SCAD可能与临床已知的大动脉病变或结缔组织病（如血管Ehlers Danlos综合征、马方综合征和Loeys Dietz综合征）有关[16-17]，表明转化生长因子β信号转导异常在

SCAD中的作用[18]，此外PHACTR1 EDN1、LRP1、LINC00310、FBN1和ADAMTSL4等基因内或基因附近的变异也与SCAD发生风险增加有关[19-21]，提示SCAD引起心肌梗死的病理生理机制不同于动脉粥样硬化。近年来，尸检和冠状动脉腔内影像学结果表明SCAD可能是纤维肌发育不良的早期表现[22-24]。SCAD发生内膜撕裂或壁内血肿的机制仍不明确，"由外而内"的假说认为滋养层小血管的破裂引起壁内血肿，严重时压迫冠状动脉的真腔，当压力进一步增大时可以导致内膜的破裂[1]。Jackson等[25]的研究中发现假腔往往充盈不良可能是由于假腔压力高于真腔压力，为这一理论提供了依据。"由内而外"的假说认为是内膜发生撕裂，血管真腔中血液进入内膜下。国内葛均波院士团队认为肌成纤维细胞发育不良可能导致动脉瘤或夹层和内膜通透性增加，前者引起1型SCAD，后者促进壁内血肿的形成，严重时引起内膜的撕裂[26]。

Kim等人根据血管造影和腔内影像学结果将SCAD分为5型[27]。1型为动脉夹层，可见内膜撕裂。2A、2B、3、4型均为壁内血肿。2型最常见，占所有SCAD患者的60%～75%，可见壁内血肿，无内膜撕裂，病变常＞20 mm，病变两端存在正常的动脉为2A型，病变末端未见正常血管为2B型[5-6]。3型最少

见，病变长度常 ≤ 20 mm，容易与粥样硬化病变混淆[28]，如果其余冠状动脉不存在粥样硬化、病变呈长线条或迂曲则高度怀疑 SCAD 的诊断[29]。若血管造影怀疑 2 型和 3 型时可于冠状动脉内注射硝酸甘油，以除外冠状动脉痉挛[1, 28]，必要时可行腔内影像学检查进行评估诊断。4 型为血管完全闭塞，造影上类似于血栓栓塞闭塞，重复冠状动脉造影提示动脉愈合或者存在冠状动脉以外动脉的异常则需要考虑 SCAD[30]。

【临床表现】

SCAD 最常见的诱因为身体压力和情感压力，临床表现与动脉粥样硬化性相关的急性冠脉综合征（acute coronary syndrome，ACS）相似，由于临床表现无特异性，因此必须提高临床工作上的警惕性和及时完善相关检查，以尽量减少 SCAD 的漏诊和延误诊断[31]。具体临床表现如下。

1. 胸痛

胸痛是患者的主要症状，85% ～ 96% 的患者有胸痛症状，且手臂、颈部或背部有不同程度的放射痛，也可伴有呼吸困难和出汗[32-33]。

2. 心肌梗死

超过 90% 的 SCAD 患者表现为心肌梗死[5-6, 34]，20% ～ 50% 的患者表现为 ST 段抬高型心肌梗死（ST-segment elevation myocardial infarction，STEMI）[5-6, 14, 34-35]。

3. 心律失常

约 5% 的患者可出现室性心律失常甚至心搏骤停，需要进行心脏复律治疗[6, 14, 33-34, 36-37]；约 2% 的患者出现心源性休克[34]。

【辅助检查】

1. 一般检查

本病尚缺乏敏感而又特异的早期实验室诊断方法。SCAD 患者最初的肌钙蛋白水平有 27% 是正常的[33]，因此动态监测尤为必要。约 25% 的患者有反复胸痛不适的发作，但是可能并没有查出心电图动态变化和心肌酶的异常升高，容易导致临床忽视[33]。

2. 特殊检查

冠状动脉造影是诊断 SCAD 的首要且通常是唯一的方法。大多数 SCAD 表现为 2 型，其特征是长而平滑的狭窄，也可累及分支。SCAD 可以发生在任何冠状动脉，但最常累及左前降支及其分支[5, 38]，

累及非相邻动脉的多血管 SCAD 发生率为 10% ～ 15%[6, 14]。

当血管造影不能明确诊断 SCAD 时，辅助成像技术，如 IVUS 或 OCT 可用于确诊（图 1-4-1）。其中，OCT 以其高轴向空间分辨率（15 μm）的优势显示真假腔、壁内血肿、撕裂的内膜等（图 1-4-1）从而确定 SCAD 的诊断。血管内成像还可以帮助排除动脉粥样硬化斑块等原因造成的冠状动脉狭窄。需要注意的是，多达 8% 的 SCAD 患者出现 OCT 操作相关的并发症（包括夹层扩展、获得血管内成像后血流受阻、医源性夹层和假性管腔）[25]。因此，腔内影像学只适用于血管造影不能诊断 SCAD 时或用于指导经皮冠状动脉介入治疗（percutaneous coronary intervention，PCI）[1-2, 39]。

无创冠状动脉计算机断层成像（computed coronary tomographic angiography，CCTA）也可用于观察撕裂的皮瓣、血管狭窄和壁内血肿（管壁袖状血肿增厚）[40]，特别是对于冠状动脉近端病变的观察[2]。然而，CCTA 在 SCAD 的诊断中存在一定的局限性，非钙化的动脉粥样硬化斑块可能被误认为是壁内血肿，且 CCTA 对小血管的空间分辨率较低，导致 SCAD 远端血管病变不易观察[41]。因此，当怀疑 SCAD 时，冠状动脉造影仍然是首选[1]。

3. 其他检查

除了建议已确诊为单基因血管疾病的 SCAD 患者一级家庭成员进行遗传筛查外[2]，目前 SCAD 患者的基因筛查尚无推荐。如果 SCAD 患者的亲属同时患有纤维肌发育不良且存在症状或体征，可以通过临床检查和影像学检查来评估纤维肌发育不良[42]。

【诊断】

无明显冠心病传统危险因素的年轻患者出现急性冠脉综合征表现时要考虑该诊断的可能性。冠状动脉造影是诊断 SCAD 的主要手段。冠状动脉造影支持 SCAD 诊断的临床特征包括：可见冠状动脉弯曲[24]、其他动脉血管存在纤维肌发育不良[11]、重复血管造影显示动脉狭窄的减轻或恢复（作为血管愈合的证据）。考虑到冠状动脉弯曲程度与年龄、高血压等因素相关，动脉粥样硬化的造影表现亦与肌纤维发育不良容易混淆[43]，以及 SCAD 在重复造影时不一定愈合[44]，因此以上三点并不是确诊性的。遇到诊断困难时往往需要借助腔内影像学检查以明确诊断。

【鉴别诊断】

SCAD 常表现为反复发作的胸痛，严重时可发展为心肌梗死，临床需要与冠状动脉粥样硬化性心脏病、冠状动脉痉挛、心肌炎等疾病鉴别。

一般来说根据患者有无心血管危险因素等基础病，结合冠状动脉造影能大致做出诊断。如果诊断有困难，在安全可行的情况下，于冠状动脉内使用硝酸甘油、和（或）后续的非侵入性或侵入性冠状动脉成像技术可能有助于将 SCAD 与其他病因区分开来。

【治疗】

1. 急性期管理

急性期处理的目标是恢复或保留心肌灌注和心功能。为避免夹层和血肿的加重所带来的不良预后后，不推荐使用溶栓治疗。如果 SCAD 发生在怀孕期间，则管理策略与非怀孕状态类似，虽然可能会对胎儿造成一定量的辐射[45]，但由于孕产妇死亡率很高[10]，建议孕妇可以按照急性心肌梗死流程进行诊治。

SCAD 患者 PCI 的预后较难预测，有较高的并发症发生率和次优结局[1-2, 34-35]，如医源性内膜破裂和血管闭塞的风险升高，壁内血肿的吸收导致支架贴壁不良[46]等。此外，复发性 SCAD 倾向于发生在不同的血管，在长期随访中没有显示血运重建可以降低 SCAD 引起的心肌梗死复发[35]。研究表明，超过 80% 的 SCAD 患者经药物治疗后病变逐渐愈合，血流恢复，狭窄程度减轻[6]。专家共识认为对于临床状况稳定的患者，更推荐药物治疗[1-2]。

SCAD 引起的急性心肌梗死采取血运重建术（PCI 或冠状动脉旁路移植术）或仅药物治疗的决策需要综合考虑[2]。高危临床特征包括缺血相关的持续性胸痛、血流动力学不稳定、休克或危及生命的室性心律失常。高危解剖特征包括累及多支血管近端的严重病变，或左主干或前降支开口病变[1-2, 47]。当存在高危特征时，应考虑立即进行血运重建。如果患者病情稳定，远端血流 TIMI 2 级或 3 级，即使存在临床明显的狭窄，也应避免血运重建[1, 35, 48]。在少数危重患者，包括心源性休克和出现急性心肌梗死相关并发症患者中，可采用主动脉内球囊反搏（IABP）、体外膜肺氧合技术（ECMO），左心室辅助装置可用于病情恢复或心脏移植的过渡治疗[49-50]。

2. 药物治疗

药物治疗的目标是处理慢性胸痛，防止 SCAD 复发，然而目前缺乏前瞻性临床试验数据来指导 SCAD 的药物治疗，育龄妇女应考虑药物的潜在致畸性。

（1）抗凝治疗：根据心肌梗死的诊治指南，通常在 SCAD 诊断前就开始进行抗凝和双重抗血小板治疗[51-52]。由于夹层扩大的可能风险，在血管造影证实 SCAD 后，抗凝治疗应停止[53]。亦不推荐溶栓治疗。

（2）抗血小板治疗：PCI 患者应接受双重抗血小板治疗，但临床试验缺乏证据来指导 SCAD 患者使用抗血小板治疗。SCAD 急性期可考虑双重抗血小板治疗，接受药物治疗的患者可接受长达 1 年的治疗[1-2]。是否需要维持长期的抗血小板治疗尚不明确，对于纤维肌发育不良的患者，阿司匹林可用于预防血栓和血栓栓塞性并发症[42]，而对于绝经前月经过多且没有其他抗血小板治疗适应证的妇女，则可考虑缩短治疗时间[54]。

（3）β 受体阻滞剂、血管紧张素受体阻滞剂和血管紧张素转化酶抑制剂：对于急性心肌梗死和心力衰竭的患者上述药物的使用应遵循目前指南推荐[51-52]。一项单中心观察性研究表明 β 受体阻滞剂可能预防 SCAD 的复发[14]。

（4）他汀类药物：SCAD 不是由动脉粥样硬化斑块破裂介导的，他汀类药物的使用可能仅限于对高脂血症患者的治疗。

（5）抗心绞痛治疗：SCAD 患者胸痛非常常见，当发生急性心肌梗死后，即使缺血改善或重复冠状动脉成像显示血管愈合，胸痛仍可能持续数月[55-56]。对于有胸痛但无缺血证据的患者，应考虑冠状动脉痉挛、内皮功能障碍、微血管性疾病、月经性胸痛和非心源性胸痛[2, 55]。临床可使用硝酸酯类、钙通道阻滞剂和雷诺嗪进行治疗[2]。

【病例摘要】

女，58 岁，突发胸痛 5 小时入院，向双侧胸前及双侧腋下放射，伴出汗、干咳，含服速效救心丸后无改善，急诊查 ECG 示 $V_1 \sim V_6$ 导联 ST 段抬高、室早二联律，生化示肌钙蛋白 I（TnI）0.76 ng/ml（参考值 0.01 ~ 0.023 ng/ml）、CK-MB 34 ng/ml（参考值 2.0 ~ 7.2 ng/ml）、肌红蛋白（MYO）> 900 ng/ml（参考值 23 ~ 122 ng/ml）、N 末端脑钠肽前体（NT-proBNP）77 ng/L（参考值 300 ~ 900 ng/L）、D- 二聚

体（D-Dimer）203 ng/ml（参考值 80 ～ 500 ng/ml），予阿司匹林 300 mg、氯吡格雷 600 mg、阿托伐他汀 40 mg 负荷治疗，转至 CCU 进一步诊治，因患者症状逐渐缓解，择期冠状动脉造影及 IVUS 证实 SCAD 诊断，LAD 中远段闭塞，予球囊扩张后，远端恢复至 TIMI 3 级血流，但狭窄仍明显存在。1 个月后复查造影，LAD 狭窄病变消失。病例详细资料见二维码数字资源 1-4。

数字资源 1-4

（龚艳君　洪　涛）

【参考文献】

[1] Adlam D, Alfonso F, Maas A, et al. European Society of Cardiology, acute cardiovascular care association, SCAD study group: a position paper on spontaneous coronary artery dissection [J]. Eur Heart J, 2018, 39 (36): 3353-3368.

[2] Hayes SN, Kim ESH, Saw J, et al. Spontaneous coronary artery dissection: current state of the science: a scientific statement from the American Heart Association [J]. Circulation, 2018, 137 (19): e523-e557.

[3] García-Guimaraes M, Bastante T, Macaya F, et al. Spontaneous coronary artery dissection in Spain: clinical and angiographic characteristics, management, and in-hospital events [J]. Rev Esp Cardiol (Engl Ed), 2021, 74 (1): 15-23.

[4] Gad MM, Mahmoud AN, Saad AM, et al. Incidence, clinical presentation, and causes of 30-Day readmission following hospitalization with spontaneous coronary artery dissection [J]. JACC Cardiovasc Interv, 2020, 13 (8): 921-932.

[5] Sharma S, Kaadan MI, Duran JM, et al. Risk factors, imaging findings, and sex differences in spontaneous coronary artery dissection [J]. Am J Cardiol, 2019, 123 (11): 1783-1787.

[6] Saw J, Starovoytov A, Humphries K, et al. Canadian spontaneous coronary artery dissection cohort study: in-hospital and 30-day outcomes [J]. Eur Heart J, 2019, 40 (15): 1188-1197.

[7] Clare R, Duan L, Phan D, et al. Characteristics and clinical outcomes of patients with spontaneous coronary artery dissection [J]. J Am Heart Assoc, 2019, 8 (10): e012570.

[8] Mahmoud AN, Taduru SS, Mentias A, et al. Trends of incidence, clinical presentation, and in-hospital mortality among women with acute myocardial infarction with or without spontaneous coronary artery dissection: a population-based analysis [J]. JACC Cardiovasc Interv, 2018, 11 (1): 80-90.

[9] Faden MS, Bottega N, Benjamin A, et al. A nationwide evaluation of spontaneous coronary artery dissection in pregnancy and the puerperium [J]. Heart, 2016, 102 (24): 1974-1979.

[10] Smilowitz NR, Gupta N, Guo Y, et al. Acute myocardial infarction during pregnancy and the puerperium in the United States [J]. Mayo Clin Proc, 2018, 93 (10): 1404-1414.

[11] Saw J, Aymong E, Sedlak T, et al. Spontaneous coronary artery dissection: association with predisposing arteriopathies and precipitating stressors and cardiovascular outcomes [J]. Circ Cardiovasc Interv, 2014, 7 (5): 645-655.

[12] Prasad M, Tweet MS, Hayes SN, et al. Prevalence of extracoronary vascular abnormalities and fibromuscular dysplasia in patients with spontaneous coronary artery dissection [J]. Am J Cardiol, 2015, 115 (12): 1672-1677.

[13] Kok SN, Hayes SN, Cutrer FM, et al. Prevalence and clinical factors of migraine in patients with spontaneous coronary artery dissection [J]. J Am Heart Assoc, 2018, 7 (24): e010140.

[14] Saw J, Humphries K, Aymong E, et al. Spontaneous coronary artery dissection: clinical outcomes and risk of recurrence [J]. J Am Coll Cardiol, 2017, 70 (9): 1148-1158.

[15] Fahmy P, Prakash R, Starovoytov A, et al. Pre-disposing and precipitating factors in men with spontaneous coronary artery dissection[J]. JACC Cardiovasc Interv, 2016, 9 (8): 866-868.

[16] Kaadan MI, MacDonald C, Ponzini F, et al. Prospective cardiovascular genetics evaluation in spontaneous coronary artery dissection [J]. Circ Genom Precis Med, 2018, 11 (4): e001933.

[17] Henkin S, Negrotto SM, Tweet MS, et al. Spontaneous coronary artery dissection and its association with heritable connective tissue disorders [J]. Heart, 2016, 102 (11): 876-881.

[18] Verstraeten A, Perik M, Baranowska AA, et al. Enrichment of rare variants in Loeys-Dietz syndrome genes in spontaneous coronary artery dissection but not in severe

fibromuscular dysplasia［J］. Circulation，2020，142（10）：1021-1024.

［19］ Adlam D，Olson TM，Combaret N，et al. Association of the PHACTR1/EDN1 genetic locus with spontaneous coronary artery dissection［J］. J Am Coll Cardiol，2019，73（1）：58-66.

［20］ Turley TN，O'Byrne MM，Kosel ML，et al. Identification of susceptibility loci for spontaneous coronary artery dissection［J］. JAMA Cardiol，2020，5（8）：929-938.

［21］ Saw J，Yang ML，Trinder M，et al. Chromosome 1q21.2 and additional loci influence risk of spontaneous coronary artery dissection and myocardial infarction［J］. Nat Commun，2020，11（1）：4432.

［22］ Moulson N，Kelly J，Iqbal MB，et al. Histopathology of coronary fibromuscular dysplasia causing spontaneous coronary artery dissection［J］. JACC Cardiovasc Interv，2018，11（9）：909-910.

［23］ Lie JT，Berg KK. Isolated fibromuscular dysplasia of the coronary arteries with spontaneous dissection and myocardial infarction［J］. Hum Pathol，1987，18（6）：654-656.

［24］ Saw J，Bezerra H，Gornik HL，et al. Angiographic and intracoronary manifestations of coronary fibromuscular dysplasia［J］. Circulation，2016，133（16）：1548-1559.

［25］ Jackson R，Al-Hussaini A，Joseph S，et al. Spontaneous coronary artery dissection：pathophysiological insights from optical coherence tomography［J］. JACC Cardiovasc Imaging，2019，12（12）：2475-2488.

［26］ Wang X，Ge J. Spontaneous coronary-artery dissection［J］. N Engl J Med，2021，384（11）：1077.

［27］ Kim ESH. Spontaneous coronary-artery dissection［J］. N Engl J Med，2020，383（24）：2358-2370.

［28］ Saw J. Coronary angiogram classification of spontaneous coronary artery dissection［J］. Catheter Cardiovasc Interv，2014，84（7）：1115-1122.

［29］ Eleid MF，Guddeti RR，Tweet MS，et al. Coronary artery tortuosity in spontaneous coronary artery dissection：angiographic characteristics and clinical implications［J］. Circ Cardiovasc Interv，2014，7（5）：656-662.

［30］ Al-Hussaini A，Adlam D. Spontaneous coronary artery dissection［J］. Heart，2017，103（13）：1043-1051.

［31］ Hayes SN，Tweet MS，Adlam D，et al. Spontaneous coronary artery dissection：JACC state-of-the-art review［J］. J Am Coll Cardiol，2020，76（8）：961-984.

［32］ Luong C，Starovoytov A，Heydari M，et al. Clinical presentation of patients with spontaneous coronary artery dissection［J］. Catheter Cardiovasc Interv，2017，89（7）：1149-1154.

［33］ Lindor RA，Tweet MS，Goyal KA，et al. Emergency department presentation of patients with spontaneous coronary artery dissection［J］. J Emerg Med，2017，52（3）：286-291.

［34］ Lettieri C，Zavalloni D，Rossini R，et al. Management and long-term prognosis of spontaneous coronary artery dissection［J］. Am J Cardiol，2015，116（1）：66-73.

［35］ Tweet MS，Eleid MF，Best PJ，et al. Spontaneous coronary artery dissection：revascularization versus conservative therapy［J］. Circ Cardiovasc Interv，2014，7（6）：777-786.

［36］ Phan D，Clare R，Duan L，et al. Characteristics and outcomes of patients with spontaneous coronary artery dissection who suffered sudden cardiac arrest［J］. J Interv Card Electrophysiol，2021，60（1）：77-83.

［37］ Cheung CC，Starovoytov A，Parsa A，et al. In-hospital and long-term outcomes among patients with spontaneous coronary artery dissection presenting with ventricular tachycardia/fibrillation［J］. Heart Rhythm，2020，17（11）：1864-1869.

［38］ Waterbury TM，Tweet MS，Hayes SN，et al. Early natural history of spontaneous coronary artery dissection［J］. Circ Cardiovasc Interv，2018，11（9）：e006772.

［39］ Alfonso F，Paulo M，Gonzalo N，et al. Diagnosis of spontaneous coronary artery dissection by optical coherence tomography［J］. J Am Coll Cardiol，2012，59（12）：1073-1079.

［40］ Pozo-Osinalde E，García-Guimaraes M，Bastante T，et al. Characteristic findings of acute spontaneous coronary artery dissection by cardiac computed tomography［J］. Coron Artery Dis，2020，31（3）：293-299.

［41］ Eleid MF，Tweet MS，Young PM，et al. Spontaneous coronary artery dissection：challenges of coronary computed tomography angiography［J］. Eur Heart J Acute Cardiovasc Care，2018，7（7）：609-613.

［42］ Gornik HL，Persu A，Adlam D，et al. First international consensus on the diagnosis and management of fibromuscular dysplasia［J］. Vasc Med，2019，24（2）：164-189.

［43］ Tweet MS，Akhtar NJ，Hayes SN，et al. Spontaneous coronary artery dissection：Acute findings on coronary computed tomography angiography［J］. Eur Heart J Acute Cardiovasc Care，2019，8（5）：467-475.

［44］ Hassan S，Prakash R，Starovoytov A，et al. Natural history of spontaneous coronary artery dissection with spontaneous angiographic healing［J］. JACC Cardiovasc Interv，2019，12（6）：518-527.

［45］ Havakuk O，Goland S，Mehra A，et al. Pregnancy and the risk of spontaneous coronary artery dissection：an analysis of 120 contemporary cases［J］. Circ Cardiovasc Interv，2017，10（3）.

［46］Lempereur M，Fung A，Saw J. Stent mal-apposition with resorption of intramural hematoma with spontaneous coronary artery dissection［J］. Cardiovasc Diagn Ther，2015，5（4）：323-329.

［47］Saw J，Mancini GBJ，Humphries KH. Contemporary review on spontaneous coronary artery dissection［J］. J Am Coll Cardiol，2016，68（3）：297-312.

［48］Prakash R，Starovoytov A，Heydari M，et al. Catheter-induced iatrogenic coronary artery dissection in patients with spontaneous coronary artery dissection［J］. JACC Cardiovasc Interv，2016，9（17）：1851-1853.

［49］Cox J，Roberts WC，Araj FG，et al. Acute isolated coronary artery dissection causing massive acute myocardial infarction and leading to unsuccessful coronary bypass，extracorporeal life support，and successful cardiac transplantation［J］. Am J Cardiol，2020，125（9）：1446-1448.

［50］Sharma S，Polak S，George Z，et al. Management of spontaneous coronary artery dissection complicated by cardiogenic shock using mechanical circulatory support with the Impella device［J］. Catheter Cardiovasc Interv，2021，97（1）：74-77.

［51］Amsterdam EA，Wenger NK，Brindis RG，et al. 2014 AHA/ACC guideline for the management of patients with non-ST-elevation acute coronary syndromes：a report of the American College of Cardiology/American Heart Association task force on practice guidelines［J］. J Am Coll Cardiol，2014，64（24）：e139-e228.

［52］O'Gara PT，Kushner FG，Ascheim DD，et al. 2013 ACCF/AHA guideline for the management of ST-elevation myocardial infarction：a report of the American College of Cardiology Foundation/American Heart Association task force on practice guidelines［J］. J Am Coll Cardiol，2013，61（4）：e78-e140.

［53］Shamloo BK，Chintala RS，Nasur A，et al. Spontaneous coronary artery dissection：aggressive vs. conservative therapy［J］. J Invasive Cardiol，2010，22（5）：222-228.

［54］Maas AH，Euler M，Bongers MY，et al. Practice points in gynecardiology：Abnormal uterine bleeding in premenopausal women taking oral anticoagulant or antiplatelet therapy［J］. Maturitas，2015，82（4）：355-359.

［55］Tweet MS，Codsi E，Best PJM，et al. Menstrual chest pain in women with history of spontaneous coronary artery dissection［J］. J Am Coll Cardiol，2017，70（18）：2308-2309.

［56］Chou AY，Prakash R，Rajala J，et al. The first dedicated cardiac rehabilitation program for patients with spontaneous coronary artery dissection：description and initial results［J］. Can J Cardiol，2016，32（4）：554-560.

第一节 马方综合征

【概述】

马方综合征（Marfan syndrome，MFS），又称蜘蛛指（趾）综合征，是最常见的一种常染色体显性遗传性结缔组织病。MFS 主要临床表现为四肢、手指、脚趾细长不匀称，身高明显超出常人，伴有心血管系统异常，特别是合并心脏瓣膜异常和主动脉瘤[1]。该病同时可能影响其他器官，包括肺、眼、硬脊膜、硬腭等。MFS 及相关疾病的临床严重程度变化较大，轻者仅有 MFS 的孤立特征，重者新生儿期即出现累及多个器官系统的严重且快速进展性病变[2]。

MFS 是 1896 年法国儿科医生安东尼·马方（Antoine Marfan）首次描述并提出的，它是一种间质组织的先天性缺陷。之后多个学者发现 MFS 往往具有家族史，并主要累及骨与关节、眼、心脏。1991 年 Dietz 提出 70% 典型 MFS 的致病基因是位于染色体 15q21.1 的原纤维蛋白 -1 基因（Fibrillin 1 gene，*FBN1*）突变[3-5]。尽管大多数 MFS 个体的父亲或母亲受累，但 25% 或更多的先证者的 MFS 是新生突变所致。*FBN1* 全长约 235 kb，由 65 个外显子构成，其 mRNA 包含 9749 个核苷酸。原纤维蛋白 -1 蛋白包含多个富含半胱氨酸的结构域，这些结构域与表皮生长因子（epidermal growth factor，EGF）和潜伏转化生长因子 - β 结合蛋白（latent transforming growth factor beta binding protein，LTBP）中观察到的结构域同源[6-7]。然而，在少数（低于 10%）有典型马方样表型的病例中并未发现 *FBN1* 突变[4]。研究提示这些病例中至少部分病例的原因是完全性等位基因缺失、更复杂的基因重排或 *FBN1* 有关的调控序列改变。在这些存在提示 MFS 的非典型表现的部分个体中，编码转化生长因子 - β 受体（tansforming growth factor-beta receptor，*TGFBR*）基因的失活性突变可能是引起 MFS 的原因[8-9]。MFS 在全世界的大多数民族中均有报道。流行病学资料显示 MFS 发病率为 1/3000 ～ 1/5000[1, 10]。据估计在美国有 0.02% ～ 0.06% 人患有此病。中国有 17/10 万人患有此病。

原纤维蛋白 -1 是弹性组织和非弹性组织的一种重要基质成分。它是细胞外微原纤维的主要构成蛋白，而细胞外微原纤维被认为促进了弹力纤维的形成和维持[11]。编码原纤维蛋白 -1 的基因 *FBN1* 突变引起人体的胶原蛋白异常，即人体骨骼中弹性纤维蛋白数量较正常人少一半，导致骨骼在生长过程中异常变长，同时影响心血管、骨骼、眼睛等各个系统[11-12]。MFS 患者的主动脉根部中层组织学特征包括：弹力纤维层断裂、中膜囊性坏死、纤维化和平滑肌细胞丢失[13-16]。据报道，与没有结缔组织病的患者相比，存在主动脉瘤的 MFS 患者有更严重的弹性蛋白断裂；这种区别可能不适用于其他血管性结缔组织病患者[13-14, 16]。组织学改变被认为反映了损伤和修复[14]。目前在分子水平上还不太清楚 *FBN1* 或 *TGFBR* 基因突变引起疾病的机制[7]。已提出的机制中包括以下方面的改变：①微原纤维在协调组织形态发生、稳态和（或）对血流动力学压力反应过程中的结构性作用[17-18]。②转化生长因子 β（transforming growth factor-β，TGFβ）的生物利用度增加[19]。

【临床表现】

MFS 患者平均发病年龄约 40 岁，有一些迟发者于 60 岁左右发病。疾病的发展速度个体差异很大，但总体看预后凶险。研究显示，大约有 1/3 的 MFS 患者中位死亡年龄为 32 岁，2/3 患者中位死亡年龄为 50 岁左右。MFS 患者死亡的主要原因绝大多数是由于继发心血管疾病造成的，最常见的是主动脉瘤破裂或者是心脏压塞、主动脉瓣关闭不全及其引起的心力衰竭。主要临床表现如下：

1. 主动脉疾病

主动脉根部疾病（引起主动脉瘤样扩张、主动脉瓣关闭不全和主动脉夹层）是导致 MFS 的并发症和死亡的主要原因[20]。心血管表现的严重程度与眼部或骨骼表现有可能无明显相关性[21]。尽管存在主动脉扩张，但 MFS 中的主动脉往往比对照组的更硬且可扩张性更小，这些变化随着年龄增长而增大[22-24]。

大约 50% 的 MFS 年幼儿童存在主动脉扩张且随时间进展。超声心动图发现 60%～80% 的 MFS 成人患者存在主动脉根部扩张（校正患者的体表面积和年龄后，主动脉根部处于正常范围）[25]，并通常伴有主动脉瓣关闭不全[21]。主动脉根部扩张还可能累及胸主动脉的其他节段、腹主动脉、肺动脉根部甚至颈动脉和颅内动脉。

未诊断和未经治疗的 MFS 常伴有主动脉夹层。夹层一般刚好始于冠状动脉开口上方，并可能延及主动脉全长，属于 DeBakey 分型中的 I 型夹层或 Dailey 分型中的 A 型。大约 10% 的夹层始于左锁骨下动脉远侧（III 型或 B 型夹层），但夹层很少仅限于腹主动脉。许多存在 MFS 和主动脉夹层的患者有夹层家族史。研究表明 MFS 导致主动脉夹层的概率随着年龄的变化而改变[26]。50% 的 40 岁以下的主动脉夹层患者存在 MFS，而在年龄更大的主动脉夹层患者中 MFS 的患病率仅为 2%。

2. 心脏病

在 MFS 患者中常可以发现二尖瓣脱垂（mitral valve prolapse，MVP）。在两项病例系列研究中分别有 40% 和 54% 的 MFS 患者存在 MVP[27-28]。然而，MVP 在系统评分中只占 1 分，因为 MVP 是非特异性的表现，而且大多数 MVP 患者不存在 MFS[29]。MVP 在 MFS 中的发生率随年龄增加，并且在女性中的发生率更高。还可能发生三尖瓣脱垂。

在超声心动图上，二尖瓣叶具有过长和冗余的外观，一个瓣叶或前后瓣叶均可能发生脱垂。有 MVP 和 MFS 的患者可能不发生二尖瓣关闭不全，但也可能出现严重的二尖瓣关闭不全，大多数患者的关闭不全为轻度或轻度以下[27]。大约 25% 的 MVP 患者会出现进展性疾病，定义为二尖瓣关闭不全的临床症状出现或恶化，或超声心动图表现恶化。在其中部分病例中，二尖瓣关闭不全恶化是腱索自发性断裂或感染性心内膜炎导致的。在有最严重及快速进展性表现的 MFS 年幼儿童中，MVP 及二尖瓣关闭不全引起的心力衰竭是导致出现并发症和死亡的主要原因。还有一些报道指出 MFS 患者可能存在心肌病伴双心室扩大及与心脏瓣膜疾病无关的通常无症状的轻度收缩功能障碍[30]。

3. 骨骼表现

MFS 个体存在过度的长骨线性生长和关节松弛[1]。MFS 个体比根据其遗传学背景（除外 FBN1 突变）预测的身高更高，他们通常（但不一定）高于一般人群标准。矛盾的是，部分 MFS 个体的关节活动度降低，尤其是肘和指[10]。存在肘关节外展角度缩小（完全外展时 ≤ 170°）。

（1）蜘蛛指（趾）：MFS 患者通常具有蜘蛛指（趾）伴拇指征和腕征阳性。拇指征阳性是指：在有或没有患者或检查者的帮助下，患者完成最大程度拇指内收动作时，拇指整个远节指骨超出了紧握的拳头的尺侧缘。腕征阳性是指：在环绕对侧腕关节时，拇指末端覆盖到小指的整个指甲。还可能出现广泛关节过度活动，从而产生与更常见的良性关节过度活动综合征相重叠的表现。

（2）胸部畸形：MFS 部分患者胸部常可以表现出不规则的形状，表现为漏斗胸或鸡胸（图 2-1-1）不对称，其中漏斗胸更具特异性[31]。

（3）足后段外翻：足后段外翻伴随足前段外展和足中段降低，评估时应该从前面和后面来观察。

（4）异常的上部量/下部量比例和臂展/身高比例：MFS 个体拥有相比于躯干长度不成比例的长肢体（肢体细长），因此上部量/下部量（upper segment/lower segment，US/LS）的比例减小，臂展/身高的比例增加。在确定 US/LS 比例过程中，下部量是指站立位时从耻骨联合顶端到地面的距离，而上部量是指身高减去下部量[31]。异常 US/LS 比例和臂展/身高比例的阈值因年龄和种族不同有所差异。US/LS 比例在成年白种人中小于 0.85 为减小，而在成年黑人中小于 0.78 为减小。对于儿童，US/LS 比例在 0～5 岁儿童中小于 1 为减小，6～7 岁小于 0.95 为减小，8～9 岁小于 0.9 为减小，10 岁以上小于 0.85 为减小。臂展/身高比例在成年白种人中大于 1.05 为增加。脊柱侧弯可能人为影响身体测量值，从而影响这些比例。

（5）脊柱侧弯和脊柱后凸：MFS 常存在脊柱侧弯和脊柱后凸（图 2-1-2）。患者前屈时，左半胸和右半胸肋骨间的垂直差 ≥ 1.5 cm；Cobb 角至少 20°

（在脊柱前后位 X 线片上，沿脊柱侧凸的上末端椎体的上终板引一条直线，再沿脊柱侧凸的下末端椎体的下终板引另一条直线，这两条直线所成夹角即为 Cobb 角）[31]。

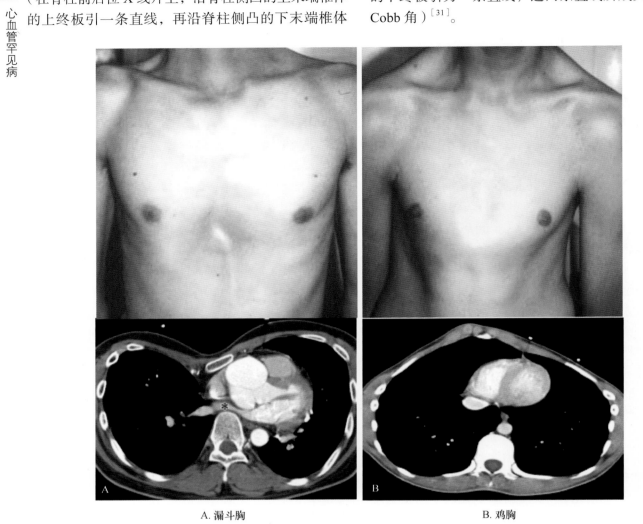

A. 漏斗胸   B. 鸡胸

图 2-1-1 马方综合征患者的漏斗胸或鸡胸

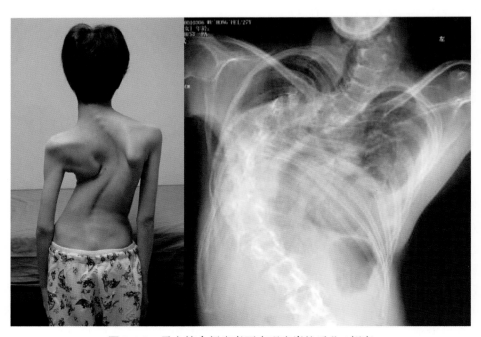

图 2-1-2 马方综合征患者可表现出脊柱后凸 / 侧弯

（6）髋臼内陷症：髋臼内陷症可通过 X 线平片、CT 或 MRI 诊断。骨盆前后位片显示髋臼向内超出髂坐线（Kohler 线）3 mm 及以上时即可诊断。CT 或 MRI 的诊断标准尚未如此准确界定，但包含髋臼水平的骨盆入口失去正常椭圆形状。

（7）面部特征：绝大部分 MFS 有特殊的面部特征，主要表现为长颅（头指数降低或头部宽/长比降低）、眼球下陷、睑裂下斜、颧骨发育不良及颌后缩。

4. 眼部异常

50% ～ 80% 的 MFS 患者存在晶状体异位[32]。

外部视诊眼睛发现虹膜震颤（虹膜随眼球运动而振动）现象时应怀疑晶状体异位。最大程度散瞳后通过裂隙灯检查有无晶状体异位，晶状体通常向上和向颞侧移位（图 2-1-3）。出现晶状体异位的原因是失去了睫状小带的支持。晶状体异位是 MFS 唯一的主要眼部诊断标准。MFS 患者可因眼轴长度增加而出现继发性近视。MFS 的其他眼部表现包括：扁平角膜（通过角膜曲率确定）[33]、虹膜发育不全或睫状肌发育不全导致瞳孔减小、视网膜脱离、青光眼和早期白内障形成[1]。MFS 的视网膜撕裂和脱离常为双侧性，可能与增生性视网膜病变相关[34]。

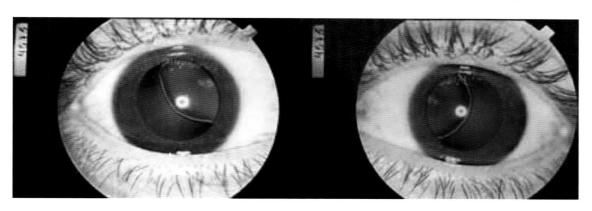

图 2-1-3　马方综合征患者表现为晶状体通常向上和向颞侧移位

5. 硬脊膜扩张

硬脊膜扩张是由硬脊膜和神经孔进行性扩张及椎骨侵蚀造成椎管扩大引起的。这种异常通常累及腰骶椎，在临床病例队列研究中使用 CT 和 MRI 扫描分别发现 63% 和 92% 的 MFS 患者存在这种异常[35-36]。硬脊膜扩张的严重程度与主动脉扩张程度之间似乎不存在关联。

6. 肺部病变

部分 MFS 患者会出现肺气肿改变，肺大疱主要出现在肺上叶，容易发生自发性气胸[10, 31, 37]。

7. 皮纹

皮肤萎缩纹与明显体重改变或妊娠无关，可出现在中背部、腰部、上臂、腋区或腿部等不常见部位[31]。

8. 其他临床表现

还有部分 MFS 会出现复发性疝或切口疝、关节过度活动、高腭穹，这些表现属于非特异性的临床特征[31]。

【辅助检查】

临床上考虑到该病后，可通过超声心动图进行

筛查，初步测量主动脉根部的直径。超声心动图具有无创、快捷的特点，是筛查 MFS 心血管病变首选影像学检查，能检测出绝大部分心血管表型异常。2010 年美国心脏病学会/美国心脏协会/美国胸外科协会胸主动脉指南推荐，在初始诊断 MFS 和诊断后 6 个月时推荐进行超声心动图检查，以评估 MFS 患者主动脉根部和升主动脉情况，且应至少每年进行 1 次复查监测[38]。怀疑 MFS 时，超声心动图检查不仅应注意主动脉根部，应多切面评估心脏瓣膜情况。如果经胸超声心动图评估不能精确显示主动脉近端，应采用经食管超声心动图、CT 大血管造影或磁共振成像检查[31]。用裂隙灯、视力检查以评估视觉系统。用 X 线平片、CT 检查以评估骨骼系统。在此基础上利用基因检测进行辅助诊断。

1. 心电图

无特异性改变，可合并各种心律失常。

2. 超声心动图

可见主动脉根部和（或）升主动脉扩张、主动脉瓣反流或者二尖瓣脱垂。二维超声心动图可实时观察心脏和主动脉解剖；彩色多普勒可显示真假腔

内血流、内膜撕裂部位，评价主动脉瓣反流；经食管超声心动图（TEE）可获得均匀、高质量的心脏和主动脉图像，能清晰显示主动脉根部、主动脉弓和胸降主动脉的形态结构，并能详细显示主动脉的微细病变及其腔内血流情况。二维超声心动图可以显示，主动脉腔内出现撕裂的内膜回声，多个切面显示细长、活动的线状回声，呈波浪状迂曲在主动脉腔内，并随心动周期呈现明显的、有规律的活动，不与其他心脏结构和主动脉根部平行活动，与邻近正常主动脉壁的单一回声形成明显对比。其内层回声由内膜和中层内 1/3 部分构成，外层回声则由中层外 2/3 部分和外膜构成，沿主动脉长轴方向排列，并将主动脉分隔成为真、假两腔。典型的内膜与所剥离的主动脉壁在收缩期互相靠近（系主动脉真腔内高的收缩压挤压所致），舒张期则因主动脉内压力减低而相互背离回弹[39]。彩色多普勒有助于判断夹层破口的入口与再入口的部位，有时二维图像上并未显示明显的连续中断，而彩色多普勒血流图上可见真腔与假腔间相交通的血流信号。收缩期血流由真腔通过破口流入假腔，真腔中色彩鲜明，假腔中色彩暗淡或不显色。两种颜色由撕裂的内膜相隔离，如假腔中有附壁血栓形成，则仅显示血栓反射，而无血流信号出现。当累及主动脉瓣时，可见不同程度的主动脉瓣反流。真腔中血流速度与正常人基本相同，频谱多普勒可记录到类似于正常人相应部位的多普勒频谱；假腔中血流缓慢，可探测到低于真腔中的血流速度，有时延迟出现，有时根本记录不到血流信号。将取样容积置于入口处时，则可记录到收缩期由真腔流向假腔的多普勒频谱；将取样容积置于入口处时，则可记录到由假腔流向真腔的多普勒频谱。根据频谱多普勒记录到的真假腔间交通血流的速度，可以间接了解真假腔间跨壁压的改变，有助于判断夹层内膜剥离的进展和预后（图 2-1-4）。

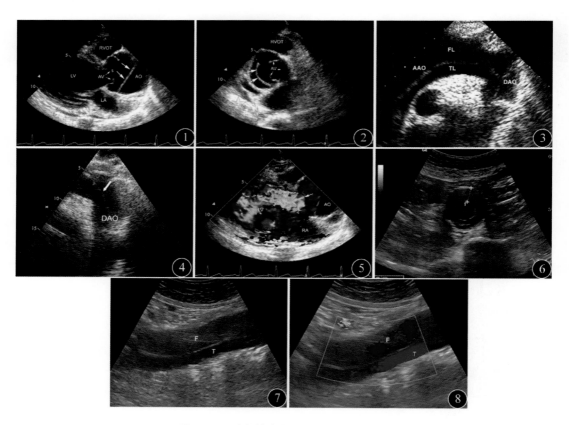

图 2-1-4 马方综合征的超声心动图改变

注：①主动脉夹层：左心室长轴切面于升主动脉见撕裂的内膜回声（大箭头所示为撕裂的内膜）；②主动脉夹层：升主动脉短轴切面见撕裂的内膜将主动脉分为真腔和假腔（大箭头所示为撕裂的内膜）；③主动脉夹层：主动脉内撕裂的内膜回声从升主动脉（AAO）延续至主动脉弓和降主动脉（DAO），撕裂的内膜将主动脉分为真腔（TL）和假腔（FL）；④主动脉夹层：胸骨上窝切面，降主动脉内见剥脱内膜回声，将管腔分为真腔和假腔；⑤主动脉夹层：左心室长轴切面于升主动脉长轴切面内可见剥离回声，舒张期见主动脉瓣反流信号（箭头所示）；⑥腹主动脉夹层：内膜呈同心圆样剥离；⑦腹主动脉夹层：长轴见腹主动脉内剥脱内膜回声，将管腔分为真腔（T）和假腔（F）；⑧腹主动脉夹层：彩色多普勒见真腔（T）内血流较快，假腔（F）内血流较慢

3.影像学检查

（1）X 线平片：可见左心室扩大或心影呈对称性增大，心脏呈主动脉型外观，升主动脉增宽、主动脉结增大、主动脉弓突出（图 2-1-5），肺动脉段相对凹陷，肺淤血。骨 X 线可见四肢长骨均显示细长，骨质疏松，皮质变薄，跖趾、掌指骨细长形，

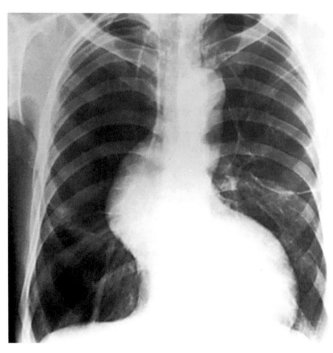

图 2-1-5　马方综合征的 X 线表现

脊柱侧弯或后凸侧弯，脊柱裂或者硬膜缺如。

（2）CT 扫描：部分患者可发现有左心室扩大、二尖瓣脱垂、主动脉瓣反流、升主动脉瘤、主动脉夹层以及腹主动脉瘤等（图 2-1-6A）。增强扫描可见主动脉管腔显示不同密度的真假两腔，真腔管径多较小，附壁血栓少见，增强扫描早期密度较高，有分支血管，血流速度正常；假腔管径一般较大，附壁血栓多见，增强扫描早期密度稍低，少见分支血管，血流速度较慢。真假腔之间可见剥离内移的内膜撕裂片，常为宽 2～3 mm 线样低密度影，其形态多平直或弯曲突向假腔侧，少数呈 S 形，部分病例在病变近端可见内膜破裂口。

（3）MRI 表现：MRI 及 MRA 是检查主动脉夹层最理想、最主要的检查方法。冠矢轴三维图像可清晰显示夹层的出入口、病变的程度及范围大小。在 MRI 图像上，撕裂的内膜片在信号流空的血管内出现线样或弧线状中等信号结构，将动脉分成双腔，假腔较大，真腔较小且受压。由内膜瓣分开的真假两腔的信号视血流速度而定。一般而言，真腔血流速度快呈"流空"低信号，假腔由于血流速度较慢而呈较高信号（图 2-1-6B）。部分可见假腔内有梭形或带状高信号的附壁血栓，新鲜血栓呈高信号，与真假腔并存呈三重信号强度，好发于胸腹主动脉交界处；而陈旧性已机化的血栓信号强度可降低。

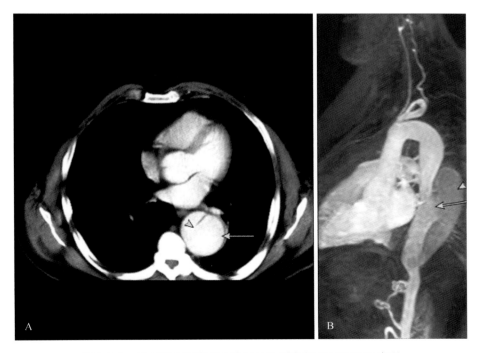

图 2-1-6　马方综合征降主动脉局灶性剥离的 CT 和 MRI 表现

A. 通过心脏的 CT 显示胸主动脉的真腔（箭头所示）和大的压缩假腔（三角所示）之间的连通；B. 主动脉的磁共振成像在侧面投影中显示主动脉中层（箭头所示）真腔和假腔（三角所示）之间的局灶性夹层

MRI 不仅能显示内膜瓣形态，而且能很好地显示内膜瓣撕裂的位置及其出口位置。由于主动脉夹层常累及腹主动脉远端，甚至髂动脉，因此，MRI 可有效地显示内膜瓣开口位置和形态。同时，可以全面显示病变血管的全貌。

（4）眼底检查：可表现为晶状体脱位或脱落，高度近视，虹膜震颤，复视，斜视，晶状体混浊等改变[40]（图 2-1-7）。

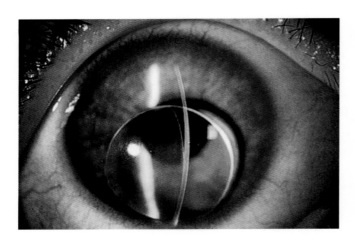

图 2-1-7 马方综合征患者眼部检查

（5）基因检测：对于首诊考虑 MFS 患者可进行 *FBN1*、*TGFBR1*、*TGFBR2*、*ACTA2* 或 *MYH11* 基因突变分析。二代测序技术广泛应用于临床后，包括 *FBN1*、*TGFBR1*、*TGFBR2* 基因与 MFS 的其他多种遗传性相关基因的测序组套也是较好的选择，有助于疾病的鉴别诊断。

1）FBN1/2 表型

迄今为止，人们尚未发现特定类型 *FBN1* 突变与临床表型间存在关联。一般而言，外显子跳读的患者往往会发生更严重的疾病，而显示因提前终止而导致突变转录和蛋白质水平减少的患者则可能表现为较轻型疾病，通常无晶状体异位[41]。最新的研究证实 *FBN1* 错义变体（p.Tyr754Cys）和变体（p.Met2273Thr）可能与 MFS 的发生相关。极少数 *FBN1* 突变患者存在一种主要表现，如单纯的晶状体异位综合征、单纯的升主动脉瘤和（或）夹层，或单纯的骨骼特征[42]。另一种原纤维蛋白（原纤维蛋白-2，由 *FBN2* 编码）相关突变与先天性挛缩性蜘蛛指（趾）（congenital contractural arachnodactyly，CCA，Beals 综合征）有关。

2）TGFBR1/2 表型

存在 *TGFBR1* 或 *TGFBR2* 突变的患者具有一系列临床特征和结局[43]。一些存在 *TGFBR1* 或 *TGFBR2* 突变的患者具有符合 MFS 的临床特征，而其他患者则具有临床表现重叠的两种其他综合征之一的特征：Loeys-Dietz 综合征（LDS）或家族性胸主动脉瘤（familial thoracic aortic aneurysms，FTAA）综合征。一些人提出将具有马方样表型且还有 *TGFBR1* 或 *TGFBR2* 突变的患者归为 LDS（而不是 MFS），以这种方式来强调这种患者可能发生比存在 *FBN1* 突变的 MFS 更具侵袭性的血管疾病，以及强调目前的家庭成员或将来的后代有出现独特 LDS 特征的可能[31]。主动脉扩张程度在 *TGFBR1* 或 *TGFBR2* 突变的个体中差异很大，部分病例系列研究中报道了主动脉直径正常的患者发生了主动脉夹层，但其他研究并未报道这种情况[44]。

【MFS 的诊断】

MFS 的诊断主要参考临床表现、家族史、体征、影像学（超声心动图）检查、眼科检查（裂隙灯检查）和基因检测。1996 年提出了 MFS 的严格诊断标准（Ghent 分类），2010 年对 Ghent 标准进行了修订，提出有无 MFS 家族史、主动脉根部直径 Z 评分、晶状体异位、*FBN1* 突变、Ghent 系统评分 ≥ 7 分等均为 MFS 的诊断要点。年龄 < 20 岁、无家族史、系统评分 < 7 分、主动脉根部直径 Z 评分 < 3、无 *FBN1* 突变可诊断为"非特异性结缔组织紊乱"，需随访至成人；若有 *FBN1* 突变，但主动脉根部直径 Z 评分 < 3，可诊断为潜在 MFS，若家族史呈阳性，但 Ghent 评分 < 7 分，需随访且定期再评估至少到 20 岁。

1. 1996 年版 Ghent 分类

尽管 MFS 的表型表达多变，但主动脉根部扩张和晶状体异位是该病的主要特点，而存在多种全身性特征能支持诊断[1, 10]。MFS 的其他症状和体征（如关节过度活动）更常见于无该病的患者。过去依赖特异性较低的特征造成了 MFS 在先证者或家庭成员中存在过度诊断的倾向。因此，1996 年提出了 MFS 的严格诊断标准（Ghent 分类）[45]。这些标准依赖于对涉及骨骼系统、心血管系统、眼和硬脊膜的"主要"和"次要"临床表现的识别[45]。主要标准包括：晶状体异位、主动脉根部扩张累及主动脉窦或主动脉夹层、CT 或 MRI 显示腰骶部硬脊膜扩张、家族或遗传史，以及具备 8 种典型骨骼表现中的 4 种。

1996 年版 Ghent 分类的一些局限性包括：缺乏验证、在儿童中的适用性有限、需要昂贵及专业的评估，以及硬脊膜扩张也常见于其他结缔组织病，包括 LDS 和颅缝早闭综合征（Shprintzen-Goldberg syndrome，SGS）[31]。

2. 修订版 Ghent 分类

2010 年修订版 Ghent 分类更重视主动脉根部扩张 / 主动脉夹层和晶状体异位（作为 MFS 的主要临床特征），以及重视对 FBN1 突变的检测[31]。关于主动脉标准，可使用主动脉根部直径 Z 评分计算器。

（1）无 MFS 家族史的情况下，存在以下任何标准即可诊断 MFS

- 主动脉标准（主动脉根部直径 Z 评分 ≥ 2 或主动脉根部夹层）且晶状体异位
- 主动脉标准（主动脉根部直径 Z 评分 ≥ 2 或主动脉根部夹层）且存在上述定义的致病 FBN1 突变
- 主动脉标准（主动脉根部直径 Z 评分 ≥ 2 或主动脉根部夹层）且系统评分（参见下文系统评分）≥ 7
- 晶状体异位且有主动脉瘤并伴上述定义的致病 FBN1 突变

（2）具有 MFS 家族史的情况下，存在下列任何标准即可诊断 MFS：

- 晶状体异位
- 系统评分 ≥ 7 分 *
- 主动脉标准（20 岁以上者的主动脉根部直径 Z 评分 ≥ 2，20 岁以下者的主动脉根部直径 Z 评分 ≥ 3，或主动脉根部夹层）*

对于带星号（*）的标准，只有在以下情况下才能诊断 MFS：不存在 SGS、LDS 或血管 Ehlers-Danlos 综合征（Ehlers-Danlos syndrome，EDS）的重要鉴别性特征且已进行了 TGFBR1/2、胶原生物化学或 COL3A1 检测（若需要这些检测）。近期数据提示还应排除其他的基因突变，包括 SMAD3、TGFB2 和 SKI 的突变。

（3）系统评分

修订版 Ghent 分类包括了以下针对系统特征的评分系统（表 2-1-1）[31]：

- 腕征加拇指征：3 分（腕征或拇指征：各 1 分）
- 鸡胸畸形：2 分（漏斗胸或胸部不对称：各 1 分）
- 足后段畸形：2 分（普通扁平足：1 分）
- 气胸：2 分
- 硬脊膜扩张：2 分

表 2-1-1 2010 年修订版 Ghent 分类系统评分

临床特征		分数
3 种及以上面部特征	长颅畸形、眼球内陷、睑裂下斜、颧骨发育不全、颌后缩	1
腕征和拇指征	同为阳性	3
	仅 1 个阳性	1
足后段畸形	足外翻合并扁平足	2
	扁平足	1
肘关节外展减小		1
鸡胸畸形		2
漏斗胸或胸部不对称		1
上部量 / 下部量比例减小或臂展 / 身高 > 1.05		1
脊柱侧弯或胸腰段脊柱后凸		1
髋臼内陷症		2
硬脊膜扩张		2
二尖瓣脱垂		1
近视 > 3 屈光度		1
皮纹萎缩（牵拉痕）		1
气胸		2

- 髋臼内陷症：2分
- 上部量 / 下部量（upper segment/lower segment，US/LS）的比例减小且臂展 / 身高的比值增加且无严重脊柱侧凸：1分
- 脊柱侧弯或胸腰段脊柱后凸：1分
- 肘关节外展减小（完全外展时 ≤ 170°）：1分
- 面部特征 [以下 5 项特征中至少 3 项：长颅畸形（头指数降低或头部宽 / 长比降低）、眼球内陷、睑裂下斜、颧骨发育不良、颌后缩]：1分
- 皮纹：1分
- 近视 > 3 屈光度：1分
- 所有类型的二尖瓣脱垂（mitral valve prolapse，MVP）：1分

系统评分 ≥ 7 表明严重的全身受累。

（4）年轻患者的诊断

将诊断标准应用于小于 20 岁的个体需要特别谨慎，尤其是散发性疾病的患者，因为随后可能出现其他的临床特征。修订版 Ghent 分类推荐以下分类用于存在 MFS 特征但不符合 MFS 诊断标准的 20 岁以下个体：

- 不存在 FBN1 突变的情况下，如果系统评分 < 7 和（或）主动脉根部测量值为边界值（Z 评分 < 3），则应用"非特异性结缔组织病"
- 如果在散发性或家族性病例中发现 FBN1 基因突变，但主动脉根部直径 Z 评分 < 3，则应用"可能的 MFS"

由于存在发生主动脉疾病的潜在风险，系统表现提示 MFS 但没有心血管受累的 20 岁以下个体也应该每年接受超声心动图检查[14]。MFS 的诊断流程如图 2-1-8 所示。

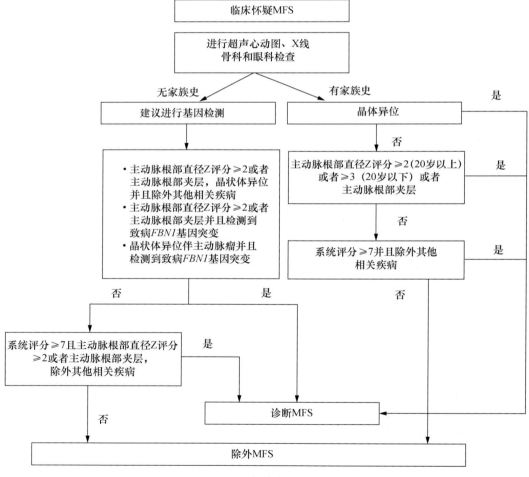

图 2-1-8 马方综合征诊疗流程

【鉴别诊断】

MFS 相关的疾病——家族性主动脉瘤和夹层综合征；先天性挛缩性蜘蛛指；二尖瓣脱垂综合征；晶状体异位综合征；MASS 表型（二尖瓣脱垂、主动脉根部直径在正常上限，皮肤改变和脊柱侧弯、

胸廓畸形以及关节过度活动）；Loeys-Dietz 综合征；Weill-Marchesani 综合征；Sphrintzen-Goldberg 综合征；Ehlers-Danlos 综合征；Stickler 综合征遗传性关节眼病；先天性二叶瓣主动脉瓣病变伴主动脉病变；高胱氨酸尿症等均包含了 MFS 的一些特征，但不满足 MFS 的诊断标准。由于新发 MFS 可能包含类似特征，所以应当仔细将 MFS 与这些疾病进行鉴别。

1. 晶状体异位综合征（ELS）

家族性 ELS 的常染色体显性遗传形式由 FBN1 突变引起，而隐性遗传形式由 LTBP2 和 ADAMTSL4 突变导致[31]。ELS 的修订版 Ghent 分类（标准）为：晶状体异位伴或不伴系统特征且有 FBN1 突变（未知是否与主动脉扩张 / 夹层相关）或无 FBN1 突变。

因此，该综合征具有 MFS 的一些骨骼特征以及晶状体异位，但它不包括主动脉瘤。如果患者存在主动脉扩张、主动脉扩张或动脉瘤的家族史，或有先前与主动脉扩张相关的 FBN1 突变[1]，则应诊断为 MFS 而不是 ELS。区分 ELS 与新发 MFS 可能很困难，原因是主动脉瘤可能会在后来出现，因此医生需要警惕主动脉瘤，并且不能在患者 20 岁以前诊断 ELS。

2. MASS 表型

MASS 表型是一种家族性疾病，它具有以下与 MFS 部分重叠的临床特征：二尖瓣脱垂（M），边缘性但非进行性主动脉扩张（A）、萎缩纹（S）和至少 1 个骨骼特征（S）[46]。修订版 Ghent 分类（标准）对于 MASS 表型的诊断标准为：主动脉根部直径 Z 评分 < 2 且系统评分 ≥ 5 分并至少包括 1 个骨骼特征且没有晶状体异位[31]。

对于无特殊家族史的年轻个体，MASS 表型是最难与新发 MFS 相鉴别的，需要仔细随访以进行恰当诊断[1]。研究者已在部分 MASS 表型患者中发现了 FBN1 突变[47]，但尚未对进展至主动脉并发症的潜在风险进行探究。

3. 二尖瓣脱垂综合征（MVPS）

修订版 Ghent 分类对 MVPS 的标准为：存在二尖瓣脱垂（MVP）且有系统性特征（系统评分 < 5 且主动脉根部直径 Z 评分 < 2 及没有晶状体异位）[31]。一些常见的系统性特征为漏斗胸、脊柱侧弯和轻度蜘蛛指（趾）。

4. 同型半胱氨酸尿症

同型半胱氨酸尿症伴有马方样体型及严重近视和（或）晶状体异位，但晶状体通常向下移位而不

是像 MFS 中的向上移位[31]。同型半胱氨酸尿症的鉴别性特征包括智力障碍和血栓形成事件。通过检测同型半胱氨酸水平，可诊断或排除同型半胱氨酸尿症。

5. 先天性挛缩性蜘蛛指（趾）

编码细胞外基质蛋白原纤维蛋白 -2 的 FBN2 基因发生突变在 CCA（MIM#121050，Beals-Hecht 综合征或 Beals 综合征）患者中已有报道，CCA 是一种常染色体显性疾病，其特点为马方样体型伴蜘蛛指（趾）、脊柱后凸 / 脊柱侧凸、膝关节和踝关节挛缩、近端指（趾）间关节屈曲挛缩（屈曲指 / 趾）及皱扭耳（上耳轮折叠）[31, 48-49]。少数该综合征的个体有主动脉窦轻度扩张，其不会进展为主动脉夹层。

6. 某些 EDS 类型

一些形式的 EDS 伴有关节过度活动。动脉夹层和动脉瘤尤其见于血管型 EDS。

7. Stickler 综合征

研究者已在 Stickler 综合征中发现了 II 型和 XI 型胶原基因突变[50-51]。

8. Loeys-Dietz 综合征

大多数有 TGFBR1 或 TGFBR2 突变的患者存在 LDS，该病特征通常为眶距增宽（宽眼距）、裂或腭裂、动脉迂曲及主动脉瘤[52-53]。伴随表现可能包括头颅骨过早融合、颈椎畸形和不稳定[54]、结构性心脏病，以及累及主动脉以外的血管的动脉瘤。

9. 鉴别诊断中的其他疾病

- 先天性二叶式主动脉瓣畸形疾病伴相关主动脉疾病。主动脉扩张可能主要累及主动脉根部或升主动脉中段
- 主动脉缩窄伴相关的升主动脉扩大
- FTAA 或主动脉疾病

【治疗】

MFS 患者的死亡有 95% 源于心血管系统——主动脉夹层、破裂和心力衰竭。因此需要重点关注主动脉病变。MFS 的治疗分为一般治疗、药物治疗、外科治疗和心理治疗等。

1. 一般治疗

（1）主动脉监测：MFS 患者应该在诊断及诊断 6 个月后进行超声心动图检查，以确定主动脉根部和升主动脉的直径及其增大的速率，此后监测的频率根据主动脉直径和增长的速率来决定。

（2）限制剧烈活动：很多 MFS 患者可以参加低

至中等强度（4～6个代谢当量）的休闲运动，建议避免接触性运动和过度锻炼，尤其是避免需要进行Valsalva动作的等长运动。

2. 药物治疗

（1）β受体阻滞剂：推荐MFS的成人和儿童使用β受体阻滞剂治疗，以降低主动脉扩大的速度，除非存在禁忌证。

（2）血管紧张素Ⅱ受体阻滞剂：建议在β受体阻滞剂治疗基础上，根据耐受程度加用一种血管紧张素Ⅱ受体阻滞剂，以减缓MFS患者主动脉根部扩张速率。

3. 外科治疗

（1）2010年美国心脏病学会/美国心脏协会/美国胸外科学会（ACC/AHA/AATS）指南推荐MFS患者在主动脉直径≥50 mm时进行择期主动脉根部置换术，以避免急性夹层或破裂。直径＜50 mm时进行手术修复的适应证包括：快速增宽（每年＞5 mm），有在直径＜50 mm时发生主动脉夹层的家族史，或存在进行性主动脉瓣关闭不全。对于重度二尖瓣关闭不全，如伴有相关症状或伴有进行性左心室扩张或左心室收缩功能异常者，推荐进行二尖瓣修补或置换。

（2）其他：建议MFS患者每年进行眼科评估，眼部治疗包括矫正近视、对视网膜撕裂和脱落进行光凝以及必要时手术摘除晶体。可通过支具治疗脊柱侧弯，但当弯曲超过40°时需要考虑手术矫正。对于严重的胸部畸形、复发性气胸以及关节松弛导致的关节病可能也需要手术。

4. 心理治疗

在对症治疗时，患者的心理健康亦不容忽视。近20%的患者合并抑郁症，譬如担心病情加重、对下一代的影响、医疗费用等问题。视力、心血管系统及骨骼系统发育畸形，使患者生活质量降低，容易产生不满、苦闷、焦虑、急躁等情绪，对生活失去信心。同时，患者在升学、就业和社会交往等方面承受着巨大压力，需要及时的心理辅导和人文关怀。

5. 基因治疗

目前临床对怀疑的患者尚未常规行基因检测。基因检测有助于MFS诊断，可识别其他疾病（如LDS或FTAA综合征），可改变患者的内科或外科治疗或随访，有助于确定可能受累的家庭成员以及产前诊断性试验。基因治疗将是未来MFS治疗的研究热点，有研究提出利用siRNA技术特异性阻断突变FBN1基因表达，可抑制升主动脉瘤样扩张。如何预测候选突变位点的表型，确定基因干预有效的靶点，成为首要关注的问题和技术难点。基因治疗的医学伦理学问题也有待进一步的完善。

【病例摘要】

患者，男，22岁，主因"突发胸背痛8小时"入院。患者8小时前（2011年11月1日06:20）晨起活动用力时突发剑突下疼痛，伴后背痛、胸闷，呈撕裂感，持续不缓解，外院超声心动图示升主动脉瘤样扩张，夹层形成。既往无慢性病史。家族中无类似发病者。查体：体型瘦长、臂展/身高＞1.05、长颅、下颌缩窄、高腭弓、拇指征及腕征阳性，平足、肘关节外展小于170°、胸骨左缘第3、4肋间可闻及舒张期明显杂音。患者主动脉瘤、主动脉夹层诊断明确。病因：患者MFS系统评分9分，有主动脉瘤、主动脉夹层，考虑马方综合征。病例详细资料见二维码数字资源2-1。

数字资源2-1

（胡丽华　李　康）

【参考文献】

［1］Judge D P, Dietz H C. Marfan's syndrome. Lancet, 2005, 366（9501）：1965-1976.

［2］Hilhorsthofstee Y. Clinical and genetic aspects of Marfan syndrome and familial thoracic aortic aneurysms and dissections. Journal of the American Podiatry Association, 2013, 69（4）：257-262.

［3］Sakai L Y, Keene D R, Glanville R W, et al. Purification and partial characterization of fibrillin, a cysteine-rich structural component of connective tissue microfibrils. J Biol Chem, 1991, 266（22）：14763-14770.

［4］Canadas V, Vilacosta I, Bruna I, et al. Marfan syndrome. Part 1: pathophysiology and diagnosis. Nat Rev Cardiol, 2010, 7（5）：256-265.

［5］Hernandiz A, Zuniga A, Valera F, et al. Genotype FBN1/phenotype relationship in a cohort of patients with Marfan syndrome. Clin Genet，2021，99（2）：269-280.

［6］Smallridge R S，Whiteman P，Doering K，et al. EGF-like domain calcium affinity modulated by N-terminal domain linkage in human fibrillin-1. J Mol Biol，1999，286（3）：661-668.

［7］Makino T，Kagoyama K，Murabe C，et al. Association of Development of Solar Elastosis with Increased Expression of Fibrillin-1，LTBP-2 and Fibulin-4 in Combination with Decreased Expression of LTBP-4. Acta Derm Venereol，2021，101（1）：adv00372.

［8］Kono A K，Higashi M，Morisaki H，et al. High prevalence of vertebral artery tortuosity of Loeys-Dietz syndrome in comparison with Marfan syndrome. Jpn J Radiol，2010，28（4）：273-277.

［9］Pees C，Michel-Behnke I，Hagl M，et al. Detection of 15 novel mutations in 52 children from 40 families with the Marfan or Loeys-Dietz syndrome and phenotype-genotype correlations. Clin Genet，2014，86（6）：552-557.

［10］Salik I，Rawla P. Marfan Syndrome. Treasure Island（FL）：StatPearls.

［11］Ramirez F，Caescu C，Wondimu E，et al. Marfan syndrome：A connective tissue disease at the crossroads of mechanotransduction，TGFbeta signaling and cell stemness. Matrix Biol，2018，71-72：82-89.

［12］Sakai L Y，Keene D R，Renard M，et al. FBN1：The disease-causing gene for Marfan syndrome and other genetic disorders. Gene，2016，591（1）：279-291.

［13］Schlatmann T J，Becker A E. Histologic changes in the normal aging aorta：implications for dissecting aortic aneurysm. Am J Cardiol，1977，39（1）：13-20.

［14］Schlatmann T J，Becker A E. Pathogenesis of dissecting aneurysm of aorta. Comparative histopathologic study of significance of medial changes. Am J Cardiol，1977，39（1）：21-26.

［15］Dolzhansky O V，Shilova M A，Paltseva E M，et al. Aortic aneurysm in Erdheim's idiopathic cystic medial necrosis in autopsy and forensic medical practice. Arkh Patol，2016，78（4）：3-9.

［16］Collins M J，Dev V，Strauss B H，et al. Variation in the histopathological features of patients with ascending aortic aneurysms：a study of 111 surgically excised cases. J Clin Pathol，2008，61（4）：519-523.

［17］Dietz H C，Mcintosh I，Sakai L Y，et al. Four novel FBN1 mutations：significance for mutant transcript level and EGF-like domain calcium binding in the pathogenesis of Marfan syndrome. Genomics，1993，17（2）：468-475.

［18］Zeyer K A，Reinhardt D P. Engineered mutations in fibrillin-1 leading to Marfan syndrome act at the protein，cellular and organismal levels. Mutat Res Rev Mutat Res，2015，765：7-18.

［19］Wagner A H，Zaradzki M，Arif R，et al. Marfan syndrome：A therapeutic challenge for long-term care. Biochem Pharmacol，2019，164：53-63.

［20］Teixido-Tura G，Forteza A，Rodriguez-Palomares J，et al. Losartan Versus Atenolol for Prevention of Aortic Dilation in Patients With Marfan Syndrome. J Am Coll Cardiol，2018，72（14）：1613-1618.

［21］Bruno L，Tredici S，Mangiavacchi M，et al. Cardiac，skeletal，and ocular abnormalities in patients with Marfan's syndrome and in their relatives. Comparison with the cardiac abnormalities in patients with kyphoscoliosis. Br Heart J，1984，51（2）：220-230.

［22］Jeremy R W，Huang H，Hwa J，et al. Relation between age，arterial distensibility，and aortic dilatation in the Marfan syndrome. Am J Cardiol，1994，74（4）：369-373.

［23］Ladouceur M，Fermanian C，Lupoglazoff J M，et al. Effect of beta-blockade on ascending aortic dilatation in children with the Marfan syndrome. Am J Cardiol，2007，99（3）：406-409.

［24］Groenink M，De Roos A，Mulder B J，et al. Biophysical properties of the normal-sized aorta in patients with Marfan syndrome：evaluation with MR flow mapping. Radiology，2001，219（2）：535-540.

［25］Taub C C，Stoler J M，Perez-Sanz T，et al. Mitral valve prolapse in Marfan syndrome：an old topic revisited. Echocardiography，2009，26（4）：357-364.

［26］Januzzi J L，Isselbacher E M，Fattori R，et al. Characterizing the young patient with aortic dissection：results from the International Registry of Aortic Dissection（IRAD）. J Am Coll Cardiol，2004，43（4）：665-669.

［27］Rybczynski M，Mir T S，Sheikhzadeh S，et al. Frequency and age-related course of mitral valve dysfunction in the Marfan syndrome. Am J Cardiol，2010，106（7）：1048-1053.

［28］Faivre L，Collod-Beroud G，Loeys B L，et al. Effect of mutation type and location on clinical outcome in 1，013 probands with Marfan syndrome or related phenotypes and FBN1 mutations：an international study. Am J Hum Genet，2007，81（3）：454-466.

［29］Roman M J，Devereux R B，Kramer-Fox R，et al. Comparison of cardiovascular and skeletal features of primary mitral valve prolapse and Marfan syndrome. Am J Cardiol，1989，63（5）：317-321.

［30］Alpendurada F，Wong J，Kiotsekoglou A，et al. Evidence for Marfan cardiomyopathy. Eur J Heart Fail，2010，12（10）：1085-1091.

［31］Loeys B L，Dietz H C，Braverman A C，et al. The revised Ghent nosology for the Marfan syndrome. J Med

Genet, 2010, 47（7）: 476-485.

[32] Tsipouras P, Del Mastro R, Sarfarazi M, et al. Genetic linkage of the Marfan syndrome, ectopia lentis, and congenital contractural arachnodactyly to the fibrillin genes on chromosomes 15 and 5. The International Marfan Syndrome Collaborative Study. N Engl J Med, 1992, 326（14）: 905-909.

[33] Heur M, Costin B, Crowe S, et al. The value of keratometry and central corneal thickness measurements in the clinical diagnosis of Marfan syndrome. Am J Ophthalmol, 2008, 145（6）: 997-1001.

[34] Remulla J F, Tolentino F I. Retinal detachment in Marfan's syndrome. Int Ophthalmol Clin, 2001, 41（4）: 235-240.

[35] Pyeritz R E, Fishman E K, Bernhardt B A, et al. Dural ectasia is a common feature of the Marfan syndrome. Am J Hum Genet, 1988, 43（5）: 726-732.

[36] Meester J A N, Verstraeten A, Schepers D, et al. Differences in manifestations of Marfan syndrome, Ehlers-Danlos syndrome, and Loeys-Dietz syndrome. Ann Cardiothorac Surg, 2017, 6（6）: 582-594.

[37] Dyhdalo K, Farver C. Pulmonary histologic changes in Marfan syndrome: a case series and literature review. Am J Clin Pathol, 2011, 136（6）: 857-863.

[38] Hiratzka L F, Bakris G L, Beckman J A, et al. 2010 ACCF/AHA/AATS/ACR/ASA/SCA/SCAI/SIR/STS/SVM Guidelines for the diagnosis and management of patients with thoracic aortic disease: Executive summary: A report of the American College of Cardiology Foundation/ American Heart Association Task Force on Practice Guidelines, American Association for Thoracic Surgery, American College of Radiology, American Stroke Association, Society of Cardiovascular Anesthesiologists, Society for Cardiovascular Angiography and Interventions, Society of Interventional Radiology, Society of Thoracic Surgeons, and Society for Vascular Medicine. Anesth Analg, 2010, 111（2）: 279-315.

[39] 杨娅. 超声心动图在主动脉夹层诊断和治疗中的价值. 心血管外科杂志（电子版）, 2013, 2（2）: 61-63.

[40] Gold Dh a W T. Colour Atlas of the Eye in Systemic Disease. Br J Ophthalmol, 2001, 85（12）: 1498.

[41] Arnaud P, Hanna N, Aubart M, et al. Homozygous and compound heterozygous mutations in the FBN1 gene: unexpected findings in molecular diagnosis of Marfan syndrome. J Med Genet, 2017, 54（2）: 100-103.

[42] Faivre L, Collod-Beroud G, Callewaert B, et al. Pathogenic FBN1 mutations in 146 adults not meeting clinical diagnostic criteria for Marfan syndrome: further delineation of type 1 fibrillinopathies and focus on patients

with an isolated major criterion. Am J Med Genet A, 2009, 149A（5）: 854-860.

[43] De Cario R, Sticchi E, Lucarini L, et al. Role of TGFBR1 and TGFBR2 genetic variants in Marfan syndrome [J]. J Vasc Surg, 2018, 68（1）: 225-233 e225.

[44] Attias D, Stheneur C, Roy C, et al. Comparison of clinical presentations and outcomes between patients with TGFBR2 and FBN1 mutations in Marfan syndrome and related disorders. Circulation, 2009, 120（25）: 2541-2549.

[45] De Paepe A, Devereux R B, Dietz H C, et al. Revised diagnostic criteria for the Marfan syndrome. Am J Med Genet, 1996, 62（4）: 417-426.

[46] Glesby M J, Pyeritz R E. Association of mitral valve prolapse and systemic abnormalities of connective tissue. A phenotypic continuum. JAMA, 1989, 262（4）: 523-528.

[47] Rybczynski M, Bernhardt A M, Rehder U, et al. The spectrum of syndromes and manifestations in individuals screened for suspected Marfan syndrome. Am J Med Genet A, 2008, 146A（24）: 3157-3166.

[48] Putnam E A, Zhang H, Ramirez F, et al. Fibrillin-2（FBN2）mutations result in the Marfan-like disorder, congenital contractural arachnodactyly. Nat Genet, 1995, 11（4）: 456-458.

[49] Callewaert B L, Loeys B L, Ficcadenti A, et al. Comprehensive clinical and molecular assessment of 32 probands with congenital contractural arachnodactyly: report of 14 novel mutations and review of the literature. Hum Mutat, 2009, 30（3）: 334-341.

[50] Wilkin D J, Mortier G R, Johnson C L, et al. Correlation of linkage data with phenotype in eight families with Stickler syndrome. Am J Med Genet, 1998, 80（2）: 121-127.

[51] Parentin F, Sangalli A, Mottes M, et al. Stickler syndrome and vitreoretinal degeneration: correlation between locus mutation and vitreous phenotype. Apropos of a case. Graefes Arch Clin Exp Ophthalmol, 2001, 239（4）: 316-319.

[52] Loeys B L, Chen J, Neptune E R, et al. A syndrome of altered cardiovascular, craniofacial, neurocognitive and skeletal development caused by mutations in TGFBR1 or TGFBR2. Nat Genet, 2005, 37（3）: 275-281.

[53] Loeys B L, Schwarze U, Holm T, et al. Aneurysm syndromes caused by mutations in the TGF-beta receptor. N Engl J Med, 2006, 355（8）: 788-798.

[54] Fuhrhop S K, Mcelroy M J, Dietz H C, 3rd, et al. High prevalence of cervical deformity and instability requires surveillance in Loeys-Dietz syndrome. J Bone Joint Surg Am, 2015, 97（5）: 411-419.

第三章 心脏离子通道罕见病

第一节 长QT综合征

【概述】

长QT综合征（long QT syndrome，LQTS）分为原发性和获得性两种，原发性LQTS是遗传性心律失常中最常见的类型，是由于编码细胞膜离子通道的基因发生突变而导致离子通道蛋白质功能异常，心肌细胞的复极时间明显延长，在心电图上表现为QT间期延长，易诱发尖端扭转型室性心动过速（室速）等恶性室性心律失常，甚至引起患者心脏性猝死的疾病。

1957年，Anton Jervell 和 Fred Lange-Nielsen 首次报道了以QT间期明显延长、先天性耳聋、年轻时期心脏性猝死发病率高为特征的家族性常染色体隐性遗传疾病（即Jervell-Lange-Nielson综合征）；随后，Romano 及 Ward 也报道了类似的、不伴耳聋的长QT临床综合征（即Romano-Ward综合征）。这两类综合征在之后被证实是LQTS的临床亚型。LQTS人群发病率为1/7000～1/2000[1]，可发生在各年龄段，患者起病年龄相对较早，青春期前男性心脏事件发生率高于女性，而成年后女性心脏事件发生率则高于男性，这可能与雌激素可降低心肌细胞复极期钾电流、延长心肌复极时间相关。由于心肌细胞离子通道基因变异，导致患者心脏电活动中复极过程异常，复极储备能力下降，复极离散度增大，从而使得心电图出现QT间期延长的表现，包括矫正后的QT间期延长、T波形态变化等。LQTS患者的心肌细胞可出现早期后除极现象（early after depolarizations，EAD），并在复极离散度增大的心肌形成多发折返，诱发室速，心电图上表现为尖端扭转型室速（*torsade de pointes*，TdP）。

LQTS患者常常起病隐匿，TdP发作时可引起严重的血流动力学紊乱，发作持续时间较长的室速也可恶化为心室颤动，造成晕厥、抽搐甚至心脏性猝死等严重后果。有资料表明部分类型死亡风险更高，如未经治疗的LQTS 3型患者10年死亡率可高达50%[2]。

随着分子生物学的进步，从1995年起，陆续发现了与LQTS相关的致病基因，迄今已发现了二十余个致病基因，分别由编码钾通道、钠通道、钙通道等离子通道蛋白及相关调节蛋白的基因突变所引起，并且不断有报道新的致病基因。各类型LQTS之间致病机制不尽相同，其中最常见的是LQTS1型、LQTS2型和LQTS3型，共占约超过90%基因确诊的病例[3]，而仍有15%～20%临床诊断LQTS的患者基因检查无明确发现[4]。LQTS1型是因为KCNQ1基因功能缺失（lossoffunction）突变引起缓慢激活的延迟整流钾电流（I_{ks}）的减小；LQTS2型是因为KCNH2基因的功能缺失突变引起快速激活的延迟整流钾电流（I_{kr}）的减小；而LQTS3型为SCN5A基因的功能获得（gain of function）突变引起晚钠电流增大。理论上，无论是引起外向电流减小的失功能突变或内向电流增大的功能获得突变均可引起复极时间延长，并诱发心律失常。目前基因型明确的LQTS相关基因突变类型见表3-1-1。

总体来讲，与I_{ks}电流异常相关的LQTS包括：LQTS1型（KCNQ1，α）、5型（KCNE1，β）和11型（AKAP9，KCNQ1磷酸化）及同合子和复合杂合子突变的JLN综合征（AR型伴耳聋）。与I_{kr}电流异常相关的包括LQTS2型（KCNH2，α，HERG）和6型（KCNE2，β，MIRP1）。与晚钠电流增大相关的包括：LQTS3型（SCN5A）、9型（CAV3）、10型（SCN4B）和12型（SNTA1）。与ankyrin-B蛋白异常相关的LQTS4型（ANK2）常伴有细胞内钙水平增高，临床可伴有心动过缓、病态窦房结综合征（SSS）、双向性室速、QTc变异度大的特点。与I_{K1}电流异常相关的LQTS7型，又称Andersen-Tawil综

表 3-1-1　不同类型 LQT 的致病基因突变类型及其特征

LQTS 亚型	突变基因	染色体位点	编码蛋白和亚基	受影响离子流	占目前检出突变百分比
LQTS1 型	KCNQ1	11p15.5	Kv7.1，α	I_{Ks} ↓	30%～35%
LQTS2 型	KCNH2	7q35-q36	Kv11.1，α	I_{Kr} ↓	25%～30%
LQTS3 型	SCN5A	3p21-p24	Nav1.5，α	I_{Na} ↑	5%～10%
LQTS4 型	ANK2	4q25-q27	ANK-B	$I_{Na,K}$ ↓ I_{NCX1} ↓	＜1%
LQTS5 型	KCNE1	21q22.1	Mink，β	I_{Ks} ↓	＜1%
LQTS6 型	KCNE2	21q22.1	MiRP，β	I_{Kr} ↓	＜1%
LQTS7 型	KCNJ2	17q23.1-q24.2	Kir2.1，α	I_{K1} ↓	＜1%
LQTS8 型	CACNA1C	12p13.3	CaV1.2，α	I_{Ca-L} ↑	＜1%
LQTS9 型	CAV3	3p25	Caveolin3	I_{Na} ↑	＜1%
LQTS10 型	SCN4B	11q23.4	Nav1.5，β4	I_{Na} ↑	＜1%
LQTS11 型	AKAP9	7q21-q22	Yotiao	I_{Ks} ↓	＜1%
LQTS12 型	SNTA1	20q11.2	Syntrophin-α1	I_{Na} ↑	＜1%
LQTS13 型	KCNJ5	11q24	Kir3.4	I_{KAch} ↓	＜1%
LQTS14 型	CALM1	14q24-q31	Calmodulin1	I_{Ca-L} ↑	＜1%
LQTS15 型	CALM2	2p21	Calmodulin2	I_{Ca-L} ↑	＜1%
LQTS16 型	CALM3	19q13.32	Calmodulin3	I_{Ca-L} ↑	＜1%
	KCNE3	11q13.4	I_{Ks}，β3	I_{Ks} ↓	未知
	TRDN	6q22.31	Triadin	I_{Ca-L} ↑	未知
	NAA10	Xq28	NatA	乙酰转移酶 N 端受损	未知
	BAG3	10q26.11	HSP70 和 Bcl-2 的分子伴侣	多种结构蛋白定位改变	未知

合征（KCNJ2，Kir2.1），可仅有心律失常或合并有低钾性周期性麻痹、面部和骨骼肌异常，很宽的 T-U 连接，双相性或大 U 波。与细胞膜 L 型钙通道异常相关的 LQTS8 型，又称 Timothy 综合征。可伴有并指、先天性心脏病（先心病）、免疫缺陷、间歇低血糖、认知能力下降、自闭症。与钙调蛋白异常相关的包括 LQTS14 型（CALM1）、15 型（CALM2）和16 型（CALM3），QT 间期延长显著，可出现双向性室速，类似儿茶酚胺敏感性室速的心律失常特征。

【临床表现】

LQTS 的临床表现主要为心电图异常和心律失常相关表现[5]。

1. 心电图异常

LQTS 主要的心电图表现为 QT 间期延长，测量矫正的 QTc 间期，如果女性超过 470 ms，而男性超过 450 ms，即可疑诊 LQTS。此外还需要将病史和临床表现相结合来诊断 LQTS。LQTS 患者心电图记录

还可见到 TdP，部分患者可见到房室传导阻滞的表现（图 3-1-1，图 3-1-2）。除 QT 间期延长外，不同类型的 LQTS 在心电图表现上有一定差异。LQTS1 型表现为宽基底、幅度较高的 T 波，LQTS2 型的 T 波可以出现低平、双峰或者切迹，而 LQTS3 型可以表现为 ST 段延长，而 T 波形态相对正常。心电图的分型只能作为倾向性考虑，具体分型取决于临床表现、基因检测等综合信息。同时，应当注意尽管 QT 间期延长是 LQTS 的标志，但并非所有患者均能出现心电图上 QT 间期的延长，有研究表明在基因检测证实的患者中有 20%～25% 静息心电图中 QT 间期在正常范围内[6]，只有在一些诱因作用下才表现为 LQTS 及心律失常。

2. 心律失常相关症状

LQTS 晕厥症状常见，通常为恶性心律失常所致，合并室性早搏或持续时间短的室速也可表现为心悸、胸闷、乏力、黑矇等。不同类型 LQTS 晕厥发作特点有一定不同，如 LQTS1 型患者常在情绪激

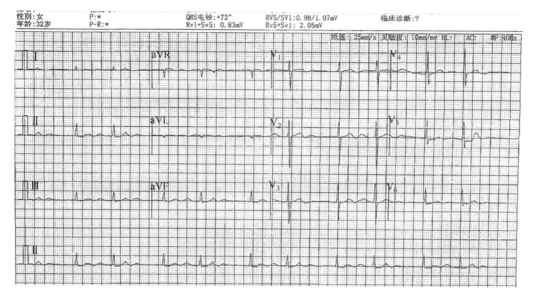

图 3-1-1 显著的 QT 间期延长伴房室传导阻滞

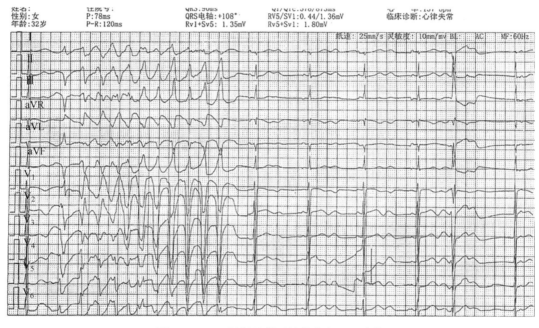

图 3-1-2 QT 间期显著延长伴阵发 TdP 发作

动、剧烈运动或游泳时发生；LQTS2 型患者多对惊吓、突然的声音和噪声刺激敏感，可诱发晕厥发作；而 LQTS3 型患者往往在夜间睡眠中猝死[7]。三种类型在发作特点上有一定重叠性（图 3-1-3）。由于合并的室速容易在心率慢、QT 间期较长时发作，而室速后心率增快本身可造成复极时间的缩短及复极离散度减小，因此发作常呈自限性，反复发作的意识丧失和阿斯综合征合并抽搐非常类似于癫痫发作，容易造成长期误诊为原发性癫痫。临床应高度重视

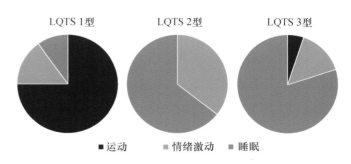

图 3-1-3 心律失常在不同情况下发作的大致分布

两者的鉴别诊断，特别应对可疑患者进行常规或长程心电图检测；另外，要重视对家族史的询问；家族成员中有猝死或反复晕厥的表现对鉴别诊断有价值。

3. TdP 的特点

慢频率、长间歇后容易发作；常于早搏或心房颤动时引起的 RR 间期短-长-短心动周期之后发作 TdP；诱发 TdP 的早搏与联律间期较长，多在 450 ms 或以上，而诱发多形性室速的早搏联律间期则多短于 350 ms；QRS 波的尖端扭转图形在 12 导联心电图记录中可以全部或只有部分导联出现尖端扭转图形；发作常有一定自限性，反复发作，QT 间期延长时发作，发作后由于心率快引起 QT 间期缩短，而自发中止；一定时间范围内的反复发作引起抽搐，非常类似于癫痫大发作，容易误诊为癫痫，应注意多次心电图检测甚至长程心电图检测。

【辅助检查】

1. 心电图

如前所述，心电图是 LQTS 最重要的辅助检查手段，可以测量 QT 间期，由于 QT 间期受心率快慢影响大，建议根据前一心搏的 RR 间期计算校正的 QT 间期，即 QTc 间期，以 QTc 间期作为诊断和判断药物疗效的指标；明确 T 波特征，在心律失常发作时可以明确发作前 QTc 间期和心律失常的特征。除了普通心电图，Holter 心电图甚至植入式心电事件记录器也有助于寻找心率缓慢时最长的 QTc 间期和恶性心律失常的证据。QT 间期的测量方法推荐切线法，即 T 波降支的切线与基线交叉点作为 T 波终点进行测量；QTc 间期的算法主要采用 Bazett 公式，即 $QTc = QT/\sqrt{RR}$，RR 是前一心动周期的 RR 间期（单位为秒）。如果心率过快或过慢，Bazett 公式计算 QTc 值偏差较大，建议使用 Fridericia 公式，$QTc = QT/\sqrt[3]{RR}$；必要时可选择其他公式进行校正。

2. 心脏影像学检查

LQTS 患者的心脏影像学检查结果往往无特殊提示。如超声心动图、心肌核磁等检查通常无阳性发现。但是这些检查有助于除外其他心脏疾病或其他原因造成的 QT 间期延长。

3. 运动试验

有助于鉴别诊断并指导治疗，LQTS1 型患者运动后可观察 QT 间期不缩短甚至更加延长，LQTS2 型和 3 型患者心率增快时 QT 间期可有明显缩短，可以提供诊断依据，运动后心电学改变的减轻或加重对

指导治疗有参考意义。运动中或运动后交感神经活动撤退时可能诱发 TdP 发作，运动时应充分注意急救措施。目前也有研究认为在运动试验结束后休息时如 QT 间期仍显著延长，比单纯静息状态下 QT 间期延长更有诊断价值。

4. 基因检测

基因检测对 LQTS 的诊断与分型和指导治疗意义重大，阳性率较高，可达 80%，推荐对所有临床诊断或疑似 LQTS 患者及其直系家族成员进行检测。具体突变基因与评分标准可参考表 3-1-2。

表 3-1-2　长 QT 综合征 Schwartz 评分标准 [4, 8]

诊断依据	得分
心电图表现	
A. QTc 间期	
≥ 480 ms	3
460 ～ 479 ms	2
450 ～ 459 ms	1
B. 运动平板试验结束休息 4 min 后 QTc ≥ 480 ms	1
C. 尖端扭转型室速（TdP）（注意除外继发性）	2
D. T 波电交替	1
E. T 波切迹（至少 3 个导联）	1
F. 静息心率低于正常 2 个百分位数	0.5
临床表现	
G. 晕厥	
存在情绪紧张诱因	2
不存在情绪紧张诱因	1
H. 先天性耳聋	0.5
家族史	
I. 家庭成员中有确诊长 QT 综合征患者	1
J. 直系亲属中存在无法解释的＜ 30 岁心脏性猝死	0.5

【诊断】

1. QT 间期正常和延长的诊断标准

多以 II 和 V₅ 导联测量：QTc 间期的正常上限为男性 440 ms，女性 450 ms；QTc 间期延长的标准为：男性 ≥ 470 ms、女性 ≥ 480 ms。

2. LQTS 的诊断是结合患者临床表现、家族史、心电图 QTc 间期和基因检测多模态的综合结果，其中最重要的是心电图表现

具备以下 1 种或多种情况可以诊断长 QT 综合征：

① Schwartz 评分 ≥ 3.5 分；② QTc 间期 ≥ 500 ms，而且检测到 LQTS 致病基因突变；③ QTc 间期为 480 ～ 499 ms、无继发原因的原因不明晕厥或有致病突变；④明确的至少 1 个基因的致病突变；⑤无 QT 间期延长的继发性因素，12 导联心电图 QTc 间期 ≥ 500 ms。根据心电图表现确立临床诊断后，再根据患者其他表现和基因检测结果进行具体分型。

3. TdP 发作与心脏性猝死的危险分层

① QTc 间期的延长程度：与 TdP 风险有正相关性，QTc 间期每延长 10 ms，TdP 风险增高 5% ～ 7%；QTc 间期 ≥ 500 ms 为中低危，≥ 550 ms 为高危，≥ 600 ms 为极高危，但 QTc 间期预测 TdP 无确定阈值，也不是唯一危险因素，多发心律失常可影响其准确测量，心动过速终止后一定时间内 QTc 间期可出现缩短；② T-U 波异常：低平、双相、切迹、宽大倒置，U 波高大，T-U 融合；③心电图 Tp-Te 间期的延长与复极离散度增大有关，增高 TdP 风险；④ RR 长间歇后 QTc 间期的显著延长和 T-U 波形态异常；⑤ T 波电交替和 QT 间期的逐搏变化：与细胞内钙浓度的变化相关，不常见但对 TdP 的预警价值高；⑥巨大 U 波也提示猝死高风险。与之对应的，QT 间期正常的男性患者的相对风险较低。

【鉴别诊断】

LQTS 的鉴别诊断包括与获得性长 QT 间期和其他遗传性心律失常进行鉴别。

1. 获得性长 QT 间期

在确立原发性 LQTS 之前应除外继发因素。常见的继发因素包括电解质紊乱（低钾、低镁血症），急性心肌缺血，药物，急性脑血管病等可引起 QT 间期延长、巨大 T 波、T-U 波和 T 波电交替。其中药物因素影响比较明显，Ⅲ和 Ⅰ a 类抗心律失常药可以显著延长 QT 间期，过度 QT 间期延长存在诱发 Tdp 的风险。这类药物包括伊布利特、胺碘酮、尼非卡兰等；另外，抗生素中大环内酯类和喹诺酮类药物、抗真菌药、抗肿瘤药物如酪氨酸激酶抑制剂和免疫检查点抑制剂、抗精神病药和三环类抗抑郁药物、抗疟疾药的氯喹和羟氯喹、抗过敏药和胃肠（西沙比利等）及膀胱（托特罗定）动力药也存在延长 QT 间期的作用，与这些药物本身可抑制 IKr 有关。具有潜在 QT 间期延长作用的药物可在网站 http://www.qtdrugs.org/medical-pros/drug-lists/drug-lists.cfm 上具体查询。获得性因素去除后 QT 间期可能恢复，需

要注意的是有些获得性 LQTS 患者存在亚临床长 QT 基因型或基因多形性，造成患者对这些延长 QT 间期的药物或继发性因素敏感性增高。

2. 其他类型的遗传性心律失常

其他类型的遗传性心律失常的患者也可出现晕厥等临床表现，心电图表现为多形性室速，单纯发作时心电图与 TdP 非常类似，但发作前后或其他时间心电图没有 QT 间期延长，而有如 Brugada 综合征、早复极综合征、短 QT 综合征、儿茶酚胺敏感性多形性室速（catecholaminergic polymorphic ventricular tachycardia，CPVT）等疾病存在的特异心电图改变。如 Brugada 综合征出现右胸导联 J 波及 ST 段穹窿形抬高；CPVT 患者晕厥多见于运动诱发双向性室速。这些疾病不伴有 QT 间期的延长甚至 QT 间期缩短，但部分患者有时可能和 LQTS 合并存在。而对于这些患者进行基因检测有鉴别意义。

3. 器质性心脏病合并多形性室速

心肌缺血和心力衰竭等患者可能发生多形性室速，甚至恶化为心室颤动，引起心脏性猝死。这些疾病多有器质性心脏病表现，室速发作前后无 QT 间期的延长。

【治疗】

针对 LQTS 的治疗原则就是预防心律失常，特别是晕厥和猝死的发生[4-5]。治疗方法和治疗力度参照对 LQTS 患者进行的危险分层。LQTS 的治疗原则如下。

1. 生活方式的调整

LQTS 患者应当维持一个健康的生活方式。LQTS1 型应当避免高强度的运动，如水上运动，也应当严格避免竞技运动。对于 LQTS2 型的患者来说，应当在生活中避免受到刺激和惊吓，避免突然的大声刺激，如闹钟突然响起等。此外，若患者因其他原因需要接受药物治疗时，应避免应用可能延长 QT 间期的药物（除上述引起获得性 LQTS 的药物外，也包括柚子、甘草等食物或草药等）。对于 LQTS 的患者，应注意电解质水平，避免低钾血症等。

2. β 受体阻滞剂

β 受体阻滞剂在治疗 LQTS 患者中有非常重要的地位，是治疗的一线用药。它不仅用于发生过晕厥的患者，也可用于无症状的 LQTS 患者。随意停用 β 受体阻滞剂可能造成严重且致命的后果。β 受体阻滞剂对于情绪激动和剧烈运动诱发的心脏事件

有效率高，但是对于静息情况下及睡眠情况下发生的心脏事件效果不佳。即便如此，对于静息情况下发作晕厥的患者，β受体阻滞剂也有一定疗效。这是因为该类患者同样有可能存在运动或压力诱发的恶性心律失常。对于存在临床症状的 LQTS 患者，应当首先考虑应用长效 β 受体阻滞剂，目前有研究认为纳多洛尔（nadolol）和普萘洛尔的效果要优于阿替洛尔和美托洛尔，多数 β 受体阻滞剂减慢心率的作用可造成 QT 间期更加延长，临床应予注意，普萘洛尔可抑制晚钠电流，对各种类型 LQTS 都有效，美托洛尔对各种类型 LQTS 疗效都较差，禁用于 LQTS3 型，有增加死亡的报道。β 受体阻滞剂应逐渐加量到可耐受的较大剂量。服用药物期间应定期监测心电图来观察心率和 QT 间期的变化。普萘洛尔起始剂量可为 10 mg，每日 3 次，根据心率情况及治疗反应逐渐增大至最大可耐受剂量，以减少患者心律失常发作。

3. 美西律

在无结构性心脏病的患者，Ⅰb 类抗心律失常药物的主要药理作用是抑制晚钠电流，有直接的抗心律失常作用。对 LQTS3 型具有离子通道特异性的治疗作用，对多数基因突变类型疗效好，应首先推荐，也有少数 LQTS3 型相关基因突变，如 *M1652R* 等，美西律疗效不佳。研究表明美西律对 LQTS1 型和 2 型也有部分疗效，表现为 QTc 间期的缩短，有效机制可能是内源性晚钠电流幅度虽然小，但存在于所有患者，在其他类型 LQTS 患者也对 QTc 间期延长起到促心律失常作用，抑制内源性晚钠电流可使 QT 间期一定程度的部分缩短，从而减少或消除室性心律失常的发生。特别在心率偏慢、β 受体阻滞剂难以给予较大剂量或给药后 QTc 间期仍然较长的患者，美西律有其优势。治疗前可先行利多卡因静脉给药，评估Ⅰb 类抗心律失常药物的疗效，为长期药物治疗提供疗效参考。治疗剂量 100 ～ 150 mg，每日 3 次，根据病情需要在 2 ～ 3 日后可增或减 50 mg。需要注意的是，晚钠电流的产生主要源于细胞内机制，美西律可能需要通过开放时的钠通道进入细胞起作用，因此作用达峰时间较长，可能达数周之久，需要给予充分的起效时间，并严密评估疗效。主要不良反应有四肢或口唇感觉异常或消化道症状等。

4. 埋藏式心脏复律除颤器（ICD）植入

同样是 LQTS 患者重要的治疗手段。对于服用最大耐受剂量 β 受体阻滞剂和美西律等药物后仍出现心律失常或晕厥的患者，或基础 QTc 间期大于 550 ms，或者出现 T 波电交替等高危表现的患者，应考虑 ICD 植入；存在 β 受体阻滞剂应用禁忌的患者也可考虑 ICD 植入。目前的指南并不推荐在无症状或未开始使用 β 受体阻滞剂的患者中植入 ICD。ICD 植入本身也可能为患者带来问题，包括植入手术的风险，电极的问题以及不恰当放电、儿童并发症发生率增高、价格昂贵和接受度差的问题，需要综合考虑风险与获益情况。有证据显示，即使是在发生过恶性心律失常的患者中，充分药物治疗如果有效，不一定必须植入 ICD。

5. 左心交感神经切除术（left cardiac sympathetic denervation，LCSD）

在 LQTS 患者实施较少，主要用作不接受 ICD 植入或药物治疗无效的患者的备选手段。这项技术通过微创或开胸手术切除左心交感神经节（T2-T4 的星状神经节），减少儿茶酚胺对心室的刺激，提高心室颤动阈值，减少心室颤动发作。已经开展的一些小型研究认为 LCSD 能够明显减少心脏事件的发生。但是其他研究发现在接受了 LCSD 的高危患者中，大约一半的患者仍会发生一次或更多的心脏事件，所以 LCSD 在高危患者中不能作为 ICD 的替代治疗。

【病例摘要】

患者女性，32 岁，因"间断意识丧失 20 年"入院。20 年前患者于站立位无明显诱因突发意识丧失，无心慌、黑矇、恶心、大汗等前驱症状，持续约 3 ～ 5 分钟后自行恢复，发作期间无肢体抽搐、口吐白沫、尿便失禁等不适，意识恢复后无明显不适。于多家医院长期诊断为"原发性癫痫"，规律服用抗癫痫药物，效果不佳。自 9 年前起患者间断在声音刺激、情绪紧张等刺激下以及密闭空间中出现心慌、头晕及"脑部轰鸣感"等不适，继而发作意识丧失，持续约 10 分钟后可自行恢复意识。2 年前病情明显加重，每日发作十次左右，自诉期间多次查 ECG 均未明确诊断。入院前患者步行中及交谈时两次突发头晕、心慌，继而意识丧失，伴小便失禁，经目击者胸外按压，持续时间约 10 分钟后恢复意识。心电图提示长 QT 综合征，在当地医院行 ICD 植入手术，术后口服倍他乐克缓释片 47.5 mg，1 次 / 日，但患者 ICD 频繁放电。Holter 提示频发室早伴尖端扭转型室速。基因筛查：*KCNH2* 基因 c.662C ＞ T 杂合错义变异（*KCNH2*：p.Ala221Val het）。后诊断为 LQTS2 型。患者植入 ICD 后仍间断发作室速，入院发现低钾血症，调整药物治疗为：美西律 150 mg 每 8 h，停用美托洛尔，改为普萘洛尔 10 mg 每 8 h，并加用螺内酯并补钾减少低钾血症的发生。此后 4 年患者无室速发生，QT 间期缩短。病例详细资料见二维码数字资源 3-1。

数字资源 3-1

（贺鹏康　吴　林）

【参考文献】

[1] Schwartz PJ，Stramba-Badiale M，Crotti L，et al. Prevalence of the congenital long-QT syndrome. Circulation，2009，120：1761-1767.

[2] Garcia-Elias A and Benito B. Ion channel disorders and sudden cardiac death. International Journal of Molecular Sciences，2018，19.

[3] Giudicessi JR，Wilde AAM，Ackerman MJ. The genetic architecture of long QT syndrome：A critical reappraisal. Trends in cardiovascular medicine，2018，28：453-464.

[4] Priori SG，Wilde AA，Horie M，et al. HRS/EHRA/APHRS expert consensus statement on the diagnosis and management of patients with inherited primary arrhythmia syndromes：document endorsed by HRS，EHRA，and APHRS in May 2013 and by ACCF，AHA，PACES，and AEPC in June 2013. Heart rhythm，2013，10：1932-63.

[5] 中华医学会心电生理和起搏分会. 2020 室性心律失常中国专家共识（2016 共识升级版）. 中国心脏起搏与心电生理杂志，2020，34：189-253.

[6] Priori SG，Schwartz PJ，Napolitano C，et al. Risk stratification in the long-QT syndrome. The New England Journal of Medicine，2003，348：1866-74.

[7] Schwartz PJ，Priori SG，Spazzolini C，et al. Genotype-phenotype correlation in the long-QT syndrome：gene-specific triggers for life-threatening arrhythmias. Circulation，2001，103：89-95.

[8] 中华心血管病杂志编辑委员会心律失常循证工作组. 遗传性原发性心律失常综合征诊断与治疗中国专家共识. 中华心血管病杂志，2015，43：5-21.

第二节　短 QT 综合征

【概述】

1. 概况

短 QT 综合征（short QT syndrome，SQTS）是以心电图 QT 间期缩短为特征，心脏结构正常，可诱发恶性心律失常以致心脏性猝死的一种遗传性心脏离子通道病。遗传性 SQTS 临床罕见，至今才报道 200 余例，患者具有较高的室性心动过速/心室颤动（ventricular tachycardia/ventricular fibrillation，VT/VF）和心脏性猝死（sudden cardiac death，SCD）的风险，40% 以上的患者在 40 岁之前首次发作 SCD。心电图除 QTc 间期缩短外，可出现明显的早复极现象及 U 波（尤其是 $V_2 \sim V_4$ 导联），也常合并心房颤动（atrial fibrillation，AF）。临床首发症状出现较早，儿童期即可发病，可能是婴幼儿 SCD（SIDS）的原因之一。ICD 是防止 SCD 的首选，推荐用于心搏骤停存活者和自发性持续性 VT 者。无症状的 SQTS，若有 SCD 的家族史，也应考虑 ICD 治疗。奎尼丁和索他洛尔可延长有效不应期和 QT 间期，推荐用于有 ICD 适应证但拒绝植入者或有植入禁忌证者，及有 SCD 家族史的无症状者。由于临床较罕见，对基因型/表型的相关性还不明确等因素，限制了基因检测在这种疾病中的应用。

2. 基因分型和基础研究现况

SQTS 属于常染色体显性遗传，具有遗传异质性。目前发现编码钾通道和钙通道的 6 个突变基因与 SQTS 相关，但是目前病例总数较小，遗传学检查的阳性率低于 20%。根据发现的先后次序，将上述类型分别命名为 SQTS1 型至 SQTS6 型（表 3-2-1，图 3-2-1）。临床研究显示，总基因突变检出率为 11%（5/45）：包括 KCNH2（4.4%）、KCNJ2（4.4%）、KCNQ1（2.2%）、CACNA1C（2.9%）[1]。

（1）SQTS1 型：2004 年 Brugada 等[2] 在 3 个家系中发现编码快速激活延迟整流钾电流（I_{kr}）的 HERG 基因（KCNH2）错义突变，可使 I_{kr} 功能增大，导致动作电位时程（action potential duration，APD）

表 3-2-1　目前已发现的 SQTS 致病基因

分型	基因	离子通道	蛋白	对应的 LQTS 亚型
SQTS1 型	KCNH2	↑ I_kr	K_v11.1	LQTS2 型
SQTS2 型	KCNQ1	↑ I_ks	K_v7.1	LQTS1 型
SQTS3 型	KCNJ2	↑ I_k1	Kir2.1	LQTS7 型
SQTS4 型	CACNA1C	↓ I_Ca-L	Ca_v1.2	LQTS8 型
SQTS5 型	CACNB2b	↓ I_Ca-L	Ca_vβ2b	未发现
SQTS6 型	CACNA2D1	↓ I_Ca-L	Ca_vα_2δ1	未发现

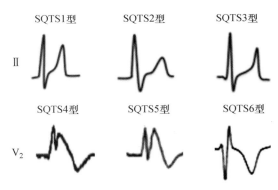

图 3-2-1　SQTS 各亚型的特征性心电图

和不应期的不均一性缩短，通道对 I_kr 阻断剂的敏感性降低，导致心电图胸前导联 T 波高尖对称，有时 ST 段缩短甚至缺失。目前发现的 SQTS 基因突变大部分为此型，在 P-loop 孔道区的突变患者的 QT/QTc 更短。特征性心电图表现为 ST 段与 T 波均缩短，及对称性的高尖 T 波。Hu 等[3]的随访研究表明，迄今为止，发病频率最高的热点突变为 KCNH2-T618I 和 KCNH2-N588K。50% 的 N588K 携带者出现 AF，而 T618I 携带者无 AF 的报告。T618I 先证者 2 例出现高负荷的短偶联间期的起源于右室流出道的室早。

（2）SQTS2 型：2004 年 Bellocq 等发现编码缓慢型激活延迟整流钾电流（I_ks）的 KCNQ1 基因错位突变，造成 I_ks 功能增大，导致复极时程缩短[4]。确定的基因突变只有 V141M。心电图 QT 间期和 QTc 间期都很短，在 200 ～ 290 ms 之间变化；且自发突变和女性发生的比例高；但 T 波高尖的情况很少。所有携带者临床表现相似，很早就出现心动过缓，最终出现持续性 AF。

（3）SQTS3 型：2005 年 Priori 等[5]发现编码内向整流钾电流（I_K1）的 KCNJ2 基因错位突变，使 I_K1 功能增大，导致复极末期加速，APD 及 QT 间期缩短。该类心电图特征明显，呈不对称 T 波，上升缓慢，下降快速。D172N 是目前唯一被重复发现的突变，所有携带者心电图非常典型且高度相似。

（4）SQTS4-5 型：2007 年 Antzelevitch 等[6]发现编码 L 型钙通道（I_Ca, L）的 α1 和 β2b 亚单位的基因 CACNA1C 和 CACNB2b 突变，会导致 I_Ca, L 的转运功能缺失及通道失能，导致内向钙电流峰值降低和 APD 缩短。此类患者常合并 Brugada 综合征，即右胸导联 J 波及 ST 段抬高的特征性心电图变化。

（5）SQTS6 型：Templin 等[7]发现编码 L 型钙通道（I_Ca, L）的 α2δ1 亚单位的基因 CACNA2D1 突变，会导致 I_Ca, L 的功能缺失突变，导致 I_Ca, L 显著降低及 QT 间期缩短。

这些突变导致相关钾电流（I_Kr、I_Ks、I_K1）功能增大和 I_Ca, L 功能丢失，使净外向电流增加或内向电流减少，复极加速，导致早复极和动作电位时程/QT 间期缩短。由于心内外膜动作电位时程离散度增大，心电图表现出内外膜复极不均一性增加，即 Tp-Te 幅度和 Tp-Te/QT 的比值增大。在心房和心室肌均表现出复极的异质性。这种跨膜复极离散度增大导致的功能性折返是 SQTS 患者发生 AF 和 VT/VF 的主要机制。此外，计算机病理仿真模型及干细胞模型的研究方兴未艾，为未来 SQTS 的临床诊疗提供了更加强劲的手段。转基因 SQTS1 型兔模型可表现出心动过缓和促心律失常作用，且对奎尼丁治疗的良好反应与相应患者相类似[8]。

Barajas 等[9]对 1 例无症状但有 SCD 家族史的男性体检时偶然发现 QT 间期明显缩短（QTc 260 ms），随后又相继在此家族中鉴定出 2 例 SQTS 患者。基因检测和功能分析发现，CAV3 突变可通过使得瞬间外向钾电流（I_to）变大而形成致病性基质，可能是 SQTS 新的基因型。在一项对 2 个丹麦家族的研究中显示，阴离子交换子溶质载体家族 4 成员 3

（*SLC4A3*）基因的遗传功能降低可能是 SQTS 的新机制[10]。此基因编码氯化物-碳酸氢盐交换体（AE3）；所发现的 R370H 突变（家系 142 名成员中 23 名阳性；家系 26 名成员中 4 名阳性）可导致运输缺陷，抑制 Cl^- 在细胞膜上的 HCO_3^- 交换，增加细胞内 pH 以及减少细胞内 Cl^-，并且显示缩短斑马鱼胚胎中的 QT 间期。这些研究的遗传学结果不是出于遗传分离或连锁数据，结论有待证明[10]。Roussel 等[11]报告 3 例原发性系统性肉碱缺乏可合并 SQTS。

【临床表现】

目前报道的 146 个 SQTS 家系中有 116 个家系有临床表现，最常见的表现是 SCD[12]。在一半的家庭中，亲属中出现 SCD 事件还未能用于预防患者的恶性心律失常事件。晕厥发生率较高，但与 SQTS 的关系还难以确定。对患有 AF 及心动过缓的新生儿或儿童，应高度怀疑 SQTS 的可能。根据意大利帕维亚的遗传性心律失常数据库[1]，人群中常规心电图发现 SQTS 的发生率高达 36%，可能与 SQTS 在意大利的流行率高有关。对所有参与竞技体育活动的年满 12 岁的年轻人进行心电图和运动负荷检查可能发现疑似患者。

【辅助检查】

1. 心电图

心电图对诊断 SQTS 十分重要，尤其应当注意监测 QT 间期的时长。心电图的一些特异性变化（具体见下文）也可用于协助诊断。

2. 其他检查

用于排除其他导致心脏性猝死的疾病，和可导致 QT 间期缩短的电解质紊乱以及心脏器质性疾病等。

3. 基因检测

对疑诊患者进行基因检测，可能有助于诊断。

【诊断】

SQTS 的诊断标准还没有完全明确，不能确定诊断 SQTS 的 QTc 间期低限界值。自 2013 年心律协会/欧洲心律学会/亚太心律学会的"SQTS 患者诊断和管理专家共识声明"[13]公布以来，主要进行了两项关于 SQTS 的诊断标准的研究[1, 14]。ESC2015 专家指南推荐的诊断标准为[15]：① QTc 间期 ≤ 340 ms，即使无症状发作也可诊断为 SQTS；②若 QTc 间期 ≤ 360 ms，需合并下列临床情况中任何 1 项才可诊断为 SQTS：存在致病性基因突变、SQTS 家族史、有家庭成员 40 岁以下发生猝死或 VT/VF 且无心脏病。据估计，QTc 间期 ≤ 340 ms 的发生率在 < 21 岁人群中为 5/10 万，男性更常见。对患者及其直系亲属可考虑进行基因检测。

SQTS 患者的 QT 间期随心率变化而变化的幅度很小；与之相反的是，QTc 间期随心率变化而变化的幅度大，即心率越快，QTc 间期越长[16]。当心率在 80 ～ 90 次/分时，不少 SQTS 患者 QTc 间期可表现为正常。用 Bazett 公式校正的 QTc 间期是非线性的，心率过快或过慢时可高估或低估 QTc 间期值，因此建议在 60 次/分的心率时读取心电图 QT 间期值较好。也建议使用这种 QT 间期缺乏心率适应性的特征作为 SQTS 的一个诊断指标。鉴于女性 QTc 间期比男性长，有建议将女性 QTc 间期的标准放宽 10 ms[17]。Gollob 等[18]提出评分标准及修正的 Gollob 标准进行患者危险分层[1]，采用类似于 LQTS 的 Schwartz 评分，结合 QTc、J-Tp 间期、临床表现（记录的多形性 VT/VF、不明原因晕厥等）、家族史和基因型等变化，以确定 SCD 风险增加的程度，但尚未被广泛接受。

心电图的 PQ 段压低 ≥ 0.05 mV 的发生率较高[19]，在 Ⅱ 导联最明显，其次是 V_3 和 aVF 导联。也常见到早复极的心电图表现，发生率达 65%[20]。

组织多普勒成像（TDI）和斑点追踪超声心动图（STE）证明 SQTS 患者左心室射血分数降低，机械活动弥散量增加，程度与 QT 间期呈负相关[21]。

SQTS 患者 SCD 发生风险约为每年 0.8%，心搏骤停事件的发生率为每年 10%[22]。SCD 发作史是再发恶性心律失常的唯一独立危险因素，而 QT 间期、QTc 间期、基因突变、家族聚集或散发、异常缩短的 QT 间期、晕厥史、程控电刺激的 VT/VF 诱发、Gollob 标准危险分层无明显的预测价值[1]。电生理检查对预测 SCD 的敏感性很低（37%）[22-23]，仅属于 Ⅲ 类推荐。

SQTS 由于动作电位平台期过短，钙内流不足，对心功能可构成一定影响，UCG 检测可见心功能下降。

【鉴别诊断】

SQTS 造成的 SCD 需要与 Brugada 综合征、早复极综合征、长 QT 综合征等相鉴别，心电图改变可以提供鉴别依据。某些药物（如吡那地尔和洋地黄等可导致 QT 间期缩短）、高热、电解质紊乱如高钾血症和高钙血症、酸中毒、交感神经兴奋等是可引起 QT 间期缩短的继发因素，一般起病晚，有明确的继发因素，去除继发因素后 QT 间期可以恢复，以资鉴别。

【治疗】

主要参考 2015 年 ESC 和 2017 年 AHA/ACC/HRS 专家指南推荐的治疗原则。有效识别 SQTS 患者 SCD 风险至关重要，没有证据显示药物治疗降低 SQTS 患者的致命性心律失常风险，ICD 是唯一有效的防治 SCD 的手段。由于没有心搏骤停危险的独立预测因素（包括晕厥），尚无对 SQTS 的一级预防的推荐。QTc 间期的显著缩短（≤ 300 ms）与年轻人 SCD 风险增加有关，尤其是睡眠或休息期猝死[21]。目前没有证据证明 QTc 间期越短则风险越高，对偶然发现的无症状性 QTc 间期≤ 320 ms 患者，推荐严密监测和随访，不需预防性药物治疗。

有持续性 VT/VF 发作史者应植入 ICD。由于心电图常出现高大 T 波，可引起 ICD 识别错误和过感知现象，导致不适当放电，因此需进行 ICD 的合理程控。其他 ICD 相关并发症包括感染、导线断裂、需更换导线及心理压力过大等[22]。约 18% 的病例在短期随访期间出现了适当的 ICD 治疗，合用奎尼丁可以减少 ICD 放电的次数[14, 22]，因此推荐奎尼丁用于有反复持续性心律失常发作的患者（推荐类别Ⅱa，证据等级 C）。有明确的 SCD 家族史且猝死者中至少有 QTc 间期缩短的证据时，考虑植入 ICD。对年龄过小的儿童，可在 ICD 植入前优先选择抗心律失常药物治疗。VT/VF 电风暴发作时，静脉输注异丙肾上腺素可有效恢复 / 维持窦性心律。

奎尼丁可预防 VF 的诱发，也有报道其 QT 间期延长作用在携带有 KCNH2（1 型 SQTS）突变的患者中较为显著，但治疗依从性差[22]。也有报告奎尼丁有效延长 QTc 间期并减少危及生命的心律失常事件，且不良反应发生率相对较低[24]，有望在一级预防中起一定作用，但数据仍有限。索他洛尔不适用于 1 型患者，对其他类型可能有效，其他Ⅲ类抗心律失常药物作用较差。丙吡胺和氯喹可能有效。伊马替尼、苄普地尔、氟卡尼、索他洛尔、丙吡胺、尼非卡兰、普罗帕酮、卡维地洛、美托洛尔和胺碘酮等缺少正规的临床试验证据。

【病例摘要】

患者女性，46 岁，反复晕厥发作[3]。其父亲于 58 岁发生心脏性猝死（SCD）。先证者心电图（Ⅱ-2）及其无症状儿子服用奎尼丁前后的心电图（Ⅲ-1）的 QT 间期分别为 260 ms 和 290 ms，QTc 间期分别为 315 ms 和 320 ms，合并早复极现象。QT/HR 比值的斜率都非常平缓（先证者为 − 0.49 ms/min，儿子为 − 0.47 ms/min）。基因检测提示杂合的 KCNH2-T618I[+/−] 突变，以及纯合的 KCNH2-K897T[+/+] 基因多态性。先证者和其儿子在接受奎尼丁治疗（900 mg/d）后 QTc 间期的增量分别为 65 ms 和 90 ms，无心脏事件发生。病例详细资料见二维码数字资源 3-2。

数字资源 3-2

（胡 丹 江 洪 吴 林）

【参考文献】

[1] Mazzanti A, Kanthan A, Monteforte N, et al. Novel insight into the natural history of short QT syndrome. J Am Coll Cardiol, 2014, 63 (13): 1300-1308.

[2] Brugada R, Hong K, Dumaine R, et al. Sudden death associated with short-QT syndrome linked to mutations in HERG. Circulation, 2004, 109 (1): 30-35.

[3] Hu D, Li Y, Zhang J, et al. The phenotypic spectrum of a mutation hotspot responsible for the short QT syndrome. JACC: Clinical Electrophysiology, 2017, 3 (7): 727-743.

[4] Bellocq C, van Ginneken A C, Bezzina C R, et al. Mutation in the KCNQ1 gene leading to the short QT-interval syndrome. Circulation, 2004, 109 (20): 2394-2397.

[5] Priori S G, Pandit S V, Rivolta I, et al. A novel form of short QT syndrome (SQT3) is caused by a mutation in the KCNJ2 gene. Circ Res, 2005, 96 (7): 800-807.

[6] Antzelevitch C, Pollevick G D, Cordeiro J M, et al. Loss-of-function mutations in the cardiac calcium channel underlie a new clinical entity characterized by ST-segment elevation, short QT intervals, and sudden cardiac death. Circulation, 2007, 115 (4): 442-449.

[7] Templin C, Ghadri J R, Rougier J S, et al. Identification of a novel loss-of-function calcium channel gene mutation in short QT syndrome (SQTS6). Eur Heart J, 2011, 32 (9):

45

第三章 心脏离子通道罕见病

1077-1088.

[8] Odening K E, Bodi I, Franke G, et al. Transgenic short-QT syndrome 1 rabbits mimic the human disease phenotype with QT/action potential duration shortening in the atria and ventricles and increased ventricular tachycardia/ventricular fibrillation inducibility. Eur Heart J, 2019, 40 (10): 842-853.

[9] Barajas-Martinez H, de Almeida A P, Enriquez A, et al. CAV3 as a new susceptibility gene for inherited short qt syndrome. Heart Rhythm, 2015, 5 (12): S233-S234.

[10] Thorsen K, Dam V S, Kjaer-Sorensen K, et al. Loss-of-activity-mutation in the cardiac chloride-bicarbonate exchanger AE3 causes short QT syndrome. Nat Commun, 2017, 8 (1): 1696.

[11] Roussel J, Labarthe F, Thireau J, et al. Carnitine deficiency induces a short QT syndrome. Heart Rhythm, 2016, 13 (1): 165-174.

[12] Bjerregaard P. The diagnosis and management of short QT syndrome. Heart Rhythm, 2018, 15 (8): 1261-1267.

[13] Priori S G, Wilde A A, Horie M, et al. HRS/EHRA/APHRS expert consensus statement on the diagnosis and management of patients with inherited primary arrhythmia syndromes: document endorsed by HRS, EHRA, and APHRS in May 2013 and by ACCF, AHA, PACES, and AEPC in June 2013. Heart Rhythm, 2013, 10 (12): 1932-1963.

[14] Villafane J, Atallah J, Gollob M H, et al. Long-term follow-up of a pediatric cohort with short QT syndrome. J Am Coll Cardiol, 2013, 61 (11): 1183-1191.

[15] Priori S G, Blomstrom-Lundqvist C, Mazzanti A, et al. 2015 ESC guidelines for the management of patients with ventricular arrhythmias and the prevention of sudden cardiac death: The task force for the management of patients with ventricular arrhythmias and the prevention of sudden cardiac death of the European Society of Cardiology (ESC). Endorsed by: Association for European Paediatric and Congenital Cardiology (AEPC). Eur Heart J, 2015, 36 (41): 2793-2867.

[16] Giustetto C, Scrocco C, Schimpf R, et al. Usefulness of exercise test in the diagnosis of short QT syndrome. Europace, 2015, 17 (4): 628-634.

[17] Viskin S, Rosso R, Rozovski U. QT interval and mortality: the long, the short, and the ugly. Comment on "QT interval duration and mortality rate". Arch Intern Med, 2011, 171 (19): 1734-1735.

[18] Gollob M H, Redpath C J, Roberts J D. The short QT syndrome: proposed diagnostic criteria. J Am Coll Cardiol, 2011, 57 (7): 802-812.

[19] Tulumen E, Giustetto C, Wolpert C, et al. PQ segment depression in patients with short QT syndrome: a novel marker for diagnosing short QT syndrome? Heart Rhythm, 2014, 11 (6): 1024-1030.

[20] Watanabe H, Makiyama T, Koyama T, et al. High prevalence of early repolarization in short QT syndrome. Heart Rhythm, 2010, 7 (5): 647-652.

[21] Frea S, Giustetto C, Capriolo M, et al. New echocardiographic insights in short QT syndrome: More than a channelopathy?. Heart Rhythm, 2015, 12 (10): 2096-2105.

[22] Giustetto C, Schimpf R, Mazzanti A, et al. Long-term follow-up of patients with short QT syndrome. J Am Coll Cardiol, 2011, 58 (6): 587-595.

[23] Watanabe H, Makiyama T, Koyama T, et al. High prevalence of early repolarization in short QT syndrome. Heart Rhythm, 2010, 7 (5): 647-652.

[24] Mazzanti A, Maragna R, Vacanti G, et al. Hydroquinidine prevents life-threatening arrhythmic events in patients with short QT syndrome. J Am Coll Cardiol, 2017, 70 (24): 3010-3015.

第三节　Brugada 综合征

【概述】

Brugada 综合征（Brugada syndrome，BrS）是一种与离子通道基因突变相关的遗传性心脏离子通道病，主要特征为心电图右胸（V$_1$～V$_2$）导联 J 点抬高，伴 ST 段穹窿样抬高，无明显结构性心脏病，可发生多形性室速、心室颤动（室颤），引起晕厥，乃至心脏性猝死（sudden cardiac death，SCD）。BrS 的全球总发病率约为 0.05%，以东南亚发病率最高（1/2000～1/1000），欧美相对较低（1/10 000～1/5000），健康青年男性多见。其最早由 Brugada 兄弟于 1992 年报告；1996 年由严干新教授等引入了 BrS 这一概念，并在学术界得到广泛认可，之后制定了多种版本的国际专家共识，推动了对 BrS 的认识，规范了诊治流程[1]。BrS 与早复极综合征（early repolarization syndrome，ERS）同属 J 波综合征（J wave syndrome，JWS），2015 年发表的 J 波综合征国际专家上海共识，至今得到广泛的应用。

如前所述，BrS 是一种常染色体显性遗传病。迄今为止定位约 20 种相关基因突变，但每种基因突变的外显率不尽相同，包括 *SCN5A*、*SCN10A*、*SCN1B*、*SCN2B*、*SCN3B*、*GPD1L*、*RANGRF*、*SLMAP*、*KCNE3*、*KCNJ8*、*KCND3*、*HEY2*、*CACNA1C*、*CACNB2B*、*CACNA2D*1、*SEMA3A*、*PKP2*、*ABCC9* 以及 *FGF12* 等，其中以 *SCN5A* 最为常见，占 11%～28%。上述基因与心肌细胞钠、钾、钙离子通道功能相关，其发生突变导致心肌细胞除极和（或）复极的异常，可能引起心律失常的发生。

Brugada 的特征性表型为右胸导联出现的显著 J 波，心电图上又称 Brugada 波，J 波的发生机制仍未完全阐明，目前较认可的包括复极化和除极化两种假说。需要指出的是，两种假说可能独立存在，也可能在 Brugada 的病理生理机制中发挥协同作用[1-3]。

1. 复极化假说

Brugada 波的形成与心肌内外膜细胞的内向钠、钙电流以及外向钾电流的异常分布有关。在正常心脏，产生 I_{to} 的钾通道在右心室流出道（RVOT）的外膜面心肌细胞的数量较内膜面心肌细胞多，因此外膜心肌细胞的动作电位复极 1 相有明显的尖峰和尖峰后切迹，内、外膜间存在的尖峰电位差表现为心电图上的 J 波（图 3-3-1A），由于 J 波幅度小或与 QRS 波融合，不容易看到；但当基因突变或使用影响相关离子电流的药物等使得内向电流（如 I_{Na} 和 I_{Ca-L}）减小和（或）外向电流（如 I_{to} 和 I_{K-ATP} 等）增大时，I_{to} 的幅度相对更加增大，因此 RVOT 的内、外层心肌细胞膜电位差增大，1 相膜电位下降迅速，形成明显的动作电位 1 相和 2 相之间的切迹，心电图上 J 波也更突出（图 3-3-1B）；如若心外膜心肌细胞净内向电流进一步缩小，I_{to} 相对更大，动作电位 2 相起始电压更低，可能接近 I_{Ca-L} 失活电位，导致 Ca^{2+} 内流减少，2 相穹窿部变小，J 波幅度增大；当达到 I_{Ca-L} 失活电位时，平台期完全消失，膜电位提前复极，区域内心肌细胞的 APD 显著缩短；而心内膜由于 I_{to} 相对小，钙内流及动作电位相对更接近正常，因此心肌内外膜之间的复极透壁离散度明显

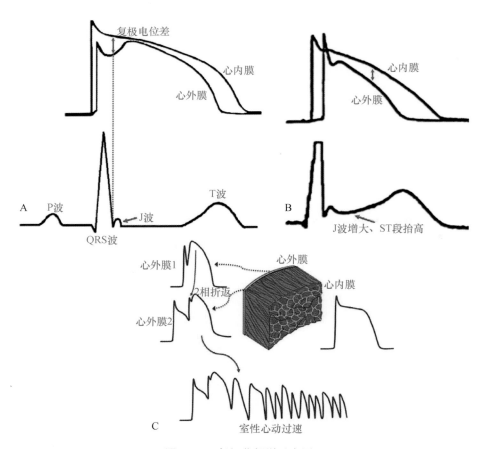

图 3-3-1 复极化假说示意图。

A. J 波的形成机制；B. 当内外膜复极电位差增大时，J 波增大、ST 段抬高，出现 BrS 型心电图；C. 2 相折返。心外膜 1（存在 2 相圆顶波）与心外膜 2（无 2 相圆顶波）之间发生 2 相折返，发生室性心律失常

增大；心外膜心肌细胞 2 相圆顶波不均一丢失，处于圆顶期的外膜细胞与丢失圆顶期的外膜细胞之间的电位梯度使得电流从前者流向后者，发生 2 相折返，造成后者再次除极，出现 R-on-T 型室性早搏，引发多型性室速并可能恶化成心室颤动（pVT/VF）（图 3-3-1C）。

2. 除极化假说

右室流出道（RVOT）部位的传导减慢是 BrS 的重要原因。动作电位的 1 相和心电图的 J 波出现在除极结束和复极开始的早期，容易受除极因素的影响。正常心脏 RVOT 部位的电激动出现较晚，*SCN5A* 基因突变、Cx43 的减少和心肌纤维化等因素可造成传导进一步减慢。基因突变造成 RVOT 处动作电位 0 相除极幅度减小，兴奋传导速度减慢和局部发生延迟除极。因此，当一次激动引起右心室除极时，这个激动尚未到达 RVOT 部位（图 3-3-2B），此时右心室和 RVOT 之间存在电位差，使得兴奋由右心室向 RVOT 处传导（图 3-3-2C），对应 RVOT 部位体表投影的心电图 V$_1$ ～ V$_3$ 导联出现 ST 段上抬（图 3-3-2D）；随后，当右心室进入复极的同时，ROVT 仍处于除极时相而电位更高，于是兴奋再次从 ROVT 向右心室心尖部传导，构成折返环（图 3-3-2E），对应区域的心电图则出现 T 波倒置（图

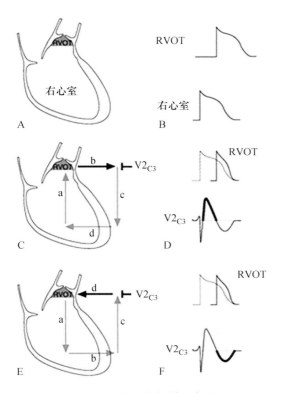

图 3-3-2 除极化假说示意图
C3，第 3 肋间；V2，心电图第 2 胸导联

3-3-2F）。Nademanee 等证实 BrS 患者在 RVOT 外膜由于传导延迟心电图可观察到晚电位和碎裂双电位，对该处射频消融后，患者 VT/VF 易感性降低，且心电图改变可恢复正常，支持这个假说。

【临床表现】

患者多为青壮年男性，发病年龄在 4 ～ 70 岁间，平均为 35 ～ 40 岁，男女比例约 8：1。平时 12 导联心电图 V$_1$ ～ V$_3$ 导联 J 点抬高、ST 段抬高及形态多变，心脏结构无明显异常，多形性室速 / 室颤和晕厥可反复发作，乃至心脏性猝死。自发性 BrS 的 1 型心电学改变患者可能合并心律失常事件，可根据危险分层确定心律失常风险的大小。心律失常和心脏性猝死发作多在夜间，可伴有呻吟、呼吸浅慢而困难，有时突发晕厥，心电图监护常为多形性室速或室颤。心率减慢、心搏长间歇或迷走神经张力较高是发作的常见诱因，慢频率依赖性与 I$_{to}$ 恢复活性的速率较慢有关，心率减慢时 I$_{to}$ 通道恢复活性的数目大，因此时 I$_{to}$ 幅度较大；同时迷走神经活性增高还可造成内向钙电流幅度减小，促进 2 相圆顶波（穹窿）的丢失，这些特点可解释为什么猝死在迷走神经活性较高的夜间容易发生[1-3]。

【辅助检查】

1. 心电图

心电图改变是诊断的最重要手段。Brugada 心电图可分为以下三种类型（图 3-3-3A）：需要指出的是：由于 ROVT 的体表投影位置改变，在检查时应将记录电极向上移动至第 2 或 3 肋间，记录第 2、3、4 肋间的 V$_1$ 和 V$_2$ 导联心电图，可增加 1 型 Brugada 心电图改变的检出率（图 3-3-3B）。

（1）1 型：J 点及 ST 段抬高幅度 > 2 mm，ST 段呈"穹窿"形改变，T 波倒置，ST 段与 T 波之间无等电位线。

（2）2 型：J 波抬高幅度 > 2 mm，ST 段下斜型抬高，T 波正向或双向，ST-T 改变呈"马鞍"型。

（3）3 型：J 点或 ST 段抬高 < 2 mm，ST 段可呈"穹窿"型或"马鞍"型。

其中只有自发的 1 型心电图改变可诊断 BrS，其他类型仅诊断 Brugada 心电图或 Brugada 波，心电图诊断 Brugada 波的患者如果合并多形性室速、室颤或家族 BrS 猝死病史，也可诊断 BrS。应当注意的是，BrS 患者心电图是动态变化的，心率减慢时更明显，

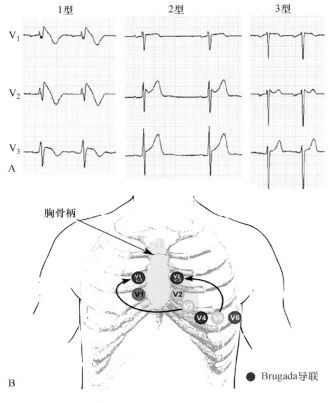

图 3-3-3 Brugada 心电图。

A. Brugada 心电图各型（1、2 和 3 型）的示例；B. Brugada 心电图探查方法示例：探查电极提高 1 ～ 2 个肋间可提高 Brugada 1 型心电图的检出率

一次检查往往难以捕捉到典型心电图改变，必要时可反复检查或使用长程心电图（如 Holter 心电图）或者进行药物激发试验（见下文）等帮助确定有无 1 型 Brugada 心电图改变。

2. 药物激发试验

临床上对心电图表现为 2 型或 3 型 Brugada 波者，或有 BrS/SCD 家族史的无症状者，可在密切监护下进行钠通道阻滞剂的激发试验，以确定能否可诱发 1 型 Brugada 波。用于激发试验的常用药物列于表 3-3-1，药物的剂量及用法可在网站 www.brugadadrugs.org 查询。"饱餐试验"是对比大量进食前后的心电图变化，可作为不能进行阿义马林试验患者的替代激发试验方案。激发试验的阳性改变为给予药物后出现典型 1 型 Brugada 心电图改变，诱发多形性室速很少见。需要指出的是：过去认为经药物诱发的 1 型改变可诊断为 BrS，但 2015 年上海举行的共识会议[1]认为药物激发试验或饱餐试验阳性患者的心律失常和猝死危险性低，按传统标准造成假阳性率高和 BrS 的过度诊断，需要结合临床心律失常表型才可诊断。此外，儿童期进行的阿义马林激发试验敏感性低、风险高，应谨慎选用。

表 3-3-1　Brugada 心电图的药物激发试验[2]

药物	给药方式	备注
阿义马林	1 mg/kg 持续静脉滴注 > 10 min	无
氟卡尼	2 mg/kg 持续静脉滴注 > 10 min 或 200 ～ 300 mg 口服	无
普鲁卡因胺	10 mg/kg 持续静脉滴注 > 10 min	无
吡西卡尼	1 mg/kg 持续静脉滴注 > 10 min	无
普罗帕酮	2 mg/kg 静脉注射 10 min，无阳性反应再给予 0.5 mg/kg 静脉注射 2.5 min	可重复 1 次，总量 < 210 mg

3. 基因检测

鉴于 BrS 为常染色体显性遗传疾病，基因检测也可辅助 BrS 的诊断。目前推荐针对 *SCN5A* 的相关突变筛查。值得注意的是，不能单纯根据基因检测结果进行确定诊断或排除诊断，基因检测应结合临床资料综合考虑[1]。

4. 心脏磁共振检测

BrS 和致心律失常性右室心肌病（ARVC）均表现为右胸导联心电图异常，在条件允许下最好能行心脏磁共振检查，可看到右心室流出道轻度增宽等表现，ARVC 则有右心室心肌较大范围的脂肪变和纤维化，伴右心室扩大、室壁运动障碍和收缩功能下降。对鉴别诊断能提供帮助。

【诊断】

按照 2015 年的上海专家共识，BrS 的诊断标准如下[1]：

（1）在第 2、第 3 或第 4 肋间的右胸导联（V_1 ～ V_2）6 个位置中，有 ≥ 1 个导联观察到自发性 1 型 Brugada 心电图（J 点抬高 ≥ 2 mm 伴 ST 段穹窿样抬高）即可确定诊断。

（2）若由钠通道阻滞剂、发热或饱餐激发出的

1 型 Brugada 心电图，需同时具备以下至少一项表现方可诊断为 BrS：①有室颤或多形性室速的证据；②晕厥很可能由心律失常引起；③＜ 45 岁的家族成员中发生 SCD 且尸检阴性；④家族成员表现为穹窿型心电图改变，或夜间濒死呼吸。如果上述患者由电生理检查中给予 1 ～ 2 个期前收缩可诱发出室速 / 室颤（VT/VF），则更支持 BrS 的诊断。

（3）对 2 型（马鞍型）或 3 型 ST 段抬高者，若经发热或钠通道阻滞剂激发后转变为 1 型 Brugada 心电图可认为是 1 型改变，但诱发 1 型改变的患者心律失常发作的危险性低，不能单凭心电图诊断 BrS。

此次共识还给出了 BrS 诊断的评分标准（表 3-3-2）：总分≥ 3.5 时可确诊或极可能为 BrS；2 ～ 3 分为可能 BrS；＜ 2 分无诊断意义，并建议这些标准

中必须包含一项心电图改变。

【鉴别诊断】

1. Brugada 拟表型（Brugada phenocopy）

指临床上由环境因素而非基因因素诱发出现的 1 型或其他类型 Brugada 心电图改变[2-3]，去除病因后心电图可恢复正常，无 BrS 相关症状以及 SCD 家族史，钠通道阻滞剂激发试验阴性，基因检测结果阴性（非必需）。Brugada 拟表型的诱因 / 病因总结如下：

①代谢相关因素，如电解质紊乱（低 / 高钾血症和高钙血症）、高热或低体温等；

②缺血或肺栓塞；

③机械挤压如漏斗胸、胸壁震荡综合征等，与 RVOT 损伤有关；

④心肌与心包疾病，如心肌损害、心肌淀粉样变性、急性心包炎等；

⑤迷走神经张力异常：夜间迷走神经张力增高及心动过缓可加剧 BrS 心电图改变。

2. Brugada 样心电图

指一系列有 ST 段抬高、伴或不伴 r′、类似于 Brugada 心电图 1 型（较少）或 2 型（较多）的心电图改变。不同于 Brugada 拟表型，可出现在心电图的所有导联上，可供鉴别诊断[2-3]。

临床上最常见的 Brugada 样心电图是左前降支的急性缺血或栓塞，是缺血性 J 波增大造成的。此时虽然心电图表现类似于 Brugada，但临床症状、其他导联的 ST 段变化以及心肌酶学改变等可以协助鉴别诊断。

ARVC 是一种遗传性心肌病，因编码心肌桥粒蛋白的基因突变，导致心肌细胞被纤维或脂肪组织替代，导致室性心律失常甚至 SCD，可合并右心室扩大和右心衰竭，与 BrS 有类似之处。两者的鉴别点有：①主要致病基因不同；② ARVC 影像学显示明显的右心室结构异常，而 BrS 表现为正常或轻度异常；③心电图上 ARVC 右胸导联 QRS 波延长，出现 epsilon 波，T 波倒置，而 BrS 则为类 RBBB 波形，右胸 ST 段起点抬高和 T 波倒置；④ ARVC 相关的室性心律失常由瘢痕相关折返导致，为单形性类左束支传导阻滞型 VT/VF，但 BrS 诱发的室性心律失常则由 2 相折返导致，为多形性 VT/VF；⑤ ARVC 可出现心悸，晚期可发展为心力衰竭。有条件可行心脏磁共振检查以进一步鉴别。

表 3-3-2　BrS 诊断的上海共识评分标准[1]

临床情况	分值
Ⅰ. 心电图改变（标准 12 导联 / 动态）*	
A. 自发的标准位置或导联上移后的 1 型 Brugada 心电图	3.5
B. 发热诱发的标准位置或导联上移后的 1 型 Brugada 心电图	3
C. 药物诱发后演变为 1 型的 2 型或 3 型 Brugada 心电图	2
* 该分类中仅能获得一次最高值，且必须满足该分类中的一项	
Ⅱ. 病史*	
A. 不明原因的心搏骤停或 pVT/VF	3
B. 夜间濒死呼吸	2
C. 疑似心律失常性晕厥	2
D. 原因或机制不明的晕厥	1
E. ＜ 30 岁发生的无病因 / 诱因的心房扑动 / 心房颤动	0.5
* 该分类中仅能获得一次最高值	
Ⅲ. 家族史*	
A. 一级或二级亲属确诊 BrS	2
B. 一级或二级亲属发生可疑的 SCD（发热、夜间发生、应用激发 BrS 的药物）	1
C. ＜ 45 岁一级或二级亲属发生不明原因 SCD，且尸检阴性	0.5
* 该分类中仅能获得一次最高值	
Ⅳ. 基因检测	
BrS 易感基因中的可能致病突变	0.5

PVT/VF，多形性室速 / 室颤

BrS 和 ERS 同属 J 波综合征，两者具有很多相似之处：均多见于青壮年男性；致病基因突变相似；心电图呈动态改变；多于睡眠或低强度体力活动时发作 VF；低体温或迷走神经张力增加可加剧心电图改变；许多药物（如奎尼丁、异丙肾上腺素、西诺他唑）等都有改善效应。但二者也有明显的不同点，表现为：①心脏受累部位不同：ERS 的显著 J 波出现在侧壁（1 型）、下侧壁（2 型）或下侧壁＋前壁或右胸导联（3 型）；②ERS 患者心脏结构一般正常；③发病率的地域差异性，在欧洲，两者发病率近似或相等；而在亚洲，BrS 的发病率高于 ERS；④ BrS 的晚电位和心房颤动的发生率高于 ERS。钠通道阻滞剂主要影响 BrS 的复极和 ERS 的除极，应用钠通道阻滞剂后 BrS 患者 J 波幅度增加，而 ERS 患者的 J 波幅度降低，考虑与 QRS 波时限延长相关[3]。

3. ECG 的影响因素

影响因素可以揭示隐匿的 Brugada 心电图或者加剧 Brugada 心电图改变，其在 Brugada 综合征患者心电图的动态变化中起着重要作用[3]。常见的心电图影响因素包括自主神经张力、性激素、代谢因素及药物等，均能通过影响心脏跨膜离子流改变心电图形态。对于具有遗传易感性的患者而言，上述因素使其更易发生心律失常，应尽量避免，若存在应及时予以矫正（表 3-3-3）。

表 3-3-3　Brugada 心电图的鉴别诊断以及影响因素[3]

鉴别诊断	影响因素
非典型右束支传导阻滞	电解质紊乱
心室肥厚	高钾血症
ERS（尤其在运动员中）	低钾血症
急性心包炎 / 心肌炎	高钙血症
急性心肌缺血或梗死（尤其是右心室）	低钙血症
肺栓塞	体温：体温过高或低体温
变异型心绞痛	睾丸激素增多症
夹层主动脉瘤	药物
中枢或自主神经系统异常 迪谢内肌营养不良症（DMD）	抗心律失常药物：钠通道阻滞剂（Ⅰa、Ⅰc 类）、钙通道阻滞剂、β 受体阻滞剂
Friedreich 共济失调	抗心绞痛药物：钙通道阻滞剂、硝酸酯类、钾通道开放剂
脊延髓肌萎缩症 强直性肌营养不良症 ARVC/D	神经药物：三环 / 四环类抗抑郁药物、吩噻嗪类药物、选择性 5- 羟色胺重吸收抑制剂、锂制剂、苯二氮䓬类药物
RVOT 的机械性压迫损伤（如漏斗胸、纵隔肿瘤、心包积血） 低体温	麻醉 / 镇痛剂：丙泊酚、布比卡因、普鲁卡因
胸壁震荡综合征 除颤后记录的心电图	其他：组胺 H₁ 受体拮抗剂、酒精中毒、可卡因、大麻类、麦角新碱

ERS，早复极综合征；ARVC/D，致心律失常性右室心肌病 / 发育不良；RVOT，右心室流出道

【治疗】

1. 患者危险分层

心电图存在 J 波的人群数量大，即使确诊 BrS，也不是所有患者都容易发生心律失常。对 Brugada 心电图表型的患者进行危险分层有助于筛选高危人群，治疗方案的选择取决于危险分层[1, 4]。根据具体患者的危险分层，选择单纯一般治疗、药物治疗或 ICD 结合药物及介入的综合治疗。

（1）临床症状：临床症状是最重要的危险分层因素。其中有心搏骤停病史的患者风险高，再发室颤的概率大；晕厥患者风险中等，而无症状患者危险性低。

（2）自发的 1 型 Brugada 心电图与诱发的 1 型 Brugada 心电图：自发的 1 型 Brugada 心电图改变是心律失常事件的独立危险因素，患者心律失常事件

发生的风险高于后者。

（3）年龄与性别：BrS 发病的高峰年龄段为中年（30 ～ 40 岁），儿童发病较少，而老年人多无症状。BrS 多见于男性，发生心搏骤停者中男性占 64% ～ 94%。

虽然男性出现自发的 1 型 Brugada 心电图或电生理检查中室颤的诱发率均高于女性，但由于无症状患者亦是男性较多，故性别不是 BrS 的独立危险因素。

（4）基因型与家族史：SCD 家族史以及致病基因，只能辅助诊断，都不是 BrS 的危险因素。

（5）电生理检查：对预后评估的价值存在较大争议，这可能与应用的期前刺激方案、刺激部位和期前刺激的数目等有关，不同的电生理检查方法得出的结果不同。

（6）心电图指标：与 BrS 患者的危险程度相关的指标包括：①碎裂 QRS 波；②同时出现 1 型 Brugada 波和下侧壁导联 ERS；③显著的 J 波或 ST 段抬高且具有动态改变。与 BrS 风险相关但证据有限或结论不一致的指标包括：①信号平均心电图记录到的晚电位；②微小的 T 波电交替；③钠通道阻滞剂激发试验中出现的微小 T 波电交替；④ QRS 波时限增宽；⑤ aVR 导联显著的 R 波；⑥运动试验停止后心电图中 1 型 Brugada 波的 ST 段抬高幅度增大；⑦ T 峰 -T 末间期延长和 QT/RR 曲线斜率变得陡直。

2. 一般治疗

由于诸多因素可以加剧 Brugada 心电图改变，因此患者教育以及生活方式的改变至关重要。应尽可能避免使用可能加重 Brugada 波的药物（具体可参考 www.brugadadrugs.org），避免酗酒、摄入可卡因，避免环境过热，发热时应立即使用退热药或物理降温及必要的对因治疗。Brugada 的心电图改变在运动后即刻有加重的现象，推测与迷走神经张力增高有关[1, 3-4]，对患者运动量的推荐目前还没有形成共识（图 3-3-4）。

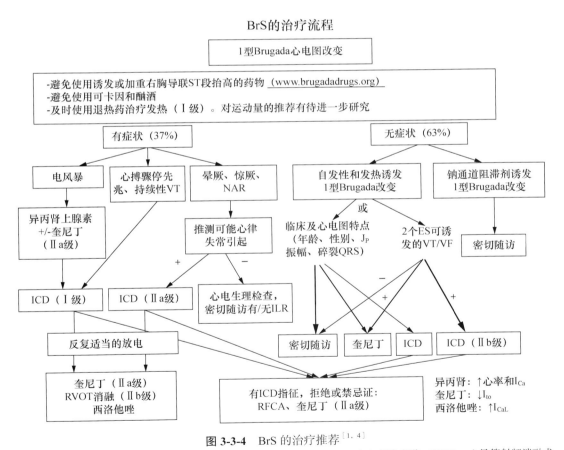

图 3-3-4　BrS 的治疗推荐[1, 4]

ILR，植入式循环记录器；Jp，J 点峰值；NAR，夜间濒死呼吸；RVOT，右心室流出道；RFCA，心导管射频消融术

3. 药物治疗[3]

Brugada 波与心肌细胞膜复极时内外电流失衡有关，即外向电流（如 I_{to}）增大、内向电流（如 I_{Na}、I_{Ca-L}）减小，而治疗药物能够逆转这一异常电生理变化，稳定复极期膜电位，从而防治可能发生的心律失常。

（1）奎尼丁：虽然属于Ⅰa类抗心律失常药物，但在低剂量下，奎尼丁是现有临床应用中唯一能阻滞 I_{to} 的抗心律失常药物。奎尼丁抑制 I_{to}，以减小复极内外膜电位差，恢复心外膜圆顶波，使ST段恢复正常，并预防2相折返及pVT/VF；还能抑制 I_{Kr}，延长动作电位时程；另外，奎尼丁还具有一定的抗乙酰胆碱作用，降低迷走神经活性，减少心律失常的发生。电风暴或植入ICD后反复适当放电，应考虑使用奎尼丁。对无症状的自发的1型Brugada心电图改变，有ICD适应证，但拒绝或有ICD植入禁忌的BrS患者，也可使用奎尼丁（Ⅱa类推荐）。推荐剂量为600～900 mg，部分病例报告小剂量（300～600 mg）奎尼丁也有一定疗效[5]。主要不良反应与消化系统相关，多轻微，可耐受，但应警惕因QT间期过度延长导致的尖端扭转型室速等致命不良反应，尽量避免与其他可能导致QT间期延长的药物同时使用。

（2）β受体激动剂：如异丙肾上腺素，可以增大钙离子内流，降低跨膜复极离散度，通常用于BrS合并电风暴（electrical storm）的治疗，为Ⅱa类推荐。异丙肾上腺素与奎尼丁合用可有效控制室颤风暴并使抬高的ST段恢复正常。

（3）磷酸二酯酶Ⅲ（PDEⅢ）抑制剂：如西洛他唑和米力农等，通过增加环腺苷酸（cAMP），增快心率，增大钙电流，增加细胞内钙水平，而纠正ST段抬高，预防室颤，但尚无临床试验证明具体疗效。

（4）其他：增加峰钠及晚钠电流的药物，如苄普地尔等，也可能对BrS有一定抑制作用。

4. 埋藏式心脏复律除颤器（ICD）

对BrS患者，ICD是唯一能有效预防SCD的治疗手段。既往有SCD病史或多形性室速/室颤（pVT/VF）的证据，不论伴或不伴晕厥，ICD植入为Ⅰ类推荐。BrS患者有症状且记录到1型心电图改变时，晕厥可能由pVT/VF引起，植入ICD是Ⅱa类推荐；BrS患者无症状但在电生理检查中可诱发出室颤时，植入ICD是Ⅱb类推荐。对无症状的自发的1型Brugada心电图患者实施电生理检查，如可诱发出室速/室颤，应予ICD治疗。但不建议对无上述特征的无症状患者植入ICD。

5. 心导管射频消融术（RFCA）

于BrS患者RVOT外膜记录到的晚电位和双极电图记录到碎裂电位和低电压区域进行RFCA后，心电图表现得到改善，心律失常的易感性显著降低，室速/室颤不能再被诱发，大多数患者的Brugada心电图改变在数周或数月内恢复正常。对其他措施不能控制心律失常或者不能安装ICD的患者可考虑RFCA；反复发作电风暴而引起ICD频繁放电的BrS患者，也建议RFCA治疗。不适合安装ICD或者ICD植入后反复适当放电的患者，奎尼丁和RFCA是Ⅰ类推荐[1, 4]。

【病例摘要】

患者，男，53岁，因"4个月内反复晕厥4次，再发8小时"入院[5]。患者4个月前无明显诱因下突发意识丧失，无四肢抽搐，无口吐白沫，无大小便失禁，约2分钟后意识自行转清。发作前后无胸闷胸痛，无恶心呕吐，无大汗淋漓。患者未就医。8小时前无明显诱因下再次出现意识丧失，反复3次，每次发作持续2～3分钟，伴大小便失禁，面部跌伤。心电图表现为窦性心律，记录到1型Brugada波合并间歇性完全性右束支传导阻滞（CRBBB）图形，其家属的心电图检查均未见明显异常。基因检测未发现明确突变位点。诊断为Brugada综合征伴CRBBB。给予患者ICD植入治疗，患者ICD植入后仍反复发作电风暴。后给予奎尼丁（100 mg，每日3次）口服治疗10个月无心律失常发作；停用奎尼丁后再次反复发作多形性室速触发ICD适当放电；再次给予口服低剂量奎尼丁后随访1年余，患者无心律失常发作。病例详细资料见二维码数字资源3-3。

数字资源 3-3

（李槟汛　吴　林）

【参考文献】

[1] Charles Antzelevitch, Yan Ganxin, Michael J.Ackerman, et al. J波综合征专家上海共识：概念与认知的更新. 临床心电学杂志, 2016, 25: 161-179.

[2] 吴林, 彭军, 李槟汛. Brugada综合征：传统认识与更新. 临床心电学杂志, 2020, 29（3）: 161-170.

[3] Charles Antzelevitch, Yan Ganxi. J wave syndromes:

Brugada and early repolarization syndromes. Switzerland, Cham：Springer International Publishing，2016.

［4］Al-Khatib SM，Stevenson WG，Ackerman MJ，et al. 2017 AHA/ACC/HRS guideline for management of patients with ventricular arrhythmias and the prevention of sudden cardiac death：Executive summary：A report of the American college of cardiology/American heart association task force on clinical practice guidelines and the Heart Rhythm society. Circulation，2018，138：e210-e271.

［5］魏渠成，叶沈锋，王亚萍，等 . Brugada 综合征合并间歇性右束支传导阻滞经奎尼丁治疗成功一例 . 中华心血管病杂志，2020，48：154-156.

第四节　早复极综合征

【概述】

1. 早复极的认识历史

心电图的早复极（early repolarization，ER）表现为下壁和侧壁导联出现 J 点抬高或出现 J 波，可伴或不伴 ST 段抬高，当合并多形性室速、室颤和心脏性猝死发作时称为早复极综合征，早复极综合征与 Brugada 综合征统称为 J 波综合征。

J 波也被称为 Osborn 波，在体表心电图（electrocardiogram，ECG）上表现为 QRS 波终末部分的顿挫或切迹，当其淹没在 QRS 波中，可表现为 J 点抬高或 ST 段抬高。1936 年，Shipley 和 Hallaran 首次在人群中发现心电图复极早期 ST 段抬高的现象，首次提出早复极的概念。1938 年，Tomaszewski 在一个意外冻伤患者中发现了同样的心电图表现。直到 1951 年，Grant 在矢量心电图研究中首次使用"早复极"（early repolarization，ER）这一术语。1961 年，Wasserburger 等进一步将 ER 定义为：在心前区和左胸导联，J 点抬高 1 ～ 4 mm 伴 ST 段凹陷型抬高及高大对称性的 T 波。在接下来的十几年中，诸多研究均未在人群中发现 ER 与患者短期或长期预后相关，ER 波一度被认为是良性的心电图改变。然而自从 1980 年后，有一些病例报道指出 ER 与室性心律失常发作密切相关。1984 年，Otto 等第一次在 3 名东南亚裔的特发性室速患者的心电图上发现 ER。1999 年，Antzelevitch 教授等首次在动脉灌注的楔形模型中发现 ER 可以通过 2 相折返机制恶化为多形性室速和室颤（polymorphic ventricular tachycardia and ventricular fibrillation，pVT/VF），人们才逐渐认识到早复极波的重要临床意义。直到 2008 年，Haissaguerre 等在一项特发性室速的队列研究中首次发现，ER 在特发性室速患者中出现的比例明显高于普通患者（31% vs. 5%）。同年，Nam 等指出 ER 与 VF 密切相关。随后有大量研究表明，在人群中 ER 与全因死亡、心血管疾病死亡及心律失常性死亡紧密相关[1]。此外，流行病学研究证实，无论是作为导致猝死的直接原因或者与其他心脏疾病的协同原因，ER 与心律失常死亡相关。

2. 早复极的定义

ER 被认识已经有近百年的历史，但是对于早复极心电图（early repolarization pattern，ERP）的诊断并未达成统一标准。2015 年关于 ERP 诊断的专家共识对 ERP 的诊断标准进行详细的阐述。ERP 诊断需包含以下 3 个条件：① QRS 波终末切迹或主波 R 波下降支的顿挫，也可以形成 J 波，如果是切迹，其必须始终在心电图基线水平以上；顿挫的起始部则必须在心电图基线水平以上；②除 V_1 ～ V_3 导联外，在 12 导联心电图中 ≥ 2 个连续导联出现 J 波振幅 ≥ 0.1 mV；③ QRS 波时限 < 120 ms（图 3-4-1）[2]。

早复极综合征（early repolarization syndrome，ERS）的定义：在上述 ERP 心电图表现基础上，合并既往心脏性猝死幸存史（aborted sudden cardiac death，ASCD）或恶性心律失常（包括不明原因室颤或 pVT/VF）；或猝死患者尸检阴性，既往心电图表现为 ERP。2015 年的专家共识进一步提出诊断 ERS 的"上海共识评分标准"，其指出在至少具有一项心电图表现的基础上，总积分 ≥ 5 分很可能 / 确诊 ERS；3 ～ 4.5 分可能为 ERS；< 3 分不诊断 ERS。ERS 根据其导联位置分为 3 型，1 型：侧壁；2 型：下侧壁；3 型：下侧壁＋前壁 / 右胸导联[3]。

钠通道阻滞剂不可用于诊断 ERS，应用钠通道阻滞剂后，93% 患者的 J 波振幅显著降低，而在 BrS 患者则增加右侧胸前导联 ST 段抬高程度，两者明显不同[4]。Valsalva 动作可能增高 J 波振幅，帮助诊断 ERS/ERP。

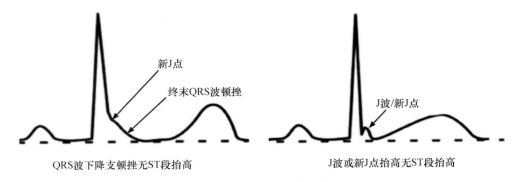

新J点

终末QRS波顿挫

J波/新J点

QRS波下降支顿挫无ST段抬高

J波或新J点抬高无ST段抬高

图 3-4-1　J波的不同形态

3. 早复极的流行病学

普通人群中 ERP 的发生率文献报告差别大，为 1%～13%，年轻男性和儿童中更常见，男性占 70% 以上，可能与雄激素水平有关，男性从儿童到青年到中老年，心电图改变的发生率逐渐上升，然后下降。

体育运动量大的年轻人，特别是运动员，ERP 发生率高达 10%～90%，恶性 ERP 的发生率高达 8%～44%。非洲及非裔美国人群中发生率明显高于白人，亚洲的东北部也有增高。ERP 改变与高迷走神经张力、低温、高钙血症、心动过缓、QRS 波时限延长、短 QT 间期、心肌缺血、左心室肥厚和心脏及纵隔肿瘤等有关[5]。Brugada 综合征患者 11%～15% 合并有下壁和侧壁导联 ERP[6]。SQTS 患者中 ERP 也常见，很多 ERP 或 ERS 患者的 QT 间期相对较短。在特发性室颤患者中 ERP 发生率达 5%～70%[7]。下壁 ERP 患者心脏性猝死发生率约为 32%[8]。

4. 早复极的基础机制

ERS 的发生机制尚不明确，复极化假说认可度较高，与 BrS 的细胞学机制相似，在心外膜上由 I_{to} 介导的明显的 1 相动作电位（AP）切迹，而在心内膜并没有上述表现，导致心室早期复极过程中产生跨室壁电压梯度，从而在心电图中表现为 J 波或 J 点升高。由于内向电流的减少（I_{Na}、I_{Ca-L}）或向外电流的增加（I_{K1}、I_{Kr}、I_{Ks}、I_{to}）引起净复极化电流的增加将使 1 相 AP 切迹更加显著进而导致 J 波的出现或合并 ST 段抬高[3]，主要发生在下壁和侧壁导联。通过非侵入性心电图成像技术证明 ERS 的发生基质可能并不局限于心脏的特定区域，异常 J 波并不局限分布于左心室下壁或侧壁，27% 患者的 J 波分布于前壁，65% 患者的 J 波分布于侧壁，79% 患者的 J 波分布于

下壁。患者晚电位等除极指标一般正常支持复极化异常。也有证据提示 ERS 发病之后可能同时存在复极与除极化异常，其中复极的问题是疾病发展的关键。ERS 患者目前未发现心脏结构异常。

5. 早复极的遗传基础

普通人群中 ERP 的表现有一定的遗传倾向，大部分患者并不是单基因病变，尚未明确恶性 ER 是否存在家族遗传性。关于 ERS 的遗传背景的研究较少，家族性 ERS 主要通过常染色体显性遗传且不完全外显，目前发现 8 个基因：*SCN5A*、*SCN10A*、*CACNA1C*、*CACNA2D1*、*CACNB2*、*ABCC9*、*KCNJ8*、*KCND3*。*KCNJ8* 编码一个构成孔隙的 ATP 敏感性钾离子通道亚基，是合并 ERP 的特发性 VF 患者的致病基因。L 型钙通道相关基因（包括 *CACNA1C*、*CACNB2*、*CACNA2D1*）突变以及引起 *SCN5A* 和 *SCN10A* 基因的功能缺失的突变，和 ATP 敏感性钾离子通道调节性磺酰脲受体亚基（*ABCC9*）的获能突变，也与 ERS 及相关的心律失常相关。L 型钙通道相关基因（*CACNA1C*、*CACNB2*、*CACNA2D1*）的功能缺失性突变导致外膜 AP 切迹加深出现 BrS/ERS 表型，ECG 也可以出现短 QT 间期的表型。*KCND3* 编码心肌 I_{to} 通道的 α-亚基，Kv4.3 导致 I_{to} 电流异常增大是 ERS 发生的主要离子机制[9]。由于 ERP 在一般人群中的高发生率，有人推测 ER 可能也是一种多基因遗传病且易受非遗传因素的影响。

【临床表现】

ERP 的临床表现可分为两种：一种是无症状性或因轻微症状，心电图检查时发现 ERP，临床常见，这类患者心血管不良事件的发生风险低；另一种是有明显症状患者，最常见是晕厥或心脏停搏。ERP 人群 18.5% 有晕厥症状，ERS 患者突发的恶性心律失

常（pVT/VF）常是首发表现，室颤发作前 J 波振幅往往增高，常由短-长-短联律间期的室性早搏诱发，即室性早搏发生在心室除极的易损期。ERP 的存在是 VT/VF 复发的独立风险因子[10]，因此，虽然多数 ERP 预后良好，但需特别注意鉴别其中有心脏性猝死危险的患者。

下壁导联 ERP 患者的猝死发生率高于单纯侧壁导联 ERP 者[8]。ER 诱发恶性心律失常的发作可能与某些诱因相关，如心肌的急性缺血和梗死、低体温等[11]。消除冠心病和心肌缺血等危险因素对减少 ERP 患者恶性心律失常的发作可能有益。

【辅助检查】

1. 心电图

由于目前 ERP 和 ERS 的诊断依然高度依赖心电图，因而心电图检查对诊断 ERS 十分重要，由于 ERP 在心率减慢时可更加明显，可行长程心电图，包括 Hotler 心电图检测。ERP 的识别强调 J 波或 J 点的抬高，不强调 QT 段抬高。在顿挫型 J 波，对 J 点的识别强调在 R 波为主的导联，沿 R 波降支画切线确定 J 点的存在。如果连续的两个下壁和（或）侧壁导联 J 点高度（Jp）≥ 0.1 mV 即可认为 ERP，可以伴或不伴 ST 段抬高；如果伴 ST 段抬高，则水平/下斜型意义大；快速上斜型 ST 段抬高一般为良性改变。

2. 其他检查

包括超声心动图、冠状动脉血管造影、磁共振成像（MRI），甚至心内膜活检在内的检查以尽可能排除器质性心脏病合并的早复极改变，尤其是对于 VF 的幸存者这些检查意义大；此外，应警惕可能同时存在的其他类型遗传性心律失常，必要时可行肾上腺素或钠通道阻滞剂（如阿义马林、氟卡尼）诱发其他可能存在的致心脏性猝死性疾病，包括 Brugada 综合征、长 QT 综合征和短 QT 综合征等。目前没有可诱发 EPR 的检查方法；ERP 在心率慢时明显，心率快时不明显。

3. 基因检测

由于 ERS 为遗传性疾病，对于疑诊患者可考虑行基因检测，检查结果的意义有待确定。

【诊断】

1. 早复极的诊断

由于临床上 ERP 检出率高，因此我们推荐在诊断 ERP 的患者时，慎重诊断 ERS。早复极心电图

（early repolarization pattern，ERP）的定义为：标准 12 导联心电图中有 ≥ 2 个连续的下壁导联（Ⅱ、Ⅲ、aVF 导联）和（或）侧壁导联（Ⅰ、aVL、V_5、V_6 导联）J 点抬高 ≥ 1 mm，可诊断早复极心电图。

早复极综合征（early repolarization syndrome，ERS）的定义，需具备下列表现之一：

（1）不能解释的室颤或多形性室速幸存患者，标准 12 导联心电图中有 ≥ 2 个连续下壁或侧壁导联 J 点抬高 ≥ 1 mm，可诊断 ERS。

（2）心脏性猝死患者，无尸检阳性结果且无既往药物服用史，生前标准 12 导联心电图中有 ≥ 2 个连续下壁或侧壁导联 J 点抬高 ≥ 1 mm，可诊断 ERS。

需要强调的是，对于携带 ERS 致病基因，且心电图上有早复极表现的无症状患者和那些具有典型心电图改变的 ERS 患者的亲属，需警惕在未来表现为 ERS。

ERS 诊断标准的上海共识评分标准见表 3-4-1，

表 3-4-1　早复极心电图及早复极综合征的上海共识评分标准

	分值
Ⅰ. 临床病史	
A. 不明原因心搏骤停、pVT/VF	3
B. 疑似心律失常性晕厥	2
C. 机制或病因不明的晕厥	1
*该分类中仅能获得一次最高分值	
Ⅱ. 12 导联心电图	
A. ≥ 2 个下壁和（或）侧壁导联 ER ≥ 0.2 mV，ST 段低平或降低	2
B. ≥ 2 个下壁和（或）侧壁导联 J 点抬高（≥ 0.1 mV），有动态改变	1.5
C. 至少 2 个下壁和（或）侧壁导联 J 点抬高 ≥ 0.1 mV	1
*该分类中仅能获得一次最高分值	
Ⅲ. 动态心电图监测	
A. 短联律间期的 PVC，其 R 波位于 T 波升支或顶点	2
Ⅳ. 家族史	
A. 亲属确诊 ERS	2
B. ≥ 2 个一级亲属具有 Ⅱ.A. 型心电图改变	2
C. 一级亲属具有 Ⅱ.A. 型心电图改变	1
D. < 45 岁的一级或二级亲属发生不明原因的 SCD	0.5
*该分类中仅能获得一次最高分值	
Ⅴ. 基因检测	
A. ERS 的可能致病突变	0.5

pVT/VF，多形性室速/室颤；PVC，室性期前收缩；SCD，心脏性猝死

评分标准中应包括至少一项心电图改变：≥5分提示很可能或确诊为 ERS；3～4.5 分提示可能为 ERS；＜3 分不诊断 ERS，但可诊断早复极心电图。

2. 早复极的危险分层

ERP 在人群中出现的频率较高，相对来讲整体猝死风险较低，约为 11 : 100 000[7]。需要识别的是高危 ERP，即 ERS 患者。

（1）J 点抬高的幅度：J 点抬高幅度越高，恶性心律失常及猝死发生的风险越高。不论是粗钝或切迹的 J 点，当 J 点抬高幅度 ≥ 0.2 mV 时，少见于正常人，猝死的风险增高（RR：2.96）[9]；J 点出现顿挫或切迹也提示心脏性猝死风险增加；下侧壁导联切迹型 J 波在特发性室颤者中更常见；J 点的一过性出现或暂时性显著抬高也可提示室颤的发生率增高[12]。

（2）J 点抬高的导联分布：特发性室颤患者，J 点抬高分布的导联更多[12]，ERP 出现于下壁导联增加患者 SCD 风险（RR：1.43），单纯侧壁导联 ERP 可能不增加 SCD 风险。

（3）J 点后 ST 段的改变：水平型 / 下降型 ST 段抬高增加患者猝死风险（RR：1.43），快速上斜型 ST 段抬高更常见且预后较好（RR：0.89）[13]。

（4）T 波形态：ER 患者中 T 峰 -T 末间期延长、T 波振幅减低和 T/R 波振幅比降低等与猝死风险增加有关[14]。低振幅的 T 波（T 波在 I、II、V_4～V_6 导联为倒置、双向或者振幅 ≤ 0.1 mV/ ≤ R 波振幅的 10%）可能是 ERS 的风险增高因子，而 T/R 波振幅比降低可能预测价值更高。T 波形态改变在危险分层中的地位有待进一步明确。

（5）性别与年龄：部分研究提示 35～54 岁或 ＜60 岁患者 SCD 风险增加[15]，大于老年患者。男性与 SCD 的相关性大于女性[16]。性别和年龄与 ERP 危险性的结论需进一步研究。

（6）其他：ERP 患者存在猝死的家族史、心律失常性晕厥、QRS 碎裂波、出现短阵偶联的室早、合并 Brugada 综合征、短 QT 综合征等均提示猝死的风险增高，其中 QRS 碎裂波为非特异性表现，亦可见于其他心脏性猝死患者[9]。

【鉴别诊断】

1. Brugada 综合征

Brugada 综合征与 ERS 同属于 J 波综合征，二者的表现有相近之处，也有区别，需予以鉴别。通常情况下，Brugada 综合征心电图改变出现在 V_1～V_3 导联，ERS 则往往出现在下壁或侧壁导联（如 V_3～V_6），鉴别较容易。I 类抗心律失常药物可诱发实验 Brugada 波，可协助诊断。Brugada 综合征与 ERS 心电图改变同时出现时提示预后可能不良。

2. 其他

急性心肌梗死、急性心包炎等多种心血管与其他疾病可引起 ERP 表型，具体见表 3-4-2，其中，缺血性 J 波增加冠心病患者 SCD 风险。

表 3-4-2　引起早复极心电图改变的疾病

◆ 青春期 ST 段改变	◆ 低钙血症
◆ 心包疾病（心包炎、心包囊肿、心包肿瘤）	◆ 高钾血症
◆ 体温过低	◆ 胸腺肿瘤
◆ 体温过高	◆ 主动脉夹层
◆ 心肌肿瘤（脂肪瘤）	◆ 致心律失常性右室心肌病
◆ 高血压性心脏病	◆ 应激性心肌病
◆ 运动员心脏	◆ 神经系统原因（脑出血、急性脑损伤等）
◆ 心肌缺血	◆ 心肌炎
◆ STEMI（前间壁 MI）	◆ Chagas 病
◆ 碎裂 QRS 波（QRS 波终末切迹）	◆ 吸食可卡因

【治疗】

1. ERS 的治疗

ERS 猝死生还者进行 ICD 植入是 SCD 二级预防的 I 类指征；有晕厥发作史的 ERS 患者的家族成员，如其心电图上有至少 2 个下壁或侧壁导联 ST 段抬高 ≥ 1 mm 可考虑植入 ICD；有高危心电图表现（高 J 波振幅，水平型或下斜型 ST 段抬高）、明确的猝死家族史的无症状患者，无论有无致病基因突变，也可考虑植入 ICD[9]。

复极化假说认为 I_{to} 介导的 1 相 AP 切迹是 ERS 的必要条件。奎尼丁可非选择性地抑制 I_{to} 和 I_{Kr} 电流，广泛用于 ERS 的治疗，可有效恢复心外膜 AP 穹窿，从而使 ERS 的心电图恢复正常，预防 VT/VF 的发作。已经植入 ICD 的 ERS 患者，长期口服药物推荐奎尼丁作为二级预防，抑制 VF（IIa 类推荐）[9]。用药方法为先给 0.1 mg，观察 QT 间期，如 2 h 内无明显延长，可开始奎尼丁 100～200 mg，每日 3 次。应用中应注意奎尼丁的诸多不良作用，特别是 QT 间期延长和尖端扭转型室速，其他还包括血小板减少、腹泻、耳鸣、食管炎、加重窦房结功能障碍。许多国家包括中国无奎尼丁上市供应。

磷酸二酯酶Ⅲ抑制剂——西洛他唑通过增加钙电流（I_{Ca}）和增加心率，而继发减小 I_{to} 电流，使 ST 段正常化[9]。有许多临床报道西洛他唑可以有效抑制 J 波综合征（JWS）患者 VT/VF 的再发。2016 年专家共识中西洛他唑可作为 ERS 的补充治疗[3]。另外，口服 β 受体阻滞剂（16 例患者仅 2 例有效），维拉帕米（4 例均无效），美西律（4 例均无效），胺碘酮（7 例患者仅 1 例有效），Ⅰc 类抗心律失常药物（9 例仅 2 例有效）有效率不高。

金合欢素是一种天然的黄酮类物质，通过与 I_{to} 通道的 P-loop 和 S6 结构域抑制闭合状态通道，阻断通道的开放状态来减慢 I_{to} 失活后的复活[17]。可能显著降低 I_{to} 电流密度，降低 AP 切迹，恢复 AP 穹窿，进一步抑制 VT/VF。

2. ERS 所致的电风暴的治疗

ERS 患者植入 ICD 后更易发生电风暴，推荐静脉滴注异丙肾上腺素（Ⅱa 类推荐）[3]，用法为：可给予负荷量，静脉注射 20～60 µg；或直接静脉点滴，剂量 1～3 µg/min，目标为提高心率 20% 或实际心率＞90 次/分，以血流动力学恢复稳定以及抑制室性心律失常再发为主。

3. 射频消融治疗

消融 ERS 患者记录到的晚电位和碎裂双极电位的区域及触发部位，可显著降低 VF 的复发[9]，需大样本的临床研究来进一步证实，未在相关指南中进行推荐。

4. 无症状早复极的治疗

无症状 ERP 患者的长期预后目前尚不明确，在普通人群中室颤发生率非常低，只有 ERP 心电图表现的无症状者不推荐植入 ICD。总体来讲，ERP 患者室颤的风险较无 ERP 者高 3 倍。无症状的 ERP 人群中（年龄≥30 岁），冠状动脉粥样硬化发生率升高[18]（OR：2.26，95% CI 1.28～3.98）。由于 ERP 患者在急性缺血事件中发生心脏性猝死的风险明显增加，对于合并 ERP 的患者应考虑积极预防和治疗冠心病及心肌缺血。

5. ERS 家族成员的治疗

无症状 ERP 患者家族成员无须监测，Valsalva 动作可能对于隐匿性 ERP 的诊断有帮助。ERS 患者的家族成员，特别是对于多个家族成员患病、早发的猝死，其一级亲属应该接受家族成员筛查及监测。

【病例摘要】

患者，男，42 岁，一日清晨在便利店中突发心搏骤停并昏迷[19]。在现场经心肺复苏和紧急电除颤后紧急入院，入院时 Glasgow 评分为 5 分。患者既往有阵发性房颤病史，口服卡维地洛（10 mg/d），其余病史及家族史无特殊。入院心电图示窦性心动过速。血电解质、超声心动图、急诊冠脉造影均无异常，在 ICU 中对患者实施低温治疗。开始治疗 15 min 后体温降至 36.8 ℃，心电图可见微小 J 波；之后随着体温降低，J 波逐渐增大，J 波抬高最高幅度达 12 mm；5 h 后，当体温降至 33.5 ℃时，突发室颤，经除颤后患者心律转为房颤；立即停止低温治疗，即刻体温为 33.1 ℃，心率 55 次/分，J 波幅度为 8 mm。复温过程中给予异丙肾上腺素治疗［0.01 µg/（min·kg），经静脉给予］，可见随着体温和心率逐渐升高，J 波逐渐减小，体温接近正常后下侧壁导联仍可见 J 波。信号平均心电图未见晚电位，MRI 心脏增强未见异常，基因检测未提示明确的相关基因突变。随后经导管消融治疗房颤，并植入 ICD。随访 17 个月，未发生心律失常事件。病例详细资料见二维码数字资源 3-4。

数字资源 3-4

（胡 丹 江 洪 吴 林）

【参考文献】

［1］Biasco L，Cristoforetti Y，De Backer O，et al. Early repolarization：an evolving concept for the past 70 years. Journal of Cardiovascular Medicine（Hagerstown，Md），2016，17：4-10.

［2］Macfarlane PW，Antzelevitch C，Haissaguerre M，et al. The early repolarization pattern：A consensus paper. Journal of the American College of Cardiology，2015，66：470-477.

［3］Antzelevitch C，Yan G-X，Ackerman MJ，et al. J-wave syndromes expert consensus conference report：Emerging concepts and gaps in knowledge. Heart Rhythm，2016，13：e295-e324.

［4］Kawata H，Noda T，Yamada Y，et al. Effect of sodium-channel blockade on early repolarization in inferior/lateral leads in patients with idiopathic ventricular fibrillation and Brugada syndrome. Heart Rhythm，2012，9：77-83.

［5］Noseworthy PA，Tikkanen JT，Porthan K，et al. The early repolarization pattern in the general population：clinical correlates and heritability. Journal of the American College of Cardiology，2011，57：2284-9.

［6］Sarkozy A，Chierchia G-B，Paparella G，et al. Inferior and lateral electrocardiographic repolarization abnormalities in Brugada syndrome. Circulation：Arrhythmia and Electrophysiology，2009，2：154-161.

［7］Rosso R，Kogan E，Belhassen B，et al. J-point elevation in survivors of primary ventricular fibrillation and matched control subjects：incidence and clinical significance. Journal of the American College of Cardiology，2008，52：1231-1238.

［8］Tikkanen JT，Anttonen O，Junttila MJ，et al. Long-term outcome associated with early repolarization on electrocardiography. The New England Journal of Medicine，2009，361：2529-2537.

［9］Antzelevitch C，Yan GX，Ackerman MJ，et al. J-wave syndromes expert consensus conference report：Emerging concepts and gaps in knowledge. Heart Rhythm，2016，13：e295-324.

［10］Siebermair J，Sinner MF，Beckmann BM，et al. Early repolarization pattern is the strongest predictor of arrhythmia recurrence in patients with idiopathic ventricular fibrillation：results from a single centre long-term follow-up over 20 years. Europace，2016，18：718-725.

［11］Patel RB，Ng J，Reddy V，et al. Early repolarization associated with ventricular arrhythmias in patients with chronic coronary artery disease. Circ Arrhythm Electrophysiol，2010，3：489-495.

［12］Haïssaguerre M，Derval N，Sacher F，et al. Sudden cardiac arrest associated with early repolarization. The New England Journal of Medicine，2008，358：2016-2023.

［13］Rosso R，Glikson E，Belhassen B，et al. Distinguishing "benign" from "malignant early repolarization"：the value of the ST-segment morphology. Heart Rhythm，2012，9：225-229.

［14］Yoon N，Hong SN，Cho JG，et al. Tpeak-tend interval as a marker of arrhythmic risk in early repolarization syndrome. Journal of Cardiovascular Electrophysiology，2019，30：2098-2105.

［15］Hisamatsu T，Ohkubo T，Miura K，et al. Association between J-point elevation and death from coronary artery disease—15-year follow up of the NIPPON DATA90. Circulation Journal，2013，77：1260-6.

［16］Sinner MF，Reinhard W，Muller M，et al. Association of early repolarization pattern on ECG with risk of cardiac and all-cause mortality：a population-based prospective cohort study（MONICA/KORA）. PLoS Medicine，2010，7：e1000314.

［17］Wu HJ，Sun HY，Wu W，et al. Properties and molecular determinants of the natural flavone acacetin for blocking hKv4.3 channels. PloS one，2013，8：e57864.

［18］Suh B，Park S，Shin DW，et al. Early repolarization is associated with significant coronary artery stenosis in asymptomatic adults. Atherosclerosis，2016，245：50-3.

［19］Hasegawa K，Miyazaki S，Morishita T，et al. A slower heart rate and therapeutic hypothermia unmasked early repolarization syndrome in a ventricular fibrillation survivor. International Heart Journal，2019，60：185-188.

第五节　原发性进行性心脏传导疾病

【概述】

进行性心脏传导疾病（progressive cardiac conduction disease/defect，PCCD）是具有遗传特征，以心脏传导系统特别是希浦系统出现进行性传导障碍，最后引起完全性房室传导阻滞、晕厥，甚至心脏性猝死的疾病。首先报道于1964年，又以最先报道者名字命名为Lenègre-Lev疾病（人类孟德尔遗传学登记号为 no. 113900），是一种心脏传导系统的退行性变，可以是功能性异常，可不伴或伴有心脏结构性异常[1-2]。PCCD疾病的名称尚不统一，归纳这些名称包括：特发性双束支纤维化（idiopathic bilateral bundle branch fibrosis），这一名称符合该病最初病变的特征；原发性房室传导阻滞（primary atrial ventricular block），这一名称符合该病进展结果，但早期仅有束支传导阻滞时，这一名称不够恰当；原发性心脏阻滞（primary heart block）、原发性慢性传导阻滞（primary chronic block）等名称都不能够确切代表本病的进展过程。在随后很长一段时间该病被称为原发性传导障碍疾病（primary conductive system disease）。近年来，又称其为孤立性心脏传导阻滞（isolated cardiac conduction disease，ICCD）、SCN5A 等位基因性心律失常等[3]。

PCCD 的发病率还不清楚，原因是多数已经发病的患者虽然表现为单支或双支传导阻滞及心电图改变，但因无症状常不就医，而发展为高度及三度传导房室阻滞并出现明显症状的只是部分患者。目前认为：PCCD 不是十分罕见的心脏传导系统疾病，因为最早的典型表现为单纯右束支传导阻滞，而 < 50 岁的健康成年人中单纯右束支传导阻滞的发病率约 1%，这些患者部分存在家族性心脏传导障碍[3-4]。

PCCD 多为基因突变相关的遗传性传导疾病，合并与不合并器质性心脏病患者的突变基因类型不同，不合并器质性心脏病的 PCCD 相关突变基因主要为离子通道和传导功能相关的基因，如 SCN5A、SCN1B、SCN10A、TRPM4 和钾、钙通道基因等，合并器质性心脏病的 PCCD 相关突变基因主要为转录因子、结构蛋白相关基因，如 LAMP2、PRKAG2、LMNA、TBX5 等[5]。目前已知的可能与 PCCD 相关的突变基因超过 20 种，以 SCN5A 突变相关 PCCD 的研究最多[5]。

1999 年 J. J. Schott 等[6]首先报道一个法国家系中存在 SCN5A 突变，该家系成员存在多种传导异常疾病，包括右束支传导阻滞、左束支传导阻滞、房室传导阻滞，并且严重性随年龄增长而增加。患者心肌细胞钠电流密度并未发生改变，而出现钠通道动力学的失活，因此认为 PCCD 是 SCN5A 钠通道基因相关性疾病[7]。SCN5A 基因敲除后的纯合子小鼠死于子宫内，杂合子小鼠能够正常存活，表现为随鼠龄增加的 PR 间期、QRS 波进行性延长，伴传导束纤维化，这与 PCCD 的典型表现类似[8]。

SCN5A 基因突变使钠离子通道的功能降低可能是 PCCD 的病因，SCN5A 基因突变影响 Na^+ 的快速内流，从而改变动作电位 0 相，减慢快反应细胞电活动的传导，包括浦肯野细胞和心房及心室肌细胞。SCN5A 基因的突变可使心脏钠通道发生功能增强或降低的表型，功能降低时 Na^+ 内流减少和失活加速，是引起传导障碍的主要原因，如 SCN5A 基因发生 G514C 突变时，钠通道的激活需要的电压幅度增大，而失活更快，可激活的钠通道数量显著减少，心电图表现为 QRS 波增宽，单束支传导阻滞，双束支传导阻滞，最后发展为完全性房室传导阻滞[7]。而 PCCD 表现

为随年龄增长传导阻滞程度进行性加重的原因，可能与继发性传导系统的纤维化有关，也可能与青少年激动在心肌内的传导所需要钠电流幅度相较于中老年人为小有关[9]。

SCN5A 基因突变相关的疾病较多，与 PCCD 患者合并其他离子通道病相关，当两种钠通道相关的疾病同时存在时，称为钠通道重叠综合征，例如 PCCD 合并 Brugada 综合征。在 Brugada 综合征家系中，可同时出现室内传导异常，包括右束支传导阻滞、双束支传导阻滞和严重的房室传导阻滞，而需要植入心脏起搏器。因此，对患者要进行定期心电随访，确定其是否与 SCN5A 突变相关的其他疾病同时出现。

SCN5A 相关 PCCD 的外显率约 40%，不同患者表现差异大，其分子机制尚不明确，可能与基因突变位点、翻译后修饰和环境等因素的影响有关[5]。目前已知调控 SCN5A 基因表型多态性的位点与 SCN5A 的功能相关，如 SCN5A-H558R 导致钠通道转运异常，而 SCN5A-R1193Q 多态性则减轻了无意义突变 W1421X 所带来的不利影响。体外实验表明：SCN5A 相关 PCCD 表现为 NaV1.5 通道激活曲线右移；突变导致峰钠电流幅度降低超过 90% 者比少于 90% 者的传导阻滞更为严重。目前 SCN5A 相关的基因突变位点超过 800 个，75% 为无义突变（可浏览 http://www.hgmd.cf.ac.uk/ac/gene.php?gene = SCN5A），与 PCCD 相关的突变为钠通道功能缺失型的突变，评估突变对峰钠电流的影响，对预后和治疗都具有指导意义[10]。

【临床表现】

1. 心电表现

PCCD 的心电图改变多集中在束支传导障碍，此外为 PR 间期延长、P 波增宽等。典型的心电图表现为束支传导阻滞进行性加重，即初期为单束支传导阻滞（以右束支为主），可呈逐渐加重表现，随后发展为双束支传导阻滞，最后到高度或完全性房室传导阻滞[3]。

（1）右束支传导阻滞：PCCD 最早的心电图改变，可以是完全性或者不完全性，部分患者可不进展，部分患者则表现为进行性加重，逐渐出现左束支受累或者右束支传导阻滞的程度加重。PCCD 患者右束支传导阻滞与单纯家族性右束支传导阻滞不同之处在于，单纯家族性右束支传导阻滞不伴有传导异

常的逐渐进展，而 PCCD 的传导阻滞呈进行性加重。

（2）双束支传导阻滞：可由右束支传导阻滞发展而来，也可能在初期就存在，受累部位多在希浦系统远端，多数为左前分支阻滞。根据传导系统的受累特点，可以分为两型。Ⅰ型：右束支伴左前分支阻滞，最后发展为完全性传导阻滞；Ⅱ型：仅有左后分支阻滞伴窦性心动过缓，最后发展为完全性传导阻滞。如进行电生理检查可发现 HV 间期 > 60 ms，发展为高度房室传导阻滞的危险性增高。

（3）高度房室传导阻滞：可能呈持续性或间歇性，如普通心电图仅表现为束支传导阻滞，动态心电图检测发现合并高度房室传导阻滞的存在。

（4）PR 间期延长、P 波增宽、窦性心动过缓：突出特点也是进行性加重，可能与 PCCD 相关 SCN5A 及 TRPM4 等基因突变引起去极化速度减慢和窦房结钠钙离子异常造成的自律性降低有关。合并心脏结构改变和快速性心律失常时，可出现相应心电学表现。

2. 临床特征

PCCD 患者发病主要有 3 个危险阶段[11]：新生儿期、青春期和中年期。发病越早的患者严重传导障碍也出现得越早，新生儿就已发病者可引起新生儿猝死。发病男性多于女性。仅有束支传导阻滞时往往无任何症状，也常不就医，而发展为高度房室传导阻滞后可有活动后心悸、胸闷、晕厥甚至猝死等表现。PCCD 多数单独存在，不合并结构性心脏病，也有患者合并有传导系统以外的基因突变，可合并肥厚型心肌病、扩张型心肌病等，此类患者易发展为心力衰竭，发生晕厥及猝死的危险性更高。

3. 危险分层[11-12]

①双束支传导阻滞伴一度房室传导阻滞、高度房室传导阻滞的患者更易发生猝死；②已经发展为高度房室传导阻滞、有晕厥病史的患者更易发生猝死；③基于基因型的危险分层尚无明确证据，明确的是 LMNA 突变者发生恶性心律失常的风险可能更高；位于 SCN5A N 端的突变可能危险性更高，C 端突变相对不危险[13]；突变引起钠电流降低 > 90%，危险性可能更高[5]。

【辅助检查】

1. 12 导联静息心电图

有助于发现心电异常，特别是从首次检查开始的连续心电图随访结果，发现存在进行性加重的束支传导阻滞及 PR 间期延长等特征性心电图表现；存在双束支传导阻滞时有必要做动态心电图，证明是否存在不同程度的房室传导阻滞。

2. 经胸超声心动图

明确是否存在结构性心脏病，存在器质性心脏病不能完全排除 PCCD，有条件者可以进行心脏磁共振检查明确传导束纤维化的表现。

3. 基因测序

对于儿童及青少年发病，以及有严重传导异常、起搏器植入、猝死等家族史的患者，有必要做基因测序，目前明确的致病基因至少包括 SCN5A、LMNA 等[12, 14]。推荐的检测基因主要是 SCN5A。

【诊断】

诊断标准[11]：年龄 < 50 岁者出现无明确原因的进行性心脏传导异常，心脏结构正常且无骨骼肌疾病，应考虑诊断 PCCD，有家族史更支持诊断。

本病诊断需从以下几方面考虑[15-16]：

（1）发病特征：本病的发病年龄偏低，常在 40 岁前就出现右束支传导阻滞的心电图改变，甚至在新生儿和儿童时期发病，并随年龄增长心脏传导障碍进行性逐渐加重。此外，患者可能有明显的家族史，有家族聚集性倾向，应加强家族成员的筛查。

（2）心电图特征：心电图最初改变常为右束支传导阻滞，此后传导阻滞进行性加重表现在两个方面：一是"纵向"的逐渐加重，即可能逐步进展为双束支传导阻滞和三度房室传导阻滞；二是"横向"的逐渐加重，即右束支传导阻滞的 QRS 波时限逐渐增宽。一旦发现这些特征时，应做出诊断。PR 间期的进行性延长是心电图的另一特征。

（3）临床特征：本病在单束支及双束支传导阻滞阶段，一般无临床症状。发生间歇性或慢性高度和三度房室传导阻滞时，可能突然出现脑缺血症状，发生黑矇、晕厥、阿-斯综合征等。

（4）排除其他心血管疾病：一般不合并其他心血管疾病，起病年龄大的类型可合并结构性心脏病，当患者出现结构性心脏病，特别是心力衰竭表现时，需做基因检测明确是否有相关致病基因，如有 LMNA 等致病基因，因为 LMNA 突变可出现扩张型心肌病和室速等。

（5）遗传学背景：常见的 PCCD 相关基因（定义为在 5% 的患者中有致病基因的突变）是 SCN5A、TRPM4（有心脏结构异常的患者）和 LMNA（有心力衰竭的患者）。

【鉴别诊断】

1. 单纯右束支传导阻滞

在普通人群中右束支传导阻滞并不少见，随着体检普及，PCCD 患者有机会在无症状时即被发现心电图异常，尽管中青年单纯右束支传导阻滞可有遗传倾向，但是与 PCCD 相比，单纯右束支传导阻滞患者阻滞程度一般不会进展加重。鉴别需要定期进行心电图检查。

2. Lenegre 病与 Lev 病

是 PCCD 的两种亚型，两者界限不是非常清楚，如果不能区分，可集中诊断 PCCD。前者的发病年龄一般 < 40 岁，甚至新生儿出现束支传导阻滞，阻滞位置在右束支及左束支分支或更远端，病变范围弥漫，逸搏频率较低，遗传倾向明显。Lev 病则多见于中老年（> 40 岁），束支传导阻滞发生于左束支近端及邻近希氏束，范围局限，可无明显遗传倾向。

3. 母体抗体相关自身免疫性先天性心脏传导阻滞

由于母体存在的抗 SSA/Ro 和抗 SSB/La 抗体分子量小，可通过胎盘进入胎儿体内，从而损害心脏传导系统，造成传导异常，引起永久性心脏传导阻滞，也可增高宫内死亡和新生儿死亡率。胎儿和（或）新生儿的总体发病率为 1∶（20 000 ~ 30 000）。抗体阳性的母亲首胎儿的发病率为 1% ~ 2%，但再次怀孕时胎儿发病率达到 15.8%。应对孕妇进行抗体检测，对高危胎儿进行超声心动图和胎儿心电学检测。从孕 10 周到出生给予羟氯喹可大幅降低发生率，激素对部分进展快速者有效。

4. 原发性扩张型心肌病伴束支传导阻滞

原发性扩张型心肌病患者可伴传导系统受损，远端的束支系统易受损，与 PCCD 类似，两者的鉴别主要依靠超声心动图。

【治疗】

本病的初期或早期，患者可能很长一段时间仅有右束支传导阻滞或合并左前分支阻滞，由于束支传导阻滞本身并不引起明显的血流动力学异常，而且束支传导阻滞本身也无特异性的药物治疗，因此，单纯束支传导阻滞不需进行治疗。因本病随年龄增长，传导阻滞进行性加重，故应至少每年进行一次静息心电图检查，发病年龄早的预后更差，应缩短检查间隔。

1. 药物治疗[11]

本病可合并其他 SCN5A 突变相关疾病，以 Brugada 综合征最为常见，部分患者可有房性或室性早搏，因此当患者需要应用抗心律失常药物时，应注意药物对心脏传导系统的影响，宜从小剂量开始，必要时予起搏保护。应用 I 类抗心律失常药物时，要注意室内传导阻滞的加重，故应在监护条件下使用，从小剂量开始。一旦出现房室传导阻滞，应立即停药。I b 类抗心律失常药物对晚钠电流选择性强，对心室内传导影响较小，但大剂量应用也可能诱发传导阻滞加重，应于密切监护下使用。II 类抗心律失常药物对室内传导影响相对小，因为 PCCD 对传导系统的影响相对广泛，常累及窦房结、房室结等部位，应慎用。III 类抗心律失常药物延长心肌细胞动作电位时程和有效不应期，延长 QT 间期，可能诱发房室传导阻滞等，应禁忌使用。IV 类抗心律失常药不会加重束支传导阻滞，但可能加重房室传导阻滞（维拉帕米等）。

血管紧张素转化酶抑制剂或血管紧张素 II 受体阻滞剂、他汀类药物、醛固酮受体拮抗剂可以抑制心肌纤维化进程，但是疗效不确切。对病情进展迅速者，可考虑激素治疗，这类药物可以增加钠离子内流，改善传导功能。

2. 起搏器治疗的建议[10]

有以下情况的 PCCD 患者应考虑植入永久性心脏起搏器：①高度或三度房室传导阻滞，有相关症状的二度 I 型或 II 型房室传导阻滞，均属于 I 类植入适应证；②双束支传导阻滞无论是否合并一度房室传导阻滞，都可能受益；③携带核纤层蛋白 A/C 基因突变的有左心室功能不全伴或不伴短阵室性心动过速的患者植入 ICD 可能有益。

3. 家族成员筛查

虽然对 PCCD 患者的家族成员进行临床和基因筛查的阳性率尚不明确，但是对 PCCD 突变阳性的家族成员进行筛查是非常有用的。当先证者一旦确诊，需要对一级家族成员进行充分的检查。先证者确定基因变异后，对其亲属进行基因分型，这样可以排除没有可能患 PCCD 的成员。总而言之，建议对家族成员用综合性的临床和基因检测来评估，了解 PCCD 疾病的遗传方式和其他心脏及非心脏病的表现。

【病例摘要】

患者，女，34 岁，1 年前心电图检查曾报告一度房室传导阻滞（AVB）及完全性右束支传导阻滞（CRBBB），无症状，未就诊。1 个月前出现间断心悸，伴胸闷、乏力，无明显憋气、活动耐量下降表现，坐位站起后出现头晕、随即意识丧失，出现晕厥，伴乏力、黑矇，无抽搐等表现，持续10余秒意识恢复。超声心动图未见异常，心肌酶水平及甲状腺功能未见异常。后平卧位两次出现晕厥，性质及程度和持续时间同前，多次心电图提示右束支传导阻滞（RBBB）伴一度AVB，与前对比可见QRS波逐渐增宽，伴间歇性三度房室传导阻滞，心室逸搏心率37次/分。无类似家族史。患者弟弟存在CRBBB、超声心动图示梗阻性肥厚型心肌病（HCM）。诊断为PCCD，植入永久起搏器（DDD型）。随访2年患者无上述类似症状发作。病例详细资料见二维码数字资源3-5。

数字资源3-5

（林明杰　吴　林）

【参考文献】

[1] Lev M，Kinare SG，Pick A. The pathogenesis of atrioventricular block in coronary disease. Circulation，1970，42：409-425.

[2] Lenegre J. Etiology and Pathology of Bilateral Bundle Branch Block in Relation To Complete Heart Block. Prog Cardiovasc Dis，1964，6：409-444.

[3] 郭继鸿. Lenegre病. 临床心电学杂志，2006：287-297.

[4] Eriksson P，Hansson PO，Eriksson H，et al. Bundle-branch block in a general male population：the study of men born 1913. Circulation，1998，98：2494-2500.

[5] Asatryan B，Medeiros-Domingo A. Molecular and genetic insights into progressive cardiac conduction disease. Europace，2019，21：1145-1158.

[6] Schott JJ，Alshinawi C，Kyndt F，et al. Cardiac conduction defects associate with mutations in SCN5A. Nat Genet，1999，23：20-21.

[7] Tan HL，Bink-Boelkens MT，Bezzina CR，et al. A sodium-channel mutation causes isolated cardiac conduction disease. Nature，2001，409：1043-1047.

[8] Royer A，van Veen TA，Le Bouter S，et al. Mouse model of SCN5A-linked hereditary Lenegre's disease：age-related conduction slowing and myocardial fibrosis. Circulation，2005，111：1738-1746.

[9] Baruteau AE，Behaghel A，Fouchard S，et al. Parental electrocardiographic screening identifies a high degree of inheritance for congenital and childhood nonimmune isolated atrioventricular block. Circulation，2012，126：1469-1477.

[10] Li G，Woltz RL，Wang CY，et al. Gating properties of mutant sodium channels and responses to sodium current inhibitors predict mexiletine-sensitive mutations of long QT syndrome 3. Front Pharmacol，2020，11：1182.

[11] 胡大一，郭继鸿，刘文玲，等. 遗传性原发性心律失常综合征诊断与治疗中国专家共识. 中华心血管病杂志，2015，43：5-21.

[12] Priori SG，Wilde AA，Horie M，et al. Executive summary：HRS/EHRA/APHRS expert consensus statement on the diagnosis and management of patients with inherited primary arrhythmia syndromes. Europace，2013，15：1389-1406.

[13] Baruteau AE，Kyndt F，Behr ER，et al. SCN5A mutations in 442 neonates and children：genotype-phenotype correlation and identification of higher-risk subgroups. Eur Heart J，2018，39：2879-2887.

[14] Musunuru K，Hershberger RE，Day SM，et al. Genetic testing for inherited cardiovascular diseases：a scientific statement from the American Heart Association. Circ Genom Precis Med，2020，13：e000067.

[15] 刘文玲，向晋涛，胡大一，等.《晕厥的诊断与治疗指南（2009年版）》详解. 中国心脏起搏与心电生理杂志，2010，24：4-11.

[16] 葛堪忆，曾辉，张莉. Lenegre病一例. 中华心律失常学杂志，2006：463-464.

第六节　儿茶酚胺敏感性室性心动过速

【概述】

儿茶酚胺敏感性室性心动过速（catecholaminer-gicpolymorphic ventricular tachycardia，CPVT）是一种对儿茶酚胺刺激敏感的遗传性心律失常综合征，特征为肾上腺素能刺激诱导的双向性或多形性室速，可能恶化为室颤，发作时表现为晕厥，甚至心脏性猝死（sudden cardiac death，SCD）[1]。CPVT在普通人群的发病率约为1/10 000，但是由于患者不发作时心电图基本正常，心脏影像检查也无结构异常，误诊和漏诊率均较高，导致其发病率难以估计，我国仅有部分病例报道，缺乏发病率的真实数据[1]。CPVT发病主要见于儿童和青少年，恶性程度高，未经治疗的患者，50岁以前80%会发生晕厥，死亡率可达30%～50%。通过改变生活方式、药物治疗或器械干预，能够显著改善患者的症状发作，预防猝死发生。2015年遗传性心律失常综合征诊断与治疗中国专家共识[2]和2020年室性心律失常中国专家共识[1]均对CPVT的诊断和治疗有介绍和推荐。

1. 遗传学机制

CPVT的病因基本明确，与编码心肌细胞内，特别是肌浆网钙转运相关蛋白的基因变异有关，主要包括编码下列5种蛋白的基因突变：雷诺丁受体（RYR2，CPVT1）、集钙蛋白（CASQ2，CPVT2）、反式2，3烯酰辅酶A还原酶样蛋白（TECRL，CPVT3）、钙调蛋白（CALM1-3，CPVT4）和三合蛋白（TRDN，CPVT5）的基因。其中CPVT1和4呈常染色体显性遗传；CPVT2、3和5呈常染色体隐性遗传。目前发现有160余种RYR2基因突变与CPVT1患者相关，RYR2、CASQ2和TRDN三种基因突变占CPVT患者的60%～70%。CPVT基因突变有家族聚集性，也存在新突变。其他与CPVT发病相关的新的基因也有陆续报道[1, 3]。

2. 电生理学机制

CPVT相关基因突变造成心肌细胞舒张期肌浆网钙释放异常，引起胞质钙浓度增加，激活细胞膜Na^+-Ca^{2+}交换体，从细胞内排除1个Ca^{2+}到细胞外的同时换取3个Na^+进入细胞，由于这个离子交换造成一个净正向内向电荷，形成瞬时一过性去极化内向电流（I_{ti}），产生延迟后除极（delayed afterdepolarization，DAD），诱发触发活动，产生早搏或心动过速。运动或者情绪激动使交感神经末梢儿茶酚胺释放增加，激活交感神经β1受体，而后通过激活PKA（cAMP依赖蛋白激酶），磷酸化L型钙通道和受磷蛋白，分别促进Ca^{2+}进入细胞和肌浆网更多摄取Ca^{2+}，造成细胞内钙超载，加重钙促钙释放异常，从而形成恶性循环，造成DAD相关的心律失常发作。CPVT患者的典型心电图表现为双向性室速或多形性室速，甚至室颤（图3-6-1）[4]，其他常见的心电图表现还有窦性心动过缓和房性心律失常[3]。

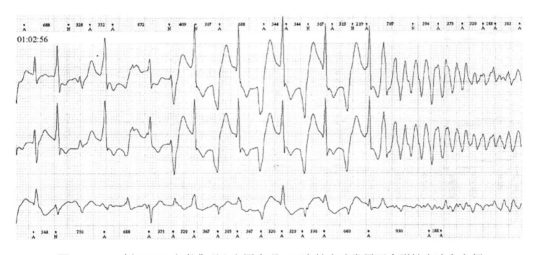

图 3-6-1 一例CPVT患者典型心电图表现：双向性室速发展至多形性室速和室颤

（1）双向性室性心动过速（室速）：目前认为CPVT合并的双向性室速起源于浦肯野纤维。电生理标测可见双向性室速来源于心脏左右心室的不同部位，呈往复式的电活动（"乒乓"理论），由于电活动传导通路相同，描记出心电图左心室、右心室或左前和左后分支交替性图形的RR节律基本相等的双向性室速[5]。动物实验中，在$RYR2/RYR2^{R4496C}$的杂合子突变小鼠中，浦肯野细胞发生自发DAD事件，并在高频刺激下形成触发活动，小鼠在肾上腺素诱发下发作双向性室速，化学消融浦肯野纤维可使双向性室速转变为单向性室速，证实RYR2突变的浦肯野纤维在形成CPVT双向性室速中可能发挥重要作用。研究发现CPVT患者流出道的室早占75%，并且这些患者大多携带RYR2基因突变。

（2）窦性心动过缓：携带 *RYR2* 突变的患者中 20% 存在窦性心动过缓[6]，表 3-6-1 为一组 CPVT 与健康人心率的对照，说明 CPVT 患者中窦性心率明显慢于正常同龄人群。其机制可能与相关基因突变造成细胞内钙超载，引起窦房结细胞凋亡和纤维化有关[3]。另外，窦房结变时功能不全增加 CPVT 患者室性心律失常事件发生风险，心动过缓增加舒张期自发性钙释放，重塑心肌细胞钙钟，从而加重心室肌细胞自发性电活动[7]。这也是阿托品显著降低 CPVT 患者运动试验中室性心律失常事件发生率的原因[8]。

表 3-6-1　CPVT 与健康人的心率对照

	CPVT 患者心率	健康对照心率	*P* 值
年龄 ≤ 16 岁	（68±13）次 / 分	（100±13）次 / 分	＜ 0.001
年龄 ＞ 16 岁	（65±13）次 / 分	（72±7）次 / 分	＝ 0.02
U 波 ≥ 1 mm	23%	3%	＜ 0.005
3 个导联以上均有 U 波	36%	16%	＜ 0.01

临床观察到窦性频率愈慢，心律失常的恶性度愈高，发生心脏事件的概率也愈大。部分患者可合并房室结传导功能异常。

（3）房性心律失常：CPVT 患者中 15% ～ 20% 可发生房性心律失常，包括房性早搏、心房扑动和心房颤动等，其机制可能与 RyR2 介导的肌浆网异常钙释放引起心房肌细胞 DAD 有关[6, 9]。

【临床表现】

发病主要见于儿童和青少年，运动或情绪激动时出现心悸、晕厥或者猝死，约 30% 患者有运动相关的晕厥、抽搐和猝死家族史。静息心电图可正常，心脏影像学检查正常。运动试验可诱发双向性室速或多形性室速，运动试验具有高度重复性，在一定阈值心率下诱发双向性早搏或双向室速，一旦出现明确的双向性心律失常应停止运动；可用来评价药物疗效。部分患者合并窦性心动过缓（约 20%）、窦性停搏，甚至房室传导阻滞。心电图上可记录到 U 波发生率高，房性心律失常，如房性早搏、房性心动过速（房速）、心房扑动和心房颤动的发生率为 15% ～ 20%[1, 6, 9]。

【辅助检查】

诊断主要依据运动试验，阳性率 60% ～ 90%，重复性好，是诊断的金标准。常规心电和 Holter 心电图可记录到与运动或交感兴奋相关和随心率增快而出现的多形性室早（特别双向性室早）、双向性室速、多形性室速等典型心电表现（图 3-6-2），也可见缓慢性心律失常，如窦房结功能不全甚至房室传导阻滞等表现。心内电生理程序刺激诱发率较低，不建议使用。肾上腺素或异丙肾上腺素激发试验诱发率低（30% ～ 40%），敏感性虽低，但特异性高，有一定诱发严重心律失常的风险。植入式动态心电图较少应用。基因检测推荐 *RYR2* 和 *CASQ2* 筛查。

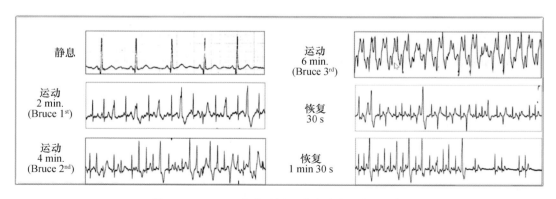

图 3-6-2　CPVT 患者平板运动试验中心电图示例

在运动试验过程中，随着心率逐渐增快，心电监测可逐渐出现偶发室早、频发室早、双向性成对室早，有诊断意义，继续增加运动量有发生非持续性室速、双向性室速、持续性室速、心室颤动的风险。心律失常发生常有相对固定的心率阈值，一般为 120～130 次／分，重复测定这个心率阈值可用于评价药物的疗效。停止运动后随心率逐渐下降，心电异常可逐渐恢复到运动前的状态，运动试验诱发心律失常的重复性高，运动诱发的房性心律失常特别是多源性房速、心房颤动等也是 CPVT 相关的心电表现[2]，运动中应实时观察心电变化，需要把握运动量，出现特征性表现即可终止试验。

【诊断】

符合以下任意一项标准者可诊断 CPVT[1]：①年龄＜ 40 岁，心脏结构和静息心电图正常，不能用其他原因解释的与运动、情绪激动或儿茶酚胺相关的双向性室速或多形性室速；②携带致病性基因突变的患者（先证者或家庭成员）；③年龄＞ 40 岁，心脏结构和冠状动脉无异常，静息心电图正常，不能用其他原因解释的由运动、情绪激动或儿茶酚胺刺激诱发的双向性室速或多形性室速。

【鉴别诊断】

（1）癫痫：CPVT 表现为晕厥和抽搐，辅助检查多正常，易误诊为癫痫，发作时心电学检查发现特征性心律失常可以鉴别[4]。因误诊造成的平均延误诊断时间＞ 2 年。

（2）儿茶酚胺相关的心律失常，在 LQT1、LQT2、ARVC 和 HCM 均可见到

根据相关特征性临床及心电表现可鉴别。

（3）Andersen-Tawil 综合征：为 KCNJ2 基因突变引起的遗传性长 QT 综合征 7 型，以 QTU 间期延长、周期性麻痹及发育异常为特征，心电图可出现明显 U 波及双向性室速，U 波振幅高，且有特殊面容，可以鉴别。

（4）其他：双向性室速也可见于长 QT 综合征 8、14 型等，洋地黄和乌头碱中毒等。

【治疗】

1. 危险分层

尚无 CPVT 的危险分层标准，提示心律失常事件危险性增高的情况包括：既往 SCD 发作史；起病年龄小；合并神经系统表现；CASQ2 纯合子突变；未服用 β 受体阻滞剂[2, 10]。RYR2 基因突变类型与疾病严重程度无明显关联。

2. 生活方式改变

避免或限制竞技性运动和剧烈活动，避免精神紧张。患者自身及接触人员能正确认识本病，学习心肺复苏术。积极的治疗可显著降低死亡率，改善预后，提高生活质量。药物治疗的依从性和剂量对预后有重要的影响，因此应强调按时服药、密切随访并根据患者年龄及体重增长和发病情况调整用药剂量及整体治疗方案。

3. 患者管理

运动或情绪均可诱发心律失常事件，应予避免；医生和家属对确诊患者进行心理辅导，减少精神压力；所生活的环境应具备及时实施心肺复苏和能够及时到医院接受抢救的条件；对于接受规范足量治疗，特别是运动试验阴性患者的体育锻炼及运动量，目前尚无明确建议。有研究表明确诊 CPVT 的运动员在接受药物、植入 ICD 等措施后仍坚持运动者在随访过程中，心律失常事件发生率与非运动员无明显差异（3/21 vs. 6/42，P = 1.00）[11]。患者多为儿童和青少年，不应该完全禁止运动，而应充分告知利弊，与家属、患者共同商议决定[12]。

4. 药物治疗

β 受体阻滞剂是一线治疗选择（Ⅰ B 类推荐），必要时推荐 β 受体阻滞剂、普罗帕酮或氟卡尼联合应用（Ⅰ B 类推荐）[1]，特别是 β 受体阻滞剂已达到靶剂量或最大耐受量后仍有持续性室速或晕厥发作者应合并应用普罗帕酮。

（1）β 受体阻滞剂：选择使用无内在拟交感活性的 β 受体阻滞剂，首选为纳多洛尔，但是国内无药，可选择其他 β 受体阻滞剂如普萘洛尔（心得安）或长效选择性 β 受体阻滞剂美托洛尔缓释片。服药后应定期复查动态心电图和运动试验，明确心律失常发生前窦性心率的阈值，在日常生活中尽量避免心率增加到这个水平。运动试验中出现成对或连发室早，表明再次发生室性心律失常事件的可能性大，应调整治疗方案或加大剂量[2]。

（2）氟卡尼与普罗帕酮：氟卡尼可能通过抑制钠通道和肌浆网钙释放通道降低异常钙释放、DAD 和触发活动的发生，减少室性心律失常事件的发生[13-14]。氟卡尼单独或联合 β 受体阻滞剂能够显著降低患者日常和运动试验诱发的室性心律失常事件[15-16]，并

有效抑制房性心律失常的发生[9]，单用 β 受体阻滞剂疗效不佳或合并房性心律失常者，应该联合氟卡尼或普罗帕酮治疗。普罗帕酮与氟卡尼均是 Ic 类抗心律失常药物，体外实验、动物研究和个案报道证实普罗帕酮同样能够抑制室性心律失常和房性心律失常的发生率。临床上可用普罗帕酮替代氟卡尼[3]，但普罗帕酮的疗效需要临床进一步验证。

对合并缓慢性心律失常，如窦房结功能不全或 AVB 的患者应用 β 受体阻滞剂常难以达到目标剂量，尤其应注意与氟卡胺或普罗帕酮合用，根据心率变化情况精细调整 β 受体阻滞剂的剂量。

5. 交感神经切除

左侧或双侧交感神经切除通过抑制交感神经节去甲肾上腺素的释放来预防患者室性心律失常事件的发生。多中心研究表明足量药物治疗仍发生室性心律失常事件者，采用左侧交感神经切除显著降低室性心律失常的发生率（从 100% 降为 32%）[17]。对足量药物治疗疗效不满意患者，在有条件的中心可考虑行交感神经切除术[1]。

6. ICD 植入

存在 SCD 风险或药物治疗后仍有室性心律失常的难治性患者，指南推荐植入 ICD[1]。但最新研究提示[18]，对存在 SCD 病史的患者，植入与不植入 ICD 相比，并不降低再发 SCD 事件，不恰当放电发生率则显著增加。因此 ICD 植入需要慎重。无症状患者不推荐 ICD 治疗[19-20]。

【病例摘要】

患者，女，15 岁，因"间断运动中短暂意识丧失 3 年"入院。临床表现为 3 年来行走过程中突然发作的短暂意识丧失，发作时呼之不应、面色发青、嘴唇发绀，伴口吐白沫、牙关紧闭、四肢强直、小便失禁，持续 10 余分钟后，患者自行恢复意识，呕吐胃内容物，并感头晕、心慌、心悸，无胸痛、胸闷等不适；发作频率每半年 1 次到每日 2 次，性质与持续时间类似。既往无特殊病史，自幼不喜活动、不能耐受跑步、不能大声说话、易受惊吓。应用 β 受体阻滞剂后症状可好转。检查：动态心电图可见紊乱性房速、短阵室速、多形性和双向性室速每日发作；多次超声心动图未见心脏结构及功能异常；头颅 MRI、脑电图无异常。常规检查、肝肾功能、电解质、出凝血功能、甲状腺功能均正常。运动试验中，心率增快后出现房早、短阵房速、室早，及成

对、多源和双向性室早，部分呈二联律，即刻平卧后心律失常逐渐消失。基因检测发现 RYR2 基因的一个高度可疑变异位点。诊断为 CPVT。后经过调整生活方式，避免刺激；改用琥珀酸美托洛尔和普罗帕酮联合治疗，1 周及 3 个月后随访该患者未再发作晕厥，无明显心慌、心悸、头晕、黑朦等不适。24 h 动态心电图提示室速消失，室早显著减少。病例详细资料见二维码数字资源 3-6。

数字资源 3-6

（刘 念 吴 林）

【参考文献】

[1] 曹克将，陈柯萍，陈明龙，等. 2020 室性心律失常中国专家共识（2016 共识升级版）. 中国心脏起搏与心电生理杂志，2020，34：189-253.

[2] 胡大一，郭继鸿，刘文玲，等. 遗传性原发性心律失常综合征诊断与治疗中国专家共识. 中华心血管病杂志，2015，43：5-21.

[3] Wleklinski MJ, Kannankeril PJ and Knollmann BC. Molecular and tissue mechanisms of catecholaminergic polymorphic ventricular tachycardia. J Physiol, 2020, 598: 2817-2834.

[4] Pflaumer A and Davis AM. An update on the diagnosis and management of catecholaminergic polymorphic ventricular tachycardia. Heart Lung Circ, 2019, 28: 366-369.

[5] Baher AA, Uy M, Xie F, et al. Bidirectional ventricular tachycardia: ping pong in the His-Purkinje system. Heart Rhythm, 2011, 8: 599-605.

[6] van der Werf C, Nederend I, Hofman N, et al. Familial evaluation in catecholaminergic polymorphic ventricular tachycardia: disease penetrance and expression in cardiac ryanodine receptor mutation-carrying relatives. Circ Arrhythm Electrophysiol, 2012, 5: 748-56.

[7] Franciosi S, Roston TM, Perry FKG, et al. Chronotropic incompetence as a risk predictor in children and young adults with catecholaminergic polymorphic ventricular tachycardia. J Cardiovasc Electrophysiol, 2019, 30: 1923-1929.

[8] Kannankeril PJ, Shoemaker MB, Gayle KA, et al. Atropine-induced sinus tachycardia protects against exercise-induced ventricular arrhythmias in patients with catecholaminergic

polymorphic ventricular tachycardia. Europace，2020，22：643-648.

［9］Enriquez A，Antzelevitch C，Bismah V，et al. Atrial fibrillation in inherited cardiac channelopathies：From mechanisms to management. Heart Rhythm，2016，13：1878-1884.

［10］Pflaumer A，Wilde AAM，Charafeddine F，et al. 50 Years of catecholaminergic polymorphic ventricular tachycardia（CPVT）-time to explore the dark side of the moon. Heart Lung Circ，2020，29：520-528.

［11］Ostby SA，Bos JM，Owen HJ，et al. Competitive sports participation in patients with catecholaminergic polymorphic ventricular tachycardia：A single center's early experience. JACC Clin Electrophysiol，2016，2：253-262.

［12］Etheridge SP，Saarel EV and Martinez MW. Exercise participation and shared decision-making in patients with inherited channelopathies and cardiomyopathies. Heart Rhythm，2018，15：915-920.

［13］Baltogiannis GG，Lysitsas DN，di Giovanni G，et al. CPVT：arrhythmogenesis，therapeutic management，and future perspectives. A brief review of the literature. Front Cardiovasc Med，2019，6：92.

［14］Liu N，Denegri M，Ruan Y，et al. Short communication：flecainide exerts an antiarrhythmic effect in a mouse model of catecholaminergic polymorphic ventricular tachycardia by increasing the threshold for triggered activity. Circ Res，2011，109：291-295.

［15］Kannankeril PJ，Moore JP，Cerrone M，et al. Efficacy of flecainide in the treatment of catecholaminergic polymorphic ventricular tachycardia：A randomized clinical trial. JAMA Cardiol，2017，2：759-766.

［16］Wang G，Zhao N，Zhong S，et al. Safety and efficacy of flecainide for patients with catecholaminergic polymorphic ventricular tachycardia：A systematic review and meta-analysis. Medicine（Baltimore），2019，98：e16961.

［17］De Ferrari GM，Dusi V，Spazzolini C，et al. Clinical management of catecholaminergic polymorphic ventricular tachycardia：The role of left cardiac sympathetic denervation. Circulation，2015，131：2185-93.

［18］van der Werf C，Lieve KV，Bos JM，et al. Implantable cardioverter-defibrillators in previously undiagnosed patients with catecholaminergic polymorphic ventricular tachycardia resuscitated from sudden cardiac arrest. Eur Heart J，2019，40：2953-2961.

［19］Bennett R，Campbell T and Kumar S. Catheter and device management of inherited cardiac conditions. Heart Lung Circ，2020，29：594-606.

［20］Shirai Y，Goya M，Ohno S，et al. Elimination of ventricular arrhythmia in catecholaminergic polymorphic ventricular tachycardia by targeting "catecholamine-sensitive area"：A dominant-subordinate relationship between origin sites of bidirectional ventricular premature contractions. Pacing Clin Electrophysiol，2017，40：600-604.

第七节　特发性心室颤动

【概述】

特发性心室颤动（idiopathic ventricular fibrillation，IVF）是一种少见且原因不明的恶性心律失常，患者无器质性心脏病，发作时心电图为多形性室性心动过速（polymorphic ventricular tachycardia，pVT）和心室颤动（ventricular fibrillation，VF），可引起反复发作的晕厥和心搏骤停（sudden cardiac arrest，SCA），甚至心脏性猝死（sudden cardiac death，SCD）[1]。

早在1929年，Dock就报道了首个高度怀疑为IVF的患者，但一直未引起学界的重视。1990年Viskin首次总结了IVF的临床特征。根据1997年欧美联合不明原因心搏骤停注册中心的专家共识（以下简称2017年共识）[2]，认为心室颤动患者经过全面筛查后，无明确基础及临床证据可解释其心律失常发生的原因，即可诊断IVF。2013年美国心律学会（HRS）/欧洲心律协会（EHRA）/亚太心律学会（APHRS）专家共识[3]指出，IVF指在排除了目前已知的致心律失常性疾病（如心源性、呼吸源性、代谢性及中毒等）之后的突发心搏骤停者，心室颤动的心电图证据是最可靠的诊断依据。2015年ESC关于室性心律失常的指南[4]，将IVF定义为在心脏结构正常的患者，经过详尽的临床检查和遗传学检测，仍旧无法确定病因的VF发作。总之，IVF是一种排除性诊断，随着对各种疾病的认识的不断进展，IVF的内涵发生了变化，病例数逐渐减少。过去部分诊断为IVF的患者，随着对相关疾病的深入认识和更精准的病因诊断之后，可更正诊断为：长QT综合征（long QT syndrome，LQTS）、短QT综合征（short QT syndrome，SQTS）、儿茶酚胺敏感性室性心动过速（catecholaminergic polymorphic ventricular tachycardia，CPVT）、Brugada 综合征（Brugada syndrome，BrS）、早复极综合征（early repolarization syndrome，ERS）等在内的多种遗传性心律失常综合征，从而使诊断更精确（图 3-7-1）[5]。

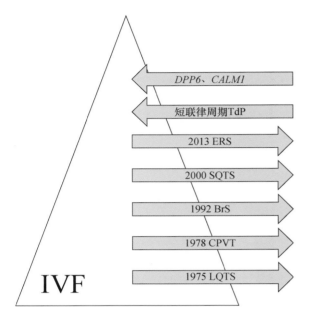

图 3-7-1 IVF 诊断的演变过程，多种疾病被排除或加入诊断范围。TdP：尖端扭转型室性心动过速[5]

由于 IVF 发病率低，幸存者相对少，常没有发作时心电图记录，因此有些病例确定诊断较困难，确切发病率难以确定。IVF 约占青少年 SCD 患者的 14%～23%[6]，院外 SCA 患者中的 5%～10%[7]。在需要植入 ICD 治疗且心脏结构正常的 SCA 幸存者中，占 8.4%～10.8%[8]。随着对遗传性心律失常认识的深入、检测手段的进步及诊断为特定类型的比例增高，预期 IVF 的占比会进一步减小。

IVF 的发病机制尚不明确，现认为希氏束-浦肯野纤维系统可能起重要作用[6-7]。绝大多数（85%）患者的室早起源于浦肯野纤维，仅少数患者室早的起源点位于右心室流出道。与 IVF 相关的基因突变包括 CALM-1、DPP6、IRX3 以及 RYR2 的突变，其中证实具有诊断价值的只有 DPP6 基因突变，DPP6 基因编码 I_{to} 电流的调控单位，正常情况下，其转录的 mRNA 水平在心内膜、外膜水平较一致，而 IVF 患者心外膜 DPP6mRNA 表达水平明显升高，约为正常的 20 倍，这使得浦肯野纤维 I_{to} 增强，心肌细胞复极异常，参与诱发 VF[6,8]。

VF 一旦发生，形成连续不断的折返，使心律失常持续，心脏结构的异质性（如正常心肌与纤维化）与折返活动的维持有关。IVF 患者一般不存在明显的心脏结构异常，但可能存在亚临床的心脏结构显微改变，因此在电生理检查中可诱发出 VF。高分辨率心脏电生理标测可发现心律失常形成的基质。部分患者的心外膜为主区域可标测到低电压区及碎裂电位，伴兴奋传导速度减慢，是折返形成的基础[6,8]。

【临床表现】

根据特征性的临床表现，重要的是需要排除其他诊断[1]。

（1）中年发病，男性多见：起病年龄 25～65 岁，首次发作的平均年龄为 35～45 岁，男性占 2/3。

（2）心律失常多在白天发作，较少发生在夜间，发作时间与 BrS 和 LQT3 型不同。发作诱因多与交感神经兴奋性增高有关，但不如 CPVT 那样关系密切，与精神刺激和劳累的关系不大。

（3）平时无症状，发作时多为心悸、头晕、晕厥等，猝死率高，电风暴常见。

（4）多无明确家族史，无家族聚集性。

（5）电图改变（图 3-7-2）

1）窦性心律时心电图多正常。

2）QT 间期正常或相对较短。

3）Tp-Te 间期指心电图上的 T 波顶点至终点的时间，反映心室复极离散度，在 IVF 患者多为正常。

4）早复极改变（early repolarization，ER）：阳性率高，合并存在时恶性室性心律失常发生率也较高。

5）室早联律间期短，常见 R-on-T 现象，在 VF 发生前更明显。

6）室早 QRS 波宽度常较窄（< 120 ms），与其起源于浦肯野纤维有关。若起源于左心室浦肯野纤维，呈右束支传导阻滞波形，起源于左前分支，电轴右偏，起源于左后分支则电轴左偏；若起源于右浦肯野纤维，则呈左束支传导阻滞波形，伴电轴左偏[6]。

7）触发多形性室速与心室颤动的室早形态常一致，而且随后的第 2 或第 3 个心室波形态都极为相似，提示室早与多形性室速和心室颤动的起源部位一致。

8）发作时心电图表现为 pVT/VF，单形性 VT 可排除 IVF 的诊断。室性心律失常可自行终止；每次发作的临床特征相似。

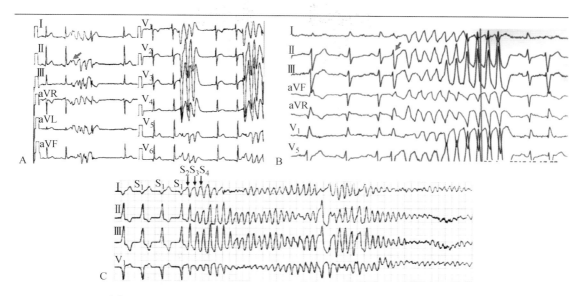

图 3-7-2 IVF 的心电图示例[1]。A、B. 短联律间期、窄 QRS 波的室早（箭头）诱发 pVT/VF。pVT/VF 的前三个室性 QRS 波形态相似；C. 心脏电生理检查可诱发 VF。刺激周长：S1 ～ S1 600 ms，3 次期外刺激的周长分别为 S1 ～ S2 240 ms、S2 ～ S3 190 ms、S3 ～ S4 220 ms，程序刺激后诱发 VF

【辅助检查】

IVF 是一种排除性诊断，在排除了目前已知的相关疾病之后才能做出 IVF 的诊断，故而辅助检查在 IVF 的诊断中有十分重要的地位[1, 5-6, 8]。

1. 心电图

12 导联心电图和 Holter 检查可初步排除原发性心律失常如 BrS、ERS、SQTS 等。

2. 血液生化检测

除外常规生化检测，需注意心肌酶、电解质、甲状腺功能等。

3. 毒物筛查，如洋地黄、乌头碱等

4. 影像学检查

包括胸部 X 线、超声心动图、冠状动脉（必要时心室）造影、心脏 MRI 等。对年轻（< 45 岁）、冠心病风险不高者可考虑冠状动脉 CTA 或 MRA 等。

5. 激发试验，用于排除可引起 SCA 的其他疾病

（1）乙酰胆碱 / 麦角新碱激发试验：诱发冠状动脉痉挛性心肌缺血。

（2）钠通道阻滞剂：诱发 BrS 心电图改变。

（3）肾上腺素试验：用于 LQTS 合并心律失常的诱发。

（4）运动试验：用于 CPVT 的鉴别诊断。

6. 电生理检查

IVF 患者 VF 诱发的阳性率高，每次诱发的室性快速性心律失常的发作形式和 QRS 波形态重复性高，多形性室速易于蜕变为心室颤动，多数患者的室早起源点位于浦肯野纤维网。

7. 基因检测

鉴于 IVF 的遗传性背景尚不明确，致病性变异基因检出率较低（2% ～ 17%），且可能检测出大量意义不明的变异，故 2013 年 HRS/EHRA/APHRS 专家共识认为[3]，若临床评估排除了遗传性心律失常综合征，可不进行心脏全基因组筛查。

【诊断】

IVF 患者的晕厥与心律失常相关，但难以记录到发作时心律失常的心电图证据。需要按常规诊断流程，排除所有可能的混杂因素后才可做出诊断。有自发性多形性室速和心室颤动发作心电图的，特别是短联律间期室早触发的 pVT/VF，可确立诊断，注意排除心肌缺血、BrS 及 SQTS 等合并的室速和心室颤动。

【鉴别诊断】

1. ERS

12 导联心电图中有 ≥ 2 个连续下壁或侧壁导联的 J 点抬高 > 1 mm，伴有心搏骤停幸存史或有记录到的 pVT/VF，伴或不伴 ST 段抬高均可诊断。早复极表现曾是 IVF 患者的常见心电图改变之一[5]；目前认为 ERS 是独立的疾病，详见第三节早复极综合征。

2. BrS

部分 BrS 患者不伴特征性右胸导联心电图三联

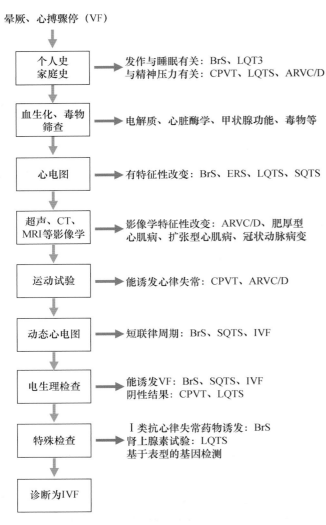

晕厥、心搏骤停（VF）

个人史
家庭史 → 发作与睡眠有关：BrS、LQT3
与精神压力有关：CPVT、LQTS、ARVC/D

血生化、毒物
筛查 → 电解质、心脏酶学、甲状腺功能、毒物等

心电图 → 有特征性改变：BrS、ERS、LQTS、SQTS

超声、CT、
MRI等影像学 → 影像学特征性改变：ARVC/D、肥厚型
心肌病、扩张型心肌病、冠状动脉病变

运动试验 → 能诱发心律失常：CPVT、ARVC/D

动态心电图 → 短联律周期：BrS、SQTS、IVF

电生理检查 → 能诱发VF：BrS、SQTS、IVF
阴性结果：CPVT、LQTS

特殊检查 → Ⅰ类抗心律失常药物诱发：BrS
肾上腺素试验：LQTS
基于表型的基因检测

诊断为IVF

图 3-7-3　IVF 的诊断流程[1, 6]

征，而且也同样多发生在中青年男性患者。鉴别要点：①BrS 患者静息心电图多数有右胸导联心电图（包括正常位置和高肋间）BrS 心电图的特征性 1 型改变；②Ⅰ类抗心律失常药物的激发试验可使 40% 的患者出现典型 1 型 BrS 心电图改变，可供鉴别[1]。

3. CPVT

室速和心室颤动引发心脏性晕厥，发作时常与交感神经兴奋有关。鉴别要点：①首次发病年龄：CPVT 首发年龄低，多见于儿童期发病。②运动试验中 CPVT 患者常诱发多源性室早、双向性室速、多形性室速甚至心室颤动，也可能诱发心房颤动等。诱发发作的条件有可重复性，而特发性心室颤动患者运动后室早可能增多、没有 CPVT 的诱发特征。③β 受体阻滞剂治疗反应良好者更倾向于诊断 CPVT[1]。

4. SQTS

两者相似点：①均有自发与诱发的多形性室速或心室颤动；②奎尼丁治疗均有效；③ICD 植入后都能发生 T 波超感知而引发误放电；④心率较慢时，QT 间期都不出现相应延长，这些相似点使两者鉴别存在困难。鉴别要点：主要依靠平时体表心电图 QT 与 QTc 间期的测定，多数 SQTS 患者的 QTc 间期 < 300 ms，而特发性心室颤动者 QTc 间期正常[1]。

5. 短联律间期室早伴右心室流出道室速

两者相似点：起源于右心室流出道的室速前者多见，多不伴器质性心脏病，短联律间期的室早可诱发室速。鉴别要点：①可存在典型的单形性室速，IVF 不发生单形性室速；②电生理很少诱发心室颤动，IVF 心室颤动诱发率高；③诱发室速的室早的短联律间期相对更短，而且不同起源室早的联律间期可有变化，而 IVF 患者室早的联律间期常较短且固定不变。

6. ARVC/D（致心律失常性右心室心肌病 / 发育不良）

是一种遗传性心肌病，因编码心肌细胞桥粒蛋白的基因突变，导致心肌细胞被纤维或脂肪组织替代，导致室性心律失常乃至 SCD，可合并右心室扩大和心力衰竭。由于其存在明显的心肌结构性改变，影像学检查可与 IVF 相鉴别。

【治疗】

1. ICD 治疗

IVF 患者的 pVT/VF 再次复发率较高，因而 ICD 是心脏性猝死二级预防最有效的方法（Ⅰ级），但目前尚无证据证明对一级预防的价值。由于术后不适当放电率较高（14% ~ 44%），可根据情况针对性进行辅助性药物治疗及射频消融室早以减少再次发作[1]。

2. 药物治疗[1]

（1）奎尼丁：抑制 I_{to}，在 1929 年和 1949 年就有用于治疗成功的报告，使 IVF 不再被诱发或预防再次发作。对已植入 ICD，或者因为植入禁忌及拒绝植入 ICD 的患者，可在电生理检查指导下经验性使用奎尼丁治疗（Ⅱb 类推荐）。

（2）异丙肾上腺素：可有效抑制 IVF 患者的电风暴，机制与其有效终止心动过缓依赖性 TdP 类似，可增强跨膜 L 型钙通道离子流，进而降低跨膜电压梯度，并通过增快心率减弱 I_{to} 电流的幅度。

（3）胺碘酮、β 受体阻滞剂、维拉帕米、利多卡因及美西律等抗心律失常药物应用后，在部分病例可预防再次复发或终止正在发作的电风暴，必要时可试用。

3. 射频消融治疗

对已植入 ICD，或者有 ICD 植入禁忌、拒绝植入 ICD 确诊为 IVF 的患者，若存在形态单一的室早，可考虑对室早及浦肯野电位进行射频消融（Ⅱb 类推荐）[7]。

4. 随访

随访过程中对患者心律失常风险的再评估有重要意义。由于 IVF 合并心律失常的发生与进展、IVF 概念的不断更新以及各种检测手段的进步，约 1/3 之前诊断为 IVF 的患者在随访中被修订为明确的诊断。对随访的推荐有限，在 1997 年共识中推荐对患者每年复查一次心电图、Holter 及超声心动图检查。后于 2016 年建议对 IVF 患者每两年筛查一次心电图、超声心动图，随访满 6 年后可适当延长随访间隔，并对患者的一级亲属筛查心电图、运动试验心电图及超声心动图[5]。

【病例摘要】

患者，男，29 岁，因"反复心悸、头晕 5 个月，多次 ICD 放电 1 天"入院[9]。5 个月前因静息条件下 VF 发作入院。冠状动脉造影、经胸超声心动图及心脏磁共振均正常。随后植入心内膜单腔 ICD 后出院，出院后无症状。入院一天前有发热及上呼吸道感染。患者生命体征、体格检查、血常规及电解质均正常。12 导联心电图提示频发短联律间期（< 240 ms）室早，呈左束支传导阻滞图形。院内再次发生晕厥，当时的心电图记录提示短联律间期室早触发 pVT。基因检测显示 RyR2 基因发生意义不明的错义突变。患者诊断为 IVF。经口服维拉帕米治疗室早，效果显著；心内电生理检查及右心室下间隔室早消融成功，预后良好。病例详细资料见二维码数字资源 3-7。

数字资源 3-7

（李槟汛　吴　林）

【参考文献】

［1］郭继鸿. 特发性室颤. 临床心电学杂志，2013，22：63-72.

［2］SG Priori. Survivors of out-of-hospital cardiac arrest with apparently normal heart. Need for definition and standardized clinical evaluation. Consensus statement of the joint steering committees of the unexplained cardiac arrest registry of europe and of the idiopathic ventricular fibrillation registry of the united states. Circulation，1997，95：265-272.

［3］Priori SG，Wilde AA，Horie M，et al. Executive summary：Hrs/ehra/aphrs expert consensus statement on the diagnosis and management of patients with inherited primary arrhythmia syndromes. Heart rhythm，2013，10：e85-108.

［4］elasco A，Stirrup J，Reyes E，et al. Guidelines in review：Comparison between aha/acc and esc guidelines for the management of patients with ventricular arrhythmias and the prevention of sudden cardiac death. Journal of nuclear cardiology：official publication of the American Society of Nuclear Cardiology，2017，24：1893-1901.

［5］Visser M，van der Heijden JF，Doevendans PA，et al. Idiopathic ventricular fibrillation：The struggle for definition，diagnosis，and follow-up. Circulation. Arrhythmia and electrophysiology，2016，9（5）：e003817.

［6］Haïssaguerre M，Duchateau J，Dubois R，et al. Idiopathic ventricular fibrillation：Role of purkinje system and microstructural myocardial abnormalities. JACC，2020，6：591-608.

［7］Almahameed ST，Kaufman ES. Idiopathic ventricular fibrillation：Diagnosis，ablation of triggers，gaps in knowledge，and future directions. The Journal of Innovations in Cardiac Rhythm Management，2020，11：4135-4146.

［8］Conte G，Giudicessi JR，Ackerman MJ. Idiopathic ventricular fibrillation：The ongoing quest for diagnostic refinement. Europace：European pacing，arrhythmias，and cardiac electrophysiology，2021，23：4-10.

［9］Beach LY，Goldschlager N，Moss JD，et al. Idiopathic ventricular fibrillation in a 29-year-old man. Circulation，2017，136：112-114.

第八节　婴幼儿猝死综合征

【概述】

1. 概述

心脏性猝死（sudden cardiac death，SCD）是各种原因导致猝死中最常见的类型，可以发生在各年龄段。婴幼儿猝死综合征（sudden infant death syndrome，SIDS）特指发生在年龄 1 岁以内的婴幼儿的猝死，是婴儿意外猝死（sudden unexpected infant deaths，SUIDs）的一种主要类型，经尸体解剖、全面的毒理学、微生物学、组织学等辅助检查，详尽的环境评估以及临床病史回顾，找不到明确病因，常发生于睡眠中，其诊断建立在排除其他病因的基础上[1-3]。在 1969 年西雅图第二届婴儿猝死病因国际会议上首次提出 SIDS 的概念，之后随着研究的深入和技术的发展，SIDS 的内涵被不断补充和完善；2013 年美国心律学会（HRS）、欧洲心律协会（EHRA）与亚太心律学会（APHRS）提出的遗传性心律失常专家共识[4]中，首次将 SIDS 归类为遗传性心律失常。

2. 流行病学资料

SIDS 在新生儿（小于 1 个月）中较少发生，其发病率在第 2 月至第 4 月逐渐达到最高值，随后又再下降，约 90% 发生在出生后 6 个月以内，8 个月之后较罕见。男女婴发病率之比约为 3：2，并且双胞胎的同时患病率明显较高[3]。

SIDS 的发病率高于 1 岁以上儿童或成人 SCD 的发病率，但引起的重视度不够高。不同国家报告的 SIDS 发生率有较大差异，爱尔兰报告的儿童猝死率在年龄为 1 ～ 4 岁时为 1.4/100 000，而 1 岁以内为 59/100 000。美国一项研究中 SCD 的年发病率在 1 ～ 4 岁为 3/100 000，1 岁以内则为 80/100 000。美国儿童 SIDS 的总发病率约为 49/100 000，是全美婴幼儿死亡的第三大病因，前两位原因分别是先天畸形与早产和低出生体重儿相关疾病[3]。由于对相关危险因素，如避免俯卧睡姿等，进行了有效的纠正，全世界 SIDS 发病率已明显下降[5]，但仍存在明显的种族差异：美国印第安人（96/100 000）及黑人（87/100 000）发病率最高，白种人（42/100 000）其次，拉丁裔（22/100 000）以及亚裔（20/100 000）

最低[2]。我国根据一项针对 1990—2008 年新生儿、婴幼儿和儿童的死亡率的统计，SIDS 约占儿童期总死亡率的 5%，约 92.5/100 000，低于肺炎与先天畸形，处于第三位[6]。总体来讲，我国基础婴幼儿保健水平还有待完善，更需要提高医务工作者及公众对于这一临床综合征的认识水平。

3. 发病机制

SIDS 的发病机制尚不明确，危险因素包括外在和内在原因两种，"三重风险模型"认为：在婴儿生长发育的某一关键时期（通常为第 2 ～ 4 个月），外在危险因素带有内在危险因素，造成婴儿发病[7]，见图 3-8-1。由于是多种因素共同作用，很难将 SIDS 归咎为某一个特定的病因，但这些因素的最终病理生理途径是相似的：存在心肺调节功能的失调以及自主觉醒困难[5]。

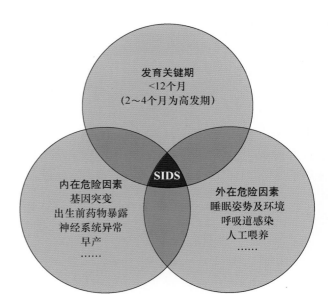

图 3-8-1　SIDS 发病的三重风险（triplerisk）模型

（1）外在危险因素：外在危险因素通常与低氧窒息相关。不当的睡姿是最主要的外在危险因素。俯卧睡眠使得婴儿重新吸入呼出的气体，降低散热，导致高碳酸血症、低氧血症以及体温过高。俯卧时婴儿的心率变异性（heart rate variability）降低，自主神经系统稳定性降低[8]。侧卧时由于睡姿不稳定，受到震动时容易转为俯卧，故而这两种睡姿导致

SIDS 的风险大小相近。仰卧位不仅可以减少以上情况，即使在患有胃食管反流的婴儿，也不会增加呛咳以及误吸的风险[3]。常见的其他外在危险因素还包括感染、人工喂养、环境温度过高、头部覆盖物、床垫过软以及和成人同床睡眠等[1-2、5]。

（2）内在危险因素：包括遗传因素及个体易感性，如早产、发育不良等，多与心肺稳态控制失调以及觉醒反应异常相关。基因异常导致遗传易感性，在发育过程中子宫内环境异常、暴露于烟草或药物等有害因子等导致功能和结构异常。神经系统，尤其脑干的异常，在 SIDS 病理生理机制中起着重要的作用，其中 5- 羟色胺（5-HT）网络异常最常见，见于 70% 左右 SIDS 患儿[3]，包括 5-HT 受体结合模式的改变，5-HT 合成限速酶色氨酸羟化酶 2（TPH2）含量减少，5-HT 能神经元结构异常等；基因多态性分析提示，在 SIDS 患者中，5-HT 转运体（5-HTT）基因表达及功能上调，可降低神经末梢 5-HT 的含量，最终导致 5-HT 网络兴奋性下降。由于脑干发育与 5-HT 网络密切相关，并且脑干对生理稳态、心肺功能调控有着关键作用，尤其是在睡眠状态下，故而 5-HT 网络异常影响脑干对这些重要生命活动的调控，尤其是在受到外界刺激（如低氧血症）时更加显著[3]。

吸烟是 SIDS 的独立危险因素，母亲孕期吸烟及产后婴儿暴露于烟雾环境中均显著增加 SIDS 的风险。尼古丁有强烈的神经致畸作用，可降低脑干胆碱能神经元和中缝隐核髓质 5-HT 能神经元表达，减弱孤束核（负责感觉整合）神经元的兴奋性，从而降低婴儿对低氧等刺激的反应，增加窒息的风险。而孕期饮酒和咖啡因与 SIDS 风险之间的关系尚不确定。

遗传性心律失常好发于青少年，并且患者通常无心脏结构性病变。鉴于 SIDS 为排除性诊断，一般的尸检也不能确定患者的基因突变，遗传性心律失常与 SIDS 之间的关系不容忽视。据估计，5% ~ 10% 死于 SIDS 的婴儿携带有心脏离子通道基因的突变[9]，已证明多种遗传性心律失常，如 LQTS、儿茶酚胺敏感性室性心动过速（CPVT）、Brugada 综合征等与 SIDS 相关[10]。这些基因突变能够直接，或与其他因素共同作用，导致患儿猝死；譬如，高碳酸血症可增大晚钠电流[11]，由于 SCN5A 相关突变导致的晚钠电流增大是 LQTS3 型的致病因素，并且 LQTS3 型本身好发于迷走神经张力较高的睡眠中[12]，LQTS3 型患儿如果血 CO_2 浓度升高可进一步加剧复极异常，促进室性心律失常和猝死的发生。

除了上述情形之外，SIDS 还与心肌病、代谢及线粒体疾病、呼吸功能障碍等多种异常状态有关，需要更加细致的分析。

【临床表现】

临床表现为猝死，少数可记录到恶性心律失常或心室颤动，一旦猝死之后，对病因的分析较为困难，需要对类似多种疾病有较全面的认识，进行适当的鉴别。

【辅助检查】

目前缺乏经济、有效的辅助检查手段以预测或监测 SIDS 发生的风险的大小。

1. 心电图

方便快捷，对离子通道病相关的 SIDS 有一定预警作用。但小儿心电图变异性大，心电图也并不是婴儿常规筛查项目，应用价值有限。

2. 实验室检查

包括毒理学、微生物学在内的多种检查，可排除其他病因。

3. 法医学检查

SIDS 的诊断需要大体尸检结果。尸检结果难以确定死因，但可发现一些异常改变。比如胸腺、脏层胸膜和心外膜点状出血见于 68% ~ 95% 的 SIDS 死亡病例；肺淤血、水肿和口鼻粉红色泡沫状分泌物等也较常见，提示在疾病终末期可能存在左心衰竭[13]。在我国由于社会及伦理因素，尸检开展难度大，大部分数据来自于国外文献。

4. 分子活检（molecular autopsy）

指对死者标本进行基因检测，通常使用大体尸检时采集的死者肝脏、血液等细胞成分较多的组织进行检测。对于确诊某些遗传性疾病，尤其是离子通道病，有十分重要的作用，还能根据分子活检的结果对家系成员进行基因验证，以预防更多悲剧的发生[10]。鉴于分子活检的重要性，澳洲学者于 2008 年发起了 TRAGADY 倡议，提议对所有 0 ~ 40 岁、不明原因猝死的死者进行分子活检[14]。但受实验室条件、经济因素的限制，难以广泛应用。

【诊断】

SIDS 诊断的建议：对年龄 < 1 岁的婴幼儿，不

明原因睡眠中猝死，经病理及毒理学等辅助检查评估和环境资料以及临床病史的全面分析后，仍然无法明确病因的，可诊断为 SIDS。

【鉴别诊断】

SIDS 为排除性诊断，需要在仔细排查其他病因之后才能确定 SIDS 的诊断。然而，由于 SIDS 的诊断的主观性强，临床中有些 SUIDs 病例，如果进行详细的辅助检查可能得出确定的病因诊断，但因为各种原因不能全面排除其他疾病，而只能诊断为 SIDS，需要注意。

1. 其他疾病导致的婴儿猝死

如中毒、神经系统发育异常等先天或后天获得性疾病。通过详细的辅助检查以及尸检进行鉴别。

2. 窒息

婴儿窒息（如气道阻塞等）若发生在睡眠中，常难以与 SIDS 进行鉴别；如若存在鉴别困难，有医师会倾向于 SIDS 的诊断，以降低监护人的责任[15]。二者都缺乏特异性的标志物，尸检以及分子活检往往也没有明确的阳性结果。对环境进行评估，对二者的鉴别诊断具有重要意义。建立一套死亡现场评估的标准化流程，有监控或录像记录措施，有助于鉴别诊断。

【治疗】

1. SIDS 的预防

SIDS 难以预测，一旦发生，往往造成难以挽回的结果，需要对存在危险因素患者的内在危险因素和外在危险因素进行综合评估和处理。做好健康宣教，提高公众，尤其是年轻父母对 SIDS 相关的防护意识，对控制、预防 SIDS 发生至关重要。美国儿科学会（AAP）于 2016 年对预防 SIDS 提出的建议[3]包括：仰卧睡眠，母乳喂养，使用奶嘴，使用坚实的床垫，避免与成人同床，避免过热，孕期及出生后避免烟草、酒精及药物，规律免疫接种等。

2. 家族成员筛查及处理

对 SIDS 家族成员的调查基于个案，目前缺乏大样本数据的证据，散发性遗传离子通道病可能是导致婴儿猝死的重要原因之一。有不明原因猝死或者有遗传性心脏病的家族史的 SCD 患者，检测阳性率高，家族评估价值大。对分子尸检中发现有致病基因突变时，无论是否与猝死高风险相关，对一级亲属应进行基因筛查；对有遗传性心脏病或 SIDS 家族史的家系，应采用静息心电图、运动试验等多种方法进行评估，有心律失常或晕厥史者优先检测；对家族中的年轻成员应该进行动态随访评估。如家族中再次出现 SIDS 事件，需要对所有家庭成员进行再次评估[4, 16]。

【病例摘要】

2005 年报告的一例 SIDS 病例[17]。

男性患儿，19 日龄。在母亲怀中忽然大哭，皮肤苍白，呈大理石样花纹。即刻送往附近的医疗机构，入院心电图示 VF，电除颤后心电图恢复正常。入院 20 h 之后患儿完全康复。母亲妊娠及分娩过程正常，父母之间无血缘关系，母亲家系有 SCD 家族史，父系家族无相关病史。药物史阴性。入院 24 h 后患儿心电图示 QTc 略有延长（0.48 s），超声心动图及心脏磁共振未见明显异常，电生理试验未能诱导出心律失常，无代谢异常。除母亲及奶奶 12 导联心电图示 QTc = 0.46 s，其余家庭成员心电图检查均未见异常。给予阿替洛尔 4 mg/（kg·d）口服治疗，并在家中备有自动除颤仪和录像监护设备。基因筛查示母亲及患儿 SCN5A 突变，为 Brugada 综合征突变基因型。后续随访 QT 间期正常，无再发心脏事件，生长发育正常，5 岁重新评估猝死风险并考虑植入 ICD。病例详细资料见二维码数字资源 3-8。

数字资源 3-8

（李槟汛　吴　林）

【参考文献】

[1] Adams SM, Ward CE, Garcia KL. Sudden infant death syndrome. American Family Physician, 2015, 91: 778-783.

[2] Carlin RF, Moon RY. Risk factors, protective factors, and current recommendations to reduce sudden infant death syndrome: A review. JAMA Pediatrics, 2017, 171: 175-180.

[3] Moon RY. SIDS and other sleep-related infant deaths: evidence base for 2016 updated recommendations for a safe

infant sleeping environment. Pediatrics, 2016, 1 (2): 138.

[4] Priori SG, Wilde AA, Horie M, et al. HRS/EHRA/APHRS expert consensus statement on the diagnosis and management of patients with inherited primary arrhythmia syndromes: document endorsed by HRS, EHRA, and APHRS in May 2013 and by ACCF, AHA, PACES, and AEPC in June 2013. Heart Rhythm, 2013, 10: 1932-1963.

[5] Moon RY, Horne RSC, Hauck FR. Sudden infant death syndrome. The Lancet, 2007, 370: 1578-1587.

[6] Rudan I, Chan KY, Zhang JSF, et al. Causes of deaths in children younger than 5 years in China in 2008. The Lancet, 2010, 375: 1083-1089.

[7] Trachtenberg FL, Haas EA, Kinney HC, et al. Risk factor changes for sudden infant death syndrome after initiation of Back-to-Sleep campaign. Pediatrics, 2012, 129: 630-638.

[8] Jean-Louis M, Anwar M, Rosen H, et al. Power spectral analysis of heart rate in relation to sleep position. Biology of the Neonate, 2004, 86: 81-84.

[9] Weese-Mayer DE, Ackerman MJ, Marazita ML, et al. Sudden infant death syndrome: review of implicated genetic factors. American Journal of Medical Genetics Part A, 2007, 143a: 771-88.

[10] Baruteau AE, Tester DJ, Kapplinger JD, et al. Sudden infant death syndrome and inherited cardiac conditions.

Nature Reviews Cardiology, 2017, 14: 715-726.

[11] Zhang Q, Ma JH, Li H, et al. Increase in CO (2) levels by upregulating late sodium current is proarrhythmic in the heart. Heart rhythm, 2019, 16: 1098-1106.

[12] Pérez-Riera AR, Barbosa-Barros R, Daminello Raimundo R, et al. The congenital long QT syndrome Type 3: An update. Indian Pacing and Electrophysiology Journal, 2018, 18: 25-35.

[13] Hunt CE and Hauck FR. Sudden infant death syndrome. CMAJ: Canadian Medical Association Journal, 2006, 174: 1861-1869.

[14] Skinner JR, Duflou JA and Semsarian C. Reducing sudden death in young people in Australia and New Zealand: the TRAGADY initiative. The Medical Journal of Australia, 2008, 189: 539-40.

[15] Byard RW, Shipstone RA, Young J. Continuing major inconsistencies in the classification of unexpected infant deaths. Journal of Forensic and Legal Medicine, 2019, 64: 20-22.

[16] 中华心血管病杂志编辑委员会心律失常循证工作组. 遗传性原发性心律失常综合征诊断与治疗中国专家共识. 中华心血管病杂志, 2015, 43: 5-21.

[17] Skinner JR, Chung SK, Montgomery D, et al. Near-miss SIDS due to Brugada syndrome. Archives of Disease in Childhood, 2005, 90: 528-529.

第四章 罕见心肌炎、心肌病

第一节 巨细胞性心肌炎

【概述】

巨细胞性心肌炎（giant cell myocarditis，GCM）是一种罕见的、致命的特发性心肌炎，多发生在中青年，以心力衰竭、心律失常、猝死为主要表现。其病因复杂，炎症、自身免疫和基因等多因素共同参与了疾病的发生。即使给予针对心力衰竭和心律失常的规范化治疗，巨细胞性心肌炎仍会逐渐进展、恶化。巨细胞性心肌炎仅通过临床表现难以明确诊断，需依靠病理检查。病理学可见弥漫或多灶性的淋巴细胞和多个核巨细胞浸润，合并心肌细胞破坏，而没有肉芽肿形成。本病预后极差，死亡及心脏移植发生率很高，早期确诊并开展针对性的免疫抑制治疗会有一定的疗效。

历史发展

1905 年，Saltykow 最先描述了一例致死性心肌炎患者，其病理特征是巨细胞浸润、广泛的炎症和心肌细胞坏死，这是特发性巨细胞性心肌炎的首个病例报道[1]。在早期的文献中，"巨细胞性心肌炎"和"特发性肉芽肿性心肌炎"（目前被称为心脏结节病）经常被混用，直到 1960 年后才彻底被区分开[2]。在 1987 年之前，巨细胞性心肌炎均在死亡后通过尸检诊断，在 1987 年后才在活体上通过心肌活检、心脏移植做出诊断[3]。截至 2012 年，累计发表的巨细胞性心肌炎病例不超过 300 例[4]。早期关于巨细胞性心肌炎的文章多为病例报告，1997 年发表了第一个大样本、多中心注册研究的结果，共纳入63 例巨细胞性心肌炎患者，总结了疾病的自然病程、预后和治疗情况[5]。1999—2005 年开展了目前唯一的一项关于巨细胞性心肌炎免疫抑制治疗的随机对照研究，共入选了 12 例患者，在激素和环孢素治疗的基础上，进行了是否联合使用 CD3 单克隆抗体的研究[6]。

流行病学

巨细胞性心肌炎为罕见病，尸检得到的发病率分别为 0.023%（英国，1965 年）[7]、0.007%（日本，1985 年）[8] 和 0.051%（印度，2012 年）[9]。因尸检并非在普通人群中常规进行，因此实际发病率可能更低。一项研究在 462 例自体心脏的活检标本中发现了 2 例巨细胞性心肌炎[10]。国内近 20 年仅有经尸检确诊或经心脏移植而存活的巨细胞性心肌炎个案报道[11-17]。

巨细胞性心肌炎发病年龄在 16 ～ 70 岁，多发生在中青年，平均年龄 42 岁[5]。是否存在性别差异，结论并不一致，Cooper 等发表的注册研究中男女比例相当[5]，而在 Kandolin 等发表的研究中女性多见[18]。亦有文献表明，男性患者可溶性 ST2 水平高于女性，睾酮可能通过可溶性 ST2 途径诱导了疾病的发生[19]。

病因及发病机制

巨细胞性心肌炎的病因仍在研究中，其发病是一个多因素共同参与的复杂过程，包括炎症、自身免疫和基因等。

病毒感染是欧美国家淋巴细胞性心肌炎最常见的病因，也可诱发巨细胞性心肌炎。有病例报道提示人水痘病毒[20]、科萨奇病毒 B2[21]、细小病毒 B19[22] 和结核杆菌[23] 参与了巨细胞性心肌炎的发生。

很多因素通过共同通路激活了自身免疫反应，诱发了巨细胞性心肌炎。20% 的病例发生在有自身免疫性疾病的患者中[5]。巨细胞性心肌炎可合并炎性肠病[24]、甲状腺炎[25]、胸腺瘤及重症肌无力[26]、系统性红斑狼疮[27]、干燥综合征[28]、淋巴瘤[29] 和药物超敏反应[30]。1990 年 Kodama 等首次使用人肌球蛋白免疫接种在 Lewis 大鼠中建立了巨细胞性心肌炎的动物模型，证实巨细胞性心肌炎主要是通过 T 淋巴细胞介导的，这种针对心肌的特异性自身免疫反应剧烈而持久[31]。

Kittleson 等在巨细胞性心肌炎中发现了 115 种与正常心脏差异表达的基因，大部分在巨细胞性心肌炎中表达上调，它们参与了 T 细胞的活化及自身免疫反应[32]。巨细胞性心肌炎的动物模型可在 Lewis、Dahl、Fisher 大鼠中建立，在 Lewis 大鼠中最严重，但无法在 Brown Norway 大鼠中获得[33]。与在淋巴细胞性心肌炎中不同，桥粒蛋白（Plakoglobin）在巨细胞性心肌炎、心脏结节病中的表达减少[34]。

【临床表现】

巨细胞心肌炎患者大多呈急性病程，数周内恶化，通常表现为急性心力衰竭，即使给予心力衰竭的规范化治疗，仍会持续进展至死亡或心脏移植。只有不足 10% 的患者进展相对缓慢，甚至存在自限性[35]。

室性心动过速及高度房室传导阻滞为巨细胞性心肌炎常见的心律失常类型。患者就诊时表现为心力衰竭者占 31%～75%，表现为室性心动过速者占 14%～22%，表现为完全性心脏传导阻滞者占 5%～31%，表现为胸痛及 ECG 表现酷似急性心肌梗死者占 6%～13%[5, 18]。Ekstrom 等分析了 51 例巨细胞性心肌炎患者室性心律失常的发生率。发病时 10 例患者发生非致死性室性心律失常，1 例出现心搏骤停。随访过程中猝死或室性心动过速的 1 年发生率为 41%，5 年为 55%，有 31 例患者植入了 ICD[36]。

文献报道了仅累及心房的巨细胞性心肌炎，患者平均年龄在 65 岁以上，多发生心房颤动、心房扑动，心房显著扩张，合并二、三尖瓣反流，而心室功能得以保留[37]。

【辅助检查】

1. 实验室检查

（1）血清心肌损伤标志物持续性中度升高，提示心肌细胞坏死。

（2）脑钠肽（BNP）或 N 末端脑钠肽前体（NT-proBNP）是反映心功能最敏感的初始检查。

（3）白细胞、红细胞沉降率（ESR）和 C 反应蛋白（CRP）可能升高，但这些是炎症的非特异性指标[38]。

（4）有少部分巨细胞性心肌炎患者血清中检测出心脏特异性自身抗体（抗肌球蛋白抗体、抗 β1 受体抗体、抗 β2 受体抗体），且滴度升高并不明显[6]。个案报道显示亦有患者抗肌球蛋白抗体的滴度显著升高，且随病情发展而变化[39]。目前针对心脏抗体的可靠性检查尚未广泛应用于临床。

2. 心电图（ECG）

心电图可用来评估心律失常，判断是否存在心肌缺血，识别可能提示某些特定心肌炎的特征，如高度房室传导阻滞在淋巴细胞性心肌炎中不常见，但在巨细胞性心肌炎、心脏结节病和莱姆病中常见。巨细胞性心肌炎的患者 ECG 可出现非特异性 ST-T 改变及广泛的病理性 Q 波。

3. 影像学检查

（1）超声心动图可表现为左心室大小正常，室壁增厚，左心室射血分数（LVEF）降低。随着疾病进展，数天内出现左心室扩大，LVEF 进一步恶化。右心功能衰退通常在左心功能恶化后出现[2]。部分患者可见左心室室壁瘤形成，并接受了冠状动脉造影以除外缺血性心脏病[18]。

（2）心脏磁共振成像可能对诊断有帮助，但数据有限，因为通常情况下巨细胞性心肌炎的患者病情危重，无法耐受磁共振成像检查。心脏磁共振成像检查除证实患者心室收缩功能严重受损外，还可发现存在多个局灶性延迟强化，分别位于中层、心内膜及心外膜下，但这并非巨细胞性心肌炎的特异性表现[40-41]。在部分情况下，心脏磁共振成像可帮助确定心肌活检的部位[41]。

（3）临床表现疑似急性冠脉综合征或有缺血性心脏病高风险特征的患者，可考虑行冠状动脉造影检查。

4. 心肌活检

巨细胞性心肌炎的预后极差，早期诊断和治疗至关重要。很少有患者能通过临床表现做出诊断，大部分依赖病理诊断，需经皮或外科心肌活检。2007 年美国心脏协会、美国心脏病学会和欧洲心脏病学会联合发布了心内膜心肌活检（endomyocardial biopsy，EMB）的科学声明，列举了心肌活检的 14 种临床情况及推荐等级，其中 I 类推荐包含以下两种情况：

（1）原因不明的暴发性心力衰竭（短于 2 周），伴血流动力学障碍（这也是巨细胞性心肌炎最常见的临床表现）。

（2）原因不明的新发心力衰竭（2 周至 3 个月），伴左心室扩大、新发室性心律失常、二度或三度房室传导阻滞，或常规治疗 1～2 周反应不佳者[42]。

巨细胞性心肌炎经右心室心内膜心肌活检的特异性很高。因为心内膜炎症弥漫存在，在暴发性病程的早期进行心肌活检的敏感性可达 80%～85%。从症状发生至获取心脏标本（心脏移植或尸检）的时间越晚，越难以获得阳性结果[43]。因此，临床怀疑巨细胞性心肌炎时应尽早行心肌活检。单次心肌活检阴性亦不能除外，部分病例需要重复心肌活检[18]。

巨细胞性心肌炎的病理特征为弥漫性或多灶性的 CD8[+] T 淋巴细胞、嗜酸性粒细胞及多个核巨细胞浸润，并介导了心肌细胞坏死，而没有肉芽肿形成[44]。多个核巨细胞为巨噬细胞来源[45]，位于炎性病灶的边缘，通常直径 40～50 μm，含大量胞质，可有 20 个以上细胞核，病灶内及周边可合并不同程度的纤维化[46]。

5. 基因检测

心肌基因表达分析被用于协助诊断，鉴别巨细胞性心肌炎和心脏结节病，并判断疗效。实时定量聚合酶链反应（PCR）方法发现了患者的心肌基因表达随病理改变而变化，涉及多种细胞因子、趋化因子、细胞受体及参与线粒体能量代谢的蛋白，可协助预测多个核巨细胞的存在[47-48]。

【诊断】

巨细胞性心肌炎可发生在健康的中青年人或自身免疫性疾病患者，临床过程凶险，通常表现为原因未明的急性暴发性心力衰竭，部分患者需接受机械支持治疗，病程中可发生室性心律失常或高度房室传导阻滞。经心肌细胞活检，病理学提示淋巴细胞及多个核巨细胞浸润，心肌细胞坏死，而没有肉芽肿形成，方可确诊。

【鉴别诊断】

1. 心脏结节病

心脏结节病和巨细胞性心肌炎的发病年龄相当，结节病发病至确诊时间长于巨细胞性心肌炎。结节病大多为系统性结节病，可合并心脏外表现（肺部、皮肤、淋巴结等）。

巨细胞性心肌炎多表现为对常规治疗无反应的急性心力衰竭，而心脏结节病多表现为高度房室传导阻滞和晕厥[35]。虽然心内膜心肌活检对心脏结节病诊断的敏感性较低（20%～30%），但心肌活检有助于区分结节病与巨细胞性心肌炎，仍具有诊断和

治疗意义。

心脏结节病的病理特征为无心肌细胞破坏的非干酪性肉芽肿性病变。肉芽肿病灶散在分布于间质及心外膜，由巨噬细胞、多个核巨细胞和 CD4[+] T 淋巴细胞组成，多无嗜酸性粒细胞，可伴散在纤维化[49]。巨细胞通常在滤泡性肉芽肿的中心，有时数目很多[35]。嗜酸性粒细胞和心肌细胞坏死通常在巨细胞性心肌炎更多见，而肉芽肿和纤维化在结节病更常见[35]。

2. 病理学上的鉴别诊断

还包括淋巴细胞性心肌炎、过敏性心肌炎、自身免疫性心肌炎（系统性红斑狼疮或大动脉炎相关）及其他肉芽肿性心肌疾病，如急性风湿性心脏病、结核或真菌性心肌炎、韦格纳（Wegener）肉芽肿、异物巨细胞反应[2-3, 50]。

【风险预测】

心肌肌钙蛋白 T（cTNT）和 NT-proBNP 升高、LVEF 减低及心肌坏死、纤维化的程度有助于预测巨细胞性心肌炎患者室性心律失常的发生及远期预后。

就诊时 LVEF 每增加 5%，死亡或移植的风险降低 13%；cTNT > 85 ng/L 或 NT-proBNP 每增加 1000 pg/ml，死亡或移植的风险分别增加 3.5 倍和 0.06 倍。

心肌活检病理发现中等程度的心肌细胞坏死和（或）纤维化，则死亡或移植的风险增加 6.1 倍[36, 51]。

【治疗】

巨细胞性心肌炎患者可能在数小时至数天内发生病情急剧恶化，因此推荐在 ICU 内接受诊治。

1. 一般治疗

（1）发生心力衰竭的巨细胞性心肌炎患者需要针对心力衰竭规范化的药物治疗，包括 β 受体阻滞剂、ACEI 或 ARB、醛固酮受体拮抗剂及利尿剂。急性期应避免使用地高辛，这可能增加心脏传导阻滞及心律失常的风险。

（2）胺碘酮对于发生室性心律失常的患者可能有效[2]。部分患者需植入起搏器或 ICD。

（3）危重患者可采取机械辅助治疗，包括主动脉内球囊反搏、体外膜肺及心室辅助装置。很多患者在器械治疗的支持下成功进行了心脏移植，偶有痊愈的病例[52]。因合并右心功能不全的比例高，推荐使用全人工心脏或双心室辅助装置[4]。

2. 免疫抑制治疗

早期的巨细胞性心肌炎患者只有两种结局——死亡或心脏移植。1987 年，Costanzo-Nordin 等报道了应用 3 种免疫抑制剂成功治疗巨细胞性心肌炎的病例[53]。回顾性研究显示，未接受免疫抑制治疗的巨细胞性心肌炎患者平均生存期为症状出现后 3 个月，接受免疫抑制疗法但未接受心脏移植的患者平均生存期为 12.3 个月[5]。1999 年开展的随机对照研究进一步证实了以 T 淋巴细胞为目标的联合免疫抑制治疗的有效性。患者接受为期 4 周的免疫抑制治疗后重复进行心肌活检，发现心肌细胞坏死及炎症反应减轻，巨细胞浸润减少[6]。免疫抑制治疗的最佳方案及时机尚未确定，有限的数据表明在确诊或疑诊巨细胞性心肌炎时就启动激素联合环孢素，或激素、环孢素联合硫唑嘌呤的方案，可延长生存时间[5-6, 18]。2015 年发表的研究纳入了 26 例存活 1 年以上未接受心脏移植的巨细胞性心肌炎患者，所有患者均接受了激素、免疫抑制剂或联合治疗，平均随访 5.5 年，随访过程中死亡 3 例，心脏移植 5 例，植入心室辅助装置 1 例，复发 3 例，最长自初次诊断后 8 年复发，复发病例与免疫抑制剂减量有关[54]。

激素、环孢素和硫唑嘌呤三联免疫治疗是最常见的方案[6, 18, 55]：包括泼尼龙 0.75 ～ 1 mg/（kg·d）起始并逐渐减量（病情危重者先给予甲泼尼龙 500 ～ 1000 mg 1 次 / 日冲击治疗 2 ～ 3 天），环孢素 50 ～ 100 mg 每 12 h（药物浓度 80 ～ 200 ng/ml），硫唑嘌呤 50 ～ 150 mg 1 次 / 日［1.5 ～ 2 mg/（kg·d）］。

吗替麦考酚酯应用剂量为 1000 mg 每 12 h。部分研究使用了 CD3 单克隆抗体（OKT3，莫罗单抗）及抗胸腺细胞免疫球蛋白，它们能否在常规免疫抑制治疗的基础上带来额外获益仍存在争议[55]。在动物实验中，趋化因子受体 1 拮抗剂、纤溶酶原活化抑制因子 1、可诱导共刺激分子抗体等显示出一定的治疗意义，有可能成为未来临床的新选择[56]。

3. 心脏移植

心脏移植是最终有效的治疗手段。1997 年发表的多中心注册研究收集了 63 例巨细胞性心肌炎患者，其中死亡 22 例，心脏移植 34 例，死亡或心脏移植的总体发生率为 89%。移植后患者虽然接受了免疫抑制治疗，仍有 20% ～ 25% 的可能性复发，移植后 3 年的死亡率是 15%，与缺血性心脏病或扩张型心肌病患者心脏移植后的死亡率相当[5]。移植后复发的患者可以通过常规活检早期发现，加强免疫抑制治疗能有效控制病情[57]。虽然巨细胞性心肌炎存在复发的风险，这不应成为心脏移植的禁忌。

【预后】

巨细胞性心肌炎患者预后极差，总体死亡率显著高于淋巴细胞性心肌炎[58]。如未接受心脏移植，出现症状后的中位生存期仅为 5.5 个月[5]。巨细胞性心肌炎出现症状后 1 年内死亡或心脏移植的发生率为 86%[35]。这个数据可能低估了死亡的风险，因为部分患者可能于院外发生猝死而未能就医。在免疫抑制治疗时代，患者的预后显著改善。在 Kandolin 等于 2013 年发表的研究中，发生症状后 1 年的无移植存活率为 69%，2 年为 58%，5 年为 52%[18]。儿童罹患巨细胞性心肌炎的预后极差，19 例儿童患者均以死亡或心脏移植治疗告终[59]。

（刘　琳　丁文惠）

【参考文献】

［1］Saltykow S. Uber diffuse myokarditis. Virchows Archiv fur Pathologische Anatomie，1905，182：1-39.

［2］Blauwet LA，Cooper LT. Idiopathic giant cell myocarditis and cardiac sarcoidosis. Heart Fail Rev，2013，18（6）：733-746.

［3］Cooper LT，Jr. Giant cell myocarditis：diagnosis and treatment. Herz，2000，25（3）：291-298.

［4］Cooper LT，Jr.，ElAmm C. Giant cell myocarditis. Diagnosis and treatment. Herz，2012，37（6）：632-636.

［5］Cooper LT，Jr.，Berry GJ，Shabetai R；Multicenter Giant Cell Myocarditis Study Group Investigators. Idiopathic giant-cell myocarditis—natural history and treatment. N Engl J Med，1997，336（26）：1860-1866.

［6］Cooper LT，Jr.，Hare JM，Tazelaar HD，et al. Usefulness of immunosuppression for giant cell myocarditis. Am J Cardiol，2008，102（11）：1535-1539.

［7］Whitehead R. Isolated Myocarditis. Br Heart J，1965，27：220-230.

［8］Okada R，Wakafuji S. Myocarditis in autopsy. Heart Vessels Suppl，1985，1：23-29.

［9］Vaideeswar P，Cooper LT. Giant cell myocarditis：clinical and pathological features in an Indian population. Cardiovasc Pathol，2013，22（1）：70-74.

［10］Winters GL，Costanzo-Nordin MR. Pathological findings in 2300 consecutive endomyocardial biopsies. Mod Pathol，1991，4（4）：441-448.

［11］冯瑞娥，肖雨，陈杰. 巨细胞性心肌炎尸检 1 例报告及文献复习. 诊断病理学杂志，2003，10（1）：23-24.

［12］王龙，郭继鸿，李学斌，等. 心室再同步化加心脏转复除颤器并最终心脏移植治疗巨细胞性心肌炎一例. 中华心血管病杂志，2006，34（8）：757-758.

［13］王霞，金茂强，陈荣. 巨细胞性心肌炎猝死一例. 法医学杂志，2008，24（2）：151-152.

［14］张炜，黄洁，廖中凯，等. 巨细胞性心肌炎患者心脏移植后长期存活一例. 中华器官移植杂志，2011，32（11）：699.

［15］孙洋，赵红，宋来凤，等. 巨细胞心肌炎三例的组织形态学及超微结构观察及其临床治疗. 中华病理学杂志，2015，44（2）：123-127.

［16］马文韬，黄洁，廖中凯，等. 因巨细胞性心肌炎两次行心脏移植术一例. 中华心力衰竭和心肌病杂志，2019，3（2）：106-107.

［17］妥少勇，崔丽，迟红玉，等. 误诊为病毒性心肌炎的巨细胞性心肌炎一例. 中国心血管杂志，2020，25（5）：478-479.

［18］Kandolin R，Lehtonen J，Salmenkivi K，et al. Diagnosis，treatment，and outcome of giant-cell myocarditis in the era of combined immunosuppression. Circ Heart Fail，2013，6（1）：15-22.

［19］Fairweather D，Petri MA，Coronado MJ，et al. Autoimmune heart disease：role of sex hormones and autoantibodies in disease pathogenesis. Expert Rev Clin Immunol，2012，8（3）：269-284.

［20］Drut RM，Drut R. Giant-cell myocarditis in a newborn with congenital herpes simplex virus（HSV）infection：an immunohistochemical study on the origin of the giant cells. Pediatr Pathol，1986，6（4）：431-437.

［21］Meyer T，Grumbach IM，Kreuzer H，et al. Giant cell myocarditis due to coxsackie B2 virus infection. Cardiology，1997，88（3）：296-299.

［22］Dennert R，Schalla S，Suylen RJ，et al. Giant cell myocarditis triggered by a parvovirus B19 infection. Int J Cardiol，2009，134（1）：115-116.

［23］Everett RJ，Sheppard MN，Lefroy DC. Chest pain and palpitations：taking a closer look. Circulation，2013，128（3）：271-277.

［24］Ariza A，Lopez MD，Mate JL，et al. Giant cell myocarditis：monocytic immunophenotype of giant cells in a case associated with ulcerative colitis. Hum Pathol，1995，26（1）：121-123.

［25］Benisch BM，Josephson M. Subacute（giant cell）thyroiditis and giant cell myocarditis in patient with carcinoma of lung. Chest，1973，64（6）：764-765.

［26］Kilgallen CM，Jackson E，Bankoff M，et al. A case of giant cell myocarditis and malignant thymoma：a postmortem diagnosis by needle biopsy. Clin Cardiol，1998，21（1）：48-51.

［27］Shariff S，Straatman L，Allard M，et al. Novel associations of giant cell myocarditis：two case reports and a review of the literature. Can J Cardiol，2004，20（5）：557-561.

［28］Schumann C，Faust M，Gerharz M，et al. Autoimmune polyglandular syndrome associated with idiopathic giant cell myocarditis. Exp Clin Endocrinol Diabetes，2005，113（5）：302-307.

［29］Hales SA，Theaker JM，Gatter KC. Giant cell myocarditis associated with lymphoma：an immunocytochemical study. J Clin Pathol，1987，40（11）：1310-1313.

［30］Daniels PR，Berry GJ，Tazelaar HD，et al. Giant cell myocarditis as a manifestation of drug hypersensitivity. Cardiovasc Pathol，2000，9（5）：287-291.

［31］Kodama M，Matsumoto Y，Fujiwara M，et al. A novel experimental model of giant cell myocarditis induced in rats by immunization with cardiac myosin fraction. Clin Immunol Immunopathol，1990，57（2）：250-262.

［32］Kittleson MM，Minhas KM，Irizarry RA，et al. Gene expression in giant cell myocarditis：Altered expression of immune response genes. Int J Cardiol，2005，102（2）：333-340.

［33］Shioji K，Kishimoto C，Nakayama Y，et al. Strain difference in rats with experimental giant cell myocarditis. Jpn Circ J，2000，64（4）：283-286.

［34］Asimaki A，Tandri H，Duffy ER，et al. Altered desmosomal proteins in granulomatous myocarditis and potential pathogenic links to arrhythmogenic right ventricular cardiomyopathy. Circ Arrhythm Electrophysiol，2011，4（5）：743-752.

［35］Okura Y，Dec GW，Hare JM，et al. A clinical and histopathologic comparison of cardiac sarcoidosis and idiopathic giant cell myocarditis. J Am Coll Cardiol，2003，41（2）：322-329.

［36］Ekstrom K，Lehtonen J，Kandolin R，et al. Incidence，risk factors，and outcome of life-threatening ventricular arrhythmias in giant cell myocarditis. Circ Arrhythm Electrophysiol，2016，9（12）：e004559.

［37］Larsen BT，Maleszewski JJ，Edwards WD，et al. Atrial giant cell myocarditis：a distinctive clinicopathologic entity. Circulation，2013，127（1）：39-47.

［38］Rosenstein ED，Zucker MJ，Kramer N. Giant cell myocarditis：most fatal of autoimmune diseases. Semin Arthritis Rheum，2000，30（1）：1-16.

［39］Kodama M，Hanawa H，Saeki M，et al. A case of giant cell myocarditis with evidence of cardiac autoimmunity. Cardiovasc Pathol，1995，4（2）：127-131.

[40] Azarine A，Guillemain R，Bruneval P. Different focal delayed gadolinium-enhancement patterns using cardiac magnetic resonance in a case of diffuse giant cell myocarditis. Eur Heart J，2009，30（12）：1485.

[41] Sujino Y，Kimura F，Tanno J，et al. Cardiac magnetic resonance imaging in giant cell myocarditis：intriguing associations with clinical and pathological features. Circulation，2014，129（17）：e467-469.

[42] Cooper LT，Baughman KL，Feldman AM，et al. The role of endomyocardial biopsy in the management of cardiovascular disease：a scientific statement from the American Heart Association，the American College of Cardiology，and the European Society of Cardiology. Circulation，2007，116（19）：2216-2233.

[43] Shields RC，Tazelaar HD，Berry GJ，et al. The role of right ventricular endomyocardial biopsy for idiopathic giant cell myocarditis. J Card Fail，2002，8（2）：74-78.

[44] Davies MJ，Pomerance A，Teare RD. Idiopathic giant cell myocarditis—a distinctive clinico-pathological entity. Br Heart J，1975，37（2）：192-195.

[45] Theaker JM，Gatter KC，Heryet A，et al. Giant cell myocarditis：evidence for the macrophage origin of the giant cells. J Clin Pathol，1985，38（2）：160-164.

[46] Rab SM，Choudhury GM，Choudhury AR. Giant-cell myocarditis. Lancet，1963，2（7300）：172-174.

[47] Lassner D，Kuhl U，Siegismund CS，et al. Improved diagnosis of idiopathic giant cell myocarditis and cardiac sarcoidosis by myocardial gene expression profiling. Eur Heart J，2014，35（32）：2186-2195.

[48] Escher F，Pietsch H，Aleshcheva G，et al. Evaluation of myocardial gene expression profiling for superior diagnosis of idiopathic giant-cell myocarditis and clinical feasibility in a large cohort of patients with acute cardiac decompensation. J Clin Med，2020，9（9）：2689.

[49] Litovsky SH，Burke AP，Virmani R. Giant cell myocarditis：an entity distinct from sarcoidosis characterized by multiphasic myocyte destruction by cytotoxic T cells and histiocytic giant cells. Mod Pathol，1996，9（12）：1126-1134.

[50] Xu J，Brooks EG. Giant cell myocarditis：a brief review. Arch Pathol Lab Med，2016，140（12）：1429-1434.

[51] Ekstrom K，Lehtonen J，Kandolin R，et al. Long-term outcome and its predictors in giant cell myocarditis. Eur J Heart Fail，2016，18（12）：1452-1458.

[52] Eid SM，Schamp D，Halushka MK，et al. Resolution of giant cell myocarditis after extended ventricular assistance. Arch Pathol Lab Med，2009，133（1）：138-141.

[53] Costanzo-Nordin M SM，O'Connell J，Scanlon P，et al. Giant cell myocarditis：dramatic hemodynamic histologic improvement with immunosuppressive therapy. Eur Heart J，1987，76（Suppl J）：271-274.

[54] Maleszewski JJ，Orellana VM，Hodge DO，et al. Long-term risk of recurrence，morbidity and mortality in giant cell myocarditis. Am J Cardiol，2015，115（12）：1733-1738.

[55] Shih JA. Small steps for idiopathic giant cell myocarditis. Curr Heart Fail Rep，2015，12（3）：263-268.

[56] Suzuki J，Ogawa M，Watanabe R，et al. Autoimmune giant cell myocarditis：clinical characteristics，experimental models and future treatments. Expert Opin Ther Targets，2011，15（10）：1163-1172.

[57] Kong G，Madden B，Spyrou N，et al. Response of recurrent giant cell myocarditis in a transplanted heart to intensive immunosuppression. Eur Heart J，1991，12（4）：554-557.

[58] Mason JW，O'Connell JB，Herskowitz A，et al；The Myocarditis Treatment Trial Investigators. A clinical trial of immunosuppressive therapy for myocarditis. N Engl J Med，1995，333（5）：269-275.

[59] Das BB，Recto M，Johnsrude C，et al. Cardiac transplantation for pediatric giant cell myocarditis. J Heart Lung Transplant，2006，25（4）：474-478.

第二节　嗜酸性粒细胞性心肌炎

【概述】

嗜酸性粒细胞性心肌炎（eosinophilic myocarditis，EM）是一种罕见的心肌疾病，其主要特征是嗜酸性粒细胞增多浸润心肌所致的心肌损伤。

血液嗜酸性粒细胞增多症与相关心脏病理学之间的关系最早于1936年由 Wilhelm Lȍeffler 记录，称其为"嗜酸性粒细胞增多的纤维性心内膜炎"[1]。从那时起，许多研究都集中在嗜酸性粒细胞性心肌炎上。在尸检人群中，0.5%的病例发现了这种心肌炎[2]，而在疑似心肌炎患者的活检队列中，0.1%的病例发现了嗜酸性粒细胞性心肌炎[3]。

与 EM 相关的主要病因是过敏反应、感染、恶性肿瘤、骨髓克隆性疾病、心脏移植、血管炎和嗜酸性粒细胞增多综合征等[4]。在最近的研究中，1/3的嗜酸性粒细胞相关性心脏损伤发生在嗜酸性肉芽肿性多血管炎患者，20% 发生在嗜酸性粒细胞增多综合征患者[5]。在发达国家，EM 主要与包括药物反应在内的各种刺激引起的过敏或过敏反应有关[6]。可引起嗜酸性粒细胞增多的药物包括抗菌药物（如两性霉素 B、氨苄西林等）、抗精神病药物（如氯氮平）、抗炎药（吲哚美辛等）、利尿剂、血管紧张素转化酶抑制剂、强心药物（多巴酚丁胺等）、其他（破伤风类毒素等）[7]。

嗜酸性粒细胞介导的心脏损伤有 3 个阶段，但这 3 个阶段可能重叠，而且并不严格遵循先后顺序[8]：①急性坏死阶段；②中间阶段，特征是沿受损心内膜形成血栓；③纤维化阶段，特征是限制型心肌病引起的心功能改变 / 心力衰竭，和（或）腱索损伤 / 卡压导致二尖瓣和三尖瓣关闭不全。

急性坏死阶段的病理特征包括：心内膜损伤、嗜酸性粒细胞和淋巴细胞浸润心肌、嗜酸性粒细胞脱颗粒、心肌坏死和形成无菌性微脓肿[9]。

中间阶段的心脏病变为心内膜受损区域形成血栓。嗜酸性粒细胞过氧化物酶促进次硫氰酸的形成，次硫氰酸可进入内皮细胞并强烈诱导这些细胞表达组织因子。嗜酸性粒细胞也可以直接表达组织因子，而组织因子是血栓形成的关键[10]。

最后是纤维化阶段。嗜酸性粒细胞可通过促进成纤维细胞活化、增殖，细胞外基质增多等导致心内膜和心脏瓣膜增厚纤维化，心室顺应性降低，瓣膜结构的纤维化炎症性重塑可导致腱索卡压、断裂，或瓣膜与心内膜表面融合。最终导致限制型心肌病及心脏瓣膜功能障碍[11]。

【临床表现】

嗜酸性粒细胞性心肌炎可能以多种不同的方式出现，从无症状病例到危及生命的情况，如心源性休克或恶性室性心律失常引起的心脏性猝死。临床情况的多样性还取决于嗜酸性粒细胞增多的根本原因。在 EM 发病之前，大约 2/3 的患者有普通感冒症状，1/3 的患者患有过敏性疾病，如支气管哮喘、鼻炎或荨麻疹[12]。EM 的表现与其他类型心肌炎相似，可能表现为胸痛、呼吸困难、疲劳、心悸或晕厥等[6]。

【辅助检查】

1. 实验室检查

（1）血常规：绝大多数 EM 患者的外周血样本中嗜酸性粒细胞增多，在出现心脏症状的患者中发现嗜酸性粒细胞增多应怀疑 EM。但是，在 EM 早期，外周血嗜酸性粒细胞可能并不增多，在一小部分患者中，外周血嗜酸性粒细胞可能始终不增多。

（2）炎症指标：如 C 反应蛋白和红细胞沉降率（血沉），多会升高，但并不特异。

（3）心肌损伤标志物：如肌钙蛋白升高提示存在心肌坏死，脑钠肽升高提示心脏功能受损，但这些指标的敏感度及特异度均不高。

2. 心电图

对于疑似心肌炎的患者，心电图是必不可少的检查。虽然 EM 患者心电图经常异常，但主要表现为 ST-T 异常，这对诊断心肌炎既不特异，也不敏感。一些心电图特征，如 QRS 波时限延长，可能与不良临床结果相关[13]。

3. 影像学检查

（1）超声心动图：超声心动图是评估 EM 的一种非常有用的方法。它不仅有助于排除患者心脏症状的其他原因，而且有助于评估和监测心腔大小、壁厚、心室收缩和舒张功能的变化，评估是否有心包积液并观察其变化。

（2）心脏磁共振成像：心脏磁共振成像是目前无创诊断心肌炎的金标准。在诊断心肌炎症方面，它的主要优势是可以描述心肌组织的特征。根据公认的 Lake Louise 标准，如果心脏磁共振成像满足以下 3 个标准中的至少 2 个，则考虑心肌炎[14]：① T2 加权图像中的局部或全部心肌信号增加，②在钆增强的 T1 加权图像中，心肌早期钆增强比率较骨骼肌增加，③在晚期强化 T1 加权图像中，在非缺血区域至少有一处局灶性心肌损伤。与其他类型的心肌炎相比，EM 常伴有心内膜下延迟钆强化，可呈斑片状或弥漫性。与缺血性心脏病相反，EM 中心内膜下的延迟钆强化并不局限于主要冠状动脉供血区域[15]。此外，在与嗜酸性粒细胞增多相关的心脏受累的晚期阶段，心脏磁共振成像可以检测到心肌纤维化。

（3）心脏 CT 及正电子发射计算机断层成像（PET CT）：心脏 CT 主要有助于明确伴有胸痛的 EM 患者有无严重的冠状动脉疾病。此外，对于那些不能接受磁共振成像检查的患者，它可能是一种无创检测心肌炎的替代方法。PET CT 在评估引起嗜酸性粒细胞增多的病因方面有着重要作用。在嗜酸性肉芽肿性多血管炎中，PET CT 检查不仅可以检测心肌受累，还可以区分心肌纤维化和炎症病变[16]。

4. 心肌活检

心内膜下心肌活检是诊断 EM 的金标准。活检病理可表现为局灶或弥漫性心肌坏死，伴心肌间质及血管周围嗜酸性粒细胞浸润和心肌间质纤维化[17]。对于部分病变不严重的病例，可能会取材到未受累的心肌组织，从而出现阴性的活检结果。因此，临床高度怀疑 EM 的患者，可考虑重复进行心肌活检。

【诊断】

当心肌炎患者外周血嗜酸性粒细胞计数 > 1.5×10^9/L 时，应考虑 EM。心内膜下心肌活检病理显示心肌坏死、嗜酸性粒细胞浸润心肌间质及血管周围，则可确诊 EM。

【鉴别诊断】

1. 其他原因引起的心肌炎

其他可导致心肌炎的病因主要有感染、自身免疫性疾病及药物/毒物相关。感染性心肌炎最常见的是病毒性心肌炎，多有前驱感染症状，可通过病毒血清学检查及心肌活检等鉴别。自身免疫性心肌炎有相应的自身免疫性疾病病史。药物/毒物相关心肌炎有相应接触史，以抗肿瘤药物最为多见[13]。

2. 急性心肌梗死

急性心肌梗死也表现胸痛、呼吸困难，心电图上可见 ST-T 改变，心肌肌钙蛋白升高。临床表现上有时与心肌炎很难鉴别，可通过冠状动脉造影以鉴别。

3. 嗜酸性粒细胞增多的病因鉴别

引起嗜酸性粒细胞增多的原发病因的鉴别，是嗜酸性粒细胞性心肌炎鉴别诊断中非常重要的一部分，嗜酸性粒细胞增多的主要原因有以下几种：

（1）反应性嗜酸性粒细胞增多：可由过敏反应、药物反应、寄生虫感染、炎性反应等引起。

（2）嗜酸性肉芽肿性多血管炎（eosinophilic granulomatosis with polyangiitis，EGPA，旧称 Churg-Strauss 综合征）：是一种罕见的自身免疫性血管炎，常有多系统受累。27%～47% 的患者有心脏受累，其中嗜酸性粒细胞性心肌炎是 EGPA 最常见的心脏表现之一。根据 1990 年美国风湿病学会 EGPA 分类标准[18]：①哮喘样表现；②外周血嗜酸性粒细胞增多，> 10%；③单发或多发性神经病变；④肺非固定性浸润影；⑤鼻窦病变；⑥活检提示血管外嗜酸性粒细胞浸润。符合 4 条或以上者可诊断 EGPA。

（3）特发性嗜酸性粒细胞增多综合征（hypereosinophilic syndrome，HES）：是一种罕见的骨髓前体细胞克隆增殖性血液病。约 20% 的 HES 患者出现心脏受累。其被定义为除外其他原因后，嗜酸性粒细胞绝对计数 > 1.5×10^9/L，持续时间超过 6 个月，且存在器官受累的证据[19]。

（4）肿瘤：嗜酸性粒细胞增多可能与一些肿瘤相关，主要包括各种血液系统肿瘤，如白血病、肥大细胞增多症等；也可见于实体瘤，如肺、胃肠道、泌尿生殖系统肿瘤等。

【治疗】

1. 一般治疗及支持治疗

建议所有患者在 EM 急性期严格限制体力活动，随后在接下来的 6 个月内避免体育活动[13]。对于表现为心力衰竭或心律失常的 EM 患者，应根据现行的指南进行药物和非药物治疗。

2. 针对病因的治疗

EM 的核心治疗是针对其原发病因的治疗。对于考虑过敏性 EM 的患者，应以消除可能的致病因素为主。如果 EM 与寄生虫等感染性疾病有关，则应进行针对性的抗感染治疗。对于存在酪氨酸激酶基因突变的骨髓增生性疾病，可使用酪氨酸激酶抑制剂伊马替尼。异基因干细胞移植可考虑用于高危髓系克隆性疾病或对常规治疗无效的 HES 患者。

3. 糖皮质激素及免疫抑制剂治疗

大多数 EM 患者需要接受糖皮质激素治疗。但糖皮质激素的初始剂量和治疗时间在已发表的研究中有所不同，因此目前无法给出明确的循证建议。应根据 EM 的严重程度以及原发性疾病，调整糖皮质激素的剂量和治疗时间，对于病情严重患者或激素治疗效果不佳的患者，应考虑联合应用免疫抑制剂，如环磷酰胺、硫唑嘌呤或环孢素等[18]。

4. 靶向治疗

最近，有人提出了治疗嗜酸性粒细胞相关疾病的新策略。IL-5 受体 α 被认为对嗜酸性粒细胞系具有相对特异性。美泊利单抗（Mepolizumab）是一种人源化 IL-5 受体的单克隆抗体，可抑制 IL-5 与在嗜酸性粒细胞上表达的受体结合，它可以显著降低外周血嗜酸性粒细胞的数量，并减少糖皮质激素用量[20]。

【病例摘要】

男，34 岁，间断咳嗽、咳痰 2 年，加重伴发热、憋气 1 月余，多次查血常规嗜酸性粒细胞计数及比例显著升高，CK-MB、心肌肌钙蛋白 I、BNP 等显著升高并有动态变化。予利尿、抗感染、营养心肌等治疗后有所好转。既往哮喘及过敏性鼻炎病史，长期食用生冷海鲜，家族中无类似发病者。查体：双手掌指关节处可见散在皮肤结节，直径 2～4 mm，色暗红、压之不褪色，皮温正常，无局部压痛。肺 CT 可见非固定性浸润影，超声心动图示左心室射血分数正常低限（50.5%），左心室壁厚度正常，左心室侧壁、后壁运动稍减弱，左心室长轴应变减低，少量心包积液。心脏磁共振成像示左心室中部、心尖部运动不良，左心室及右心室心尖部心肌对称性增厚，伴心内膜下心肌灌注减低，伴左心室中部、心尖部心内膜、左心室前乳头肌、右心室心尖部弥漫延迟强化。结合心内膜活检及皮肤活检结果诊断为嗜酸性肉芽肿性多血管炎伴心脏受累。病例详细资料见二维码数字资源 4-2。

数字资源 4-2

（贺鹏康　丁文惠）

【参考文献】

[1] Oakley CM, Olsen GJ. Eosinophilia and heart disease. Heart, 1977, 39（3）: 233.

[2] Al Ali AM, Straatman LP, Allard MF, et al. Eosinophilic myocarditis: Case series and review of literature. Can J Cardiol, 2006, 22（14）: 1233-1237.

[3] Maisch B, Pankuweit S. Current treatment options in（peri）myocarditis and inflammatory cardiomyopathy. Herz, 2012, 37（6）: 644-656.

[4] Valent P, Gleich GJ, Reiter A, et al. Pathogenesis and classification of eosinophil disorders: a review of recent developments in the field. Expert Rev Hematol, 2012, 5（2）: 157-176.

[5] Moosig F, Bremer JP, Hellmich B, et al. A vasculitis centre based management strategy leads to improved outcome in eosinophilic granulomatosis and polyangiitis（Churg-Strauss, EGPA）: monocentric experiences in 150 patients. Ann Rheum Dis, 2013, 72（6）: 1011.

[6] Brambatti M, Matassini MV, Adler ED, et al. Eosinophilic myocarditis. Journal of the American College of Cardiology, 2017, 70（19）: 2363-2375.

[7] Kuchynka P, Palecek T, Masek M, et al. Current diagnostic and therapeutic aspects of eosinophilic myocarditis. BioMed Research International, 2016, 2016: 1-6.

[8] Gottdiener JS, Maron BJ, Schooley RT, et al. Two-dimensional echocardiographic assessment of the idiopathic hypereosinophilic syndrome. Anatomic basis of mitral regurgitation and peripheral embolization. Circulation, 1983, 67（3）: 572-578.

[9] Li H, Dai Z, Wang B, et al. A case report of eosinophilic myocarditis and a review of the relevant literature. BMC Cardiovasc Disord, 2015, 15: 15.

[10] Cugno M, Marzano AV, Lorini M, et al. Enhanced tissue factor expression by blood eosinophils from patients with hypereosinophilia: a possible link with thrombosis. PLoS One, 2014, 9（11）: e111862.

[11] Séguéla P-E, Iriart X, Acar P, et al. Eosinophilic cardiac disease: molecular, clinical and imaging aspects. Archives of Cardiovascular Diseases, 2015, 108（4）: 258-268.

[12] Kawano S, Kato J, Kawano N, et al. Clinical features and outcomes of eosinophilic myocarditis patients treated with prednisolone at a single institution over a 27-year period. Internal Medicine, 2011, 50（9）: 975-981.

[13] Caforio ALP, Pankuweit S, Arbustini E, et al. Current state of knowledge on aetiology, diagnosis, management, and therapy of myocarditis: a position statement of the European Society of Cardiology Working Group on Myocardial and Pericardial Diseases. Eur Heart J, 2013, 34（33）: 2636-2648, 2648a-2648d.

[14] Friedrich MG, Sechtem U, Schulz-Menger J, et al. Cardiovascular magnetic resonance in myocarditis: A JACC White Paper. J Am Coll Cardiol, 2009, 53（17）: 1475-1487.

[15] Petersen SE, Kardos A, Neubauer S. Subendocardial and papillary muscle involvement in a patient with Churg-Strauss syndrome, detected by contrast enhanced cardiovascular magnetic resonance. Heart, 2005, 91（1）: e9.

[16] Marmursztejn J, Guillevin L, Trebossen R, et al. Churg-Strauss syndrome cardiac involvement evaluated by cardiac magnetic resonance imaging and positron-emission tomography: a prospective study on 20 patients. Rheumatology（Oxford）, 2013, 52（4）: 642-650.

[17] Hashimoto H, Hashikata T, Shindo A, et al. Eosinophilic myocarditis with hypersegmented granulocytes and neutrophilia without eosinophilia: a case mimicking neutrophilic myocarditis. Int J Surg Pathol, 2018, 26（7）: 635-636.

[18] Masi AT, Hunder GG, Lie JT, et al. The American

College of Rheumatology 1990 criteria for the classification of Churg-Strauss syndrome（allergic granulomatosis and angiitis）. Arthritis Rheum，1990，33（8）：1094-1100.

［19］Akuthota P，Weller PF. Spectrum of eosinophilic end-

organ manifestations. Immunol Allergy Clin North Am，2015，35（3）：403-411.

［20］Wechsler ME，Akuthota P，Jayne D，et al. Mepolizumab or placebo for eosinophilic granulomatosis with polyangiitis. N Engl J Med，2017，376（20）：1921-1932.

第三节　心脏淀粉样变性心肌病

一、轻链型心脏淀粉样变性

【概述】

淀粉样变性是一类浸润性疾病的总称，源自各类淀粉样物质在人体不同组织器官中沉积导致的功能障碍，其临床表现取决于淀粉样物质沉积的种类、部位和程度，当淀粉样物质沉积于心脏时称之为心脏淀粉样变性，可以引起心功能不全、心律失常、心脏瓣膜疾病、心肌缺血乃至死亡[1]。目前已知的可形成淀粉样物质的前体蛋白有 30 多种，它们在病理检查中具有一致的特征性表现，包括刚果红染色阳性，偏振光显微镜下呈双折光苹果绿色等。最易累及心脏的淀粉样物质有轻链型免疫球蛋白（amyloid light chain，AL）和转甲状腺素蛋白（amyloid transthyretin，ATTR）两种，除此之外，一些少见的淀粉样物质如淀粉样蛋白 A（amyloid A）、纤维蛋白原 α（fibrinogen α）、载脂蛋白 A Ⅰ（apoA Ⅰ）、载脂蛋白 A Ⅱ（apoA Ⅱ）、载脂蛋白 A Ⅳ（apoA Ⅳ）、β2 微球蛋白（β2-microglobulin）和凝溶胶蛋白（gelsolin）也可累及心脏[2]。轻链型心脏淀粉样变性是免疫球蛋白轻链在心脏沉积导致的一种疾病，属于浆细胞病的一种，可与其他种类浆细胞病同时存在，其发病率低，误诊率高，晚期患者预后差[3]。

早在 1639 年，Fontanus 进行的尸检研究就描述了之后被称为"淀粉样变性"这类疾病的病理改变。1838 年，Schleiden 首次使用"amyloid"一词描述淀粉样物质。1854 年，"病理学之父"Rudolph Virchow 首次将光学显微镜下淀粉样物质的形态描述为无定形透明状并将"amyloid"这一概念广泛推广[4]。20 世纪初，Bennhold 发现刚果红染色可以更好地显示淀粉样物质，这一技术与之后的偏振光显微镜一起

成为识别淀粉样物质的最常用手段。1959 年，Cohen 首次在电镜下清晰描述了淀粉样物质的形态特点，开启了淀粉样变性的现代研究阶段[5-6]。

轻链型淀粉样变性属于罕见病的范畴，全球的真实发病率目前尚无数据可考，在西方国家的流行病学调查中发病率为 8～12 例/百万人年，男性多于女性，老年患者发病率较年轻患者升高[7]。

轻链型淀粉样变性的病因尚不清楚，可能与遗传及环境因素都有关系。轻链型淀粉样变性起源于单克隆浆细胞的异常增多[8]。浆细胞的主要作用即合成和分泌各种免疫球蛋白，根据分子量不同可区分为 IgG、IgA、IgM、IgE、IgD 等。正常免疫球蛋白是人体体液免疫系统的重要组成部分，主要参与抗原识别和呈递等过程。异常单克隆浆细胞会产生大量异常的免疫球蛋白，这些蛋白分解后产生免疫球蛋白轻链，又可分为 kappa（κ）与 lambda（λ）两型。异常轻链成为淀粉样物质的前体蛋白，不断卷曲、聚集最终形成淀粉样物质，沉积在包括心脏在内的机体各组织器官，引起相应的临床表现[9-10]。

【临床表现】

1. 心脏表现

轻链型淀粉样变性的心脏受累主要表现为心肌肥厚，继而引起心脏舒张功能受损、限制型心肌病，晚期也可出现收缩功能异常。其他常见的表现有各种类型心律失常（房室传导阻滞、心房扑动、心房颤动以及室性心律失常等），心脏瓣膜疾病和心肌缺血等，累及自主神经的患者可出现直立（体位）性低血压[11]。患者可表现为活动时呼吸困难、肢体水肿、食欲下降、乏力等心功能不全表现，发生心律失常时可有心悸、头晕、黑矇等不适，严重时可有晕厥乃至猝死，冠状动脉受累时可有胸闷、胸痛等不适[12]。

2. 心脏外表现

由于轻链型淀粉样变性可以累及全身各处器官，因此心脏外表现常见且多样，部分患者主诉乏力、体重下降等非特异表现，其他常见的心脏外表现如下：①皮肤：轻链型淀粉样变性患者可以出现眶周淤斑（浣熊眼），其他类型淀粉样变性中偶可出现；②舌体：淀粉样物质沉积在舌体可引起舌体肥大，查体可见舌体齿痕；眶周淤斑+舌体肥大是轻链型淀粉样变性的特征性表现，但仅有1/3的患者会同时出现这两种体征；③肾脏：肾脏是轻链型淀粉样变性极易累及的器官，可出现蛋白尿、肾病综合征等[13]；④消化道：淀粉样物质可在消化道沉积，浸润血管可引起消化道出血，累及自主神经时亦可造成胃轻瘫、腹泻、便秘、假性肠梗阻等胃肠功能紊乱，累及肝脏时可以出现肝大伴肝酶升高[14-15]；⑤血液系统：可有贫血、凝血功能异常等表现[16-17]；⑥周围神经系统：可以出现混合性感觉和运动神经障碍及自主神经病变，患者可表现为手足麻木、感觉异常及疼痛，泌尿系自主神经受累可出现排尿困难、男性阳痿等症状[18]。

【辅助检查】

1. 心电图及 Holter

心脏淀粉样变性患者体表心电图的重要表现是肢体导联低电压，其发生与淀粉样物质浸润心肌的程度有关，心电图肢体导联低电压与心脏影像提示心肌肥厚这一对矛盾表现是心脏淀粉样变性的特征性表现[19]。除低电压外，心电图还可见假性心肌梗死表现，常出现于前壁、前间壁、下壁等导联，可见 Q 波或 R 波递增不良。心电图及 Holter 还可见各种心律失常表现，如不同程度的房室传导阻滞和束支传导阻滞，房性早搏（房早）、房性心动过速、心房颤动、心房扑动、室性早搏（室早）、室性心动过速等，淀粉样变性患者可有 ST-T 异常[20-21]。

2. 生物标志物

脑钠肽（BNP）和 N 末端脑钠肽前体（NT-proBNP）等标志物可以敏感地反映心功能受损程度，并与患者预后相关，心脏淀粉样变性患者的心肌损伤标志物如肌钙蛋白 T 或超敏肌钙蛋白可持续轻度升高，亦提示预后不良[22-24]。

3. 超声心动图

超声心动图可见室间隔或左心室壁增厚，部分患者可有心肌颗粒样回声增强，心脏舒张功能检查（E/A 峰、组织多普勒 E'、左心房容积、肺动脉收缩压等）往往提示舒张功能异常，疾病早期左心室射血分数处于正常范围，晚期可减低。淀粉样物质累及右心室可有右心室壁增厚、三尖瓣环收缩期位移（tricuspid annular plane systolic excursion，TAPSE）减低，累及房间隔可有房间隔增厚，累及瓣膜可出现瓣膜增厚及狭窄、反流[25]。心房受累时可出现心房壁增厚，应注意窦性心律患者亦可出现心房 A 峰显著减低，或者在经食管超声心动图检查中发现左心耳内血流速度显著减低，以上提示这部分患者血栓风险升高[26]。一部分患者可有心包积液。超声心动图应变（Strain）分析可见特征性的总体长轴应变（global longitudinal strain，GLS）减低伴心尖保留模式，即心尖部长轴应变正常或轻度减低，而基底和中段长轴应变显著减低的分布特征，该分布模式可与其他引起心肌肥厚的疾病互相鉴别[27-28]。

4. 心脏磁共振成像

心脏磁共振成像可以为心脏淀粉样变性提供更丰富的组织病变特征。除心室壁和室间隔增厚外，增强心脏磁共振成像可见内膜下或透壁的广泛延迟强化表现，与淀粉样物质沉积导致的心肌细胞纤维化相关，心房受累时亦可见心房壁延迟强化，延迟强化范围可反映患者预后。除此之外，淀粉样变性患者的 T1 mapping 及细胞外容积（ECV）增加，提示淀粉样物质在心肌细胞间质浸润，还可出现钆对比剂排空异常的表现[29]。

5. 心肌核素骨显像检查

以锝 99 标记的心肌核素骨显像技术（如 99mTc-PYP）在转甲状腺素蛋白心脏淀粉样变性中具备极高的诊断价值，目前研究表明部分 AL 型淀粉样变性患者该显像亦可呈阳性，F18/C11-PET 显像在淀粉样变性患者中的诊断价值仍待进一步研究证实，详见本节"二、转甲状腺素蛋白型心脏淀粉样变性【辅助检查】"部分[30]。

6. 免疫固定电泳和游离轻链

血、尿免疫固定电泳在轻链型淀粉样变性的诊断中非常重要，可以直接检测体液中有无单克隆蛋白成分，并进行 κ 与 λ 分型。血游离轻链水平与患者预后相关，并可反映治疗效果，应注意在慢性肾脏病患者中可能出现较正常水平升高的血游离轻链，这并非浆细胞病的表现，而是由清除减少造成的，此时需结合其他检查进一步明确是否存在单克隆浆细胞异常增多。

7. 骨髓检查

可见单克隆浆细胞增多的证据，形态学结合免疫过氧化物酶染色或流式细胞学检查可进行浆细胞分型（κ/λ）。

8. 组织活检

包括舌体、腹壁脂肪、神经肌肉、骨髓、消化道、心脏等可能受累器官的组织活检是诊断淀粉样变性的金标准。心内膜活检在有经验的中心是安全可行的，常见并发症包括传导阻滞和心包积液，少见并发症有心脏破裂、心脏压塞、瓣膜反流等。刚果红染色阳性及偏振光显微镜下的双折光苹果绿色成像是淀粉样物质的特征病理表现。轻链型淀粉样物质可通过免疫组化、免疫荧光、质谱分析、激光显微切割、电子显微镜等进一步明确分型[31-32]。

【诊断】

淀粉样变性的诊断较难，因其在临床上表现多样，而目前缺乏单一检查即可明确诊断的手段，导致该病误诊、漏诊和延误诊断现象突出。为提高检出率，应在可疑心脏淀粉样变性的患者中进行诊断性筛查。超声心动图是这类患者的初始筛查检查，往往可发现室壁增厚，如果同时出现以下心脏淀粉样变性的警示征，则建议进一步检查。这些警示征包括：老年患者出现舒张性心力衰竭或主动脉瓣狭窄；既往高血压近期血压自行降至正常甚至减低；伴感觉神经或自主神经异常表现；伴多发周围神经病；出现蛋白尿；肝大或碱性磷酸酶升高；皮肤淤斑；双侧腕管综合征；二头肌肌腱断裂；可疑家族史；心电图提示房室传导阻滞/异常Q波/低电压；超声心动图提示长轴应变减低伴心尖保留模式；心脏磁共振成像提示内膜下/透壁延迟强化伴ECV升高。

进一步检查应完善血、尿免疫固定电泳，血清游离轻链以寻找单克隆浆细胞和M蛋白存在的证据。有条件的中心应针对心脏进行多模态心脏影像检查，包括超声心动图、心脏磁共振成像和核素心肌显像（99mTc-DPD/PYP/HMDP），以详细评估心脏受累情况及判断淀粉样变性分型。

确证性检查即组织器官活检，应根据患者受累部位决定，轻链型淀粉样变性患者通常采用腹壁脂肪活检联合骨髓穿刺/活检标本进行初始评估，因为这两个部位的活检操作简单且检出率高，高达85%的AL型患者可通过这两项活检检出。若这两处检查结果为阴性，则应根据受累器官和所在中心活检经验决定活检部位，心脏受累患者的活检阳性率可达99%以上，肝脏和肾脏受累患者行相应器官穿刺活检的阳性率可达90%，直肠活检的阳性率则在50%至70%之间，皮肤活检阳性率约50%，应注意内脏器官活检面临出血等器官损伤的风险[33]。

组织活检阳性的淀粉样变性患者应注意判断是局部沉积还是全身沉积。皮肤、咽喉、小肠和泌尿系的沉积往往是局部沉积，肺结节、肠息肉或溃疡边缘的活检阳性亦可是局部退行性淀粉样变性的表现而非系统性淀粉样变性。

病理检查明确存在淀粉样物质沉积，并通过免疫组化、质谱等进一步区分淀粉样物质起源为轻链，结合体液中单克隆浆细胞及M蛋白增多的证据，即可诊断轻链型淀粉样变性，如果行心内膜活检结果阳性，可直接诊断心脏淀粉样变性，如果未行心内膜活检而代之以心脏外活检，结合上述心脏多模态影像（超声心动图、心脏磁共振成像）的特征性表现，亦可诊断心脏淀粉样变性[34]。

【鉴别诊断】

应与其他可引起心肌肥厚的疾病进行鉴别，包括高血压性心脏病、肥厚型心肌病、安德森-法布雷病、运动员心脏改变等。应注意其他类型淀粉样变性（AA或wtATTR型）合并意义未明单克隆球蛋白病（MGUS）的可能性。

1. 高血压性心脏病

患者通常具有长年未控制的高血压病史，超声心动图可表现为左心室对称性肥厚，同时其他器官可同步出现高血压损害表现（如眼底、肾脏、周围血管等损害）。

2. 肥厚型心肌病

属于遗传性心肌病的一种，主要由编码心肌蛋白的基因突变引起，发病率较淀粉样变性高，可表现为左心室对称/非对称性肥厚，伴或不伴左心室流出道梗阻。超声心动图可见二尖瓣前叶收缩期前向运动（systolic anterior motion，SAM）等特征表现，亦可出现心房颤动等心律失常，无全身多器官受累表现。

3. 安德森-法布雷病

是一种X染色体遗传的溶酶体贮积病，由编码α-半乳糖苷酶A的GLA基因突变引起，可累及全身多个器官。心脏受累时表现为心肌肥厚、瓣膜受累和心力衰竭等，其他表现主要包括周期性的四肢剧痛、血管角化瘤、出汗异常，可出现蛋白尿和脑血管病，通过阿尔法半乳糖苷酶活性检测和基因检测、组织病理活检可确诊。

4. 运动员心脏改变

常见于长期高强度训练比赛的运动员，心脏可表现为对称性肥厚，停止高强度训练后心脏改变可恢复。

5. 其他类型淀粉样变性伴意义不明的单克隆免疫球蛋白血症

应注意的是心脏淀粉样变性与浆细胞病同时存在时，此时的淀粉样物质来源不一定是轻链，还可以是AA型或ATTR型，而浆细胞病仅表现为浆细胞水平轻度升高而未达骨髓瘤诊断标准，即被称为意义未明的单克隆免疫球蛋白病（monoclonal gammopathy of undetermined significance，MGUS），此时应结合患者总体临床表现及PYP（焦磷酸盐）核素心肌显像结果进行鉴别，诊断不明时应行心内膜活检明确。

【治疗】

治疗的目的是改善患者症状，治疗和预防并发症出现，并通过特异性治疗减少淀粉样物质在组织器官的进一步蓄积，延缓器官衰竭，延长生命。治疗方案可分为心脏方面的治疗以及轻链型淀粉样变性的特异性治疗。

1. 心脏方面的治疗

（1）心力衰竭治疗：淀粉样变性患者往往表现为射血分数保留的心力衰竭，由于其独特的作用机制，使得大多数我们熟知的抗心力衰竭药物应用受限。利尿剂是改善心脏淀粉样变性患者症状的主要手段，可考虑襻利尿剂与盐皮质受体拮抗剂联合使用，血管紧张素 V_2 受体拮抗剂也被认为可有效控制血容量。地高辛/洋地黄类药物可以与淀粉样物质结合，使患者洋地黄中毒风险增加，因此不推荐在心脏淀粉样变性患者中应用洋地黄类药物，除非患者出现心房颤动伴快速心室率时，可以小剂量谨慎应用控制心室率。非二氢吡啶类钙通道阻滞剂如维拉帕米和地尔硫䓬，在心脏淀粉样变性患者中避免使用，因其可与淀粉样物质结合，造成明显的慢心率、低心排血量和低血压。β受体阻滞剂减慢淀粉样变性患者的心率，因其每搏排出量几乎固定，故会造成心排血量降低，继而引起低血压，也不推荐用于该疾病。血管紧张素转化酶抑制剂/血管紧张素受体阻滞剂（ACEI/ARB）类药物对心脏淀粉样变性患者的获益缺乏

循证医学证据，且有引起低血压风险，目前也不推荐常规应用[3]。

（2）心房颤动：可以谨慎应用地高辛控制心房颤动患者心室率或应用胺碘酮维持窦性心律，行电复律的并发症和复发率均较高，射频消融治疗淀粉样变性心房颤动患者的获益有限。淀粉样变性心房颤动患者的血栓形成风险极高，此时不适宜应用如CHADS2-VASc评分等血栓风险评分，而均应积极抗凝。即使是窦性心律的心脏淀粉样变性患者（尤其AL型），如果经食管超声心动图提示A峰减慢或左心耳流速低，也可考虑抗凝治疗。抗凝药物选择上，尽管循证证据不多，但华法林和直接口服抗凝药似无差别。

（3）传导阻滞：很多心脏淀粉样变性患者会发生传导系统问题，此时的起搏器植入指征同其他患者，植入起搏器可以改善患者心排血量和症状，但对预后并无影响。应注意如果预期起搏比例较高，应考虑心脏再同步化治疗。

（4）埋藏式心脏复律除颤器（implantable cardioverter-defibrillator，ICD）。心脏淀粉样变性患者容易发生心脏性猝死，约占这类人群全部死亡原因的1/4，但是在轻链型淀粉样变性人群中一级预防植入ICD的研究结果并不理想，可能的原因是淀粉样变性患者猝死的原因主要是电机械分离，因此不推荐一级预防植入ICD。曾发作持续性室性心律失常且预期寿命超过1年的患者可考虑植入ICD，经静脉植入优于皮下ICD[35]。

2. 轻链型淀粉样变性的特异性治疗

（1）干细胞移植：目前认为对于初治AL型淀粉样变性患者或经过抗浆细胞治疗后状态改善，符合移植条件的患者均推荐首选自体外周血干细胞移植治疗，但仅有少数患者符合移植条件。根据2021年中国系统性轻链型淀粉样变性诊断和治疗指南推荐，移植适应证包括：①年龄＜70岁；②美国东部肿瘤协作组（ECOG）评分0～2分；③纽约心脏协会（NYHA）分级Ⅰ～Ⅱ级；④超声心动图射血分数＞45%，NT-proBNP＜5000 ng/L，TnT＜0.06 μg/L；⑤不吸氧血氧饱和度＞95%；⑥总胆红素＜34 μmol/L（2 mg/dl）；⑦基线收缩压＞90 mmHg；⑧估算的肾小球滤过率（eGFR）＞30 ml/（min·1.73 m²）；⑨无大量浆膜腔积液；⑩无活动性感染。出现心力衰竭患者的中位生存期短，部分患者年龄较大，均限制了心脏淀粉样变性患者接受干细胞移植治疗[36-37]。

（2）传统化疗方案：马法兰＋激素的治疗被认为是 AL 型淀粉样变性的经典化疗方案，但当有心脏受累时，化疗患者的生存率明显变差。因此推荐这一类患者积极加入新药临床试验。

（3）新型药物治疗：以蛋白酶抑制剂硼替佐米为基础的新型化疗方案展示了良好的反应率，已经取代传统方案跃居一线，包括 BD 方案（硼替佐米—地塞米松）、CyBorD 方案（环磷酰胺—硼替佐米—地塞米松）及 BMD 方案（硼替佐米—马法兰—地塞米松）[38]。在 CyBorD 基础上加用达雷木单抗则在心脏和肾脏受累人群中显示出较强的抗浆细胞疗效[39]。沙利度胺、来那度胺、泊马度胺等免疫调节剂可以在 AL 型淀粉样变性患者中应用，但应从小剂量开始或作为二线治疗方案，尤其是有心脏受累患者，因其毒性相对更加明显。双功能基烷化剂苯达莫司汀更适用于 IgM 单克隆免疫球蛋白造成的轻链型淀粉样变性。

【病例摘要】

女性，73 岁，间断纳差、腹胀 1 年余，活动后喘憋 3 月余入院。1 年余前无明显诱因出现纳差，伴腹胀、腹泻，未诊治。3 个月前出现活动时喘憋、气短，伴双下肢和颜面部水肿，咳嗽、咳痰、食欲下降。1 个月前外院就诊，诊断"冠心病"，口服药物治疗效果不佳，为进一步诊治入我院。既往自述体健，不嗜烟酒，否认相关家族史。查体：可见皮肤、巩膜苍白，颈静脉充盈，未见舌体肥大。双肺呼吸音低，左下肺闻及湿啰音，心界不大，心律齐，P2 > A2，各瓣膜听诊区未闻及杂音及心包摩擦音，腹软，无压痛，肝大，双下肢轻度可凹性水肿。入院后经超声心动图、心脏磁共振成像、血尿免疫固定电泳、血游离轻链、骨髓穿刺及骨髓活检、皮肤活检等检查，最终诊断为轻链型淀粉样变性，予 BD 方案化疗。病例详细资料见二维码数字资源 4-3-1。

数字资源 4-3-1

（王 智 马 为）

【参考文献】

［1］Wechalekar AD，Gillmore JD，Hawkins PN. Systemic amyloidosis. Lancet，2016，387：2641-2654.

［2］Fontana M，Corovic A，Scully P，et al. Myocardial amyloidosis：the exemplar interstitial disease. JACC Cardiovasc Imaging，2019，12：2345-2356.

［3］Falk RH，Alexander KM，Liao R，et al. AL（Light-Chain）cardiac amyloidosis：a review of diagnosis and therapy. J Am Coll Cardiol，2016，68：1323-1341.

［4］Kyle RA. Amyloidosis：a convoluted story. Br J Haematol，2001，114：529-538.

［5］Cohen AS，Calkins E. Electron microscopic observations on a fibrous component in amyloid of diverse origins. Nature，1959，183：1202-1203.

［6］Iadanza MG，Jackson MP，Hewitt EW，et al. A new era for understanding amyloid structures and disease. Nat Rev Mol Cell Biol，2018，19：755-773.

［7］Merlini G，Dispenzieri A，Sanchorawala V，et al. Systemic immunoglobulin light chain amyloidosis. Nat Rev Dis Primers，2018，4：38.

［8］Chiti F，Dobson CM. Protein Misfolding，Amyloid formation，and human disease：a summary of progress over the last decade. Annu Rev Biochem，2017，86：27-68.

［9］Jimenez-Zepeda VH. Light chain deposition disease：novel biological insights and treatment advances. Int J Lab Hematol，2012，34：347-355.

［10］Oe Y，Soma J，Sato H，et al. Heavy chain deposition disease：an overview. Clin Exp Nephrol，2013，17：771-778.

［11］van den Berg MP，Mulder BA，Klaassen SHC，et al. Heart failure with preserved ejection fraction，atrial fibrillation，and the role of senile amyloidosis. Eur Heart J，2019，40：1287-1293.

［12］Bhogal S，Ladia V，Sitwala P，et al. Cardiac amyloidosis：an updated review with emphasis on diagnosis and future directions. Curr Probl Cardiol，2018，43：10-34.

［13］Said SM，Sethi S，Valeri AM，et al. Renal amyloidosis：origin and clinicopathologic correlations of 474 recent cases. Clin J Am Soc Nephrol，2013，8：1515-1523.

［14］Sattianayagam P，Hawkins P，Gillmore J. Amyloid and the GI tract. Expert Rev Gastroenterol Hepatol，2009，3：615-630.

［15］Syed U，Ching Companioni RA，Alkhawam H，et al. Amyloidosis of the gastrointestinal tract and the liver：clinical context，diagnosis and management. Eur J Gastroenterol Hepatol，2016，28：1109-1121.

［16］Mumford AD，O'Donnell J，Gillmore JD，et al. Bleeding symptoms and coagulation abnormalities in 337 patients with AL-amyloidosis. Br J Haematol, 2000, 110: 454-460.

[17] Kos CA, Ward JE, Malek K, et al. Association of acquired von Willebrand syndrome with AL amyloidosis. Am J Hematol, 2007, 82: 363-367.

[18] Benson MD, Kincaid JC. The molecular biology and clinical features of amyloid neuropathy. Muscle Nerve, 2007, 36: 411-423.

[19] Cyrille NB, Goldsmith J, Alvarez J, et al. Prevalence and prognostic significance of low QRS voltage among the three main types of cardiac amyloidosis. Am J Cardiol, 2014, 114: 1089-1093.

[20] Cheung CC, Roston TM, Andrade JG, et al. Arrhythmias in cardiac amyloidosis: challenges in risk stratification and treatment. Can J Cardiol, 2020, 36: 416-423.

[21] Gilotra NA, Chow GV, Cingolani OH. Cardiac amyloidosis presenting with prolonged QT interval and recurrent polymorphic ventricular tachycardia. Tex Heart Inst J, 2013, 40: 193-195.

[22] Venner CP. AL amyloidosis cardiac staging updated using BNP. Blood, 2019, 133: 184-185.

[23] Lilleness B, Doros G, Ruberg FL, et al. Establishment of brain natriuretic peptide-based criteria for evaluating cardiac response to treatment in light chain (AL) amyloidosis. Br J Haematol, 2020, 188: 424-427.

[24] Takashio S, Yamamuro M, Izumiya Y, et al. Diagnostic utility of cardiac troponin T level in patients with cardiac amyloidosis. ESC Heart Fail, 2018, 5: 27-35.

[25] Pagourelias ED, Mirea O, Duchenne J, et al. Echo parameters for differential diagnosis in cardiac amyloidosis: a head-to-head comparison of deformation and nondeformation parameters. Circ Cardiovasc Imaging, 2017, 10: e005588.

[26] Martinez-Naharro A, Gonzalez-Lopez E, Corovic A, et al. High prevalence of intracardiac thrombi in cardiac amyloidosis. J Am Coll Cardiol, 2019, 73: 1733-1734.

[27] Lei C, Zhu X, Hsi DH, et al. Predictors of cardiac involvement and survival in patients with primary systemic light-chain amyloidosis: roles of the clinical, chemical, and 3-D speckle tracking echocardiography parameters. BMC Cardiovasc Disord, 2021, 21: 43.

[28] Phelan D, Collier P, Thavendiranathan P, et al. Relative apical sparing of longitudinal strain using two-dimensional speckle-tracking echocardiography is both sensitive and specific for the diagnosis of cardiac amyloidosis. Heart, 2012, 98: 1442-1448.

[29] Martinez-Naharro A, Treibel TA, Abdel-Gadir A, et al. Magnetic resonance in transthyretin cardiac amyloidosis. J Am Coll Cardiol, 2017, 70: 466-477.

[30] Hanna M, Ruberg FL, Maurer MS, et al. Cardiac scintigraphy with technetium-99m-labeled bone-seeking tracers for suspected amyloidosis: JACC review topic of the week. J Am Coll Cardiol, 2020, 75: 2851-2862.

[31] Fernandez de Larrea C, Verga L, Morbini P, et al. A practical approach to the diagnosis of systemic amyloidoses. Blood, 2015, 125: 2239-2244.

[32] Schonland SO, Hegenbart U, Bochtler T, et al. Immuno-histochemistry in the classification of systemic forms of amyloidosis: a systematic investigation of 117 patients. Blood, 2012, 119: 488-493.

[33] Aljama MA, Sidiqi MH, Dispenzieri A, et al. Comparison of different techniques to identify cardiac involvement in immunoglobulin light chain (AL) amyloidosis. Blood Adv, 2019, 3: 1226-1229.

[34] Gillmore JD, Wechalekar A, Bird J, et al. Guidelines on the diagnosis and investigation of AL amyloidosis. Br J Haematol, 2015, 168: 207-218.

[35] Giancaterino S, Urey MA, Darden D, et al. Management of arrhythmias in cardiac amyloidosis. JACC Clin Electrophysiol, 2020, 6: 351-361.

[36] Lorenz EC, Gertz MA, Fervenza FC, et al. Long-term outcome of autologous stem cell transplantation in light chain deposition disease. Nephrol Dial Transplant, 2008, 23: 2052-2057.

[37] 中国系统性轻链型淀粉样变性协作组. 系统性轻链型淀粉样变性诊断和治疗指南（2021 年修订）. 中华医学杂志, 2021, 101（22）: 1646-1656.

[38] Palladini G, Milani P, Foli A, et al. A phase 2 trial of pomalidomide and dexamethasone rescue treatment in patients with AL amyloidosis. Blood, 2017, 129: 2120-2123.

[39] Lecumberri R, Krsnik I, Askari E, et al. Treatment with daratumumab in patients with relapsed/refractory AL amyloidosis: a multicentric retrospective study and review of the literature. Amyloid, 2020, 27: 163-167.

二、转甲状腺素蛋白型心脏淀粉样变性

【概述】

淀粉样变性是一类浸润性疾病的总称，源自各种淀粉样物质在人体不同组织器官中沉积导致其功能障碍，临床表现取决于淀粉样物质沉积的种类、部位和程度，当淀粉样物质沉积于心脏时称为心脏淀粉样变性，可以引起心功能不全、心律失常、心脏瓣膜疾病、心肌缺血乃至死亡[1]。目前已知的可形成淀粉样物质的前体蛋白有 30 多种，它们在病理检查中具有一致的特征性表现，包括刚果红染色阳性，偏振光显微镜下呈双折光苹果绿色等。最易累及心脏的淀粉样物质有轻链型免疫球蛋白（amyloid light chain，AL）和转甲状腺素蛋白（amyloid transthyretin，ATTR）两种，除此之外，一些少见的淀粉样物质如淀粉样蛋白A（amyloid A）、纤维蛋白原α（fibrinogen α）、载脂蛋白AⅠ（apoAⅠ）、载脂蛋白AⅡ（apoAⅡ）、载脂蛋白AⅣ（apoAⅣ）、β2微球蛋白（β2-microglobulin）和凝溶胶蛋白（gelsolin）也可累及心脏[2]。转甲状腺素蛋白型心脏淀粉样变性（ATTR cardiac amyloidosis，ATTR-CA）是转甲状腺素蛋白在心脏沉积导致的一种疾病，可分为遗传型（mutant ATTR，mATTR）和野生型（wild type ATTR，wtATTR）两种，前者与编码转甲状腺素（transthyretin，TTR）蛋白的基因突变相关，后者发病率随年龄增加而升高，近年来诊断技术和治疗手段的进步使得ATTR-CA的诊断率逐渐提高[3]。

关于淀粉样变性的历史发展可参见本书"一、轻链型心脏淀粉样变性【概述】"部分。转甲状腺素蛋白旧称前白蛋白，因其在人体血清蛋白电泳条带中在白蛋白之前出现而得名，20世纪60—70年代科学家发现其作用是转运甲状腺素蛋白和视黄醇，后改称转甲状腺素蛋白[4]。对于转甲状腺素蛋白型淀粉样变性的认识也经历了不同阶段，对于发病以年轻人为主的家族性淀粉样周围神经病，因其起病以周围神经系统受累表现突出，而心脏受累易被忽视，该病旧称葡萄牙型淀粉样变性，因为既往认为该病是地方性疾病，在局部地区发病率很高（葡萄牙、日本、巴西、瑞典等），目前认为该病实为全球性疾病，即现在的遗传型转甲状腺素蛋白淀粉样变性[5]。对于发病以老年人为主的系统性淀粉样变性，以前称之为老年性系统性淀粉样变性，因其常在65岁以上老年人中发现，此即现在的野生型转甲状腺素蛋白淀粉样变性[6]。

通常认为转甲状腺素蛋白型淀粉样变性属于罕见病的范畴，尤其是突变型ATTR患者，全球真实发病率目前尚无数据，欧洲发病率约为十万分之一，在某定地区和特殊人群中TTR基因突变频率的比例可以很高，比如瑞典北部人群Val30Met基因突变的携带率达4%，非裔美国人中Val122Ile基因突变的携带率为3%～4%，不同种群的基因外显率亦存在明显差别[7]。野生型ATTR患者主要在老年人中发现，男性居多，近年来随着对本病认识的提高和特异性诊疗手段的增多，野生型ATTR患者的检出率正逐

年升高。根据英国淀粉样变性中心的统计，在所有诊断的淀粉样变性患者中，野生型ATTR患者的占比由20世纪80—90年代的0.2%升高至21世纪的6.4%[8]。另一项在80岁以上老年人中进行的尸检研究发现超过25%的患者心脏有TTR蛋白沉积[9]。

转甲状腺素蛋白型淀粉样变性发生的病因尚不清楚，正常TTR蛋白是由4个富β纤层的单聚体组成的四聚体结构，主要由肝脏产生，分泌至血液。TTR蛋白四聚体结构不稳定时，会解构产生TTR单聚体，单聚体错误地折叠、聚集形成不可溶解的TTR淀粉样纤维，进一步在人体内组织器官沉积形成淀粉样物质，导致器官功能失调[10]。mATTR型淀粉样变性是常染色体显性遗传病，这些患者编码TTR蛋白的基因发生单氨基酸突变，使四聚体失去稳定性，更易产生淀粉样物质，目前报道的突变位点超过120个[11]。不同突变位点、地理分布、发病早晚会导致不同的临床表型，如Val30Met突变早发型患者往往是以周围神经病为突出表现，晚发型则会出现心脏受累，而Thr60Ala、Ile68Leu、Leu111Met和Val122Ile等基因突变则以心脏受累为首要表现[12-13]。wtATTR患者的四聚体蛋白为何失去稳定性目前仍不清楚，目前已知的是其发病与年龄相关，年龄越大的患者越容易形成淀粉样物质，并且男性患者多于女性[14]。

【临床表现】

1.心脏表现

转甲状腺素蛋白型淀粉样变性的心脏受累与轻链型类似，主要表现为心肌肥厚，继而引起心脏舒张功能受损、限制型心肌病，晚期也可出现收缩功能异常，其他常见的表现有各种类型心律失常（房室传导阻滞、心房扑动、心房颤动以及室性心律失常等）、心脏瓣膜疾病和心肌缺血等，累及自主神经的患者可出现直立（体位）性低血压[15]。有研究表明60岁以上射血分数保留心力衰竭的患者中，13%的患者最终诊断为转甲状腺素蛋白淀粉样变性[16]。老年主动脉瓣狭窄行经导管主动脉瓣置入术（transcatheter aortic valve implantation，TAVI）治疗的患者中16%的患者最终诊断为ATTR-CA[17]。与轻链型淀粉样变性相比，ATTR型患者的心脏进展似乎稍慢，有研究认为这种差异与轻链型淀粉样变性患者血液中游离轻链导致的心脏毒性相关。

2.心脏外表现

轻链型淀粉样变性与ATTR型淀粉样变性均可

累及周围神经和自主神经系统，可以是部分ATTR型患者的唯一表现。患者表现为手足麻木、感觉异常及疼痛，当胃肠道及泌尿系的自主神经受累时可出现早饱、腹泻、便秘、体重下降、排尿困难、男性阳痿等症状[18]。眼睛受累时可出现青光眼、玻璃体浑浊和干眼症。有一部分患者会早期于骨科就诊，因为腰椎管狭窄和双侧腕管综合征是ATTR型淀粉样变性的常见早期临床表现[19-20]。极少数情况下，ATTR型淀粉样物质可以在软脑膜沉积，引发脑出血、痴呆、共济失调、肌肉痉挛、癫痫以及卒中样发作。与轻链型淀粉样变性相比，ATTR型累及肝脏、肾脏的相对少见[21]。

【辅助检查】

1. 心电图、超声心动图、心脏磁共振成像及生物标志物

参见轻链型淀粉样变性。

2. 心肌核素显像检查

以锝99标记的骨显像技术（如 99mTc-PYP、99mTc-DPD、99mTc-HMDP 等）在转甲状腺素蛋白心脏淀粉样变性中具备极高的诊断价值，这种显像技术最初用于骨组织的形态和代谢评估，近年研究发现淀粉样变性患者应用骨显像诊断ATTR-CM的敏感性超过99%，特异性为86%，最主要的干扰疾病为AL型淀粉样变性，研究发现30%的AL型淀粉样变性患者也可出现阳性结果，如果同时确定没有单克隆免疫球蛋白增多（通过血尿免疫固定电泳、血游离轻链等检查）的证据，对ATTR-CA的阳性预测值可高达100%[22]。ATTR-CA患者骨显像阳性的原因尚不清楚，有人认为可能与心肌细胞间质的微钙化增多有关[23]。根据心肌摄取显像程度与对侧肋骨摄取显像程度对比，将该检查结果分为以下四种等级：①0级，心肌无摄取；②1级，心肌轻度摄取，低于对侧肋骨水平；③2级，心肌中度摄取，等于对侧肋骨水平；④3级，心肌高摄取，高于对侧肋骨水平。行骨显像的同时要注意行单光子发射计算机断层成像术（single-photon emission computed tomography，SPECT）检查，以除外心肌血池显像造成的假阳性结果。除血池显像以及轻链型淀粉样变性的干扰以外，其他可能引起假阳性的原因包括肋骨骨折，急性/亚急性心肌梗死，羟氯喹导致心脏毒性以及其他少见类型心脏淀粉样变性（如apoAⅠ型）等[24]。ATTR-CA患者该显像出现假阴性的概率不大，如果出现

则可能的原因包括患者处于疾病早期，浸润程度相对较轻以及某些特定基因突变（如 *Phe64Leu* 和部分 *Val30Met* 等）。F^{18}/C^{11} 等标记的正电子发射断层成像（positron emission tomography，PET）理论上可以直接标记淀粉样物质，其在淀粉样变性患者中的诊断价值有待进一步研究证实[25-26]。

3. 组织活检

包括神经肌肉、心脏等可能受累组织器官的活检是诊断ATTR淀粉样变性的金标准，其中心脏受累患者行心内膜活检的阳性率可达95%以上，心内膜活检在有经验的中心是安全可行的。常见并发症包括传导阻滞和心包积液，少见并发症有心脏破裂、心脏压塞、瓣膜反流等。刚果红染色阳性及偏振光显微镜下的双折光苹果绿色成像是淀粉样物质的特征病理表现。ATTR型淀粉样物质可通过免疫组化、免疫荧光、质谱分析等进一步明确分型。

4. 基因检测

对于有明确家族史或疑诊ATTR淀粉样变性的患者需行TTR基因的检测，以判断其属于突变型还是野生型ATTR淀粉样变性。如基因检测阳性，建议对其一级亲属行TTR基因检测及相关检查。应注意TTR基因突变中有一些属于非致病性突变，如 *Gly6Ser* 以及 *Thr119Met* 等。

【诊断】

ATTR淀粉样变性患者临床表现缺乏特异性，常与其他类型心脏病或周围神经病混淆，再加之医生对该病的认识不足，造成了较高的误诊、漏诊和延误诊断。与其他类型淀粉样变性一样，超声心动图是这类患者的初始筛查检查，超声心动图具体表现以及警示征可参见本节"一、轻链型心脏淀粉样变性【诊断】"部分。

如果患者经过初始筛查考虑心脏淀粉样变性，则应继续寻找有无单克隆浆细胞和M蛋白的证据，以及有无ATTR型淀粉样变性的可能。此时进一步检查应完善血、尿免疫固定电泳，血清游离轻链以及心肌核素显像（99mTc-DPD/PYP/HMDP），以详细评估心脏受累情况及进行淀粉样变性分型[27]。

如果心肌核素显像提示2级以上阳性，同时没有单克隆浆细胞增生的证据，此时要重点考虑ATTR-CA的诊断，应完善TTR基因检测以评估患者是属于突变型还是野生型，同时建议行组织器官活检（周围神经、唇腺、心脏等活检）寻找TTR所致

淀粉样物质沉积的确证证据。由于心脏多模态影像（超声、磁共振成像、核素显像）的进步，非心内膜活检发现淀粉样物质阳性，同时伴上述典型心脏影像学表现，亦可诊断心脏淀粉样变性。

图 4-3-1 为根据 2019 年美国心脏病学会杂志综述、2021 年欧洲心脏病学会心脏淀粉样变性立场声明和 2021 年《转甲状腺素蛋白心脏淀粉样变诊断与治疗中国专家共识》设计的心脏淀粉样变性诊断流程图[4, 27-28]。

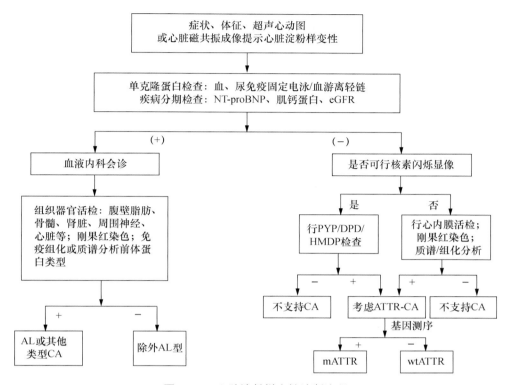

图 4-3-1　心脏淀粉样变性诊断流程

注：NT-proBNP：N 末端脑钠肽前体；eGFR：估算肾小球滤过率；AL 型：轻链型淀粉样变性；CA：心脏淀粉样变性；PYP/DPD/HMDP：均为锝 99 标记的骨显像技术；mATTR：突变型转甲状腺素蛋白淀粉样变性；wtATTR：野生型转甲状腺素蛋白淀粉样变性

【鉴别诊断】

应与其他可引起心肌肥厚的疾病进行鉴别，包括高血压性心脏病、肥厚型心肌病、安德森–法布雷病、运动员心脏改变等，详见本节"一、轻链型心脏淀粉样变性【鉴别诊断】"部分。应注意与其他类型淀粉样变性（AL 型、ApoA 型）进行鉴别，可以通过行血尿免疫固定电泳、血清游离轻链、TTR 基因检测等进行，鉴别不清时应行组织器官活检明确。

【治疗】

ATTR 淀粉样变性的治疗方案近年来取得了一系列突破，有望进一步减轻患者症状，延缓器官衰竭，改善患者预后。整体治疗方案可分为心脏方面的治疗，器官移植以及 ATTR 型淀粉样变性的特异性治疗。

1. 心脏的治疗

详见本节"一、轻链型心脏淀粉样变性【治疗】"

部分。

2. 器官移植

既往认为肝脏移植可以有效减少异常 TTR 蛋白产生，从而治疗 ATTR 家族性周围神经病。但近来研究发现肝脏移植后的 TTR 周围神经病患者可能会发生进行性进展的心肌受累，可能与移植后野生型 TTR 蛋白在原有突变型 TTR 淀粉纤维基础上加速沉积有关[29]。因此对于年轻的突变型 ATTR 患者，如有心脏显著受累，建议行心脏、肝脏联合移植，如果是野生型或晚发突变型的老年患者，心脏表现更加突出，可考虑单独心脏移植。

3. ATTR 型淀粉样变性的特异性治疗

（1）稳定 TTR 四聚体：①氯苯唑酸（Tafamidis）是一种小分子化合物，可以与 TTR 四聚体的甲状腺素结合位点结合，从而抑制其解聚为单聚体，阻断淀粉样物质形成。在 ATTR-CA 患者中进行的 3 期临床试验（ATTR-ACT trial，NCT01994889）证实，氯苯唑酸减少了 ATTR-CA 患者全因死亡率和心血管再住院风险，改善了患者的生活质量和活动评分[30]。根据临床研究结果，我国和美国食品药品监督管理局均批准了氯苯唑酸临床应用于 ATTR-CA 和 ATTR 周围神经病患者，该药已于 2020 年在国内上市。②二氟尼柳（Diflunisal）是一种非甾体抗炎药，在体外试验中证实可以稳定 TTR 四聚体，在一项 ATTR 家族性周围神经病的 3 期临床试验中，服用二氟尼柳 250 mg 2 次 / 日可以显著减缓神经病变进展，但似乎对心脏无明显改善，而且其对肾脏、胃肠道、容量负荷等的副作用使得应用该药的顾虑较大[31]。③ AG10：大多数 TTR 突变被认为导致了四聚体结构失稳态，从而引起淀粉样物质产生，但是少数突变（如 Thr119Met）被认为可增加 TTR 四聚体的稳定性，从而减少淀粉样物质产生。AG10 是一种新型 TTR 稳定剂，通过与 TTR 四聚体结合，产生类 Thr119Met 突变的效果。体外试验证实 AG10 稳定 TTR 蛋白的作用比氯苯唑酸和二氟尼柳更强。该药物的 2 期试验已经完成，3 期试验正在进行[32]。

（2）抑制 TTR 生成：① RNA 干扰剂：Patisiran 是新型 TTR 基因小干扰 RNA（small-interfering RNA）类药物，又叫 ALN-TTR02。在 ATTR 家族性周围神经病患者中的 3 期临床试验（APOLLO trial，NCT01960348）证实，每 3 周静脉应用 0.3 mg/kg Patisiran 可以显著改善患者生活质量评分和减缓疾病进展，患者不良反应发生率无显著增加。在心脏受累亚组分析中发现，Patisiran 改善了左心室基底部应变，降低了 NT-proBNP 水平，改善了左心室肥厚的几何形态，其针对 ATTR-CA 患者的 3 期临床试验（APOLLO-B）正在进行中[33]。②反义寡核苷酸药物：Inoterson 是靶向 TTR 的反义寡核苷酸药物，可减少肝脏 TTR 蛋白产生。在 ATTR 家族性周围神经病患者的 3 期临床试验（NEURO-TTR trial，NCT01737398）中发现，皮下每周应用 300 mg Inoterson 可以改善患者临床症状和神经系统评分，发生肾小球肾炎和致死性血小板减少的风险均为 3%，因此要注意定期监测以上实验室指标[34]。

（3）清除 TTR 淀粉样物质：①多西环素 / 熊去氧胆酸：四环类抗生素多西环素和胆酸类似物熊去氧胆酸在降解非纤维性 TTR 沉积物中有效，在 ATTR-CA 患者中联合应用这两类药物的早期临床试验已经完成，但结果尚未公布[35]。②绿茶：表没食子儿茶素没食子酸酯（epigallocatechingallate，EGCG）是绿茶中茶多酚的主要成分，可以减少 TTR 淀粉样纤维产生和解聚淀粉样物质。有小样本观察性研究显示饮用绿茶可以显著改善心脏磁共振成像评估的左心室质量，但相关结论仍需更大规模随机对照临床研究证实[36]。③血清淀粉样蛋白 P 成分（serum amyloid P component，SAP）：SAP 是血清正常蛋白组分，可以与淀粉样沉积物结合起稳定作用，GSK2315698（又称 CPHPC）可以竞争性抑制 SAP 与淀粉样沉积物结合，从而大量减少循环中的 SAP，而仅在靶器官的淀粉样沉积物中留存部分 SAP，在此之后应用抗 SAP 单克隆抗体 GSK2398852 即可通过免疫治疗清除淀粉样沉积物，该药物的早期临床研究已经结束，后续研究正在进行中[37]。④ PRX004：这是一种 TTR 蛋白单聚体的单克隆抗体，通过抗体介导吞噬作用清除淀粉样物质纤维结构和抑制淀粉样蛋白合成，因此对野生型和突变型 ATTR 淀粉样变性都有作用，1 期临床试验证实该药耐受性良好，后续临床研究正在开展[38]。

（4）基因编辑：聚集规律间隔短回文序列和相关的 Cas9 内切酶（clustered regularly interspaced short palindromic repeats-Cas9，CRISPR-CAS9）的出现降低了基因编辑门槛，提高了基因编辑效率，使得 mATTR 淀粉样变性这类单基因遗传病的基因治疗成为可能。NTLA-2001 是首个已发表的人体内应用 CRISPR-CAS9 基因编辑技术治疗 mATTR 淀粉样变性患者的药物，NTLA-2001 通过纳米脂质体颗粒以静脉给药的方式将基因编辑系统递送至肝细胞，完成对变异 TTR 基因的剪辑敲除，1 期临床试验显示这种方法高剂量组降低了体内 TTR 蛋白水平（平均约 87%，最高达 96%），且未出现严重不良事件及脱靶效应。与长期应用药物相比，该疗法只需单一一次静脉注射即可永久减少 TTR 蛋白生成，如果最终成功，将为类似单基因遗传病的基因治疗提供新的治疗思路[39]。

【病例摘要】

男，61 岁，4 年前出现下肢麻木，1 年前出现活动耐力下降。4 年前双侧足趾先后出现麻木，后出现步态不稳，2 年半前双上肢麻木，1 年前起出现活动耐力下降，伴胸闷、气短、下肢水肿。既往 9 年前因"腰椎管狭窄"进行手术治疗，4 年前大便习惯改变，排便次数增多，近 3 年体重下降 25 kg，长期吸烟，偶饮酒。家族中父亲及两位哥哥有长期腹泻、消瘦症状。查体：HR 85 次 / 分，BP102/68 mmHg，心、肺、腹查体无特殊，双下肢轻度水肿。双上肢、双下肢触觉、痛觉减退。入院后经基因检测和神经肌肉活检明确 ATTR 淀粉样变性的诊断，累及周围神经和心脏。病例详细资料见二维码数字资源 4-3-2。

数字资源 4-3-2

（王 智 马 为）

【参考文献】

[1] Wechalekar AD, Gillmore JD, Hawkins PN. Systemic amyloidosis. Lancet, 2016, 387: 2641-2654.

[2] Fontana M, Corovic A, Scully P, et al. Myocardial amyloidosis: the exemplar interstitial disease. JACC Cardiovasc Imaging, 2019, 12: 2345-2356.

[3] Yamamoto H, Yokochi T. Transthyretin cardiac amyloidosis: an update on diagnosis and treatment. ESC Heart Fail, 2019, 6: 1128-1139.

[4] Ruberg FL, Grogan M, Hanna M, et al. Transthyretin amyloid cardiomyopathy: JACC state-of-the-art review. J Am Coll Cardiol, 2019, 73: 2872-2891.

[5] Di Giovanni B, Gustafson D, Adamson MB, et al. Hiding in plain sight: cardiac amyloidosis, an emerging epidemic. Can J Cardiol, 2020, 36: 373-383.

[6] Gertz MA, Benson MD, Dyck PJ, et al. Diagnosis, prognosis, and therapy of transthyretin amyloidosis. J Am Coll Cardiol, 2015, 66: 2451-2466.

[7] Buxbaum JN, Ruberg FL. Transthyretin V122I (pV142I)* cardiac amyloidosis: an age-dependent autosomal dominant cardiomyopathy too common to be overlooked as a cause of significant heart disease in elderly African Americans. Genet Med, 2017, 19: 733-742.

[8] Pinney JH, Smith CJ, Taube JB, et al. Systemic amyloidosis in England: an epidemiological study. Br J Haematol, 2013, 161: 525-532.

[9] Tanskanen M, Peuralinna T, Polvikoski T, et al. Senile systemic amyloidosis affects 25% of the very aged and associates with genetic variation in alpha2-macroglobulin and tau: a population-based autopsy study. Ann Med, 2008, 40: 232-239.

[10] Kelly JW, Colon W, Lai Z, et al. Transthyretin quaternary and tertiary structural changes facilitate misassembly into amyloid. Adv Protein Chem, 1997, 50: 161-181.

[11] Rapezzi C, Merlini G, Quarta CC, et al. Systemic cardiac amyloidoses: disease profiles and clinical courses of the 3 main types. Circulation, 2009, 120: 1203-1212.

[12] Ruberg FL, Maurer MS, Judge DP, et al. Prospective evaluation of the morbidity and mortality of wild-type and V122I mutant transthyretin amyloid cardiomyopathy: the Transthyretin Amyloidosis Cardiac Study (TRACS). Am Heart J, 2012, 164: 222-228 e221.

[13] Maurer MS, Hanna M, Grogan M, et al. Genotype and phenotype of transthyretin cardiac amyloidosis: THAOS (Transthyretin Amyloid Outcome Survey). J Am Coll Cardiol, 2016, 68: 161-172.

[14] Connors LH, Sam F, et al. Heart failure resulting from age-related cardiac amyloid disease associated with wild-type transthyretin: a prospective, observational cohort study. Circulation, 2016, 133: 282-290.

[15] van den Berg MP, Mulder BA, Klaassen SHC, et al. Heart failure with preserved ejection fraction, atrial fibrillation, and the role of senile amyloidosis. Eur Heart J, 2019, 40: 1287-1293.

[16] Mohammed SF, Mirzoyev SA, Edwards WD, et al. Left ventricular amyloid deposition in patients with heart failure and preserved ejection fraction. JACC Heart Fail, 2014, 2: 113-122.

[17] Treibel TA, Fontana M, Gilbertson JA, et al. Occult transthyretin cardiac amyloid in severe calcific aortic stenosis: prevalence and prognosis in patients undergoing surgical aortic valve replacement. Circ Cardiovasc Imaging, 2016, 9: e005066.

[18] Kittleson MM, Maurer MS, Ambardekar AV, et al. Transplantation Committee of the Council on Clinical C. Cardiac amyloidosis: evolving diagnosis and management: A scientific statement from the American Heart Association. Circulation, 2020, 142: e7-e22.

[19] Westermark P, Westermark GT, Suhr OB, et al. Transthyretin-derived amyloidosis: probably a common cause of lumbar spinal stenosis. Ups J Med Sci, 2014, 119: 223-228.

[20] Sperry BW, Reyes BA, Ikram A, et al. Tenosynovial and cardiac amyloidosis in patients undergoing carpal tunnel release. J Am Coll Cardiol, 2018, 72: 2040-2050.

[21] Kleefeld F, Knebel F, Eurich D, et al. Familial oculo-leptomeningeal transthyretin amyloidosis caused by Leu55Arg mutation. J Neuromuscul Dis, 2020, 7: 515-519.

[22] Gillmore JD, Maurer MS, Falk RH, et al. Nonbiopsy diagnosis of cardiac transthyretin amyloidosis. Circulation, 2016, 133: 2404-2412.

[23] Stats MA, Stone JR. Varying levels of small microcalcifications

and macrophages in ATTR and AL cardiac amyloidosis: implications for utilizing nuclear medicine studies to subtype amyloidosis. Cardiovasc Pathol, 2016, 25: 413-417.

[24] Layoun ME, Desmarais J, Heitner SB, et al. Hot hearts on bone scintigraphy are not all amyloidosis: hydroxychloroquine-induced restrictive cardiomyopathy. Eur Heart J, 2020, 41: 2414.

[25] Park MA, Padera RF, Belanger A, et al. 18F-florbetapir binds specifically to myocardial light chain and transthyretin amyloid deposits: autoradiography study. Circ Cardiovasc Imaging, 2015, 8: e002954.

[26] Lee SP, Lee ES, Choi H, et al. 11C-Pittsburgh B PET imaging in cardiac amyloidosis. JACC Cardiovasc Imaging, 2015, 8: 50-59.

[27] Garcia-Pavia P, Rapezzi C, Adler Y, et al. Diagnosis and treatment of cardiac amyloidosis. A position statement of the European Society of Cardiology Working Group on Myocardial and Pericardial Diseases. Eur J Heart Fail, 2021, 23: 512-526.

[28] 中华医学会心血管病学分会心力衰竭学组. 转甲状腺素蛋白心脏淀粉样变诊断与治疗中国专家共识. 中华心血管病杂志, 2021, 49: 324-332.

[29] Rosenbaum AN, AbouEzzeddine OF, Grogan M, et al. Outcomes after cardiac transplant for wild type transthyretin amyloidosis. Transplantation, 2018, 102: 1909-1913.

[30] Maurer MS, Schwartz JH, Gundapaneni B, et al. Tafamidis treatment for patients with transthyretin amyloid cardiomyopathy. N Engl J Med, 2018, 379: 1007-1016.

[31] Berk JL, Suhr OB, Obici L, et al. Repurposing diflunisal for familial amyloid polyneuropathy: a randomized clinical trial. JAMA, 2013, 310: 2658-2667.

[32] Judge DP, Heitner SB, Falk RH, et al. Transthyretin stabilization by AG10 in symptomatic transthyretin amyloid cardiomyopathy. J Am Coll Cardiol, 2019, 74: 285-295.

[33] Adams D, Gonzalez-Duarte A, O'Riordan WD, et al. Patisiran, an RNAi therapeutic, for hereditary transthyretin amyloidosis. N Engl J Med, 2018, 379: 11-21.

[34] Benson MD, Waddington-Cruz M, Berk JL, et al. Inotersen treatment for patients with hereditary transthyretin amyloidosis. N Engl J Med, 2018, 379: 22-31.

[35] Wixner J, Pilebro B, Lundgren HE, et al. Effect of doxycycline and ursodeoxycholic acid on transthyretin amyloidosis. Amyloid, 2017, 24: 78-79.

[36] Kristen AV, Lehrke S, Buss S, et al. Green tea halts progression of cardiac transthyretin amyloidosis: an observational report. Clin Res Cardiol, 2012, 101: 805-813.

[37] Richards DB, Cookson LM, Berges AC, et al. Therapeutic clearance of amyloid by antibodies to serum amyloid P component. N Engl J Med, 2015, 373: 1106-1114.

[38] Benbrahim M, Norman K, Sanchorawala V, et al. A review of novel agents and clinical considerations in patients with ATTR cardiac amyloidosis. J Cardiovasc Pharmacol, 2021, 77: 544-548.

[39] Gillmore JD, Gane E, Taubel J, et al. CRISPR-Cas9 in vivo gene editing for transthyretin amyloidosis. N Engl J Med, 2021, 385: 493-502.

第四节　致心律失常性心肌病

【概述】

1. 历史发展及定义

1978 年 Frank 和 Fontaine 首次命名了 "致心律失常性右室发育不良"（arrhythmogenic right ventricular dysplasia, ARVD）[1]。1994 年世界卫生组织（WHO）和国际心脏联盟（ISFC）将 ARVD 正式更名为 "致心律失常性右室心肌病（arrhythmogenic right ventricular cardiomyopathy, ARVC）"[2]。其特征为部分或全部右心室心肌被脂肪组织或纤维组织所替代，临床表现为左束支传导阻滞型的室性心律失常［室性早搏、持续性或非持续性室性心动过速（VT）、心室颤动（VF）甚至猝死（SCD）］、伴或不伴右心衰竭。2006 年被美国心脏协会（AHA）列为合并器质性心脏病的遗传性心律失常范畴[3]。2008年 Sen-Chowdhry 等报道一组主要累及左心室的致心律失常性左室心肌病（arrhythmogenic left ventricular cardiomyopathy, ALVC），证实 ARVC 可以累及左心室，甚至可以以左心室异常为突出表现[4]，部分患者甚至在早期即存在左心室或双心室受累。这些认识促使 ARVC 疾病谱扩大至致心律失常性心肌病（arrhythmogenic cardiomyopathy, ACM）或瘢痕相关心肌病，不再强调 "右室" 这个定位。美国心律学会（HRS）2019 年将致心律失常性心肌病定义为：非继发于缺血、高血压、瓣膜疾病的心肌的致心律失常综合征，是一类异质性疾病，病因包括遗传性（主要为桥粒蛋白相关）、系统性（心肌淀粉样变性、结节病）、感染性（Chagas 病）和炎症性的心肌疾病，这一定义强调心律失常是本病的显著特征，病因不局限于遗传因素，显然这一定义包括但超出了 ARVC 的范畴[5]。

2. 流行病学

因国际上目前对致心律失常性心肌病的认识未达成一致，ACM 的流行病数据仍然基于 ARVC。ARVC 为常染色体遗传性疾病，多见于中青年，多数病例初次诊断年龄在 40 岁以下。在不同人种中的发病率不同，50%～70% 的病例是家族性的[6]。儿童患病率不详，成年人患病率为 1:（2000～5000）[7]，是造成 35 岁以下青年猝死的重要原因，发病存在性别差异，男女比例为 2.7:1，在个别地区（意大利、希腊 Naxos 岛）发病率高达 0.4%～0.8%[8]。

3. 遗传学

传统意义 ARVC 是一种细胞-细胞连接性疾病，由基因突变造成的桥粒蛋白功能不全所致[9]，患者总体基因检测阳性率约 50%，大多是编码桥粒蛋白的基因突变，即 5 个明确致 ARVC 发病的桥粒蛋白基因：斑珠蛋白 Plakoglobin（JUP）、桥粒斑蛋白 desmoplakin（DSP）、血小板亲和蛋白 plakophilin-2（PKP2）、桥粒芯蛋白 desmoglein-2（DSG2）、桥粒胶蛋白 desmocollin-2（DSC2）；许多非桥粒蛋白基因突变也参与发病，如 TGFβ3、PLN、TMEM43 等。ARVC 表现为两种遗传模式：常染色体显性遗传和常染色体隐性遗传。前者更常见，但后者更易引起关注，因合并有典型的皮肤表现——Naxos 病和 Carvajal 综合征，有特征性的掌跖角化和胎毛表现。

4. 病理生理与发病机制

运动是 ACM 重要且非常强烈的环境刺激，在疾病的发生过程中起到了关键作用。在机械负荷下，基因突变的细胞黏着蛋白作用减弱，导致肌细胞的分离和死亡。活检或尸检的组织学检查发现弥漫性或节段性心室心肌的丧失，脂肪组织局灶或弥漫性浸润，其间残存条状心肌组织和散在纤维化，斑片状心肌炎症、局灶性心肌细胞坏死和炎细胞浸润并存。这些病理改变造成心室壁变薄、心脏形态和容积变化，形成多个折返，成为心律失常和心脏性猝死（SCD）的基础。室壁压力和室壁厚度的反向关系导致右心室壁变薄和"发育不良三角"（the triangle of dysplasia）——右心室流入道、流出道和心尖部[10]。但目前研究发现只有 ARVC 晚期患者才有典型发育不良三角表现，而左心室后外侧部受累在疾病早期更常见[11]。

【临床表现】

很多患者隐匿起病，初期无任何症状，尤其是无家族受累的散发病例。一旦诊断为 ARVC 时症状明显，主要有头晕、心悸、晕厥、心脏性猝死、非典型性胸痛、呼吸困难等。不少患者在发生明显心脏结构及功能改变前以室性心律失常及猝死为首发表现。经典 ARVC 的临床过程可概括为四个阶段[12]：①隐匿期：可能有轻微的室性心律失常，没有显著的解剖结构变化。患者往往无症状但在剧烈运动时有 SCD 危险。②显性电紊乱期：可见症状性室性心律失常，伴有明显的右心室形态和功能的异常。心律失常表现为左束支传导阻滞图形的孤立室性早搏、非持续性或持续性室性心动过速。③右心室衰竭期：右心室病变进展，左心室功能相对保持正常。④双心室衰竭期：病变显著且累及左心室，发生双心室衰竭，类似于扩张型心肌病（DCM）的表现，仅有少数患者逐步进展为晚期。

分型：广义上的致心律失常性心肌病包括多种病因导致的心肌的心律失常综合征，但目前对 ACM 的研究仍局限于具有遗传背景的心律失常性心肌病，因此根据心脏病理及基因型，国内 2019 年提出了 ACM 的阜外分型[13]：1 型：桥粒蛋白突变型，主要表现为早期右心室扩大、右心室心律失常表现，即传统 ARVC；2 型：非桥粒蛋白突变型，临床可同时伴有左心室中-重度功能异常；3 型：桥粒/非桥粒蛋白突变相关，双心室受累型，常进展为终末期心力衰竭；4 型：无已知基因突变，主要为左心室受累，很少或无右心室受累。多个国家的指南也提出了类似的分型。

【辅助检查】

1. 心电学检查

90% 的 ARVC 患者体表心电图不正常。通常表现为窦性心律，V_1 导联的 QRS 波时限 > 110 ms，约 30% 的病例在 V_1～V_3 导联可以见到特征性的 Epsilon 波[14]。"Epsilon 波"又称为后激动电位（post excitation potential）或右心室晚电位（right ventricular later potential），是介于 QRS 波群终末和 T 波起始之间低振幅的棘波或震荡波，由部分右心室心肌细胞较晚除极而形成，反映了右心室激动的延迟，与病变的严重程度相关，对 ARVC 的诊断具有高度特异性（图 4-4-1）。除此之外，还常见右胸导联 QRS 波延长，50% ～ 70% 的患者右胸导联（V_1 ～ V_3）T 波倒置，近 20% 的患者有不完全或完全性右束支传导阻滞。ACM 累及左心室时可见左心室分布的导联出现上述异常表现。

动态心电图监测可发现患者心悸、晕厥等症状发作时的室性心律失常；常见频发室性早搏、呈左束支传导阻滞图形的持续性或非持续性室性心动过速。

2. 超声心动图

ACM 在影像学上表现为"发育不良三角"囊性或瘤样改变，肌小梁排列紊乱，右心室非特异性扩张和收缩功能降低。超声心动图可见右心室内径增大，右心室面积变化分数减低，右心室局部无运动、运动障碍或室壁瘤等表现（图 4-4-2）。虽然目前超声心动图对右心室的评估困难，但超声心动图仍然是最方便、无创、可重复性强的一项检查。

3. 心脏磁共振成像

磁共振成像对于 ACM 有很高的诊断价值，是形态影像学评估的首选。磁共振成像可识别整体或局部的心室扩张、心室功能障碍、心肌内脂肪浸润、钆延迟强化（LGE）和局灶性室壁变薄等。以右心室脂肪浸润最为敏感但特异性较低；还可见右心室室壁节段性运动不良，右心室扩大，右心室流出道扩张，右心室壁变薄等表现[15]。同时磁共振成像也能发现左心室异常，对于左心室受累明显的 ACM 的诊断具有一定价值，2020 年提出的帕多瓦诊断标准，增加了左心室优势型致心律失常性心肌病的诊断标准[16]。

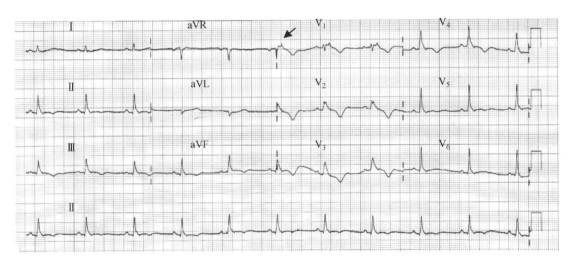

图 4-4-1 一例 53 岁的男性 ARVC 患者，有反复发作 VT 和晕厥史，上图箭头所指处 V_1 导联 QRS 波终末处可见 Epsilon 电位，V_1 ～ V_3 导联 T 波倒置且 QRS 波时限增宽

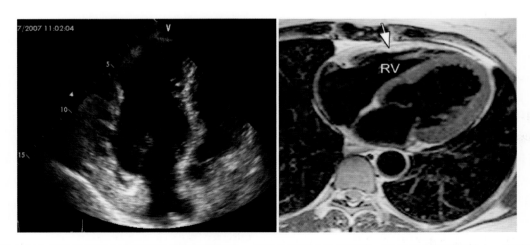

图 4-4-2 1 例 ARVC 患者的超声心动图和磁共振成像图像：左图为超声心动图图像，可见右心室明显扩大，室壁变薄；右图为磁共振成像图像，右心室（RV）扩大且室壁变薄伴纤维化，箭头所指处心肌组织被纤维脂肪组织替代

4.右心室造影

当不具备心脏磁共振成像检查，或拟行右心室心肌活检时可选择右心室造影，ARVC 患者可表现为右心室节段性无运动、反常运动或室壁瘤。

5.心内膜心肌活检

ACM 病理改变以进行性心肌细胞被纤维和脂肪组织替代为特点，心肌细胞萎缩、退行性变、被

纤维和脂肪组织替代；最终可见萎缩的心肌细胞与脂肪沉着和间质纤维化并存（图 4-4-3）。但心肌活检组织常来源于室间隔，而 ACM 病变很少累及室间隔，使其敏感性受到限制。在三维电解剖定位下的心肌活检可准确识别和定位低电压区，对于ACM 的诊断及与其他浸润性心肌病的鉴别具有重要意义。

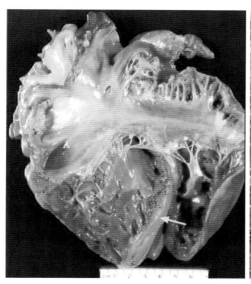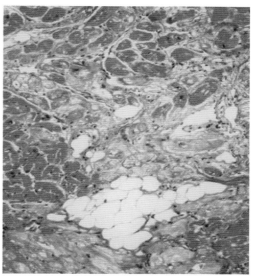

图 4-4-3 左图为 37 岁女性 ARVC 猝死患者的心脏标本，可见右心室心肌组织纤维脂肪组织替代；右图为病变心肌组织活检，可见萎缩的心肌细胞与（白色）脂肪沉着和（蓝色）间质纤维化并存[11]

5.电生理检查

ACM 的心肌病变具有电不稳定性，易导致室性心律失常和猝死，临床常见左束支传导阻滞图形的室早、非持续性和持续性 VT。其 VT 的电生理特征有[17-19]：①大多数 ACM 的 VT 是折返机制，82%的患者心室程序刺激可以诱发出 VT；② ACM 有较广泛的致心律失常基质，不只存在一个折返环或者有多个出口，71% 的患者有或可诱发出一种以上形态的 VT；③纤维脂肪组织替代了心肌组织，形成缓慢传导或曲折传导区，构成心律失常基质，电生理检查可记录到碎裂电位。但 ACM 的诊断或评估很少需要电生理检查，部分难治性室性心律失常或与特发性室速的鉴别需行电生理检查[20]。

6.基因检测

推荐对所有 ACM 患者及死者进行基因检测，包括目前已有全部的 ACM 易感基因，基因检测的目的在于诊断以及进行危险分层（见下文）。但基因检测结果的解读要慎重，建议患者转诊至遗传学及心脏病学经验丰富的中心[5]。

【诊断】

目前 ACM 的诊断广泛应用的是 2010 年改良诊断标准[21]：根据心脏结构改变、组织病理学特点、心电学异常、心律失常、家族史分为主要标准和次要标准，主要标准 2 分，次要标准 1 分，计算总得分≥ 4 分为诊断明确的 ARVC，具体见表 4-4-1。

【鉴别诊断】

晕厥、胸闷、心悸、头晕等常见症状对于 ACM 的诊断缺乏特异性与敏感性，因此针对上述症状的鉴别诊断十分广泛；同时需对其他可导致右心室异常的情况进行鉴别：如心脏转位造成心电图异常；右心室扩张的先天性心内分流；房间隔缺损、肺静脉畸形引流、Ebstein 畸形、肺动脉高压等疾病[22]；对于合并有室性心律失常的右心室 / 左心室心肌病，主要需鉴别扩张型心肌病、心肌炎、心脏结节病等；而心脏结构改变轻微的 ACM 需与特发性室速、离子通道疾病、运动员心脏等进行鉴别。

心血管罕见病

表 4-4-1   2010 年 ARVC 改良版 Task Force 诊断标准（Revised Task Force Criteria，rTFC）

类别	分级	详细标准
右室影像学	主要标准	二维超声：右心室局部无运动、运动障碍或室壁瘤，伴以下任一项：①胸骨旁长轴（PLAX）RVOT ≥ 32 mm（PLAX RVOT/ 体表面积（BSA）≥ 19 mm/m²）；②胸骨旁短轴（PSAX）RVOT ≥ 36 mm［PSAX RVOT/BSA ≥ 21 mm/m²］；③右心室面积变化分数 ≤ 33%
		磁共振成像：右心室局部无运动、低运动或右心室收缩异常伴以下任一项：①舒张末期右心室容积 /BSA ≥ 110 ml/m²（男），≥ 100 ml/m²（女）；②右心室射血分数 ≤ 40%
		右心室造影：右心室局部无运动、运动障碍或室壁瘤
	次要标准	二维超声：右心室局部无运动或运动障碍，伴以下任一项：①胸骨旁长轴（PLAX）RVOT ≥ 29 mm 且 < 32 mm（PLAX RVOT/BSA ≥ 16 mm/m² 且 < 19 mm/m²）；②胸骨旁短轴 RVOT ≥ 32 mm 且 < 36 mm（PSAX RVOT/BSA ≥ 18 mm/m² 且 < 21 mm/m²）；③右心室面积变化百分数 > 33% 且 ≤ 40%
		磁共振成像：右心室局部无运动、运动障碍或右心室收缩异常，伴以下任一项：①舒张末期右心室容积 /BSA ≥ 100 ml/m² 且 < 110 ml/m²（男）或 ≥ 90 ml/m² 且 < 100 ml/m²（女）；②右心室射血分数（RVEF）> 40% 且 ≤ 45%
组织学特点	主要标准	1 个以上部位残余心肌细胞 < 60%，纤维组织替代
	次要标准	1 个以上部位残余心肌细胞 60% ～ 75%，纤维组织替代
心律失常	主要标准	左束支传导阻滞（LBBB）图形电轴向上为图形特点的非持续性 / 持续性室速
	次要标准	右心室流出道图形、LBBB 图形伴电轴向下或不确定为图形特点的非持续性 / 持续性室速；Holter 24 小时室性早搏 > 500 次
除极异常	主要标准	右胸导联（V₁ ～ V₃）可见 Epsilon 波
	次要标准	标准心电图上 QRS 波时限 < 110 ms，在信号平均心电图符合 ≥ 1/3 标准提示心室晚电位：滤过 QRS 波时限 ≥ 114 ms；QRS 波终末低于 40 uV 部分（低振幅信号时程）≥ 38 ms；终末 40 ms 均方根电压 ≤ 20 uV；在 V₁、V₂ 或 V₃ 导联 QRS 波终末激动时程 ≥ 55 ms
复极异常	主要标准	在 > 14 岁个体出现 V₁ ～ V₃ 导联 T 波倒置或者超过 V₁ ～ V₃ 导联更多导联 T 波倒置（没有完全性右束支传导阻滞）
	次要标准	> 14 岁个体，没有完全性右束支传导阻滞的情况下 V₁ ～ V₂ 导联 T 波倒置或 V₄ ～ V₆ 导联 T 波倒置；> 14 岁、完全性右束支传导阻滞（CRBBB）且 V₁ ～ V₄ 导联 T 波倒置
家族史	主要标准	一级亲属有确诊 ARVC（临床或心肌活检 / 手术病理），明确致病基因突变
	次要标准	一级亲属可疑 ARVC 但不能确定是否符合 rTFC 标准；二级亲属确诊 ARVC 患者；一级亲属可疑因 ARVC 而引起的早发猝死（< 35 岁）

注：ACM 以左心室优势及双心室受累者，早期与 ARVC 均表现为心律失常，心脏结构变化不显著，诊断依赖高通量测序的基因检测，不能单纯依据上述标准

1. 扩张型心肌病（DCM）

ACM 晚期患者尤其是左心室受累为主的 ACM 需与扩张型心肌病鉴别，鉴别要点包括：ACM 发病年龄更早、有家族史，以心律失常为突出表现，治疗重点在于控制心律失常与预防心脏性猝死；DCM 主要表现为心力衰竭、左心室扩张和收缩功能受损，治疗重点在于控制心力衰竭、提高运动耐量和生活质量等。遗传特点方面，ACM 主要为桥粒蛋白基因突变，DCM 为遗传异质性疾病，基因突变多累及细胞骨架蛋白相关基因；ACM 出现左心室运动减弱、非扩张性、纤维化等左心室重构表现[23]，其左心室容积、左心室质量更小，LVEF 降低幅度相对小，钆延迟增强更多，主要在下侧壁节段的心外膜；DCM 的钆延迟增强的比例较小，且常见部位是室间隔节段的心肌中层受累。

2. 心脏结节病

结节病患者心肌病理为非干酪性肉芽肿及心内膜瘢痕纤维化，患者可表现为 LVEF 降低及心功能不全，QRS 波群增宽和缓慢性或快速性室性心律失常。电生理检查中可出现多形性室速和可诱发的单形性室速，同时多有心脏以外的多系统（如肺和关节等）受累表现。患者无家族史，可合并二度或三度房室

传导阻滞。胸部 X 线片、胸部 CT、增强核磁、PET-CT 扫描可明确肺部结节病，鉴别困难时需要三维电解剖标测引导的心肌活检病理检查。

3. 离子通道疾病

ACM 与某些类型离子通道病（如 Brugada 综合征）可有重叠的表型。ACM 早期心脏结构正常，心电图可与 Brugada 综合征的心电图相似，但在疾病晚期或尸检时可发现心脏结构异常，且 ACM 的心律失常诱因为用力、负荷运动等；而 Brugada 综合征通常不合并心脏结构异常及心力衰竭表现，其心律失常常在休息中发作，与自主神经异常相关[24]。两者基因检测分别是桥粒蛋白和 SCN5A 基因的突变。

4. 特发性室性心动过速

特别是右心室起源室早或非持续性室速、持续性室速，室性心律失常负荷高的患者可合并心脏扩大，右心室扩大突出者可能误诊为 ARVC。特发性室速的发生机制是起源于右心室流出道（RVOT）或束支分支的触发活动或折返激动，临床多无结构性心脏异常，多数血流动力学耐受良好，预后良好，射频消融成功率较高。ARVC 早期，心室结构的破坏较局限而不显著，左束支传导阻滞图形的室速可能是唯一表现，两者鉴别困难。Hoffmayer KS 等对比 ARVC 和 RVOT-VT 的心电图，制订了一种积分方式：窦性心律或室性心律时 $V_1 \sim V_3$ 导联 T 波倒置计 3 分，I 导联 QRS 波时限 ≥ 120 ms 计 2 分，QRS 波切迹计 2 分，移行导联在 V_5 导联及以后计 1 分。≥ 5 分提示 ARVC，预测总准确率为 93%，敏感性为 84%，特异性为 100%，阳性预测值为 100%，阴性预测值为 91%[25]；此外，特发性室速心脏结构大致正常或右心室流出道轻度扩张，即使右心室扩大，当心律失常控制后心脏可迅速缩小；而 ARVC 则表现为右心室扩张、节段性运动不良、室壁瘤等表现。

5. 运动员心脏病

长期高强度训练可以造成心脏生理适应性改变，表现为右心室（RV）重构和扩张，但无室壁运动障碍及右心功能不全等影像学表现，且无家族史，在减少或终止运动训练后右心室扩大可恢复[26]。

【治疗】

ACM 目前尚无治愈手段，患者首要的治疗目标是预防心脏性猝死和减缓疾病进展。对于症状性心律失常患者，另一治疗目标为减轻室性心律失常负荷[27]。治疗措施主要有：限制运动、抗心律失常药物，射频消融，植入 ICD，治疗心力衰竭、心脏移植。

1. 生活方式调整

临床医生应建议 ACM 患者不参加竞争性或频繁的高强度耐力运动，同时告诫 ACM 基因检测呈阳性但表型呈阴性的青少年和成年人，竞争性或频繁的高强度耐力运动与 ACM 疾病进展和室性心律失常发生的可能性增加有关，限制高强度运动避免诱发恶性心律失常事件及延缓疾病进展是 ACM 患者治疗的基础[28]。

2. 心律失常的药物治疗

首选 β 受体阻滞剂，β 受体阻滞剂可抑制交感神经异常激活、减少运动诱发的心律失常，对于有室性心律失常的 ACM 患者，推荐使用 β 受体阻滞剂，对于健康携带者（基因型阳性但表型阴性），不推荐使用 β 受体阻滞剂，除非随访期间出现疾病进展或心律失常事件[29]；ACM 患者植入 ICD 后因窦性心动过速、心房颤动等不适当放电时也可选择 β 受体阻滞剂[5]。

抗心律失常药物的目的在于缓解心律失常发作时的症状，及作为 ICD 治疗的辅助用药。索他洛尔、胺碘酮对 ACM 患者的室性心律失常及减少 ICD 放电可能有效，被指南作为 Ⅱb 级推荐[5]。

3. 危险分层及 ICD 治疗

心搏骤停、持续性室速、晕厥、左心室射血分数 ≤ 35% 属于 SCD 高危的 ACM 患者，指南推荐 SCD 高危患者进行 ICD 植入术[5]。有研究还将男性、年龄、室性早搏次数、T 波倒置累及心电图导联数、右心室射血分数、同时有多个基因突变等列为 ACM 患者恶性心律失常的预测指标，发现携带 PLN、LMNA、FLNC、TMEM43、RBM20 和 DES 基因突变者恶性心律失常发生率增高[30-31]。虽然 ICD 是预防 ARVC 患者猝死的最有效治疗措施，但 ACM 患者心律失常复杂，ICD 的程控很困难，手术的并发症发生率也高于非 ACM 患者，因此，是否进行 ICD 植入术需医生与患者共同决定。

4. 导管射频消融

可以用于药物治疗不能耐受或无效的患者。ACM 的 VT 消融成功率受自然病程进展和病变受累范围的影响，多个研究结果都显示即刻成功率满意但远期复发率很高（60% ~ 75%）[32]。近年来采用三维电解剖标测技术对 ACM 的解剖和电生理基质有了更进一步的了解，改进的导管消融治疗取得了较好的疗效。三维电解剖系统的电解剖电压标测结合心内电图可以辨别出 ACM 患者的异常心肌，对异常心肌进行消融以达到破坏折返环、消除心律失常的目的。同时心内膜结合心外膜消融也可提高消融成功率。

5. 心力衰竭药物治疗

当病变进展到出现右心衰竭或全心衰竭，治疗包括利尿剂、β 受体阻滞剂、血管紧张素转化酶抑制剂（ACEI）和抗凝剂等。而难治性心力衰竭则只能选择心脏移植。

【病例摘要】

李某，男性，62 岁。主因"间断心悸 2 年，加重 8 天"于 2014 年 5 月于我院就诊。患者 2 年前出现情绪相关心悸、胸闷、憋气，持续数小时，外院 ECG 提示"室速"，多次经过"电击治疗"后仍反复发作，后就诊于我院。既往体健，无明确心脏病家族史。入院后心电图提示 $V_1 \sim V_3$ 导联 T 波倒置；Holter 可见房性早搏、多形性室性早搏；住院期间心悸发作时心电图为室速，心室率 212 次 / 分，左束支传导阻滞图形，电轴向下（Ⅱ、Ⅲ、aVF 导联正向 QRS 波群）；超声心动图提示右心室扩大，右心室壁中段至心尖部扩张变薄，右心室侧壁运动减弱，右心室心尖运动消失；左心室大小、室壁厚度、运动正常，EF 值 70.4%；心脏增强磁共振成像提示：右心室明显扩大、右心室局部心肌纤维中断、肌小梁弥漫增厚，右心室收缩力弥漫减弱，右心室射血分数 22%，右心室流出道收缩期反向运动，考虑符合 ARVC。对患者进行全外显子基因测序发现 *PKP2* 基因杂合突变。诊断"致心律失常性右室心肌病"。对患者进行了心内电生理检查，术中可见右心室大片低电压区，诱发出多种形态室速，消融未成功；后予 ICD 植入；同时口服胺碘酮和 β 受体阻滞剂。术后长期随访，患者坚持服药，无心悸不适，ICD 无放电，出院后 2 年内 ICD 程控未发现恶性室性心律失常事件。病例详细资料见二维码数字资源 4-4。

数字资源 4-4

（吕品超　李　康　周　菁　丁燕生）

【参考文献】

［1］ Frank R，Fontaine G. Electrocardiologie de quatre cas de dysplasie ventriculaire droite arythmogene. Arch Mal Coeur Vaiss，1978，71：963-972.

［2］ McKenna WJ，Thiene G，Nava A，et al. Diagnosis of arrhythmogenic right ventricular dysplasia/cardiomyopathy. Br Heart J，1994，71：215-218.

［3］ Maron，B.J. Contemporary definitions and classification of the cardiomyopathies：an American Heart Association Scientific Statement from the Council on Clinical Cardiology，Heart Failure and Transplantation Committee；Quality of Care and Outcomes Research and Functional Genomics and Translational Biology Interdisciplinary Working Groups；and Council on Epidemiology and Prevention. Circulation，2006，113（14）：1807-1816.

［4］ Sen-Chowdhry. Left-dominant arrhythmogenic cardiomyopathy：an under-recognized clinical entity. J Am Coll Cardiol，2008，52（25）：2175-2187.

［5］ Towbin Jeffrey A，McKenna William J，Abrams Dominic J，et al. 2019 HRS expert consensus statement on evaluation，risk stratification，and management of arrhythmogenic cardiomyopathy：Executive summary. Heart Rhythm，2019，16：e373-e407.

［6］ Wlodarska E，Mand K，Kep ski R，et al. Familial form of arrhythmogenic right ventricular cardiomyopathy. Kardiol Pol，2004，60：1-14.

［7］ McKenna William J，Maron Barry J，Thiene Gaetano. Classification，epidemiology，and global burden of cardiomyopathies. Circ Res，2017，121：722-730.

［8］ Thiene G，Basso C. Arrhythmogenic right ventricular cardiomyopathy：an update. Cardiovasc Pathol，2001，10：109-117.

［9］ Danieli GA，Rampazzo A. Genetics of arrhythmogenic right ventricular cardiomyopathy. Curr Opin Cardiol，2002，17：218-221.

［10］ Corrado D，Basso C，Thiene G. Arrhythmogenic right ventricular cardiomyopathy：diagnosis，prognosis，and treatment. Heart，2000，83：588-595.

［11］ TeRiele Anneline S J M，James Cynthia A，Philips Binu，et al. Mutation-positive arrhythmogenic right ventricular dysplasia/cardiomyopathy：the triangle of dysplasia displaced. J Cardiovasc Electrophysiol，2013，24：1311-1320.

［12］ Jean-Sébastien Hulot，Xavier Jouven，Jean-Philippe Empana，et al. Natural history and risk stratification of arrhythmogenic right ventricular dysplasia/cardiomyopathy. Circulation，2004，110：1879-1884.

［13］ Duru，F. and R. N. W. Hauer（2019）. "Multiple facets of arrhythmogenic cardiomyopathy：the Fuwai classification of a unique disease based on clinical features, histopathology, and genotype." Eur Heart J, 2019, 40 (21): 1704-1706.

[14] Nasir K, Bomma C, TandriH, et al. Electrocardiographic features of arrhythmogenic right ventricular dysplasia/cardiomyopathy according to disease severity: a need to broaden diagnostic criteria.Circulation, 2004, 110: 1527-1534.

[15] Harikrishna Tandri, Ernesto Castillo, Victor A. Ferrari, et al. Magnetic resonance imaging of arrhythmogenic right ventricular dysplasia: sensitivity, specificity, and observer variability of fat detection versus functional analysis of the right ventricle. J Am Coll Cardiol, 2006, 48: 2277-2284.

[16] Corrado, D. Diagnosis of arrhythmogenic cardiomyopathy: The Padua criteria. Int J Cardiol, 2020, 319: 106-114.

[17] NiroommandF, Carbucicchio C, Tondo C, et al. Electrophysiological characteristics and outcome in patients with idiopathic right ventricular arrhythmia compared with arrhythmogenic right ventricular dysplasia. Heart, 2002, 87: 41-47.

[18] FontainBB, Tonet J, Gallais Y, et al. Ventricular tachycardia catheter ablation in arrhythmogenic right ventricular dysplasia: a 16 year experience. Curr Cardiol Rep, 2002, 2: 498-506.

[19] Ellison KE, Friedman PL, Ganz L I, et al. Entrainment mapping and radiofrequency catheter ablation of ventricular tachycardia in right ventricular dysplasia. J Am Coll Cardio, 1998, 32: 724-728.

[20] Corrado D, Wichter T, Link MS, et al. Treatment of arrhythmogenic right ventricular cardiomyopathy/dysplasia: an international task force consensus statement. Circulation, 2015, 132: 441-453.

[21] Marcus, F.I. Diagnosis of arrhythmogenic right ventricular cardiomyopathy/dysplasia: proposed modification of the Task Force Criteria. Eur Heart J, 2010, 31 (7): 806-814.

[22] Tsatsopoulou Adalena, Bossone Eduardo. Common presentation of rare diseases: arrhythmogenic right ventricular cardiomyopathy and its mimics. Int J Cardiol, 2018, 257: 371-377.

[23] Cipriani, A. Arrhythmogenic right ventricular cardiomyopathy: characterization of left ventricular phenotype and differential diagnosis with dilated cardiomyopathy. J Am Heart Assoc, 2020, 9 (5): e014628.

[24] Abe, A. Comparison of late potentials for 24 hours between Brugada syndrome and arrhythmogenic right ventricular cardiomyopathy using a novel signal-averaging system based on Holter ECG. Circ Arrhythm Electrophysiol, 2012, 5 (4): 789-795.

[25] Hoffmayer Kurt S, Bhave Prashant D, Marcus Gregory M, et al. An electrocardiographic scoring system for distinguishing right ventricular outflow tract arrhythmias in patients with arrhythmogenic right ventricular cardiomyopathy from idiopathic ventricular tachycardia. Heart Rhythm, 2013, 10: 477-482.

[26] D'AscenziFlavio, SolariMarco, Corrado Domenico, et al. Diagnostic differentiation between arrhythmogenic cardiomyopathy and athlete's heart by using imaging. JACC Cardiovasc Imaging, 2018, 11: 1327-1339.

[27] Wang Weijia, James Cynthia A, CalkinsHugh, Diagnostic and therapeutic strategies for arrhythmogenic right ventricular dysplasia/cardiomyopathy patient. Europace, 2019, 21: 9-21.

[28] Levine, B. D. Eligibility and disqualification recommendations for competitive athletes with cardiovascular abnormalities: Task Force 1: classification of sports: dynamic, static, and impact: A scientific statement from the American Heart Association and American College of Cardiology. Circulation, 2015, 132 (22): e262-266.

[29] Al-Khatib Sana M, Stevenson William G, Ackerman Michael J, et al. 2017 AHA/ACC/HRS guideline for management of patients with ventricular arrhythmias and the prevention of sudden cardiac death: a report of the American College of Cardiology/American Heart Association task force on clinical practice guidelines and the Heart Rhythm Society. Heart Rhythm, 2018, 15: e73-e189.

[30] Cadrin-Tourigny, J. A new prediction model for ventricular arrhythmias in arrhythmogenic right ventricular cardiomyopathy. Eur Heart J, 2019, 40 (23): 1850-1858.

[31] Protonotarios N, Tsatsopoulou A. Genotype-phenotype assessment in autosomal recessive arrhythmogenic right ventricular cardiomyopathy (Naxos disease) caused by a deletion in plakoglobin. J Am Coll Cardiol, 2001, 38 (5): 1477-1484.

[32] Darshan Dalal, Rahul Jain, HarikrishnaTandri, et al. Long-term efficacy of catheter ablation of ventricular tachycardia in patients with arrhythmogenic right ventricular dysplasia/cardiomyopathy. J Am Coll Cardiol, 2007, 50: 432-440.

第五节　左心室致密化不全

【概述】

心室壁包含外层致密心肌和内膜面肌小梁，肌小梁结构因在个体间各不相同，而被称作"心肌指纹"。左心室心肌致密化不全（left ventricular noncompaction，LVNC）是一种独特的解剖表型，特征为①致密心肌薄、②心内膜面肌小梁丰富突出、③肌小梁间隐窝深陷且与心室腔血流相通。无其他心脏或非心脏先天性畸形基础上的 LVNC 称为孤立性 LVNC。

自 1984 年首例 LVNC 报道[1]以来，对其认识不断深入。LVNC 曾被 AHA 归为"遗传性心肌病"[2]、ESC 划为"未分类心肌病"[3]。但其定义本身为解剖特征描述，未包含心室功能信息。随研究证据积累，越来越多学者不同意致密化不全"心肌病"的概念，而建议更正概念为其他已知心肌病（如扩张型心肌病、肥厚型心肌病、限制型心肌病、致心律失常性心肌病）"伴随"心肌致密化不全，健康人偶然发现的左心室肌小梁增多而心室大小与功能正常时不应诊断为"心肌病"[4]。

LVNC 可在出生时即存在，常为一些少见综合征：即先天性心脏病、罕见心肌病、神经肌肉病伴随 LVNC。其发病机制可能为胚胎期心肌致密化过程失败[5]。胚胎早期，心肌呈海绵状，心腔内血液通过心肌间的隐窝供应心肌。随胚胎发育心室肌逐渐致密化，隐窝发育成毛细血管、冠状动脉循环形成。此过程失败造成心肌内窦状隐窝持续存在、肌小梁异常粗大、相应区域致密心肌形成减少。因致密化过程是从心外膜到心内膜、从心底到心尖部进行的，故致密化不全常发生在左心室心尖、心内膜面。但这一理论难以解释成人获得性且潜在可逆性的 LVNC，例如在运动员、高血压、妊娠、心力衰竭、血液系统疾病（如 β 地中海贫血）、慢性肾衰竭人群中观察到的 LVNC，可能是左心室为适应负荷增加而发生的心肌（包含肌小梁层）重构。

LVNC 患病率较难确定，因为所采用的形态学标准不统一、诊断标准不断演变，并且不同标准对不同人群特异性不同。在接受超声心动图检查者中的患病率估计为 0.014% ～ 1.3%[6-8]；心力衰竭患者的 LVNC 患病率为 3% ～ 4%[9]；一项 meta 分析中比较了不同影像学方法诊断 LVNC 的检出率[10]：在运动员中，超声心动图对 LVNC 检出率为 3.16%、而心脏磁共振成像的检出率高达 27.29%。

左心室大小与功能正常的 LVNC 似不会造成不良预后[11]。LVNC 的主要不良预后因素包括：临床症状严重（NYHA 分级差）、心脏磁共振钆延迟增强、左心室射血分数减低。

【临床表现】

LVNC 的临床表现不一，可能无心脏相关症状与体征，也可能出现呼吸困难、胸痛、心悸、晕厥，以及心电图或超声心动图异常。主要并发症包括：

1. 心力衰竭

可为左心室射血分数减低型（LVEF ≤ 40%）、中间型（LVEF41% ～ 49%），或射血分数保留型（LVEF ≥ 50%）的心力衰竭。

2. 心律失常

常发生室性和房性心律失常。一项系统评价显示，LVNC 患者非持续性室性心动过速的发生率为 33%，持续性室性心动过速的发生率为 5%。心房颤动发生率为 10%。目前尚无 LVNC 运动员发生心脏性猝死风险的数据。

3. 血栓栓塞

LVNC 患者心室小梁隐窝内血流缓慢，在左心室收缩功能障碍时易于形成附壁血栓。不同研究中 LVNC 栓塞事件发生率为 0 ～ 24%。目前有限的报道病例数尚难确定 LVNC 患者发生血栓栓塞的危险因素。

【辅助检查】

1. 心电图

LVNC 患者心电图常表现为异常，但不具有特异性。

2. 影像检查

（1）超声心动图：最常用于确诊 LVNC，并可辅助随访。在因图像质量欠佳影响诊断时可行左心声学造影辅助明确诊断。除表现为左心室心内膜面丰富肌小梁外，LVNC 的超声心动图非特异性表现包括左心室整体收缩功能下降、舒张功能异常、左心室血栓和乳头肌结构异常。

（2）心脏磁共振成像：常用于超声心动图难以诊断的 LVNC。磁共振成像对左心室所有节段均可提供良好的空间分辨率，极易识别肌小梁与隐窝。除形态学信息外，钆延迟增强可识别纤维化情况，提供预后信息。初诊行心脏磁共振成像检查并在随访中复查磁共振成像以评估病情变化为合理选择。

（3）CT：超声心动图和磁共振成像诊断不明确或不可行时，CT 是可选诊断方法。

3. 基因检测与家族筛查

LVNC 可呈散发性或家族性发病。文献报道中 12% ～ 50% 的 LVNC 患者有家族史。常染色体显性遗传比 X 连锁遗传和常染色体隐性遗传更常见。LVNC 患者的基因检测检出率为 40% ～ 50%。已发现至少十余个 LVNC 相关基因，包括：肌联蛋白（TTN）、超极化激活环核苷酸门控钾离子通道 4（HCN4）、LIM 域结合蛋白 3（LDB3）、α - 小肌营养蛋白（DTNA）、tafazzin 蛋白（TAZ）、核纤层蛋白 A/C（LMNA）、β - 肌球蛋白重链（MYH7）、α - 心脏肌动蛋白（ACTC）、心脏肌钙蛋白 T（TNNT2）、肌钙蛋白 I（TNN13）、心脏肌球蛋白结合蛋白 C（MYBPC3）、原肌球蛋白 1（TPM1）的编码基因和 SCN5A、SNTA1、PRDM16 基因。越来越多证据显示多种主要心肌病所涉及的基因位点有相当大重叠，不同的心肌病表型有共同分子病因学。

LVNC 患者一级亲属应行临床筛查，包括询问病史、体格检查、心电图、超声心动图、检测肌酸激酶。

【诊断】

LVNC 缺乏诊断金标准。心脏影像学检查发现显著肌小梁增多者即可拟诊，但 LVNC 表现不一，既可为严重疾病，也可为与正常变异难以区分的轻微表型，根据形态学标准做出的诊断应谨慎避免误诊和过度诊断。MESA（Multi-Ethnic Study of Atherosclerosis）研究[11] 中 2742 例受试者 25.7% 符合磁共振成像 LVNC 诊断标准，左心室肌小梁增大或过度形成似较为常见且为良性状态，随访 9.5 年未发现其与左心室容积和功能下降的相关性，因而该研究的述评提出 LVNC 作为独立疾病诊断要求：符合影像学标准（超声心动图或磁共振成像），并至少存在一项下述特征：另一名家族成员诊断为 LVNC；节段性室壁运动异常；LVNC 相关性并发症（心律失常、心力衰竭或血栓栓塞）；携带致病性基因突变。

超声心动图使用最广泛的 LVNC 诊断标准为 Jenni 标准：在胸骨旁短轴切面基底段、中段及心尖水平评估，满足以下所有 4 项标准者可诊断 LVNC：①左心室壁增厚，由较薄的致密化心肌层和显著增厚的肌小梁层两层构成，内层为显著的肌小梁和深陷隐窝。胸骨旁短轴切面上，收缩末期非致密心肌与致密化心肌的最大比值 > 2：1。②彩色多普勒显像可见小梁间隐窝内血流与心腔相通。③左心室下壁和侧壁的心尖段或中段有突出的小梁网状组织。④致密的室壁厚度 ≤ 8.1 mm。此外，致密化不全的心肌节段和其毗邻节段可呈室壁运动减弱。

心脏磁共振成像诊断 LVNC 的标准在不断演变中，临床实践中磁共振成像的诊断标准可能高估 LVNC 患病率。常用磁共振成像诊断标准包括：3 个长轴切面的评估，致密化不全心肌和致密心肌二者最大厚度比值 > 2.3；或肌小梁化的左心室质量占左心室总质量的比值 > 20%。

CT 诊断 LVNC 的标准类似磁共振成像，以长轴切面上舒张末期非致密心肌 / 致密心肌厚度比值 > 2.3 为界值。

【鉴别诊断】

1. 其他心肌病

如扩张型心肌病、肥厚型心肌病（尤其是心尖肥厚型）、致心律失常性右室心肌病、限制型心肌病、Fabry 病、心内膜心肌纤维化、腱索异常等。由于缺乏金标准，鉴别依据致密化不全或肌小梁过度形成的形态学标准。遗传学研究提示 LVNC 与其他心肌病之间有重叠。

2. 心脏负荷相关的生理或病理变化所致的表型改变

包括高血压性心脏病、健康人群（尤其是运动员、妊娠女性、黑人），各种血液疾病患者等。

3. 某些疾病的一过性形态改变

如心肌炎、淀粉样变性、系统性红斑狼疮等，LVNC 可为疾病过程中的暂时表现。

【治疗】

LVNC 尚无特异性治疗方法。治疗策略根据临床表现、左心室射血分数、有无心律失常和血栓栓塞风险而定。

（1）LVNC 合并心力衰竭或无症状性左心室收缩功能障碍时，应根据心力衰竭相关指南标准治疗。

（2）合并心房颤动或左心室射血分数减低（<40%），或影像学检查发现心腔内血栓的LVNC患者应进行抗凝治疗，抗凝方案参照心房颤动及心源性栓塞标准推荐方案。新型口服抗凝药物在LVNC中的应用尚无证据。抗血小板治疗未发现对LVNC有任何作用。

（3）持续性室性心动过速或心搏骤停发作后存活的LVNC患者，需植入埋藏式心脏复律除颤器（ICD）进行二级预防。对于左心室射血分数≤35%且NYHA心功能Ⅱ～Ⅲ级的LVNC患者，或者LVEF≤35%且有心搏骤停家族史的LVNC患者，可考虑ICD治疗作为一级预防。

（4）伴终末期心力衰竭的LVNC患者适合行心脏移植评估。

【病例摘要】

女，39岁，1年余前出现活动时喘憋，后逐渐出现下肢水肿、活动耐力下降。2月前，无突发左侧肢体无力，诊断为"脑栓塞"。1周前，无明确诱因出现喘憋、双下肢水肿加重。入院后超声心动图检查提示心肌致密化不全，心尖肌小梁间附壁血栓形成（直径0.7 cm、有活动度），左心房、左心室扩大，左心室射血分数减低（32%）。心脏增强磁共振成像：左心室及左心房扩张，LVEF30%；心内膜下海绵样心肌弥漫增厚；左心室心尖部及中部外侧壁心肌、后乳头肌局限性延迟强化。诊断及诊疗：①慢性心功能不全急性加重。病因考虑为扩张型心肌病合并左心室致密化不全。②陈旧性脑梗死。病史明确，入院发现左心室血栓，完善头颅CT示右侧大脑半球多发脑梗死，符合心源性栓塞。住院期间患者诉左侧腰部疼痛，增强CT示脾脏梗死，考虑心源性血栓脱落导致栓塞。予抗心力衰竭、抗凝治疗。出院前复查左心室血栓消失。出院继续药物治疗。建议行基因检测、一级亲属筛查心电图及超声心动图。病例详细资料见二维码数字资源4-5。

数字资源4-5

（杨　颖）

【参考文献】

[1] Engberding R, Bender F. Identification of a rare congenital anomaly of the myocardial sinusoids [J]. Am J Cardiol, 1984, 53: 1733.

[2] Maron BJ, Towbin JA, Thiene G, et al. Contemporary definitions and classification of the cardiomyopathies: an American Heart Association Scientific Statement from the Council on Clinical Cardiology, Heart Failure and Transplantation Committee; Quality of Care and Outcomes Research and Functional Genomics and Translational Biology Interdisciplinary Working Groups; and Council on Epidemiology and Prevention. Circulation, 2006, 113: 1807-1816.

[3] Elliott P, Andersson B, Arbustini E, et al. Classification of the cardiomyopathies: a position statement from the European Society of Cardiology Working Group on Myocardial and Pericardial Diseases. Eur Heart J, 2008, 29: 270-276.

[4] Toro AD, Giuliani L, Smirnova A, et al. Myths to debunk: the non-compacted myocardium. European Heart Journal Supplements, 2020, 22 (Supplement L). 6-10.

[5] Freedom RM, Yoo SJ, Perrim D, et al. The morphological spectrum of ventricular noncompaction [J]. Cardiol Young, 2005, 15: 345 - 364.

[6] Pignatelli RH, McMahon CJ, Dreyer WJ, et al. Clinical characterization of left ventricular noncompaction in children: a relatively common form of cardiomyopathy. Circulation, 2003, 108: 2672.

[7] Aras D, Tufekcioglu O, Ergun K, et al. Clinical features of isolated ventricular noncompaction in adults long-term clinical course, echocardiographic properties, and predictors of left ventricular failure. J Card Fail, 2006, 12: 726.

[8] Oechslin EN, Attenhofer Jost CH, Rojas JR, et al. Long-term follow-up of 34 adults with isolated left ventricular noncompaction: a distinct cardiomyopathy with poor prognosis. J 8. Am Coll Cardiol, 2000, 36: 493.

[9] Kovacevic-Preradovic T, Jenni R, Oechslin EN, et al. Isolated left ventricular noncompaction as a cause for heart failure and heart transplantation: a single center experience. Cardiology, 2009, 112: 158.

[10] Ross SB, Jones K, Blanch B, et al. A systematic review and meta-analysis of the prevalence of left ventricular non-compaction in adults. Eur Heart J, 2020, 41: 1428-1436.

[11] Zemrak F, Ahlman MA, Captur G, et al. The relationship of left ventricular trabeculation to ventricular function and structure over a 9.5-year follow-up: the MESA study. J Am Coll Cardiol, 2014, 64: 1971-1980.

第六节　心脏结节病

【概述】

结节病（sarcoidosis）是一个多系统受累疾病，病理特征为受累器官存在非干酪性肉芽肿，最早被 Caesar Beock 于 19 世纪报道。其患病率受年龄、性别、种族的影响，在非裔美国人和北欧人种中的女性患病率最高，为（141～160）/100 000[1-2]。在日本、南美及印度人群中患病率较低[3]。疾病的严重性及器官受累程度在不同种族间差异很大，在非裔美国人中该病受累器官更多，发病年龄更早，疾病更加严重[2]。心脏结节病（cardiac sarcoidosis，CS）约占所有结节病人群的 5%[4]，近年的研究发现心脏结节病的诊断可能被低估，因为很多 CS 患者存在非特异性症状或亚临床疾病表现。一项芬兰的研究提示，2012 年心脏结节病的诊断率比 1988 年升高了超过 20 倍[5]。系统性结节病患者的尸检和影像学研究显示，在美国 20%～29% 的系统性结节病患者有 CS 的证据，在日本该比例高达 58%～70%[6-9]。

目前认为该病的发病机制并不明确，遗传因素、环境因素均对该病的发生存在作用。支持遗传因素参与结节病致病的主要理由有：① 5%～16% 的病例有家族聚集性[10]；②单卵双胞胎的发病一致性；③疾病患病率、临床表现和预后的种族差异较大[11]；④部分人类白细胞抗原（HLA）与非 HLA 等位基因与结节病易感性、表型和预后相关。如 HLA-DRB1*03 等位基因多与斯堪的纳维亚人的急性自限性结节病相关，而 HLA-DRB1*14 和 HLA-DRB1*15 等位基因则更易患慢性结节病[12]。另外，有研究认为表观遗传学，如 DNA 甲基化[13]在结节病的致病中发挥了作用。

环境因素亦在结节病的致病中发挥了重要作用。支持的主要理由包括：①结节病的患病率大致遵循北高南低的规律[1, 14]；②结节病最常见的受累器官为肺，其次为皮肤[15]，这两个器官都可以直接接触环境中抗原，诱发疾病发作。此外，分枝杆菌和丙酸杆菌等细菌被认为与结节病发病有关[16-17]。

非干酪性肉芽肿为结节病的特异性病理表现。它是上皮细胞、巨噬细胞、多核巨细胞和 CD4 ＋ T 淋巴细胞的离散、边界清楚的聚集体，汇合形成毫米级别大小的结节。肉芽肿的形成需要一系列的步骤，首先是单核细胞募集到疾病部位，然后分化成抗原呈递细胞，如巨噬细胞或树突状细胞。抗原呈递细胞摄取假定的结节病抗原，该抗原作为小肽片段被处理并显示在巨噬细胞或类似抗原呈递细胞的表面[18]。然后，CD4 ＋ T 细胞在调节性 T 细胞的辅助下，通过释放辅助性 T 细胞（Th）1 型细胞因子促进巨噬细胞的积聚和激活，巨噬细胞反过来分泌大量免疫调节分子[19]。结节病肉芽肿通常具有高度极化的 Th1 细胞因子反应，一些患者表现出从 Th1 型细胞因子模式向 Th2 型细胞因子模式的局部转变，推测该模式可刺激细胞外基质成分的产生，从而促进肉芽肿性炎症向纤维化的发展[20]。然而，这种差异激活模式的潜在机制仍然不清楚，需要进一步研究。

【临床表现】

不同种族及年龄的人均可发生 CS，平均发病年龄为 50 岁[5]。美国和日本分别有 13%～25% 和 47%～85% 的结节病死亡归因于 CS[21]。心脏的任何部位均可发生非干酪性肉芽肿，最常见的为左心室和室间隔[22]。心脏结节病可以是无症状的，有症状的心脏结节病的临床表现主要取决于肉芽肿累及的部位、严重程度及所处阶段，通常更多的心肌受累会导致更多的症状。其主要临床表现如下：

1. 传导系统障碍

右束支传导阻滞及一度到三度房室传导阻滞，是心脏结节病最常见的表现[5, 23]。一项研究显示，约 44% 的心脏结节病患者合并传导系统障碍[5, 23]。与其他人群相比，CS 患者出现房室传导阻滞的年龄更小，而且很可能出现进展性病变。因此，传导系统障碍最初可能无症状，之后随着疾病程度进展，出现晕厥甚至心脏性猝死。

2. 快速性心律失常

心脏结节病第二常见的表现为室性快速性心律失常，约占 30% 的病例[5]。其发生机制包括非干酪性肉芽肿成为异位兴奋灶，或者引起了折返性的心律失常。此外，室上性快速性心律失常，包括阵发性房性心动过速、房性早搏、心房扑动和心房颤动也是心脏结节病的常见表现，其中心房颤动是最常见的室上性快速性心律失常，约在 18% 的病例中出现[24]。非干酪性肉芽肿直接累及心房、左心室功能不全引起的舒张末压升高以及源自肺静脉的异位兴奋灶均参与了室上性快速性心律失常的发生[25]。

当出现传导系统障碍或快速性心律失常时，患者可出现心悸、晕厥前兆或晕厥，甚至心脏性猝死，心脏性猝死可以是心脏结节病的首发表现。

3. 心力衰竭

如果心肌广泛受累，心脏结节病可出现心力衰竭。Kandolin 等[5, 26]的研究发现，9% ～ 27% 的患者合并有症状的心力衰竭，59% ～ 82% 的患者可出现左心室功能障碍（射血分数 < 50%）。射血分数保留和减低的心力衰竭均可发生于心脏结节病，被认为是心脏结节病死亡的最重要原因，在一些研究中占心脏结节病相关死亡的 25%[26-27]。

与左心室受累类似，右心室受累也很常见，不同的研究报道发生率从 6% 到 65% 不等[28]，反映了非干酪性肉芽肿直接累及右心室或者长期的左心室心肌病及肺动脉高压导致了右心室受累。因为右心室受累通常与左心室疾病平行，孤立性右心室结节病罕见，右心室结节病与预后的关系尚不清楚。一些研究发现，右心室受累的存在通常被认为是预后不良的标志，并且发现心脏磁共振成像上右心室延迟钆增强显像与室性快速性心律失常的风险增加相关[29-32]。5% ～ 20% 的结节病患者合并肺动脉高压[33-34]，大多数患者为毛细血管前肺动脉高压，亦有很大部分患者为左心功能障碍引起的肺动脉高压[35-36]。

4. 冠状动脉疾病

结节病可累及冠状动脉，导致血管炎，是不稳定型心绞痛或心肌梗死的罕见病因[37-39]。有病例报道心脏结节病患者出现了自发性冠状动脉夹层[40]。需要注意的是，心脏结节病和冠状动脉疾病可以共存，心脏结节病患者中冠心病的患病率资料不足。

【辅助检查】

1. 心电图

如上所述，心电图可表现为传导系统障碍，如右束支传导阻滞及一度到三度房室传导阻滞[5, 23]；亦可出现快速性心律失常，包括室性快速性心律失常，如室性早搏、室性心动过速[5]，或房性心律失常，如阵发性房性心动过速、房性早搏、心房扑动和心房颤动[24]。

2. 生物标志物

目前还没有可靠的血清生物标志物被证明可用于诊断、监测结节病的炎症活动或量化疾病严重程度。在疑诊心脏结节病患者中，经常会测量循环中血管紧张素转化酶（ACE）与溶菌酶的含量，但这些指标的意义有限[41]。有研究发现新蝶呤及可溶性白介素 2 受体在活动性结节病患者中显著升高[42]，其升高同时可以预测 18- 氟脱氧葡萄糖正电子发射断层显像（PET）的摄取，但灵敏度有限[43]。另外一项研究发现，超过 50% 的结节病患者出现了基线超敏肌钙蛋白水平升高，67% 的患者在糖皮质激素治疗 4 周后恢复正常[44]。此外，与健康对照组相比，心脏结节病患者血液中的微小核糖核酸（microRNA）如 miRNA-126 和 miRNA-223 显著增加，提示这些循环中的微小核糖核酸可能有助于心脏结节病的诊断[45]。

3. 超声心动图

超声心动图的表现往往多变、不特异。室间隔变薄（特别是基底部）是心脏结节病超声心动图最典型的表现[46]。另外可能出现室壁增厚，类似于左心室肥厚或肥厚型心肌病的表现[47]；还可能出现室壁瘤、左心室和（或）右心室舒张和收缩功能障碍以及室壁运动异常，一般室壁运动异常呈非冠状动脉供血区域分布。

4. 心脏磁共振成像

心脏结节病在心脏磁共振延迟钆增强显像上，主要呈斑片状和多灶性分布，多不累及心内膜，但该特征并不完全特异[48-49]。心脏结节病最常见于室间隔和侧壁基底部，通常累及心肌中层和外膜[50-52]。然而，亦可以发生心肌全层受累，在某些情况下，右心室游离壁也可能受累[50]。鉴于心脏增强磁共振成像能够识别小的心肌损伤，其目前越来越多地用于无症状心脏结节病的评估。此外，T2 显像可以用来检测活动性炎症，目前还存在一些技术挑战[53]。

5. 18- 氟脱氧葡萄糖正电子发射断层成像（FDG-PET）

氟脱氧葡萄糖（FDG）是一种葡萄糖类似物，有助于区分正常和活动性炎症病变，激活的促炎性巨噬细胞表现出较高的代谢率和葡萄糖利用率[54]。虽然 FDG-PET 上并没有特异性的表现来诊断心脏结节病，但局灶或局灶至弥漫性的 FDG 摄取提示心脏结节病处于疾病活动期[55-56]。因此，有人认为 PET 可以评估疾病是否处于活动期来指导心脏结节病的治疗。需要指出的是，FDG-PET 应在具有心脏结节病成像经验的中心进行[57]。抑制心肌生理性 FDG 摄取是优化诊断准确性的关键因素[58]。

已经开发出一种技术来进行融合正电子发射断层成像 / 心脏磁共振成像，该技术能够同时对疾病的两个阶段（即炎症和纤维化 / 瘢痕）进行成像[59]。

6. 心内膜心肌活检

合并心脏外结节病患者，淋巴结或肺活检通常作为活检部位首选，因为其诊断率较高，操作风险较低。如果心脏外活检阴性，需要心内膜心肌活检来确认诊断。然而，由于疾病可能呈局灶分布，心内膜心肌活检敏感性较低，只在不到 < 25% 的心脏结节病患者中发现非干酪性坏死肉芽肿[60]。为了提高敏感性，目前共识推荐采用电生理（电解剖标测）[61-62] 或影像学引导（正电子发射断层成像或心脏磁共振成像）[26] 的心内膜心肌活检[57, 63]，这些手段可将活检阳性率提高到 50%[26, 62]。

【诊断】

1. 何时考虑心脏结节病

（1）合并心脏外结节病：根据美国心律协会

2014 年《关于心脏结节病相关心律失常诊断和治疗的专家共识》[57]，如果心脏外结节病患者出现了Ⅰ. 心脏相关的症状（包括超过 2 周以上的心悸 / 晕厥前兆或晕厥）；Ⅱ. 异常的心电图改变（包括左束支或右束支传导阻滞 /2 个及以上导联出现不可解释的病理性 Q 波 / 持续的二度或三度房室传导阻滞 / 持续或非持续性室性心动过速）；Ⅲ. 异常的超声心动图改变（包括节段性室壁运动不良 / 室壁瘤 / 室间隔基底部变薄 /LVEF ＜ 40%），这三条中任意一条，即应考虑心脏结节病，这时候就应该启动下一步的诊疗手段来明确诊断。

（2）不合并明确的心脏外结节病：不足 60 岁患者出现不明原因的莫氏Ⅱ型或三度房室传导阻滞[23]，或出现心脏性猝死及不明原因的持续性单形性室性心动过速[64-65]，或不明原因的心力衰竭时[66]，在除外其他疾病后，需要考虑心脏结节病。

2. 如何诊断心脏结节病

美国心律协会 2014 年《关于心脏结节病相关心律失常诊断和治疗的专家共识》[57] 及日本循环协会 2016 年《心脏结节病诊疗指南》[67] 叙述了心脏结节病的诊断标准，列于表 4-6-1。

表 4-6-1　心律协会及日本循环协会关于心脏结节病的诊断标准

心律协会	日本循环协会
1. 病理诊断：心肌活检发现了无其他原因所致的非干酪性肉芽肿	1. 病理诊断组：心肌活检提供了心脏结节病的证据
2. 临床诊断：临床上出现如下情况时，高度怀疑心脏结节病	2. 临床诊断组（无心肌活检证据时） 心脏外病理明确的结节病，同时合并下列强烈提示心脏受累的证据时；或临床表现强烈支持肺或眼结节病，有至少 2 条实验室证据支持，同时合并下列强烈提示心脏受累的证据时，考虑为临床诊断的心脏结节病
a）心脏外明确病理诊断的结节病	强烈提示心脏受累的证据： a）满足 5 条主要标准中的 2 条； b）满足 5 条主要标准中的 1 条及 3 条次要标准中的至少 2 条。
b）出现以下至少 1 条以上的表现 ● 对糖皮质激素和（或）免疫抑制治疗敏感的心肌病或传导阻滞 ● 无法解释的左心室射血分数（LVEF）＜ 40% ● 无法解释的持续性室性心动过速 ● 二度Ⅱ型或三度房室传导阻滞 ● PET 上心肌斑片样摄取 / 心脏磁共振成像上与结节病一致的延迟钆增强显像 / 镓显像中与结节病一致的正摄取	（1）主要标准 ● 高级别的房室传导阻滞或致命性室性心律失常 ● 室间隔基底部变薄或室壁解剖异常（包括室壁瘤，中上室间隔变薄，局部室壁增厚） ● 左心室收缩功能障碍（LVEF ＜ 50%） ● 镓显像或 FDG-PET 的异常表现 ● 心脏磁共振延迟钆增强显像异常
c）除外其他引起心脏改变的病因	（2）次要标准： ● 异常心电图表现：室性心律失常（包括非持续性室性心动过速及多源性室性早搏）、束支传导阻滞、电轴异常或异常 Q 波 ● 心肌灌注显像上的灌注缺陷 ● 心内膜心肌活检出现单核细胞浸润和心肌纤维化

【鉴别诊断】

心脏结节病的临床鉴别诊断主要包括有相似临床表现或心脏影像学表现的其他疾病，由于心脏结节病的临床表现不一，诊断与鉴别诊断均存在难度。

1. 心肌炎

心肌炎可表现为传导系统疾病（特别是巨细胞心肌炎）、不稳定性室性心律失常和心力衰竭，需要与心脏结节病进行鉴别。一般心肌炎存在前驱感染史，心脏磁共振成像可表现为心肌水肿、早期强化，延迟钆增强显像多呈非冠状动脉供血区域分布，血清生物标志物可见炎症指标、肌钙蛋白的升高，可找到病毒感染的证据，诊断主要依靠心内膜心肌活检。

2. 致心律失常性右室心肌病（ARVC）

该病可出现心律失常，主要为呈左束支传导阻滞形态的室性心律失常，心脏磁共振成像可看到右心室扩大、运动异常、右心室脂肪浸润，部分疾病可累及双心室，无法完全与心脏结节病区分，两者的主要鉴别点包括：是否存在 ARVC 家族史，ARVC 诊断可依靠基因检测；ARVC 很少出现房室传导阻滞；ARVC 心脏磁共振成像常可见脂肪浸润，可出现心外膜 / 中膜环状延迟钆增强显像。

3. 遗传性心肌病

如桥粒蛋白和核纤层蛋白 A/C 基因突变引起的遗传性心肌病，部分临床特征与心脏结节病相同，但组织学特性不同，可依靠基因检测进行鉴别。

【治疗】

心脏结节病患者处理的目标包括防治病程进展，避免左心室功能不全的发生或恶化，控制房室传导阻滞，以及控制心律失常和降低猝死风险，主要治疗包括如下几项。

1. 一般治疗

主要包括积极控制心血管疾病的危险因素。对于合并心房颤动的心脏结节病患者，应根据 CHA_2DS_2-VASc 评分评估血栓栓塞风险，指导抗凝治疗。

2. 治疗心力衰竭 / 无症状左心室收缩功能障碍

当心脏结节病合并射血分数减低型心力衰竭，或出现无症状左心室收缩功能障碍（LVEF < 40%）时，均应接受相应疾病的标准治疗，包括血管紧张素转化酶抑制剂或血管紧张素 Ⅱ 受体阻滞剂或血管紧张素受体-脑啡肽酶抑制剂、β 受体阻滞剂等；当合并射血分数保留型心力衰竭时，亦应接受相应的标准治疗，包括控制血压，控制心房颤动的心室率，控制水肿，治疗心肌缺血等。

3. 免疫抑制治疗

该治疗主要通过减轻炎症，预防纤维化，防止心脏结构和功能恶化，减轻室性和室上性心律失常及心力衰竭症状。目前认为，有活动性炎症的患者应该考虑免疫抑制治疗，由于 FDG-PET 在评估活动性炎症方面的良好作用[54]，目前推荐进行免疫抑制治疗前后行 FDG-PET 评估炎症活动程度及治疗是否有效。

心脏结节病的免疫抑制治疗方案尚不明确，糖皮质激素是最常应用的药物，目前其用法用量、疗程以及何时使用其他免疫抑制剂尚缺乏共识[68]。一般建议[69]糖皮质激素起始剂量为 0.5 mg/（kg·d）（不超过 40 mg/d），持续 2～3 个月后复查 FDG-PET，观察是否存在疾病活动，若存在疾病活动，则需考虑加用二线药物（如甲氨蝶呤），若无疾病活动，则逐渐在 3 个月内将糖皮质激素减至 0.2 mg/（kg·d），维持糖皮质激素使用共 1 年，停药后 3 个月复查 FDG-PET，观察疾病是否复发，若一直无疾病活动，就定期门诊随诊，若出现复发，则应再次考虑重启小剂量糖皮质激素和免疫抑制剂。

除了糖皮质激素外，常用的免疫抑制剂包括甲氨蝶呤、硫唑嘌呤、英夫利昔单抗及吗替麦考酚酯。其中英夫利昔单抗虽然有用，可能会加重心力衰竭，合并心力衰竭的患者使用时应谨慎。

4. 传导功能障碍的管理

当出现莫氏 Ⅱ 型房室传导阻滞或三度房室传导阻滞时，即使可短暂逆转，依然需要考虑起搏器植入。合并活动性炎症的房室传导阻滞患者，应考虑同时进行免疫抑制治疗。

5. 室性心律失常的管理

主要包括控制症状，评估心脏性猝死风险。①合并活动性炎症的室性心律失常患者，应考虑进行免疫抑制治疗；②若免疫抑制治疗无效，可以考虑加用抗心律失常药物，当免疫抑制治疗或抗心律失常药物均无效时，可以考虑导管消融治疗；③根据心脏性猝死风险分层，按需进行 ICD 治疗，根据美国心律协会 2014 年《关于心脏结节病相关心律失常诊断和治疗的专家共识》[57]，心脏结节病 ICD 的指征主要包括：Ⅰ 类指征：a）自发的持续性室性心动过速，或有心搏骤停病史；b）药物优化治疗（包括免疫抑制治疗）后 LVEF 仍 ≤ 35%。Ⅱa 类指征：a）有永久起搏指征；b）无法解释的晕厥或晕厥前兆，考虑病因为心律失常相关；c）电生理检查诱发出持续性室性心动过速或临床相关的心室颤动。Ⅱb类指征：药物优化治疗（包括免疫抑制治疗）后，LVEF 介于 36%～49% 和（或）右心室射血分数＜40%。此外，ICD 不推荐植入于无休止室性心动过速或严重心力衰竭、纽约心功能Ⅳ级的患者。

【预后】

心脏结节病患者的预后比无心脏受累的患者差。心源性死亡多由心力衰竭或猝死引起。在有临床症状的患者中，左心室功能障碍的程度是远期预后最重要的预测因素[70]。一项研究发现，所有左心室射血分数正常的心脏结节病患者都至少活了 10 年，左心室射血分数（LVEF）＜30% 的患者 1 年生存率为 91%，5 年生存率为 57%，10 年生存率为 19%[71]。然而，近来的研究数据要更好，Kandolin[5] 等的研究发现，在目前的治疗条件下，心脏结节病患者 10 年无移植生存率为 83%，其中接受免疫抑制剂的患者为 91%。

目前依然使用传统的指标如左心室功能不全、恶性心律失常史或延迟钆增强显像的程度，来判断心脏结节病患者的预后，其中延迟钆增强显像的程度这一指标要优于其他参数[31, 72-73]。对心脏结节病而言，目前仍没有一个既能协助诊断又能帮助判断预后的生物标志物指标，未来需要进一步明确。

【病例摘要】

女，69 岁，8 年前因皮肤结节、肺结节，行肺活检、皮肤活检，诊断结节病，当时完善超声心动图未见明显异常，心电图未见传导阻滞，予糖皮质激素治疗，并规律减量，结节病呈好转趋势。6 年前停用糖皮质激素，后规律于呼吸科门诊随诊。2 年前出现发作性意识丧失，每次持续＜10 s，心电图：窦性心律，一度房室传导阻滞，右束支传导阻滞。超声心动图示左心房扩大，左心室大小正常（舒张末期内径 4.18 cm）LVEF 正常。冠状动脉 CTA 未见冠状动脉大于 50% 的狭窄。经颅多普勒超声（TCD）、颈血管超声、头颅 CT、头颅 MRI 未见引起意识丧失的相关改变。后未再出现意识丧失。1 个月前于呼吸科住院期间心电图示三度房室传导阻滞。超声心动图示左心房、左心室扩大，LVEF 减低。室间隔主动脉瓣下变薄。心脏增强磁共振成像：左心室射血分数下降。左心室基底部前间隔壁心肌变薄伴局部运动不良，局部心肌灌注减低伴延迟强化。患者主要表现为发作性意识丧失，进行性传导阻滞，心脏进行性扩大，基础有病理明确诊断的心脏外结节病病史，同时未见心肌梗死等其他导致心脏改变的病因，考虑心脏结节病。病例详细资料见二维码数字资源 4-6。

数字资源 4-6

（夏驭龙　丁文惠）

【参考文献】

［1］Arkema EV，Cozier YC. Epidemiology of sarcoidosis：current findings and future directions. Therapeutic Advances in Chronic Disease，2018，9（11）：227-240.

［2］Judson MA，Boan AD，Lackland DT. The clinical course of sarcoidosis：presentation，diagnosis，and treatment in a large white and black cohort in the United States. Sarcoidosis，Vasculitis，and Diffuse Lung Diseases，2012，29（2）：119-127.

［3］Morimoto T，Azuma A，Abe S，et al. Epidemiology of sarcoidosis in Japan. The European Respiratory Journal，2008，31（2）：372-379.

［4］Birnie DH，Nery PB，Ha AC，et al. Cardiac sarcoidosis. Journal of the American College of Cardiology，2016，68（4）：411-421.

［5］Kandolin R，Lehtonen J，Airaksinen J，et al. Cardiac sarcoidosis：epidemiology，characteristics，and outcome over 25 years in a nationwide study. Circulation，2015，131（7）：624-632.

［6］Birnie D，Ha AC，Gula LJ，et al. Cardiac sarcoidosis. Clinics in Chest Medicine，2015，36（4）：657-668.

［7］Silverman KJ，Hutchins GM，Bulkley BH. Cardiac sarcoid：a clinicopathologic study of 84 unselected patients with systemic sarcoidosis. Circulation，1978，58（6）：1204-1211.

［8］Sharma OP，Maheshwari A，Thaker K. Myocardial sarcoidosis. Chest，1993，103（1）：253-258.

［9］Matsui Y，Iwai K，Tachibana T，et al. Clinicopathological study of fatal myocardial sarcoidosis. Annals of the New York Academy of Sciences，1976，278：455-469.

［10］Rybicki BA，Iannuzzi MC，Frederick MM，et al. Familial aggregation of sarcoidosis. A case-control etiologic study of sarcoidosis（ACCESS）. American Journal of Respiratory and Critical Care Medicine，2001，164（11）：2085-2091.

［11］Spagnolo P，Grunewald J. Recent advances in the genetics

of sarcoidosis. Journal of Medical Genetics, 2013, 50 (5): 290-297.

[12] Berlin M, Fogdell-Hahn A, Olerup O, et al. HLA-DR predicts the prognosis in Scandinavian patients with pulmonary sarcoidosis. American Journal of Respiratory and Critical Care Medicine, 1997, 156 (5): 1601-1605.

[13] Yang IV, Konigsberg I, MacPhail K, et al. DNA methylation changes in lung immune cells are associated with granulomatous lung disease. American Journal of Respiratory Cell and Molecular Biology, 2019, 60 (1): 96-105.

[14] Grunewald J, Grutters JC, Arkema EV, et al. Sarcoidosis. Nature Reviews Disease Primers, 2019, 5 (1): 45.

[15] Bordignon M, Rottoli P, Agostini C, et al. Adaptive immune responses in primary cutaneous sarcoidosis. Clinical & Developmental Immunology, 2011, 2011: 235142.

[16] Drake WP, Pei Z, Pride DT, et al. Molecular analysis of sarcoidosis tissues for mycobacterium species DNA. Emerging Infectious Diseases, 2002, 8 (11): 1334-1341.

[17] Song Z, Marzilli L, Greenlee BM, et al. Mycobacterial catalase-peroxidase is a tissue antigen and target of the adaptive immune response in systemic sarcoidosis. The Journal of Experimental Medicine, 2005, 201 (5): 755-767.

[18] Moller DR, Chen ES. Genetic basis of remitting sarcoidosis: triumph of the trimolecular complex? American Journal of Respiratory Cell and Molecular Biology, 2002, 27 (4): 391-395.

[19] Ziegenhagen MW, Müller-Quernheim J. The cytokine network in sarcoidosis and its clinical relevance. Journal of Internal Medicine, 2003, 253 (1): 18-30.

[20] Agostini C, Adami F, Semenzato G. New pathogenetic insights into the sarcoid granuloma. Current Opinion in Rheumatology, 2000, 12 (1): 71-76.

[21] Yigla M, Badarna-Abu-Ria N, Tov N, et al. Sarcoidosis in northern Israel; clinical characteristics of 120 patients. Sarcoidosis, Vasculitis, and Diffuse Lung Diseases, 2002, 19 (3): 220-226.

[22] Tavora F, Cresswell N, Li L, et al. Comparison of necropsy findings in patients with sarcoidosis dying suddenly from cardiac sarcoidosis versus dying suddenly from other causes. The American Journal of Cardiology, 2009, 104 (4): 571-577.

[23] Nery PB, Beanlands RS, Nair GM, et al. Atrioventricular block as the initial manifestation of cardiac sarcoidosis in middle-aged adults. Journal of Cardiovascular Electrophysiology, 2014, 25 (8): 875-881.

[24] Viles-Gonzalez JF, Pastori L, Fischer A, et al. Supraventricular arrhythmias in patients with cardiac sarcoidosis prevalence, predictors, and clinical implications. Chest, 2013, 143 (4): 1085-1090.

[25] Mehta D, Willner JM, Akhrass PR. Atrial fibrillation in cardiac sarcoidosis. Journal of Atrial Fibrillation, 2015, 8 (4): 1288.

[26] Kandolin R, Lehtonen J, Graner M, et al. Diagnosing isolated cardiac sarcoidosis. Journal of Internal Medicine, 2011, 270 (5): 461-468.

[27] Doughan AR, Williams BR. Cardiac sarcoidosis. Heart (British Cardiac Society), 2006, 92 (2): 282-288.

[28] Smedema JP, van Geuns RJ, Ainslie G, et al. Right ventricular involvement in cardiac sarcoidosis demonstrated with cardiac magnetic resonance. ESC Heart Failure, 2017, 4 (4): 535-544.

[29] Crawford T, Mueller G, Sarsam S, et al. Magnetic resonance imaging for identifying patients with cardiac sarcoidosis and preserved or mildly reduced left ventricular function at risk of ventricular arrhythmias. Circulation Arrhythmia and Electrophysiology, 2014, 7 (6): 1109-1115.

[30] Blankstein R, Osborne M, Naya M, et al. Cardiac positron emission tomography enhances prognostic assessments of patients with suspected cardiac sarcoidosis. Journal of the American College of Cardiology, 2014, 63 (4): 329-336.

[31] Greulich S, Deluigi CC, Gloekler S, et al. CMR imaging predicts death and other adverse events in suspected cardiac sarcoidosis. JACC Cardiovascular Imaging, 2013, 6 (4): 501-511.

[32] Murtagh G, Laffin LJ, Beshai JF, et al. Prognosis of myocardial damage in sarcoidosis patients with preserved left ventricular ejection fraction: risk stratification using cardiovascular magnetic resonance. Circulation Cardiovascular Imaging, 2016, 9 (1): e003738.

[33] Keir GJ, Walsh SL, Gatzoulis MA, et al. Treatment of sarcoidosis-associated pulmonary hypertension: A single centre retrospective experience using targeted therapies. Sarcoidosis, Vasculitis, and Diffuse Lung Diseases, 2014, 31 (2): 82-90.

[34] Tiosano S, Versini M, Dar Antaki L, et al. The long-term prognostic significance of sarcoidosis-associated pulmonary hypertension-A cohort study. Clinical Immunology (Orlando, Fla), 2019, 199: 57-61.

[35] Baughman RP, Engel PJ, Taylor L, et al. Survival in sarcoidosis-associated pulmonary hypertension: the importance of hemodynamic evaluation. Chest, 2010, 138 (5): 1078-1085.

[36] Baughman RP, Shlobin OA, Wells AU, et al. Clinical features of sarcoidosis associated pulmonary hypertension: Results of a multi-national registry. Respiratory Medicine, 2018, 139: 72-78.

[37] Butany J, Bahl NE, Morales K, et al. The intricacies of cardiac sarcoidosis: a case report involving the coronary arteries and a review of the literature. Cardiovascular Pathology, 2006, 15 (4): 222-227.

心血管罕见病

[38] Lam CS，Tolep KA，Metke MP，et al. Coronary sarcoidosis presenting as acute coronary syndrome. Clinical Cardiology，2009，32（6）：E68-71.

[39] Ward EV，Nazari J，Edelman RR. Coronary artery vasculitis as a presentation of cardiac sarcoidosis. Circulation，2012，125（6）：e344-346.

[40] Kandolin R，Ekström K，Simard T，et al. Spontaneous coronary artery dissection in cardiac sarcoidosis. Oxford Medical Case Reports，2019，2019（5）：omz033.

[41] Valeyre D，Prasse A，Nunes H，et al. Sarcoidosis. Lancet（London，England），2014，383（9923）：1155-67.

[42] Vorselaars AD，van Moorsel CH，Zanen P，et al. ACE and sIL-2R correlate with lung function improvement in sarcoidosis during methotrexate therapy. Respiratory Medicine，2015，109（2）：279-285.

[43] Mostard RL，Van Kuijk SM，Verschakelen JA，et al. A predictive tool for an effective use of（18）F-FDG PET in assessing activity of sarcoidosis. BMC Pulmonary Medicine，2012，12：57.

[44] Kandolin R，Lehtonen J，Airaksinen J，et al. Usefulness of cardiac troponins as markers of early treatment response in cardiac sarcoidosis. The American Journal of Cardiology，2015，116（6）：960-964.

[45] Fujiwara W，Kato Y，Hayashi M，et al. Serum microRNA-126 and -223 as new-generation biomarkers for sarcoidosis in patients with heart failure. Journal of Cardiology，2018，72（6）：452-457.

[46] Birnie DH，Kandolin R，Nery PB，et al. Cardiac manifestations of sarcoidosis：diagnosis and management. European Heart Journal，2017，38（35）：2663-2670.

[47] Agarwal A，Sulemanjee NZ，Cheema O，et al. Cardiac sarcoid：a chameleon masquerading as hypertrophic cardiomyopathy and dilated cardiomyopathy in the same patient. Echocardiography（Mount Kisco，NY），2014，31（5）：E138-141.

[48] Ichinose A，Otani H，Oikawa M，et al. MRI of cardiac sarcoidosis：basal and subepicardial localization of myocardial lesions and their effect on left ventricular function. AJR American Journal of Roentgenology，2008，191（3）：862-869.

[49] Cummings KW，Bhalla S，Javidan-Nejad C，et al. A pattern-based approach to assessment of delayed enhancement in nonischemic cardiomyopathy at MR imaging. Radiological Society of North America，2009，29（1）：89-103.

[50] Patel MR，Cawley PJ，Heitner JF，et al. Detection of myocardial damage in patients with sarcoidosis. Circulation，2009，120（20）：1969-1977.

[51] Smedema JP，Snoep G，van Kroonenburgh MP，et al. Evaluation of the accuracy of gadolinium-enhanced cardiovascular magnetic resonance in the diagnosis of cardiac sarcoidosis. Journal of the American College of Cardiology，2005，45（10）：1683-1690.

[52] Patel AR，Klein MR，Chandra S，et al. Myocardial damage in patients with sarcoidosis and preserved left ventricular systolic function：an observational study. European Journal of Heart Failure，2011，13（11）：1231-1237.

[53] Crouser ED，Ono C，Tran T，et al. Improved detection of cardiac sarcoidosis using magnetic resonance with myocardial T2 mapping. American Journal of Respiratory and Critical Care Medicine，2014，189（1）：109-112.

[54] Pellegrino D，Bonab AA，Dragotakes SC，et al. Inflammation and infection：imaging properties of 18F-FDG-labeled white blood cells versus 18F-FDG. Journal of nuclear medicine：official publication，Society of Nuclear Medicine，2005，46（9）：1522-1530.

[55] Ishimaru S，Tsujino I，Takei T，et al. Focal uptake on 18F-fluoro-2-deoxyglucose positron emission tomography images indicates cardiac involvement of sarcoidosis. European Heart Journal，2005，26（15）：1538-1543.

[56] Youssef G，Leung E，Mylonas I，et al. The use of 18F-FDG PET in the diagnosis of cardiac sarcoidosis：a systematic review and metaanalysis including the Ontario experience. Journal of Nuclear Medicine，2012，53（2）：241-248.

[57] Birnie DH，Sauer WH，Bogun F，et al. HRS expert consensus statement on the diagnosis and management of arrhythmias associated with cardiac sarcoidosis. Heart Rhythm，2014，11（7）：1305-1323.

[58] Ishida Y，Yoshinaga K，Miyagawa M，et al. Recommendations for（18）F-fluorodeoxyglucose positron emission tomography imaging for cardiac sarcoidosis：Japanese Society of Nuclear Cardiology recommendations. Annals of Nuclear Medicine，2014，28（4）：393-403.

[59] White JA，Rajchl M，Butler J，et al. Active cardiac sarcoidosis：first clinical experience of simultaneous positron emission tomography—magnetic resonance imaging for the diagnosis of cardiac disease. Circulation，2013，127（22）：e639-641.

[60] Bennett MK，Gilotra NA，Harrington C，et al. Evaluation of the role of endomyocardial biopsy in 851 patients with unexplained heart failure from 2000-2009. Circulation Heart failure，2013，6（4）：676-684.

[61] Nery PB，Keren A，Healey J，et al. Isolated cardiac sarcoidosis：establishing the diagnosis with electroanatomic mapping-guided endomyocardial biopsy. The Canadian Journal of Cardiology，2013，29（8）：1015.e1-3.

[62] Liang JJ，Hebl VB，DeSimone CV，et al. Electrogram guidance：a method to increase the precision and diagnostic yield of endomyocardial biopsy for suspected cardiac sarcoidosis and myocarditis. JACC Heart Failure，2014，2（5）：466-473.

第四章 罕见心肌炎、心肌病

［63］Leone O，Veinot JP，Angelini A，et al. 2011 consensus statement on endomyocardial biopsy from the Association for European Cardiovascular Pathology and the Society for Cardiovascular Pathology. Cardiovascular Pathology，2012，21（4）：245-274.

［64］Nery PB，Mc Ardle BA，Redpath CJ，et al. Prevalence of cardiac sarcoidosis in patients presenting with monomorphic ventricular tachycardia. Pacing and clinical electrophysiology：PACE，2014，37（3）：364-374.

［65］Tung R，Bauer B，Schelbert H，et al. Incidence of abnormal positron emission tomography in patients with unexplained cardiomyopathy and ventricular arrhythmias：The potential role of occult inflammation in arrhythmogenesis. Heart Rhythm，2015，12（12）：2488-2498.

［66］Roberts WC，Roberts CC，Ko JM，et al. Morphologic features of the recipient heart in patients having cardiac transplantation and analysis of the congruence or incongruence between the clinical and morphologic diagnoses. Medicine，2014，93（5）：211-235.

［67］Terasaki F，Azuma A，Anzai T，et al. JCS 2016 Guideline on diagnosis and treatment of cardiac sarcoidosis-digest version. Circulation Journal，2019，83（11）：2329-2388.

［68］Hamzeh NY，Wamboldt FS，Weinberger HD. Management of cardiac sarcoidosis in the United States：a Delphi study. Chest，2012，141（1）：154-162.

［69］Trivieri MG，Spagnolo P，Birnie D，et al. Challenges in cardiac and pulmonary sarcoidosis：JACC state-of-the-art review. Journal of the American College of Cardiology，2020，76（16）：1878-901.

［70］Sadek MM，Yung D，Birnie DH，et al. Corticosteroid therapy for cardiac sarcoidosis：a systematic review. The Canadian Journal of Cardiology，2013，29（9）：1034-1041.

［71］Chiu CZ，Nakatani S，Zhang G，et al. Prevention of left ventricular remodeling by long-term corticosteroid therapy in patients with cardiac sarcoidosis. The American Journal of Cardiology，2005，95（1）：143-146.

［72］Coleman GC，Shaw PW，Balfour PC，Jr.，et al. Prognostic value of myocardial scarring on CMR in patients with cardiac sarcoidosis. JACC Cardiovascular Imaging，2017，10（4）：411-420.

［73］Kouranos V，Tzelepis GE，Rapti A，et al. Complementary role of CMR to conventional screening in the diagnosis and prognosis of cardiac sarcoidosis. JACC Cardiovascular Imaging，2017，10（12）：1437-1447.

第七节　法布里病心血管系统受累

【概述】

法布里（Fabry）病是由于溶酶体 α - 半乳糖苷酶 A（α -Gal A）活性缺乏，导致全身多种细胞的溶酶体中神经酰胺三己糖苷（Gb3）蓄积引起的进行性多系统神经鞘脂病，是一种 X 连锁遗传疾病。据报道，全球法布里病的发病率为 1/（40 000 ～ 117 000），但考虑到确诊率低，真实患病率应该更高。基于新生儿筛查的研究发现，其患病率可能高达 1/3100[1]。该病的临床表现不一，可包括皮肤、角膜、心脏、肾脏和神经系统表现。进行性心脏、肾脏和脑部病变是法布里病的主要死因。

心脏是最易受到 α -Gal A 活性异常低下影响的器官之一。Gb3 在心脏组织细胞（包括心肌细胞、瓣膜成纤维细胞、心脏传导系统和内皮细胞）中的积累，导致包括左心室肥厚（LVH）、主动脉瓣及二尖瓣关闭不全、传导异常、冠状动脉病变、高血压以及主动脉根部扩张等改变，患者可出现心绞痛、呼吸困难、心悸或晕厥等（图 4-7-1），但许多心血管系统受累的患者早期无明显临床症状[2-4]。法布里病单纯心血管系统受累少见，通常存在心血管以外的其他系统受累。一项纳入 139 例法布里病患者的研究显示，60% 有心血管症状和体征，其中 2 例只有心血管系统表现而无其他系统表现[5]。研究显示，法布里病可能解释多达 4% 的不明原因心肌肥厚[6-9]。

根据 Fabry Registry（NCT00196742）中的数据，心血管并发症是法布里病患者主要的死亡原因[10]。法布里病患者出现主要不良心脏事件的预测因素包括年龄、严重系统疾病（特别是终末期肾病）、LVH 及其程度和 QRS 波群时限延长（≥ 120 ms）[11]。最近的一项系统评价（包括 13 项研究和 4185 例患者，随访期为 1.2 ～ 10 年）研究中，共 8.3% 的患者死亡，其中 75% 是心血管原因，62% 为心源性猝死，室性心动过速的患病率达 15.3%。年龄、男性、LVH、心脏 MRI（CMR）的钆延迟增强（LGE）和非持续性室性心动过速（NSVT）与心脏性猝死相关[12]。

本节将主要介绍法布里病心血管系统受累的表现及诊断与处理策略。

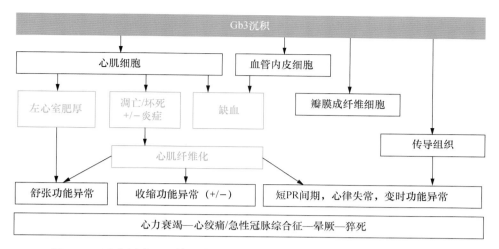

图 4-7-1　法布里病心血管系统受累的病理生理学。Gb3：神经酰胺三己糖苷

【临床表现】

法布里病的心血管系统影响包括心室肥厚、瓣膜受累、传导系统受累和冠状动脉及主动脉受累。心脏症状会影响 60% 的患者，常见相关症状包括心绞痛（23%）、劳累性呼吸困难和心力衰竭（23%）、心悸或心律不齐（27%），以及晕厥（最高 4%）[13]。虽然部分患者在儿童时期就可检出左心室肥厚，但多数患者到成年（男性 20 ～ 39 岁或更晚、女性再晚 10 年左右）才会出现明显心血管系统受累相关体征和症状[2]。

1. 心室肥厚

法布里病心血管系统受累最常见的表现为心室肥厚，通常以左心室为主，但右心室也可以出现肥厚。50% 的男性和 1/3 以上的女性患者存在 LVH[10]。LVH 很可能是由于心肌细胞肥大和糖脂沉积所致。肥厚程度随年龄增加，且与 α-Gal A 活性呈负相关[5]。法布里病的左心室肥厚和重构表现多样，包括向心性、不对称性及偏心性肥厚，最常见为向心性肥厚[14-15]，约 5% 的病例发生非对称性间隔肥厚[15]。

2. 心肌纤维化

心脏受累的法布里病患者的心内膜心肌活检可检出间质性和替代性心肌纤维化（特别是在管腔有严重狭窄的冠状动脉周围）[16]。心脏增强 MRI 有助于发现与评价心肌纤维化的程度。

3. 心脏瓣膜疾病

法布里病患者可有二尖瓣和（或）主动脉瓣增厚，最常见的是轻至中度二尖瓣、三尖瓣和主动脉瓣瓣膜关闭不全，中度以上的关闭不全较为少见[17-18]。瓣膜狭窄仅在个别患者中出现[18]。

4. 心律失常和传导异常

法布里病可导致多种心律失常及传导功能障碍。其中，心房颤动（AF）发生率可达 17%，非持续性室性心动过速（NSVT）发生率达 8%[13]。在横断面研究中，大约 5% 的男性和 3% 的女性患有 AF，每年新发 AF 的发生率约为 6%[19]。非持续性室性心动过速（NSVT）是出现猝死事件的预测因子，但因果关系尚不确定，其患病率随着年龄的增长而增加，并与 CMR 上 LGE 的进展相关[20]。传导功能障碍与房室结及传导系统中的糖脂沉积相关[21]。房室传导加速可出现短 PR 间期（常见于年轻患者）[22]，年长患者则可能出现 PR 间期延长（一度房室传导阻滞）和束支传导阻滞，并可能进展为高度房室传导阻滞[13]。在一项包括 38 例法布里病患者的研究中，超过 70% 患者出现静息性心动过缓和运动时心率反应受损[23]。进展为需要植入起搏器的情况少见。其他心电活动异常还包括变时功能不全和（或）窦房结功能障碍。

5. 心肌缺血

心绞痛在法布里病患者中常见，一般考虑与冠状动脉小血管病变相关，但也可能与心外膜冠状动脉病变相关[24]。心肌活检发现，壁内冠状动脉的平滑肌和内皮细胞肥大和增殖以及糖脂沉积可引起管腔狭窄[16]。

6. 主动脉扩张

法布里病也可引起主动脉窦及升主动脉扩张，男性患者更为常见，多为轻至中度。一项纳入 52 例男性和 54 例女性（平均年龄 42 岁）法布里病患者的研究显示，男性和女性 Valsalva 窦处主动脉扩张发生率分别为 33% 和 6%[25]。实际上，法布里病的血管病变比较广泛，包括基底动脉或椎动脉扩张、颈动脉或桡动脉内中膜厚度增加和主动脉僵硬度增加等表现[25]。虽然主动脉扩张常见，但法布里病患者发生主动脉夹层的风险比较低，目前仍缺乏相关数据。

7. 高血压

高血压在法布里病患者中很常见。法布里病患者的高血压发生可能与慢性肾脏病相关，但也有患者在肾功能正常时即出现高血压。高血压是法布里病患者心血管事件的危险因素。

8. 晕厥

成年患者有晕厥史的男性有 3.6%～5.6%，女性有 1.7%～2.6%。法布里病患者的自主神经功能障碍、窦房结功能障碍、完全性心脏传导阻滞和持续性室性心动过速均可能导致晕厥。

9. 心力衰竭和其他心血管事件

在法布里病注册研究[13]和一项大型的队列研究中[19]，多达 1/4 的患者出现了心力衰竭症状。在大多数患者中，左心室射血分数是正常的，症状是由左心室舒张功能不全引起的。在少数晚期疾病患者中，可能同时存在收缩功能障碍或明显的瓣膜病变。对于有症状的患者，建议在站立、坐位或半仰卧位运动期间进行多普勒超声心动图检查，以检测可诱发的左心室流出道梗阻和二尖瓣关闭不全[26]。在出现明显传导障碍和收缩功能进行性下降的患者中，应评估收缩活动同步情况。在一些患者中，自主神经功能障碍引起的变时功能不全可能是劳力性呼吸困难的一个促成因素。此外，肺部及肌肉受累也可能是呼吸困难的原因。因此，症状限制性运动负荷试验或心肺运动负荷试验（如果可用）可用于鉴别诊断呼吸困难[27]。

法布里病还可以出现心肌梗死和心源性死亡。一项纳入 2869 例未采用酶替代治疗（enzyme replacement

therapy，ERT）的 Fabry 病患者（1424 例男性和 1445 例女性）的注册研究中，5.8% 的男性和 3.7% 的女性发生了心血管事件（心肌梗死、心力衰竭和心源性死亡），平均发病年龄分别为 45 岁和 54 岁[4]。

【辅助检查】

1. 心肌损伤标志物及脑钠肽

虽然不具备疾病特异性，但心肌损伤标志物和脑钠肽（BNP）异常有助于及时发现心血管系统受累。肌钙蛋白的升高与心肌缺血损伤相关。研究显示，约半数合并心绞痛的法布里病患者肌钙蛋白 I 升高，而在不伴心绞痛的患者中肌钙蛋白 I 升高少见[24]。高敏肌钙蛋白 T（hs-TNT）还与 MRI 的晚期钆增强（LGE）程度呈正相关，提示其与心肌纤维化相关，且是心肌纤维化的预测因子，同时提示预后不良[28]。而肌钙蛋白、心电图及超声心动图均正常则基本可排除心肌受累。此外，血浆 N 末端脑钠肽前体（N-terminal pro-brain natriuretic peptide，NT-proBNP）在部分法布里病患者升高，且与超声心动图和（或）心电图异常相关，与 MRI 的 LGE 和 LVH 相关，可帮助决定酶替代治疗的启动时间[29]。

2. 心电图与长程心电图

法布里病患者心脏电生理变化可先于心脏结构和功能异常出现[30-31]。心电图（ECG）的变化是心血管系统受累进展的标志，应尽快启动治疗（图 4-7-2）。在一些尚未出现 LVH 的患者可出现 PR 间期缩短（心房内传导加速）、P 波时限缩短、QRS 波群时间缩短和 QT/QTc 间期延长。随着法布里病患者的年龄增加，PR 间期和 QRS 波群时间呈增加趋势。如果 LVH 与

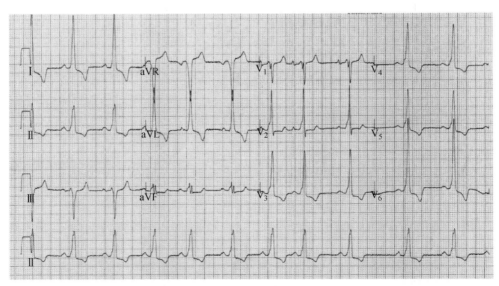

图 4-7-2　法布里病心血管系统受累的典型心电图变化。包括传导异常（宽 QRS 波，PR 间期缩短或延长），T 波变化和左心室高电压

频繁（超过 15%）的短 PR 间期、窦性心动过缓伴有变时功能不全和（或）严重的房室传导阻滞同时出现，则应警惕法布里病[32]。

相比于普通心电图，长程心电图能进一步提高心律失常的检出率，可改变患者的治疗策略。约一半的有心肌受累迹象（LVH、心肌纤维化）的患者在使用长程心电图记录后发生了包括起搏器植入、ICD 植入、抗凝治疗等在内的治疗策略的调整[33]。长程心电图发现 15% 的 Fabry 病患者存在 NSVT[12]。存在心肌肥厚和（或）心肌纤维化的患者，发作室性心动过速、心室颤动风险更高，预后较差[20]。因此，对于 Fabry 病患者，推荐每年进行 48 h 动态心电图检查[34]。近期研究表明，在基线 24 h 动态心电图正常的法布里病患者，使用植入式心电监测器仍能发现较高比例的心律失常和传导障碍[33]。

3. 超声心动图

虽然没有特征性表现，但经胸超声心动图（TTE）有助于发现 LVH、收缩和舒张功能障碍、瓣膜异常和主动脉根部扩张等心血管系统改变，对法布里病的初始评估和随访有重要帮助。法布里病的超声心动图最常见表现是 LVH，通常为向心性肥厚，静息状态常无左心室流出道梗阻[5]，且左心室射血分数正常，但不对称的间隔或心尖肥厚也不少见，部分患者还可见到由于二尖瓣前叶收缩期前移引起动态左心室流出道梗阻[35]。舒张功能异常往往早于 LVH 出现，而超声心动图是评估舒张功能异常的首选方法。法布里病的其他典型超声特征包括乳头肌肥大和右心室壁增厚，还可以看到以明亮的心内膜层和相邻的室间隔低回声为特征的"双轨征"。在没有 LVH 的患者中，二尖瓣环组织多普勒成像速度下降可能是心肌损害的早期迹象，提示心肌功能异常早于 LVH[36]。对心肌应变进行二维斑点追踪分析可以更灵敏地评估和随访心脏受累情况[37]。

4. 心脏磁共振成像（CMR）

CMR 是无创评估法布里病患者心脏结构和心肌受累情况的金标准。在评估左心室厚度和质量、诊断 LVH 和评估 LVH 分布和严重程度方面，CMR 比超声心动图更准确[38]。CMR 可敏感发现与评价左心室心尖肥厚和乳头肌肥大，这是心脏受累的早期标志[39]。同时，法布里病患者心肌 T1 值的定量测量值较低，尤其是在室间隔内，这可能与心肌的脂质含量增加相关[40]。在 40% 无 LVH 和 > 90% 有 LVH 的法布里病患者中可观察到继发于鞘脂蓄积的心肌

低天然 T1 值，提示 CMR 的 T1 加权像可早期检测心脏受累情况[41]。在发生心室肥大之前，低 T1 值与早期的心电图、心脏形态变化相关，并可预测病情恶化[42]。低天然 T1 值有助于法布里病心肌病变与其他原因的心肌肥厚相鉴别[41]。不过，由于 T1 加权像难以标准化测量，因此必须谨慎解释其结果。比如，受纤维化影响的后侧壁的 T1 值可能会变得"假正常"甚至增加。法布里病的 CMR 中另一重要表现为钆延迟增强（LGE）。在法布里病患者，LGE 特征性分布在左心室基底部下外侧壁的中层，而不在心内膜下，与肥厚的部位也常不一致[43]。组织学研究证实 LGE 代表法布里病晚期的局灶性纤维化，是不良预后的标志[38]。LGE 这种分布的原因尚不清楚，可能与左心室壁应力不均匀、微血管功能障碍或慢性心肌炎症有关。

5. 心肌灌注显像

法布里病患者存在心绞痛时，负荷心肌灌注显像可呈现出符合心肌缺血的可逆性缺损，也可以同时存在固定缺损[24]。

6. 冠状动脉造影

Fabry 病患者冠状动脉造影多数无明显心外膜血管狭窄，但常见弥漫性血流缓慢，考虑可能是由于冠状动脉小血管病变所致[24]。

7. α-Gal A 活性测定

测量 α-Gal A 活性是对疑似法布里病患者进行实验室诊断的第一步，可在白细胞、血浆、成纤维细胞或干血斑（dried blood spots，DBS）中测量 α-Gal A 活性，但大多数实验室测量白细胞的 α-Gal A 活性。在男性患者，白细胞 α-Gal A 活性检测的敏感性和特异性接近 100%。但在女性中，由于女性基因突变携带者的酶活性水平可从正常至极低不等，该检测只能识别不到 50% 的女性携带者。因此，对于疑似法布里病的女性（以及 α-Gal A 活性为临界水平的男性），推荐进行基因检测。

8. Gb3 或 lysoGb3 水平

法布里病患者的血浆和尿液中可检测到 Gb3 和 lysoGb3（Gb3 的降解产物），这两个物质已被提议作为诊断和监测疾病活动的潜在生物标志物[44]，但其浓度在不同性别、疾病程度中存在差异。半合子男性的血浆 Gb3 水平升高，而杂合子女性的血浆 Gb3 水平正常或仅略有升高，即便患者已具有典型的法布里病表现。因此，Gb3 和 lysoGb3 水平仍未作为常规检测。但是，如果血浆和尿液中 lysoGb3 水平升高，可能有助于在具有意义不明的编码 α-Gal A 蛋白基因变异的患者中

确诊法布里病。在一项针对 124 例 α-Gal A 编码基因突变患者的研究中，那些具有基因突变且符合法布里病器官受累的患者，其血浆 lysoGb3 水平 ≥ 2.7 ng/ml。相比之下，那些具有新突变而无器官受累的患者，其血浆 lysoGb3 水平 < 2.7 ng/ml。此外，血浆和尿液的 lysoGb3 和 Gb3 水平可用作监测酶替代治疗（enzyme replacement therapy，ERT）或病理学伴侣治疗（如米加司他）效果的药效学标志物。例如，在接受 ERT 的患者中，当这些患者产生针对重组酶的中和抗体时，这些生物标志物可能会逐渐增加。在接受药物分子伴侣治疗的患者中，应监测血浆和尿液中的 lysoGb3 和 Gb3 水平以确保分子伴侣不会过度抑制 α-Gal A 活性。

9. 基因检测

α-Gal A 的基因突变分析是确认男性或女性法布里病诊断的金标准。常规分析包括对 α-Gal A 的基因编码区和外显子-内含子边界进行测序。α-Gal A 活性异常的男女性患者中有 97% 以上可通过此法检出序列变异。少数突变无需其他方法来发现，如基因靶向缺失 / 重复分析。推荐对所有法布里病家族进行基因型分析，这对于发现其他受累家族成员和应用合成分子伴侣治疗尤为重要。

10. 组织活检（EMB）

对法布里病可能累及的脏器进行活检有助于疾病的确诊，可以考虑活检的组织器官包括皮肤、肾脏及心内膜心肌。对于意义不明 GLA 突变、高残留酶活性（> 10%）和（或）低 lysoGb3 水平的患者，可考虑进行心内膜心肌活检（EMB），以确认或排除法布里病为心肌肥厚的病因[45-46]。对于主要为心脏受累的患者，需常规进行心内膜心肌活检[47]。但不推荐使用 EMB 来确定治疗效果或随访心脏受累情况。

【诊断】

对于无法解释的 LVH，应考虑法布里病的可能性，尤其是在向心性、对称性肥厚且无明显梗阻的患者。如果出现 LVH 合并图 4-7-3 所示表现，应考虑到法布里病并进一步进行评估（表 4-7-1）。

表 4-7-1　法布里病心血管系统受累的诊断和监测建议[48]

建议	推荐类别	证据等级
心电图和心律监测		
建议在首次临床评估时进行标准 12 导联心电图。随着病情进展，成人患者每 6 ～ 12 个月复查一次	I	B
初始评估时应考虑进行 24 h 动态心电图监测（如有可能，可更长时程）。成人患者应每 6 ～ 12 个月监测一次，以记录房性和室性心律失常	IIa	C
心脏成像		
推荐在所有患者首次临床访视时进行 2D 和多普勒超声心动图。随着病情进展，每 12 ～ 24 个月复查一次	I	B
对于有症状的 LVH 患者，建议在站立、坐位或半仰卧位运动期间进行多普勒超声心动图检查，以检测可诱发的左心室流出道梗阻和运动引起的二尖瓣关闭不全	I	C
在没有禁忌证的情况下，应考虑对所有成年患者进行对比增强 CMR，以便在初始评估时评价心脏结构、心室功能和心肌纤维化情况	IIa	C
在没有禁忌证的情况下，可以考虑对成年患者每 5 年进行一次对比增强 CMR，以根据疾病严重程度和 CMR 评估纤维化的进展和 LV 功能	IIb	C
成人患者可考虑使用非对比 T1 标测以检测早期心脏受累并与其他 LVH 原因进行鉴别诊断	IIb	C
心内膜心肌活检		
对于存在 LVH、GLA 基因中意义未知的遗传变异和显著残留 α-Gal A 活性（> 10%）的患者，应考虑心内膜心肌活检，并进行包括电子显微镜在内的评估，以确认 FD 的诊断	IIa	C
生物标志物		
建议所有患者定期评估肾功能和尿液分析以检测微量白蛋白尿 / 蛋白尿	I	C
对于疑似心力衰竭的有症状患者，建议测量血浆 BNP/NT-proBNP	I	B
可以考虑使用高敏心肌肌钙蛋白（hs-cTnT 或 hs-cTnI）来评估疾病的严重程度	IIb	C
lysoGb3 可被视为预后标志物，特别是在具有未知意义的遗传变异和（或）迟发性遗传变异的患者中	IIb	C

LVH：左心室肥厚；CMR：心脏磁共振成像；LV：左心室；α-Gal A：α-半乳糖苷酶 A；FD：法布里病；BNP：脑钠肽；NT-proBNP：N 末端脑钠肽前体；Gb3：神经酰胺三己糖苷

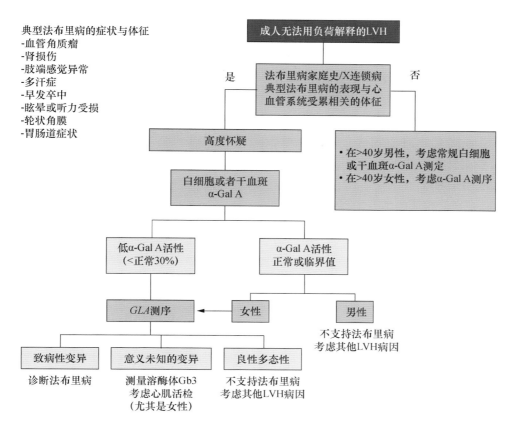

图 4-7-3　法布里病的诊断流程图——不明原因左心室肥厚患者评估是否为法布里病的建议方法。α-Gal A，α-半乳糖苷酶 A；Gb3，神经酰胺三己糖苷；GLA，α-半乳糖苷酶 A 基因[48]

疑似法布里病的患者应进行生化和遗传确认。男性通常可通过 α-GalA 活性测定确诊，血浆 Gb3 和（或）尿液 Gb3 也可用于法布里病的生化诊断。但在女性中，Gb3 和 lysoGb3 水平通常低于男性，并且在某些患者可能没有明显升高。因此，女性应通过对 GLA 基因进行遗传分析来进行可疑病例的确诊（表 4-7-2）。

【鉴别诊断】

法布里病心血管系统受累应鉴别其他引起心肌肥厚、传导系统损伤的病因。心室肥厚的其他原因包括主动脉瓣狭窄、高血压、运动员心脏、肥胖，也包括原发性肥厚型心肌病及浸润型心肌病等。

表 4-7-2　法布里病诊断建议[48]

建议	推荐类别	证据等级
患有不明原因左心室肥厚的成人应考虑法布里病	IIa	C
推荐将 α-Gal A 活性评估作为临床疑似法布里病的男性的一线诊断方法	I	C
推荐 GLA 基因测序作为临床疑似法布里病的女性的一线诊断方法	I	C
建议对所有患者进行 GLA 基因测序，以：①鉴定并确认致病性或可能的致病性变异的存在；②测试对药理学伴侣米加司他的适应性；③协助家族级联基因筛查和预后评估	I	C
应考虑评估血浆 lysoGb3 以评估患者的疾病严重程度，或用于具有未知意义的 GLA 遗传变异的患者的诊断	IIa	C
建议对所有患者进行遗传咨询，包括那些具有迟发性心脏变异的患者	I	B
建议所有受影响的家庭进行级联基因筛查	I	C
对所有可疑法布里病的病例，应考虑在具有法布里病诊断和管理专业知识的多学科团队的中心对患者进行评估	IIa	C

α-Gal A，α-半乳糖苷酶 A；GLA，α-半乳糖苷酶 A 基因；LVH，左心室肥厚

【治疗】

如果不予治疗，相比于一般人群，男性患者的期望寿命会缩短 20 年左右，女性患者缩短 15 年左右[49-50]。有心血管系统受累表现的法布里病患者一方面需要接受针对法布里病的治疗（酶替代治疗，ERT），同时也需要接受针对心绞痛、心律失常、心力衰竭的标准心血管表现相关治疗。

1. 心血管表现相关治疗

（1）心绞痛：存在心绞痛的患者，需要负荷试验和冠状动脉造影评估明确冠状动脉病变情况。大部分患者为小血管病变所致，需要抗心绞痛药物治疗。药物可考虑钙通道阻滞剂（CCB）、硝酸盐和低剂量阿司匹林等。由于法布里病患者易出现缓慢性心律失常，因此使用负性变时药物（如 β 受体阻滞剂、维拉帕米、地尔硫䓬和伊伐布雷定）时需慎重评估。部分患者需要排查是否合并心外膜冠状动脉病变。

（2）高血压：Fabry Registry 显示，高血压是法布里病患者主要不良心血管事件的强预测因子，包括心肌梗死、心力衰竭和心脏相关死亡[4]。出现高血压时，应优先使用血管紧张素转化酶抑制剂（ACEI）或血管紧张素受体阻滞剂（ARB）治疗。

（3）心律失常：对于出现心律失常的法布里病患者，应接受标准的抗心律失常治疗。

（4）心房颤动：法布里病患者心房颤动的节律控制或心率控制具有挑战性。法布里病患者抗心律失常药物应用受到限制。胺碘酮可能诱导磷脂沉积，不推荐用于法布里病患者。决奈达隆对胞内体 / 溶酶体的影响目前知之甚少，且 NYHA 心功能分级 Ⅲ～Ⅳ 级的心力衰竭患者和肾功能受损 [eGFR < 30 ml/(min·1.73 m²)] 的患者禁用。β 受体阻滞剂（包括其他可能引起心动过缓的药物）可能会加重心动过缓和（或）变时功能不全和传导障碍，使用同样需要慎重。与所有心肌病一样，在法布里病患者禁忌使用 Ⅰc 类抗心律失常药。肺静脉隔离消融是控制心房颤动发作可以考虑的方法，但按照其他类型肥厚型心肌病患者的经验推断，法布里病患者行消融治疗心房颤动复发率高，很可能需要重复手术，特别是在左心房扩大的老年患者中[51]。在快速症状性心房颤动的情况下，房室结 / 希氏束消融联合起搏器植入是药物治疗的替代方案。

对于心房颤动相关的卒中风险，现有的卒中风险评分系统在法布里病患者中缺乏足够的临床证据，有可能不适用。在检测到至少 1 次 ≥ 30 秒的心房颤动发作后，建议进行终生抗凝治疗。目前，在法布里病患者中尚缺乏直接口服抗凝剂（DOAC）的循证医学证据。由于法布里病患者存在脑微出血风险[52]，因此推测应用 DOAC 可能有优势。选择及应用抗凝药物还需要关注患者的肾功能情况[53]。对于不能使用抗凝剂的患者，可以考虑左心耳封堵术[54]（表 4-7-3）。

（5）室性心律失常：无症状的 NSVT 通常不需要抗心律失常治疗。抗心律失常药物同样受到限制，不足以预防 SCD。对于有局灶性证据的患者，可以考虑电生理检查和消融治疗。由于严重缓慢性或快

表 4-7-3　法布里病患者房性心律失常的治疗建议[48]

建议	推荐类别	证据等级
对于法布里病合并心房颤动的患者，推荐维持窦性心律而不是控制心率	Ⅰ	C
对于左心房扩大的患者和不明原因的心悸，建议定期进行 48 h 动态心电图监测以检测心房颤动	Ⅰ	C
不推荐使用 CHADS₂ 和 CHA₂DS₂-VASc 评分来评估法布里病和心房颤动患者是否需要抗凝	Ⅲ	C
除非有禁忌证，所有心房颤动和心房扑动患者都应接受 DOAC 或 VKA 抗凝治疗	Ⅰ	C
对于没有肾功能损害导致的禁忌证的法布里病患者，应考虑将 DOAC 作为一线选择	Ⅱa	C
不推荐使用阿司匹林单药治疗来预防心源性卒中	Ⅲ	C
对于 OAC 治疗不耐受或禁忌且出血风险低的患者，可考虑使用阿司匹林 75～100 mg 1 次 / 日加氯吡格雷 75 mg 1 次 / 日的联合治疗来预防卒中	Ⅱb	C
无法接受抗凝治疗的患者可考虑左心耳封堵术	Ⅱb	C
胺碘酮可能会干扰溶酶体代谢，只有在其他治疗无效时才应考虑长期使用	Ⅱa	C
对于接受心率控制的心房颤动患者，应使用动态心电图监测来评估心率反应和检测心动过缓	Ⅰ	C
心房颤动的消融治疗可以参考一般人群进行选择	Ⅱb	C

DOAC，直接口服抗凝剂；OAC，口服抗凝剂；VKA，维生素 K 拮抗剂

速性心律失常导致的猝死似乎仅发生于既往有 NSVT 和 CMR 提示 LGE 的患者[55]，因此对于存在 NSVT 和 CMR 发现 LGE 的患者，应积极考虑 ICD 植入。所有长期或有症状发作的患者都应排除冠状动脉疾病。

（6）心动过缓与传导阻滞：有症状的心动过缓应根据当前的指南进行治疗。部分患者因窦房结病变和高度房室传导阻滞需要植入永久性起搏器，以治疗有症状的心动过缓和（或）晚期传导系统病变[31]。除非患者为永久性心房颤动，否则应植入双腔起搏器。对于射血分数 < 50% 和 QRS 波群时限延长（QRS 波群 > 120 ms）的有症状患者，应考虑心脏再同步化治疗。对于左心室射血分数 ≤ 35% 的患者，应根据当前指南考虑心脏再同步化治疗（表 4-7-4）[26]。

表 4-7-4　法布里病患者心脏起搏的建议[48]

建议	推荐类别	证据等级
对于有症状的法布里病和经证实的变时功能不全患者，可以考虑双腔起搏	Ⅱb	C
对于有起搏指征且 LVEF < 50% 和 QRS 波群时限延长（QRS > 120 ms）的有症状患者，应考虑植入 CRT-P	Ⅱa	C
对于有起搏指征且 LVEF ≥ 50% 的有症状患者，无论 QRS 波群时限如何，都可以考虑植入 CRT-P	Ⅱb	C

CRT-P，心脏起搏器再同步化治疗；LVEF，左心室射血分数

（7）预防心脏性猝死：最近荟萃分析研究表明，心血管死亡是法布里病患者死亡的主要原因[12]。用于肥厚型心肌病猝死风险的评分系统（如 HCM RISK-SCD）对法布里病患者不一定适用。对于因室性心动过速或心室颤动、心搏骤停幸存者，或自发性持续性室性心动过速导致晕厥或血流动力学障碍且预期寿命大于 1 年的患者，推荐使用 ICD[56]。此外，不明原因晕厥、严重 LVH 和广泛（且迅速进展）纤维化的患者可能适合植入 ICD[12]。

（8）心功能不全：存在心功能不全的法布里病患者应接受常规循证和指南指导的改善心功能与抑制重构的治疗[57]。无论患者是否存在心功能不全相关症状，出现 LVEF 降低的患者应遵照心力衰竭的指南推荐接受 ACEI/ARB 和盐皮质激素受体拮抗剂治疗，必要时可应用利尿剂改善心功能不全症状，但需特别注意肾脏受累患者的血钾和肾功能。由于法布里病患者容易出现窦房结和房室结功能障碍，因此应谨慎使用 β 受体阻滞剂和伊伐布雷定，并定期复查动态心电图进行监测[58]。对于射血分数保留的有症状患者，可考虑使用螺内酯[59]。尚无沙库巴曲/缬沙坦治疗法布里病的已发表经验。

对于出现左心室流出道梗阻相关的症状且优化药物治疗无效的患者，可考虑室间隔切除术或室间隔酒精消融术，可改善部分患者的症状[60]。存在心力衰竭症状合并 LVEF < 50% 和左束支传导阻滞的患者，应根据指南个体化考虑心脏再同步化治疗（伴或不伴 ICD）的必要性[26]。对晚期心功能不全的患者，可考虑进行心脏移植[61]。

（9）主动脉扩张：目前专门针对法布里病主动脉扩张、主动脉瘤处理的研究证据很少，一般根据目前指南按照退行性胸主动脉瘤进行监测和处理。

2. 疾病特异性疗法

（1）酶替代治疗（ERT）：一旦发现法布里病患者有心脏表现，应该尽快启动 ERT。ERT 可减轻症状的严重程度并降低血浆、尿液和组织中 Gb3/lysoGb3 的浓度。ERT 可以减少心脏内皮细胞内的 Gb3，但尚不确定能否清除心肌细胞中的 Gb3[62]。目前有三种重组 ERT 制剂：阿加糖酶 α（Replagal®，Shire）、阿加糖酶 β（Fabrazyme®，赛诺菲健赞）和阿加糖酶 β（Fabagal®，ISU Abxis）。它们之间的主要区别在于处方剂量，阿加糖酶 β（每 2 周 1.0 mg/kg）是阿加糖酶 α（每 2 周 0.2 mg/kg）的 5 倍。

一项纳入 58 名患者的随机试验发现，经 5 个月的重组人 α-半乳糖苷酶 α 治疗后，72% 的患者心脏微血管中蓄积的 Gb3 被清除，而安慰剂组仅有 3%[62]。临床和观察性证据表明，ERT 可以改善轻中度 LVH 并稳定重度 LVH，还可能改善心肌功能[63-65]。但对于已经出现纤维化的心肌，ERT 可能无法逆转受损的心功能[64]。ERT 对于长期心血管结局的影响也仍不明确。

（2）伴侣疗法：药理学伴侣米加司他（migalastat）是法布里病患者的另一种治疗方法。米加司他是一种可以口服给药的小分子配体，与 α-半乳糖苷酶活性位点的结合，使错误折叠的酶变得更稳定，从而促进了向溶酶体的运输。尽管数据有限，但米加司

他已被证明可以减缓器官损伤，使法布里病患者的左心室质量指数有所下降[66]。

【病例摘要】

女性，54岁，患者50余年前出现发热时肢端灼痛，40余年来间断发作运动时心悸、胸闷，休息可缓解。17年前ECG提示"心肌缺血"，未特殊诊治。5年前心前区闷痛发作频繁，伴间断活动时心悸，服用美托洛尔可缓解。外院ECG提示一度房室传导阻滞、T波倒置；UCG提示左心室增厚。近1年余间断心悸、有落空感，偶伴黑蒙，外院查Holter提示窦性心动过缓、频发房性早搏。既往：高血压5年，服用贝那普利控制。30年前行"乳腺纤维瘤"挖除术，25年前因"急性阑尾炎"行手术治疗，20年前因"子宫多发肌瘤"行子宫全切术。有输血史。父母为五代以内旁系血亲结婚。母亲72岁死于"冠心病"。大弟42岁因"心动过缓"接受起搏器治疗，因"终末期肾病"行肾移植治疗，5年前死于"脑卒中"。妹妹存在与患者类似症状。患者儿子、妹妹儿子存在无汗、发热时指端疼痛、肾脏病。大弟儿子、二弟及其儿子体健。查体：神清。双肺呼吸音清，未闻及明显干湿啰音及胸膜摩擦音。心律齐，心界向左下扩大，各瓣膜听诊区未闻及杂音及心包摩擦音。腹平软，无压痛、反跳痛，肝脾肋下未及。双下肢无水肿。无感觉异常，生理反射正常，病理征未引出。入院后完善超声心动图、心脏增强MRI检查，查α-半乳糖苷酶活性、基因检测，明确诊断为法布里病。考虑患者心悸、乏力，间断黑蒙，且有猝死家族史，故予患者植入双腔ICD，并予ARB、β受体阻滞剂等药物治疗。病例详细资料见二维码数字资源4-7。

数字资源4-7

（易铁慈　马　为）

【参考文献】

[1] Spada M, Pagliardini S, Yasuda M, et al. High incidence of later-onset fabry disease revealed by newborn screening. American Journal of Human Genetics, 2006, 79（1）: 31-40.

[2] O'Mahony C, Elliott P. Anderson-Fabry disease and the heart. Progress in Cardiovascular Diseases, 2010, 52（4）: 326-335.

[3] Nagueh SF. Fabry disease. Heart（British Cardiac Society）, 2003, 89（8）: 819-820.

[4] Patel MR, Cecchi F, Cizmarik M, et al. Cardiovascular events in patients with Fabry disease natural history data from the fabry registry. Journal of the American College of Cardiology, 2011, 57（9）: 1093-1099.

[5] Wu JC, Ho CY, Skali H, et al. Cardiovascular manifestations of Fabry disease: relationships between left ventricular hypertrophy, disease severity, and alpha-galactosidase A activity. European Heart Journal, 2010, 31（9）: 1088-1097.

[6] Maron MS, Xin W, Sims KB, et al. Identification of Fabry disease in a tertiary referral cohort of patients with hypertrophic cardiomyopathy. The American Journal of Medicine, 2018, 131（2）: 200.e1-.e8.

[7] Sachdev B, Takenaka T, Teraguchi H, et al. Prevalence of Anderson-Fabry disease in male patients with late onset hypertrophic cardiomyopathy. Circulation, 2002, 105（12）: 1407-1411.

[8] Monserrat L, Gimeno-Blanes JR, Marín F, et al. Prevalence of Fabry disease in a cohort of 508 unrelated patients with hypertrophic cardiomyopathy. Journal of the American College of Cardiology, 2007, 50（25）: 2399-2403.

[9] Hagège AA, Caudron E, Damy T, et al. Screening patients with hypertrophic cardiomyopathy for Fabry disease using a filter-paper test: the FOCUS study. Heart（British Cardiac Society）, 2011, 97（2）: 131-136.

[10] Mehta A, Clarke JT, Giugliani R, et al. Natural course of Fabry disease: changing pattern of causes of death in FOS-Fabry Outcome Survey. Journal of Medical Genetics, 2009, 46（8）: 548-552.

[11] Talbot AS, Lewis NT, Nicholls KM. Cardiovascular outcomes in Fabry disease are linked to severity of chronic kidney disease. Heart（British Cardiac Society）, 2015, 101（4）: 287-293.

[12] Baig S, Edward NC, Kotecha D, et al. Ventricular arrhythmia and sudden cardiac death in Fabry disease: a systematic review of risk factors in clinical practice. Europace: European Pacing, Arrhythmias, and Cardiac Electrophysiology, 2018, 20（Fi2）: f153-f61.

[13] Linhart A, Kampmann C, Zamorano JL, et al. Cardiac manifestations of Anderson-Fabry disease: results from the international Fabry outcome survey. European Heart Journal, 2007, 28（10）: 1228-1235.

[14] Kampmann C, Linhart A, Baehner F, et al. Onset

and progression of the Anderson-Fabry disease related cardiomyopathy. International Journal of Cardiology, 2008, 130 (3): 367-373.

[15] Linhart A, Elliott PM. The heart in Anderson-Fabry disease and other lysosomal storage disorders. Heart(British Cardiac Society), 2007, 93 (4): 528-535.

[16] Chimenti C, Padua L, Pazzaglia C, et al. Cardiac and skeletal myopathy in Fabry disease: a clinicopathologic correlative study. Human Pathology, 2012, 43 (9): 1444-1452.

[17] Kampmann C, Baehner F, Whybra C, et al. Cardiac manifestations of Anderson-Fabry disease in heterozygous females. Journal of the American College of Cardiology, 2002, 40 (9): 1668-1674.

[18] Weidemann F, Strotmann JM, Niemann M, et al. Heart valve involvement in Fabry cardiomyopathy. Ultrasound in Medicine & Biology, 2009, 35 (5): 730-735.

[19] Patel V, O'Mahony C, Hughes D, et al. Clinical and genetic predictors of major cardiac events in patients with Anderson-Fabry Disease. Heart (British Cardiac Society), 2015, 101 (12): 961-966.

[20] Krämer J, Niemann M, Störk S, et al. Relation of burden of myocardial fibrosis to malignant ventricular arrhythmias and outcomes in Fabry disease. The American Journal of Cardiology, 2014, 114 (6): 895-900.

[21] Ikari Y, Kuwako K, Yamaguchi T. Fabry's disease with complete atrioventricular block: histological evidence of involvement of the conduction system. British Heart Journal, 1992, 68 (3): 323-325.

[22] Pochis WT, Litzow JT, King BG, et al. Electrophysiologic findings in Fabry's disease with a short PR interval. The American Journal of Cardiology, 1994, 74 (2): 203-204.

[23] Lobo T, Morgan J, Bjorksten A, et al. Cardiovascular testing in Fabry disease: exercise capacity reduction, chronotropic incompetence and improved anaerobic threshold after enzyme replacement. Internal Medicine Journal, 2008, 38 (6): 407-414.

[24] Chimenti C, Morgante E, Tanzilli G, et al. Angina in fabry disease reflects coronary small vessel disease. Circulation Heart Failure, 2008, 1 (3): 161-169.

[25] Barbey F, Qanadli SD, Juli C, et al. Aortic remodelling in Fabry disease. European Heart Journal, 2010, 31 (3): 347-353.

[26] Elliott PM, Anastasakis A, Borger MA, et al. 2014 ESC Guidelines on diagnosis and management of hypertrophic cardiomyopathy: the Task Force for the Diagnosis and Management of Hypertrophic Cardiomyopathy of the European Society of Cardiology (ESC). European Heart Journal, 2014, 35 (39): 2733-2779.

[27] Powell AW, Jefferies JL, Hopkin RJ, et al. Cardiopulmonary fitness assessment on maximal and submaximal exercise testing in patients with Fabry disease. American Journal of Medical Genetics Part A, 2018, 176 (9): 1852-1857.

[28] Seydelmann N, Liu D, Krämer J, et al. High-sensitivity troponin: a clinical blood biomarker for staging cardiomyopathy in Fabry disease. Journal of the American Heart Association, 2016, 5 (6): e002839.

[29] Coats CJ, Parisi V, Ramos M, et al. Role of serum N-terminal pro-brain natriuretic peptide measurement in diagnosis of cardiac involvement in patients with anderson-fabry disease. The American Journal of Cardiology, 2013, 111 (1): 111-117.

[30] Namdar M, Steffel J, Vidovic M, et al. Electrocardiographic changes in early recognition of Fabry disease. Heart (British Cardiac Society), 2011, 97 (6): 485-490.

[31] Acharya D, Doppalapudi H, Tallaj JA. Arrhythmias in Fabry cardiomyopathy. Cardiac Electrophysiology Clinics, 2015, 7 (2): 283-291.

[32] Hagège AA, Germain DP. Adult patients with Fabry disease: what does the cardiologist need to know? Heart (British Cardiac Society), 2015, 101 (12): 916-918.

[33] Weidemann F, Maier SK, Störk S, et al. Usefulness of an Implantable Loop Recorder to Detect Clinically Relevant Arrhythmias in Patients With Advanced Fabry Cardiomyopathy. The American Journal of Cardiology, 2016, 118 (2): 264-274.

[34] Ortiz A, Germain DP, Desnick RJ, et al. Fabry disease revisited: Management and treatment recommendations for adult patients. Molecular Genetics and Metabolism, 2018, 123 (4): 416-427.

[35] Calcagnino M, O'Mahony C, Coats C, et al. Exercise-induced left ventricular outflow tract obstruction in symptomatic patients with Anderson-Fabry disease. Journal of the American College of Cardiology, 2011, 58 (1): 88-89.

[36] Zamorano J, Serra V, Pérez de Isla L, et al. Usefulness of tissue Doppler on early detection of cardiac disease in Fabry patients and potential role of enzyme replacement therapy (ERT) for avoiding progression of disease. European Journal of Echocardiography, 2011, 12 (9): 671-677.

[37] Weidemann F, Breunig F, Beer M, et al. The variation of morphological and functional cardiac manifestation in Fabry disease: potential implications for the time course of the disease. European Heart Journal, 2005, 26 (12): 1221-1227.

[38] Deva DP, Hanneman K, Li Q, et al. Cardiovascular

magnetic resonance demonstration of the spectrum of morphological phenotypes and patterns of myocardial scarring in Anderson-Fabry disease. Journal of Cardiovascular Magnetic Resonance, 2016, 18: 14.

［39］Kozor R, Callaghan F, Tchan M, et al. A disproportionate contribution of papillary muscles and trabeculations to total left ventricular mass makes choice of cardiovascular magnetic resonance analysis technique critical in Fabry disease. Journal of Cardiovascular Magnetic Resonance, 2015, 17（1）: 22.

［40］Pica S, Sado DM, Maestrini V, et al. Reproducibility of native myocardial T1 mapping in the assessment of Fabry disease and its role in early detection of cardiac involvement by cardiovascular magnetic resonance. Journal of Cardiovascular Magnetic Resonance, 2014, 16（1）: 99.

［41］Thompson RB, Chow K, Khan A, et al. T_1 mapping with cardiovascular MRI is highly sensitive for Fabry disease independent of hypertrophy and sex. Circulation Cardiovascular Imaging, 2013, 6（5）: 637-645.

［42］Camporeale A, Pieroni M, Pieruzzi F, et al. Predictors of clinical evolution in prehypertrophic Fabry disease. Circulation Cardiovascular Imaging, 2019, 12（4）: e008424.

［43］Moon JC, Sheppard M, Reed E, et al. The histological basis of late gadolinium enhancement cardiovascular magnetic resonance in a patient with Anderson-Fabry disease. Journal of Cardiovascular Magnetic Resonance, 2006, 8（3）: 479-482.

［44］Auray-Blais C, Ntwari A, Clarke JT, et al. How well does urinary lyso-Gb3 function as a biomarker in Fabry disease? Clinica Chimica Acta, 2010, 411（23-24）: 1906-1914.

［45］Tschöpe C, Dominguez F, Canaan-Kühl S, et al. Endomyocardial biopsy in Anderson-Fabry disease: The key in uncertain cases. International Journal of Cardiology, 2015, 190: 284-286.

［46］Smid BE, van der Tol L, Biegstraaten M, et al. Plasma globotriaosylsphingosine in relation to phenotypes of Fabry disease. Journal of Medical Genetics, 2015, 52（4）: 262-268.

［47］Hsu TR, Chang FP, Chu TH, et al. Correlations between endomyocardial biopsies and cardiac manifestations in Taiwanese patients with the Chinese hotspot IVS4 ＋ 919G ＞ A mutation: data from the Fabry Outcome Survey. International Journal of Molecular Sciences, 2017, 18（1）: 119.

［48］Linhart A, Germain DP, Olivotto I, et al. An expert consensus document on the management of cardiovascular manifestations of Fabry disease. European Journal of Heart Failure, 2020, 22（7）: 1076-1096.

［49］MacDermot KD, Holmes A, Miners AH. Anderson-Fabry disease: clinical manifestations and impact of disease in a cohort of 98 hemizygous males. Journal of Medical Genetics, 2001, 38（11）: 750-760.

［50］MacDermot KD, Holmes A, Miners AH. Anderson-Fabry disease: clinical manifestations and impact of disease in a cohort of 60 obligate carrier females. Journal of Medical Genetics, 2001, 38（11）: 769-775.

［51］Di Donna P, Olivotto I, Delcrè SD, et al. Efficacy of catheter ablation for atrial fibrillation in hypertrophic cardiomyopathy: impact of age, atrial remodelling, and disease progression. Europace: European Pacing, Arrhythmias, and Cardiac Electrophysiology, 2010, 12（3）: 347-355.

［52］Reisin RC, Romero C, Marchesoni C, et al. Brain MRI findings in patients with Fabry disease. Journal of the Neurological Sciences, 2011, 305（1-2）: 41-44.

［53］Böhm M, Ezekowitz MD, Connolly SJ, et al. Changes in renal function in patients with atrial fibrillation: an analysis from the RE-LY trial. Journal of the American College of Cardiology, 2015, 65（23）: 2481-2493.

［54］Kirchhof P, Benussi S, Kotecha D, et al. 2016 ESC Guidelines for the management of atrial fibrillation developed in collaboration with EACTS. European Heart Journal, 2016, 37（38）: 2893-2962.

［55］Weidemann F, Niemann M, Störk S, et al. Long-term outcome of enzyme-replacement therapy in advanced Fabry disease: evidence for disease progression towards serious complications. Journal of Internal Medicine, 2013, 274（4）: 331-341.

［56］Priori SG, Blomström-Lundqvist C, Mazzanti A, et al. 2015 ESC Guidelines for the management of patients with ventricular arrhythmias and the prevention of sudden cardiac death: The Task Force for the Management of Patients with Ventricular Arrhythmias and the Prevention of Sudden Cardiac Death of the European Society of Cardiology（ESC）Endorsed by: Association for European Paediatric and Congenital Cardiology（AEPC）. Europace: European Pacing, Arrhythmias, and Cardiac Electrophysiology, 2015, 17（11）: 1601-1687.

［57］Yancy CW, Jessup M, Bozkurt B, et al. 2013 ACCF/AHA Guideline for the management of heart failure: a report of the American College of Cardiology Foundation/American Heart Association Task Force on practice guidelines. Circulation, 2013, 128（16）: e240-327.

［58］Ponikowski P, Voors AA, Anker SD, et al. 2016 ESC Guidelines for the diagnosis and treatment of acute and chronic heart failure: The Task Force for the diagnosis and treatment of acute and chronic heart failure of the European Society of Cardiology（ESC）. Developed with the special contribution of the Heart Failure Association（HFA）of the ESC. European Journal of Heart Failure，2016，18（8）：891-975.

[59] Pitt B，Pfeffer MA，Assmann SF，et al. Spironolactone for heart failure with preserved ejection fraction. The New England Journal of Medicine，2014，370（15）：1383-1392.

[60] Magage S，Linhart A，Bultas J，et al. Fabry disease：percutaneous transluminal septal myocardial ablation markedly improved symptomatic left ventricular hypertrophy and outflow tract obstruction in a classically affected male. Echocardiography（Mount Kisco，NY），2005，22（4）：333-339.

[61] Cantor WJ，Daly P，Iwanochko M，et al. Cardiac transplantation for Fabry's disease. The Canadian Journal of Cardiology，1998，14（1）：81-84.

[62] Thurberg BL，Fallon JT，Mitchell R，et al. Cardiac microvascular pathology in Fabry disease：evaluation of endomyocardial biopsies before and after enzyme replacement therapy. Circulation，2009，119（19）：2561-2567.

[63] Germain DP，Weidemann F，Abiose A，et al. Analysis of left ventricular mass in untreated men and in men treated with agalsidase-β：data from the Fabry Registry. Genetics in Medicine，2013，15（12）：958-965.

[64] Weidemann F，Niemann M，Breunig F，et al. Long-term effects of enzyme replacement therapy on fabry cardiomyopathy：evidence for a better outcome with early treatment. Circulation，2009，119（4）：524-529.

[65] Imbriaco M，Pisani A，Spinelli L，et al. Effects of enzyme-replacement therapy in patients with Anderson-Fabry disease：a prospective long-term cardiac magnetic resonance imaging study. Heart（British Cardiac Society），2009，95（13）：1103-1107.

[66] Lenders M，Nordbeck P，Kurschat C，et al. Treatment of Fabry's disease with migalastat：outcome from a prospective observational multicenter study（FAMOUS）. Clinical Pharmacology and Therapeutics，2020，108（2）：326-337.

第八节　肌营养不良继发心肌病

一、抗肌萎缩蛋白病继发心肌病

【概述】

抗肌萎缩蛋白病（dystrophinopathies）是一组由编码抗肌萎缩蛋白的 DMD 基因突变引起的神经肌肉病，包括 Duchenne 肌营养不良（Duchenne muscular dystrophy，DMD），Becker 肌营养不良（Becker muscular dystrophy，BMD），X 连锁扩张型心肌病（X-linked dilated cardiomyopathy，XLDCM），以及 DMD 和 BMD 女性携带者。抗肌萎缩蛋白病的临床表现包括进行性骨骼肌无力、肌肉痉挛、肌痛以及心肌病。

1868 年，法国神经病学家 Guillaume Duchenne 总结了 13 例男孩，表现为进行性肌无力、假性肌肥大、丧失行走能力。Duchenne 对这些患儿进行肌肉活检，观察到骨骼肌被脂肪纤维替代。随后这一疾病被命名为 DMD。直至 1986 年，Louis Kunkel 实验室发现了致病的 DMD 基因[1-2]。

DMD 基因位于 Xq21.1，是人类已知最大的基因。其大小为 2.3 兆碱基对（Mb），由 79 个外显子组成。DMD 基因编码抗肌萎缩蛋白（dystrophin）。

dystrophin 是一个 427 kDa 的蛋白，在骨骼肌、心肌、皮质神经元、浦肯野小脑神经元表达，较短的亚型由视网膜和外周神经表达。由于 DMD 基因的体积大，其突变率很高。DMD 基因的移码突变导致 dystrophin 完全缺失，引起 DMD；整码突变导致 dystrophin 部分功能缺失，引起 BMD。DMD 和 BMD 为 X 连锁隐性遗传。尽管大多数 DMD 突变为遗传性，约 30% 的 DMD 病例为自发突变所致。

dystrophin 由四个不同的区域组成，每个区域都有特定的功能作用。关键的 N 末端与肌动蛋白结合。中心杆区由 21 个血影蛋白重复序列组成，其后是一个与 β-dystroglycan 结合的富含半胱氨酸的片段。血影蛋白位点 R16 和 R17 是骨骼肌一氧化氮的结合位点。羧基末端由许多磷酸化位点组成。dystrophin 位于肌细胞的肌纤维膜，是抗肌萎缩蛋白-糖蛋白复合物（dystrophin-glycoprotein complex，DGC）的组成部分，DGC 将细胞内收缩装置（肌动蛋白）连接到细胞外基质，如同为肌纤维膜的锚。dystrohpin 部分/完全缺乏导致 DGC 不稳定，从而与肌纤维膜稳定性的丧失有关。

抗肌萎缩蛋白病是最常见的神经肌肉病之一，

所有种族均可受累。DMD 的发生率为每 3500 例男婴中 1 例，而 BMD 发生率更低（每 18 518 例男婴中 1 例）。然而，由于 BMD 患者的预期寿命更长，DMD 和 BMD 的患病率相似，至少为 2.4/100 000 [3]。

抗肌萎缩蛋白病继发心肌病的机制假说包括：①细胞膜损伤：由于 dystrophin 是 DGC 的组成部分，其主要作用可能是将这种复合物结合在一起。研究发现当 dystrophin 缺失或缺乏，DGC 的其他成分也丢失 [4]，从而心肌细胞膜稳定性下降，易受机械应力影响，发生膜损伤、通透性增强、钙离子内流增加。② dystrophin 和 DGC 可能发挥调节作用：由于 DGC 和神经元型一氧化氮合酶（nNOs）结合，故 DGC 缺陷引起 nNOS 缺失，从而一氧化氮（NO）

和环磷酸鸟苷（cGMP）减少 [5]。心肌病的病理表现为心外膜下纤维和脂肪替代（类似于病毒性心肌炎），后壁基底段和侧壁易受累，而右心室和心房不易累及。

【临床表现】

抗肌萎缩蛋白病的临床表现和骨骼肌中 dystrophin 的数量、功能相关。因此骨骼肌无力的进展速度、严重程度在不同患者存在差异。DMD 患者临床症状更严重，且发病更早。DMD 和 BMD 临床表现的对比见表 4-8-1。在 DMD，患者的预后主要取决于通气支持（因呼吸肌功能障碍是最常见的死因）；而在 BMD，预后主要取决于是否存在心肌病。

表 4-8-1　DMD 和 BMD 的临床表现比较

	DMD	BMD
dystrophin 蛋白	缺失	有部分功能
平均起病年龄（岁）	3 ～ 5	12
不能走动的平均年龄（岁）	12	27
平均预期寿命（岁）	25	40
心肌病起病年龄（岁）	16 ～ 18	多变，心肌病可能在骨骼肌症状出现前出现

DMD：Duchenne 肌营养不良；BMD：Becker 肌营养不良

DMD/BMD 可以导致心肌病和传导异常（尤其是心房内和心房间，也可累及房室结），以及多种心律失常（以室上性为主）。DMD/BMD 继发心肌病最常见的为扩张型心肌病（dilated cardiomyopathy，DCM），肥厚型心肌病和左心室致密化不全也有报道。

DMD 继发心肌病的发生率随年龄增长而增加。估计 25% 的 DMD 男童在 6 岁时合并心肌病，59% 在 10 岁时合并心肌病，而超过 18 岁男性 DMD 患者中 > 90% 存在心脏受累 [6]。尽管心肌病的发病率高，但大多数 DMD 患儿在病程达到较晚期之前相对无症状，因为他们无法运动。疾病晚期阶段可能发生心力衰竭和心律失常，尤其是并发感染或手术期间。BMD 患者可能心脏受累的临床症状比 DMD 患者更明显，因为 BMD 患者通常体力活动量更大，且发生呼吸衰竭的时间相对更晚。超过 70% 的 BMD 患者发生心肌病，并且是 BMD 患者的首位死因。总体而言，无法预测 BMD 患者发生心脏受累的年龄。

DMD/BMD 心肌病的特征是左心室后侧壁基底段的广泛纤维化，导致出现特征性心电图改变：右胸前导联 R 波增高伴 R/S 比值增加，Ⅰ、aVL 和 $V_5 \sim V_6$

导联深 Q 波。随着病情进展，纤维化可以蔓延至左心室的外侧游离壁。由于后乳头肌受累，常存在明显的二尖瓣关闭不全。

DMD/BMD 患者常发生心律失常。窦性心动过速常见 [3]，可能和交感神经兴奋、肺受累、肺源性心脏病（肺心病）相关 [7]；也可能发生房性心律失常，包括心房颤动、心房扑动和房性心动过速。室性心动过速，室性早搏和其他传导系统异常也有报道。DMD 伴左心室射血分数（LVEF）< 35% 的患者室性心动过速负荷显著升高 [8]。QT 间期离散度增加是 DMD 患者发生室性心律失常的危险因素。心脏电生理检查可能发现房室结和远端希氏束-浦肯野系统病变。

DMD 和 BMD 患者均可能发生心脏性猝死（sudden cardiac death，SCD）。SCD 可能源于室性心律失常或进行性骨骼肌和心脏肌肉衰竭 [9-10]。

DMD 或 BMD 基因突变的女性携带者可能出现和男性类似的心脏疾病，表现为心肌肥厚、心律失常或扩张型心肌病，伴或不伴骨骼肌症状。在这一人群进行的最大型研究，对约 200 例不伴明显骨骼肌受累的女性携带者随访长达 10 年，发现其中 40%发生心律失常或心力衰竭[11]。

XLDCM 是一种罕见的原发心肌抗肌萎缩蛋白病，其骨骼肌 dystrophin 正常，但心肌的 dystrophin 完全缺失。见于 10 ～ 20 岁男性、首发表现为充血性心力衰竭，而几乎无骨骼肌受累[12]。该病通常进展快速，1 ～ 2 年内发生心脏性死亡[13]。XLDCM 和 BMD 伴轻度骨骼肌受累之间鉴别困难。

【辅助检查】

对 DMD/BMD 患者，应从确诊时开始定期筛查心脏受累，因为针对心脏的辅助检查可能在临床症状出现前的很长时间即出现异常。辅助检查包括心电图、24 h 动态心电图、心脏生物标志物、超声心动图和心脏磁共振成像（cardiac magnetic resonance，CMR）等。在终末期 DMD 患者进行心脏影像学检查有一定困难，因为合并脊柱侧凸、通气异常和挛缩等情况。

1. 心电图和 24 h 动态心电图

如前文所述，DMD 的典型心电图表现是右胸前导联 R 波增高伴 R/S 比值增加，V_5、V_6、Ⅰ、aVL 导联深 Q 波。PR 间期缩短也是常见表现，见于约 40% 的 DMD 患者。其他心电图异常包括窦性心动过速、右束支传导阻滞或左束支传导阻滞，以及前文所述的各种室上性 / 室性心律失常，及传导异常。由于心电图可能漏诊各种间歇出现的心律失常，应进一步行 24 h 动态心电图评估心律失常情况。

2. 心脏生物标志物

最常用的心脏生物标志物包括肌钙蛋白（cardiactroponin，cTn）和脑钠肽（brain natriuretic peptide，BNP）。肌钙蛋白在心肌细胞损伤时释放，在 DMD 心脏受累时也可能升高，可能由于心肌细胞膜完整性丧失。一项横断面研究纳入 30 例 DMD 患者[14]，测定血清 cTnI，并进行 CMR 检查、评估有无钆延迟增强（late gadolinium enhancement，LGE），发现和不伴 LGE 的患者相比，伴轻度 LGE 的患者血清 cTnI 水平明显升高，提示 cTnI 在疾病早期升高，可能用于监测心肌病进展。相比之下，另一项研究表明，在 DMD 患者，仅当 LVEF 明显下降时，BNP 才出现升高，且和同等心功能的其他原因所致扩张型心肌病 / 缺血性心肌病患者相比，DMD 患者 BNP 水平相对较低[15]。在 DMD 患者 BNP 无显著升高的原因，可能是由于 DMD 患者无法活动、心肌负荷

相对低，此外心肌组织被纤维替代、BNP 合成减少。因此，BNP 无法用于筛查、监测此类患者的早期心肌受累。

3. 超声心动图

超声心动图在 DMD/BMD 患者可能发现后壁基底段运动异常，左心室扩张，和整体收缩功能下降。由于胸壁畸形，脊柱侧凸，和呼吸功能障碍，在 DMD 患者进行超声心动图检查可能有技术挑战性。此外，常规超声心动图无法检出亚临床 DMD/BMD 心肌病的早期心肌纤维化。但有研究在常规超声心动图正常的患者行应变超声心动图成像，发现后壁应变率下降，提示应变超声心动图成像可能用于检测亚临床 DMD/BMD 心肌病。目前推荐在诊断时或 6 岁时开始超声心动图检查，每 1 ～ 2 年复查超声心动图，至 10 岁以后每年复查、评估左心室功能。

4. CMR

CMR 是评估左心室容积和功能最准确的检查，而且钆剂增强的 CMR 可能发现 LGE，提示心肌纤维化。LGE 早期主要位于左心室后壁基底区域，呈心外膜下分布，随年龄增长而增加，和 LVEF 下降相关。CMR 的优势包括：通过 LGE 早期检出亚临床心肌病，比超声心动图更敏感，且 CMR 不受操作者影响，重复性好，适用于动态监测。但 CMR 尚未普遍开展，且耗时长，在低龄的儿科患者可能配合不佳。目前建议在诊断时以及 10 岁后每年进行 CMR 检查。

建议对 DMD 或 BMD 基因突变的女性携带者每 5 年筛查心脏受累情况[16]。

【诊断】

DMD/BMD 患者一般在神经内科被诊断，但需要由心脏专科医生评估、监测心肌病的进展情况。DMD/BMD 的诊断基于临床表现、肌酸激酶水平升高、基因检测和肌肉活检等。DMD/BMD 心肌病的临床症状多出现在辅助检查异常之后，因此上述心电图、生物标志物或心脏影像学异常时，即应考虑 DMD/BMD 心肌病的诊断。

由于 XLDCM 无明显骨骼肌受累，可能漏诊。对青少年男性发病的扩张型心肌病患者，特别是合并家族史时，应考虑该病，进行 DMD 基因检测。

【鉴别诊断】

DMD/BMD 心肌病的鉴别诊断包括其他引起 DCM 的病因，如其他遗传性 DCM 伴或不伴神经肌

肉病、心肌炎后 DCM、药物相关 DCM、自身免疫病继发 DCM 等。

【治疗】

各种治疗对 DMD/BMD 心肌病的疗效均以回顾性研究居多，缺乏随机对照研究，因为主要患病人群为儿童、青少年，且 DMD/BMD 发病率低，随机对照研究开展相对困难。

1. 糖皮质激素

证据表明，糖皮质激素对于抗肌萎缩蛋白病患者不仅改善肌肉功能，也改善心功能。常用剂量为泼尼松 0.75 mg/（kg·d）。最早的研究之一回顾性评估了 21 例接受地氟可特治疗 3 年以上的 DMD 患者，发现该组患者 3 年时心肌病发生率显著降低（5%，对照组 58%）。类似的，另一项研究中 48 例 DMD 患者接受地氟可特或泼尼松治疗，发现糖皮质激素治疗组的缩短分数较未治疗组更高。另一项小型研究对 14 例接受糖皮质激素治疗的 DMD 患儿随访 4.5 年，发现和未治疗组相比，治疗组左心室更小、左心室收缩功能更好。在目前最大的一项回顾性研究中，纳入 462 例 DMD 患者，发现接受糖皮质激素治疗的患者心肌病发病更晚。此外，另一项纳入 86 例 DMD 患者的回顾性研究发现，和未治疗 DMD 患者相比，接受糖皮质激素治疗的患者心血管死亡率更低，主要由于心力衰竭相关死亡减少。

尽管数项研究表明糖皮质激素在 DMD 患者延缓了心肌病的发生，但这些研究均为回顾性、观察性研究。此外，不同研究的糖皮质激素剂量、疗程存在差异，也对结果的解读和广泛应用提出了挑战。为了进一步明确糖皮质激素对 DMD 患者心室功能的影响，需要进行前瞻性随机对照试验。

2. 血管紧张素转化酶抑制剂（ACEI）、血管紧张素受体阻滞剂（ARB）和血管紧张素受体-内啡肽酶抑制剂（ARNI）

ACEI 和 ARB 是心力衰竭时调节神经内分泌的基石治疗，被证实在射血分数减低的心力衰竭患者能降低心血管死亡率。Duboc 等评估了 ACEI 对 DMD 伴射血分数保留的患者的作用[17]。他们将 57 例 DMD 患儿（平均年龄 10.7 岁）随机分配接受培哚普利（2～4 mg/d）或安慰剂。在 3 年随访时，两组的左心室功能无显著差异。3 年时所有患儿均接受培哚普利治疗、继续随访 2 年。2 年后随访时，两组的左心室功能仍无差异，但在初始安慰剂组，29 例患儿中 8 例的 LVEF < 45%，而初始培哚普利组，27 例患儿中仅 1 例 LVEF < 45%（$P = 0.02$），提示早期加用培哚普利可能预防左心室功能障碍进展。在 10 年随访时，初始安慰剂组仅 65% 存活，而初始培哚普利组 92.9% 存活（$P = 0.013$）[18]。该结果进一步强调了早期启动 ACEI 对降低 DMD 患者死亡率的作用。目前 DMD 相关指南推荐仅在发生左心室功能障碍后启动 ACEI 治疗，但基于 Duboc 的上述研究，建议在 DMD 患者发生左心室功能障碍前启动 ACEI 治疗。此外，对不能耐受 ACEI 的患者，可以加用 ARB。也有研究表明对于 DMD 患者 ARB 和 ACEI 同样有效[19]。血管紧张素受体-内啡肽酶抑制剂（ARNI）被证实在射血分数减低的心力衰竭患者中和 ACEI 相比进一步降低心血管死亡率和心力衰竭再住院率。ARNI 用于抗肌萎缩蛋白病目前仅有个案报道。一例个案报告，在一例 BMD 伴心力衰竭患者应用沙库巴曲缬沙坦 50 mg 一天两次，1 个月后呼吸困难改善，NYHA 分级从 III 级改善至 II 级，LVEF 从用药前的 18% 提高至 28%[20]。ARNI 对 DMD/BMD 心肌病的作用还需要进一步研究证实。

3. β 受体阻滞剂

β 受体阻滞剂对 DMD 心肌病的有效性不如 ACEI 明确。有研究纳入 4 例 DMD 患儿，在 BNP 升高伴 LVEF < 40% 时加用卡维地洛，发现和对照组相比，左心室功能或症状无改善[21]。但另一项研究中，Rhodes 等纳入 22 例 DMD 患者，均接受卡维地洛治疗，滴定至最大耐受剂量，共治疗 6 个月，评估 CMR 测定的 LVEF 改善情况[22]。发现治疗后 LVEF 轻微改善、有统计学意义（治疗前 41%±8.3%，治疗后 43%±8%；$P < 0.02$）。但在 ACEI 基础上联用卡维地洛时，其作用不明确。近期一项研究比较了单用 ACEI 或 ACEI 联合美托洛尔[23]。在该研究中，仅当心率 > 100 次/分或发生心律失常时加用低剂量美托洛尔。结果显示，两组的 LVEF 均较基线改善，但两组之间无差异。未来需要更严格设计的研究来明确 β 受体阻滞剂对 DMD/BMD 患者的作用。但基于现有指南，建议在 DMD/BMD 伴左心室功能障碍患者中加用 β 受体阻滞剂。

4. 醛固酮受体拮抗剂

醛固酮受体拮抗剂，如螺内酯或依普利酮，是 LVEF < 35% 伴纽约心脏协会（NYHA）心功能分级 II～IV 级患者的标准治疗。2017 年发表的一项多中心随机双盲对照研究中[24]，42 例 DMD 伴 LVEF 保

留、但 CMR 提示 LGE 的患者（平均年龄 14.5 岁）随机接受依普利酮 25 mg/d 或安慰剂，主要终点是 CMR 测定的环周应变从基线至 1 年的变化。结果表明两组的环周应变均较基线受损，但依普利酮组受损较轻。该研究提示依普利酮可能减轻 DMD 患者的早期左心室功能受损。未来还需要研究评估醛固酮受体拮抗剂对 DMD 患者生存结局的影响。

5. 心脏移植

针对终末期心力衰竭唯一的治愈措施是心脏移植。心力衰竭伴多脏器受累和移植后无法活动和康复是原位心脏移植的相对禁忌证，因此限制了心脏移植在 DMD/BMD 人群的广泛应用。近期一项多中心注册研究中[25]，共 29 例肌营养不良患者接受心脏移植，其中 15 例 BMD、3 例 DMD。和接受移植的非肌营养不良患者相比，这些患者的 5 年生存率、移植排异率、感染率均无差异。

6. 新兴治疗

对 DMD/BMD 治疗的重大挑战是针对 dystrophin 缺乏的特异性治疗，未来有前途的治疗包括外显子跳跃、dystrophin 基因替代和基因编辑策略。

（1）外显子跳跃：DMD 突变存在异质性，但大多数突变来自 DMD 基因的 79 个外显子内的框外缺失或重复。这些突变影响了 dystrophin 信使核糖核酸开放阅读框架的正常转录，进而阻止全长 dystrophin 蛋白被转录。一种治疗 DMD 的新疗法涉及中央杆结构域内的外显子跳跃，这可以恢复正常的信使核糖核酸阅读框并将框外突变转化为不太严重的框内突变，类似于 BMD 突变。这可以通过使用反义寡核苷酸（AON）来实现，AON 是调节核糖核酸剪接的短合成核酸片段[26]。用于外显子跳跃的反义寡核苷酸，靶向 DMD 基因的外显子 51（占 DMD 突变的 13%），包括 drisapersen 和 eteplirsen，目前正在进行临床试验。eteplirsen 和 drisapersen 的 Ⅰ 和 Ⅱ 期试验提示对恢复 dystrophin 表达有作用，但对主要终点（6 分钟步行试验）没有显著改善。主要副作用包括肾毒性和血小板减少症[27-28]。这些药物正在 Ⅲ 期临床试验中进一步评估。

（2）DMD 基因和细胞治疗：由于 DMD 患者的 DMD 基因突变导致 dystrophin 功能完全缺失，延缓疾病进展的策略之一是使用重组腺病毒载体（rAAV）的基因替代疗法。与目前仅适用于外显子 51 的外显子跳跃策略相比，基因替换策略对所有 DMD 患者都有益，无论其特定的 DMD 突变如何。rAAV 技术的一个限制是由于包装限制而无法提供大的全长 DMD 基因[29]。然而，由于一些症状轻微的 BMD 患者存在非常大的 DMD 基因缺失，提示截短的 dystrophin 蛋白可能仍然有功能[30-31]。基于这一理念，研究开发了微型 dystrophin，它们仅包含基因的基本功能区，可以包装在 rAAV 中[32]。DMD 基因替代疗法已在小鼠模型中被证实有效；然而，在大型动物模型中，由于宿主免疫反应，其疗效受到限制[33]。在一项微型 DMD 基因转移的人类临床前试验中，6 名 DMD 患者接受了微型 DMD 注射，但没有患者显示 dystrophin 水平显著增加，且 1 名患者出现免疫反应[34]。此外，在 mdx（DMD 基因敲除）小鼠模型使用心肌球衍生细胞和（或）诱导多能干细胞衍生物治疗，显示心功能和运动耐量均改善。基因替代和细胞疗法虽然受到免疫副作用的限制，但可以通过免疫抑制治疗克服，可能成为未来 DMD 心肌病有希望的疗法。

（3）DMD 基因编辑：基因编辑是治疗 DMD 的一项新兴技术。基因编辑可以通过成簇的规律间隔的短回文重复序列 CRISPR/CRISPR 相关系统（Cas）介导来改变或编辑基因组[35-36]。CRISPR/Cas9 系统与目标基因结合并产生双链脱氧核糖核酸断裂，然后可以用更正的基因序列替换。该系统精确地去除了感兴趣的突变基因，并用基因的功能拷贝替换它。已有研究在体内利用 CRISPR/Cas9 策略进行基因编辑以纠正 mdx 小鼠生殖系统中的 DMD 基因突变[37]。在 mdx 小鼠中，只有 17% 的 DMD 基因被基因编辑纠正，但肌肉表型正常。这一新兴技术可能对 DMD 患者有治疗益处，还需要进一步的动物研究来评估心脏功能。

【病例摘要】

男，12 岁，9 年前出现下肢力弱，近年来逐渐加重，1 年前查下肢 MRI 示双侧臀部及大腿肌肉脂肪浸润，左肱二头肌活检病理提示骨骼肌呈肌营养不良样病理改变，dystrophin 染色下降。外周血基因检测结果示 X 染色体 DMD 基因外显子 59 区域 X-31496447 位置纯合突变（c.8713C > T）。DMD 诊断明确。心内科进一步就诊，查 cTnI0.42 ng/ml，心电图提示窦性心律，V_1 导联 R 波增高。超声心动图提示左心室扩大、左心室收缩功能减低，心脏磁共振成像示左心室基底部侧后壁心外膜下延迟强化，考虑 DMD 继发心肌病。给予糖皮质激素、血管紧张素转化酶抑制剂、β 受体阻滞剂、醛固酮受体拮抗剂等治疗。病例详细资料见二维码数字资源 4-8-1。

数字资源 4-8-1

（王　洁　丁文惠）

【参考文献】

［1］ Monaco AP，Neve RL，Colletti-Feener C，et al. Isolation of candidate cDNAs for portions of the Duchenne muscular dystrophy gene. Nature，1986，323（6089）：646-650.

［2］ Hoffman EP，Brown RH，Jr.，Kunkel LM. Dystrophin：the protein product of the Duchenne muscular dystrophy locus. Cell，1987，51（6）：919-928.

［3］ Kamdar F，Garry DJ. Dystrophin-deficient cardiomyopathy. J Am Coll Cardiol，2016，67（21）：2533-2546.

［4］ Lapidos KA，Kakkar R，McNally EM. The dystrophin glycoprotein complex：signaling strength and integrity for the sarcolemma. Circ Res，2004，94（8）：1023-1031.

［5］ Dombernowsky NW，Olmestig JNE，Witting N，et al. Role of neuronal nitric oxide synthase（nNOS）in Duchenne and Becker muscular dystrophies-Still a possible treatment modality? Neuromuscul Disord，2018，28（11）：914-926.

［6］ Nigro G，Comi LI，Politano L，et al. The incidence and evolution of cardiomyopathy in Duchenne muscular dystrophy. Int J Cardiol，1990，26（3）：271-277.

［7］ Dalmaz Y，Peyrin L，Mamelle JC，et al. The pattern of urinary catecholamines and their metabolites in Duchenne myopathy，in relation to disease evolution. J Neural Transm，1979，46（1）：17-34.

［8］ Villa CR，Czosek RJ，Ahmed H，et al. Ambulatory monitoring and arrhythmic outcomes in pediatric and adolescent patients with duchenne muscular dystrophy. J Am Heart Assoc，2015，5（1）：002620.

［9］ Rajdev A，Groh WJ. Arrhythmias in the muscular dystrophies. Card Electrophysiol Clin，2015，7（2）：303-308.

［10］ Corrado G，Lissoni A，Beretta S，et al. Prognostic value of electrocardiograms，ventricular late potentials，ventricular arrhythmias，and left ventricular systolic dysfunction in patients with Duchenne muscular dystrophy. Am J Cardiol，2002，89（7）：838-841.

［11］ Nolan MA，Jones OD，Pedersen RL，et al. Cardiac assessment in childhood carriers of Duchenne and Becker muscular dystrophies. Neuromuscul Disord，2003，13（2）：129-132.

［12］ Berko BA，Swift M. X-linked dilated cardiomyopathy. N Engl J Med，1987，316（19）：1186-1191.

［13］ Muntoni F，Cau M，Ganau A，et al. Brief report：deletion of the dystrophin muscle-promoter region associated with X-linked dilated cardiomyopathy. N Engl J Med，1993，329（13）：921-925.

［14］ Voleti S，Olivieri L，Hamann K，et al. Troponin I levels correlate with cardiac MR LGE and native T1 values in Duchenne muscular dystrophy cardiomyopathy and identify early disease progression. Pediatr Cardiol，2020，41（6）：1173-1179.

［15］ Mori K，Manabe T，Nii M，et al. Plasma levels of natriuretic peptide and echocardiographic parameters in patients with Duchenne's progressive muscular dystrophy. Pediatr Cardiol，2002，23（2）：160-166.

［16］ Bushby K，Finkel R，Birnkrant DJ，et al. Diagnosis and management of Duchenne muscular dystrophy，part 1：diagnosis，and pharmacological and psychosocial management. Lancet Neurol，2010，9（1）：77-93.

［17］ Duboc D，Meune C，Lerebours G，et al. Effect of perindopril on the onset and progression of left ventricular dysfunction in Duchenne muscular dystrophy. J Am Coll Cardiol，2005，45（6）：855-857.

［18］ Duboc D，Meune C，Pierre B，et al. Perindopril preventive treatment on mortality in Duchenne muscular dystrophy：10 years' follow-up. Am Heart J，2007，154（3）：596-602.

［19］ Currents P. Correction：a randomized，double-blind trial of lisinopril and losartan for the treatment of cardiomyopathy in duchenne muscular dystrophy. PLoS Curr，2015，7：ecurrents.md.995441cf82fd58a29c6e4fdd5cd36b89.

［20］ Papa AA，Gallinoro E，Palladino A，et al. Beneficial effects of one-month sacubitril/valsartan treatment in a patient affected by end-stage dystrophinopathic cardiomyopathy. Acta Myol，2020，39（3）：136-140.

［21］ Saito T，Matsumura T，Miyai I，et al. Carvedilol effectiveness for left ventricular-insufficient patients with Duchenne muscular dystrophy. Rinsho Shinkeigaku，2001，41（10）：691-694.

［22］ Rhodes J，Margossian R，Darras BT，et al. Safety and efficacy of carvedilol therapy for patients with dilated cardiomyopathy secondary to muscular dystrophy. Pediatr Cardiol，2008，29（2）：343-351.

［23］ Viollet L，Thrush PT，Flanigan KM，et al. Effects of angiotensin-converting enzyme inhibitors and/or beta blockers on the cardiomyopathy in Duchenne muscular dystrophy. Am J Cardiol，2012，110（1）：98-102.

［24］ Raman SV，Hor KN，Mazur W，et al. Eplerenone for

early cardiomyopathy in Duchenne muscular dystrophy: a randomised, double-blind, placebo-controlled trial. Lancet Neurol, 2015, 14（2）: 153-161.

[25] Wu RS, Gupta S, Brown RN, et al. Clinical outcomes after cardiac transplantation in muscular dystrophy patients. J Heart Lung Transplant, 2010, 29（4）: 432-438.

[26] Aartsma-Rus A, Fokkema I, Verschuuren J, et al. Theoretic applicability of antisense-mediated exon skipping for Duchenne muscular dystrophy mutations. Hum Mutat, 2009, 30（3）: 293-299.

[27] Goemans NM, Tulinius M, van den Akker JT, et al. Systemic administration of PRO051 in Duchenne's muscular dystrophy. N Engl J Med, 2011, 364（16）: 1513-1522.

[28] Cirak S, Arechavala-Gomeza V, Guglieri M, et al. Exon skipping and dystrophin restoration in patients with Duchenne muscular dystrophy after systemic phosphorodiamidate morpholino oligomer treatment: an open-label, phase 2, dose-escalation study. Lancet, 2011, 378（9791）: 595-605.

[29] Pichavant C, Aartsma-Rus A, Clemens PR, et al. Current status of pharmaceutical and genetic therapeutic approaches to treat DMD. Mol Ther, 2011, 19（5）: 830-840.

[30] England SB, Nicholson LV, Johnson MA, et al. Very mild muscular dystrophy associated with the deletion of 46% of dystrophin. Nature, 1990, 343（6254）: 180-182.

[31] Koenig M, Beggs AH, Moyer M, et al. The molecular basis for Duchenne versus Becker muscular dystrophy: correlation of severity with type of deletion. Am J Hum Genet, 1989, 45（4）: 498-506.

[32] Harper SQ, Hauser MA, DelloRusso C, et al. Modular flexibility of dystrophin: implications for gene therapy of Duchenne muscular dystrophy. Nat Med, 2002, 8（3）: 253-61.

[33] Gregorevic P, Allen JM, Minami E, et al. rAAV6-microdystrophin preserves muscle function and extends lifespan in severely dystrophic mice. Nat Med, 2006, 12（7）: 787-789.

[34] Mendell JR, Campbell K, Rodino-Klapac L, et al. Dystrophin immunity in Duchenne's muscular dystrophy. N Engl J Med, 2010, 363（15）: 1429-1437.

[35] Jinek M, Chylinski K, Fonfara I, et al. A programmable dual-RNA-guided DNA endonuclease in adaptive bacterial immunity. Science, 2012, 337（6096）: 816-821.

[36] Cong L, Ran FA, Cox D, et al. Multiplex genome engineering using CRISPR/Cas systems. Science, 2013, 339（6121）: 819-823.

[37] Long C, McAnally JR, Shelton JM, et al. Prevention of muscular dystrophy in mice by CRISPR/Cas9-mediated editing of germline DNA. Science, 2014, 345（6201）: 1184-1188.

二、Emery-Dreifuss 肌营养不良继发心肌病

【概述】

Emery-Dreifuss 肌营养不良（Emery-Dreifuss muscular dystrophy，EDMD）又称肱腓型肌营养不良。EDMD 的临床表现包括早期挛缩、缓慢进展的肱腓肌无力/萎缩和心脏病变（心律失常、传导缺陷和心肌病）。

1902 年，Cestan 和 Lejonne 报告了一例肌营养不良伴早期挛缩。1955 年，Becker 等描述了一例缓慢进展的 X 连锁肌营养不良，比 Duchenne 肌营养不良起病更晚、更良性。直至 1966 年，Emery 和 Dreifuss 详细描述了这一疾病的临床特征。1979 年，这一疾病被命名为 Emery-Dreifuss 肌营养不良[1]。

目前已发现多种 EDMD 的遗传学亚型，但也有相当一部分 EDMD 病例的遗传缺陷仍待确定。EDMD 的遗传方式为 X 连锁隐性遗传、常染色体显性遗传或常染色体隐性遗传[2]。EDMD1 为 X 连锁遗传，由位于 Xq28 的 *EMD* 基因突变引起[3]。*EMD* 基因编码核膜蛋白 emerin[4]，该蛋白定位于核膜。大多数突变为无效突变，引起肌肉中 emerin 表达的完全缺失。错义突变引起或不引起 emerin 数量减少，相应的表型较轻。EDMD2 为常染色体显性遗传，EDMD3 为常染色体隐性遗传，均与 1q21.2 上的 *LMNA* 基因突变相关，该基因编码位于核膜上的 A 型核纤层蛋白 A 和 C（Lamins A/C）[5-6]。EDMD4 和 EDMD5 均为常染色体显性遗传，分别和编码核膜蛋白的 *SYNE1* 和 *SYNE2* 基因突变相关，但因报道例数少，其肌肉表型仍待确定[2, 7]。EDMD6 为 X 连锁遗传，由位于 Xq26.3 的 *FHL1* 基因（EDMD6）编码 4.5 个 LIM 结构域蛋白 1，与伴肥厚型心肌病的 X 连锁遗传 EDMD 表型相关[8-9]。*FHL1* 基因突变可致肌管形成延迟。EDMD7 由编码另一核膜蛋白 LUMA 的 *TMEM43* 基因突变引起，呈常染色体显性遗传类 EDMD[10-11]。此外，多篇报道发现了兼具 *EMD* 和 *LMNA* 基因突变的病例[12]。临床表现包括重型 EDMD、腓骨肌萎缩症 2 型合并 EDMD 和孤立性心肌病。

LMNA 和 *EMD* 突变是引起 EDMD 最常见的基因突变[13]。Lamins A/C 和 emerin 属于核膜蛋白，是蛋白质网状结构（核纤层）的组成部分，其对于维

持细胞核结构起到重要作用，并为其他参与 DNA 复制、染色质转录的各种核因子提供支架作用。X 连锁 EDMD 和常染色体显性遗传 EDMD 患者的肌肉活检均显示，肌核的核结构异常、脆弱的核膜破裂和染色质重组。emerin 除了存在于核膜内层，在心脏还分布于闰盘，可能和 EDMD 易合并传导异常相关[1]。基因突变如何引起肌肉表型异常的病理过程还未完全阐明。

EDMD 患者心脏受累常见。正常心肌逐渐被纤维和脂肪组织替代。这一过程通常始于心房，常累及房室结，最终累及心室[14-15]。心脏受累的严重程度和肌无力的进展可能不平行。对于仅轻度骨骼肌功能障碍的患者，许多存在严重传导异常，需要植入起搏器。

EDMD 相对罕见。北英格兰一项研究显示，遗传学确认的 EDMD 患病率为 0.33/100 000[16]。一项系统性回顾估计 EDMD 在所有年龄组的汇总患病率为 0.39/100 000[17]。

【临床表现】

EDMD 一般表现为如下过程：多数在儿童早期（＜ 15 岁）出现肱腓肌逐渐无力和萎缩，然而肌肉萎缩的进展缓慢，只有在特殊情况下才会出现不能行走。其次，出现肘部、跟腱和颈后肌的早期挛缩。心脏受累通常在 20 ～ 30 岁出现[18]。尽管 EDMD 的骨骼肌受累和其他肌营养不良相比相对良性，但其心脏受累可能较严重。

EDMD 心脏受累的主要表现是心房心肌病，最初表现常常是偶然行心电图发现 PR 间期延长、P 波波幅减低。在 EDMD 的不同阶段均可发生心房颤动、心房扑动。P 波时限增宽、P 波离散度增加是心房颤动的预测因子。在 EDMD 患者常观察到心房电活动静止，表现为体表心电图 P 波消失，交界区或室性逸搏心律。但为了明确是否为真性心房静止，需要进一步行电生理检查，因为窦房结功能障碍有类似的体表心电图表现。传导系统异常也是心脏受累的主要表现，可发生各种传导阻滞[19-20]。尽管三度房室传导阻滞或心房静止的患者更容易发生乏力、晕厥等症状，但 EDMD 患者耐受度更高，可能由于患者适应了更慢的节律，且本身体力活动少[21]。在一项队列研究中，对 18 例基因诊断的 X 连锁或常染色体显性遗传 EDMD 随访 1 ～ 30 年。发现 56% 的患者需要起搏器，61% 的患者发生心房颤动 / 心房扑动，

45% 的患者随后发生心房静止[22]。在需要起搏器植入的 EDMD 患者，由于常合并持续性心房颤动，双腔起搏器的应用受限。在另一项回顾性研究中，75% 接受 DDD 起搏器的患者模式转换至 VVI[21]。在心房静止或心房颤动 / 心房扑动时，脑血栓栓塞的风险增加。卒中可能是青年 EDMD 患者的首发表现、可能致残[22]。

EDMD 患者可发生扩张型心肌病、心力衰竭，出现进行性左心室扩张和心室收缩功能障碍。*EMD* 或 *LMNA* 突变携带者均可出现严重扩张型心肌病。在 Boriani 报告的队列研究中[22]，18 例患者中仅 1 例发生心力衰竭、需要心脏移植，仅 3 例发生无症状左心室功能障碍。目前，已报道超过 200 种 *EMD* 基因突变，其中仅少数和扩张型心肌病相关[23]。

在 EDMD，心脏受累可能是致命性的，如心律失常引起晕厥、猝死。对于 X 连锁 EDMD，晕厥和猝死可能在少数患者是首发表现[24]。X 连锁 EDMD 患者发生猝死主要由于完全性心脏传导阻滞，因此可能通过植入起搏器避免。研究显示，携带 *LMNA* 基因突变的患者发生猝死风险增高[25]。这一风险和心力衰竭无关，可能和致命性室性心律失常相关，因为无法通过起搏器治疗避免[25-26]。在一项欧洲队列研究中，非持续性室性心动过速、左心室射血分数 ＜ 45%、男性、非错义突变是恶性室性心律失常的风险因素[27]。*EMD* 基因女性携带者不存在骨骼肌肉表现，但也存在心律失常[28]和猝死的风险[15]。

【辅助检查】

EDMD 心脏受累的辅助检查包括心电图、24 h 动态心电图、超声心动图和心脏磁共振成像（cardiac magnetic resonance，CMR）等。常染色体显性遗传 EDMD 和 X 连锁 EDMD 患者应每年复查心电图、24 h 动态心电图和超声心动图；常染色体隐性遗传 EDMD 患者应每年复查心电图和 24 h 动态心电图[20]。

1. 心电图和 24 h 动态心电图

如前文所述，心电图可能发现心房心肌病表现，包括 PR 间期延长、P 波波幅减低、P 波时限增宽、心房扑动、心房颤动，以及 P 波消失、交界区 / 室性逸搏等心房静止表现，还可能发现不同程度的房室传导阻滞。由于心电图可能漏诊各种间歇出现的心律失常，应进一步行 24 h 动态心电图评估心律失常情况。

2. 超声心动图

一项研究纳入 41 例 EDMD 患者（29 例 EDMD1，12 例 EDMD2）和 25 例健康对照[29]，均行超声心动图检查。发现 51% 的 EDMD 患者左心房扩大，71% 的患者右心房扩大。和对照组相比，EDMD 患者的左心室容积更大、左心室射血分数（LVEF）显著降低，43% 的 EDMD 患者 LVEF 低于正常下限（男性 < 52%，女性 < 54%）。17% 的患者存在舒张功能障碍。可见，EDMD 患者的超声心动图表现以心房扩大最常见，也有相当比例的患者 LVEF 下降。

3. CMR

采用 CMR 评估 EDMD 患者存在一定限制，因为很多 EDMD 患者需要植入起搏器。此外，尽管组织学研究证实 EDMD 患者存在广泛心房纤维化，但一项研究对 8 例常染色体显性遗传 EDMD 进行钆增强 CMR 检查，未发现明显的纤维化[30]，纤维化的 CMR 表现为钆延迟增强（late gadolinium enhancement，LGE）。尽管钆延迟增强 CMR 广泛用于心室成像，但在心房成像中尚未广泛应用，因为在薄壁的心房获得适当分辨率的图像还面临一定的技术挑战。

CMR 测定应变可能对检出早期 EDMD 心脏受累有一定价值。一项研究对 8 例未植入起搏器的 EDMD 患者行 CMR 检查，发现和对照组相比，EDMD 患者下壁应变显著下降（− 0.06±0.02 *vs.* − 0.09±0.03，$P < 0.05$）[30]。

【诊断】

可基于患者的临床特征做出 EDMD 的临床诊断：①早期出现肘部屈肌、踝跖屈肌和脊柱挛缩；②儿童期起病的肱腓肌无力和萎缩；③可能起病较晚的心脏病变（传导缺陷、心律失常和心肌病）。EDMD 的确诊依据为患者有相应的临床表型，且基因检测发现相应的致病基因突变。

所有诊断 EDMD 的患者都应由心脏专科医生评估、监测心脏受累的进展情况，即使是无症状患者。EDMD 心脏受累可基于临床表现、上述辅助检查异常做出诊断。

【鉴别诊断】

除其他遗传性肌营养不良和肌病外，EDMD 的鉴别诊断还包括脊柱强直综合征（rigid spine syndrome，RSS）。RSS 常表现为脊柱屈曲受限、相对轻微和缓慢进展的肌病，以及踝和肘关节挛缩。部分 RSS 患者因胸壁运动受限和呼吸肌无力，出现肺源性心脏病伴右心受累[31]。10 岁以内发生早期重度脊柱侧凸支持 RSS 诊断。严重的呼吸系统受累常见于 RSS，但在 EDMD 中不常见。

【治疗】

目前尚无针对 EDMD 的治愈方法，治疗主要为支持治疗。EDMD 患者的首要关注点是心脏受累导致的死亡。针对心脏受累的治疗包括如下方面。

1. 对心律失常的治疗

对症状性心动过缓或传导疾病患者，应植入永久性起搏器。

2. 心脏性猝死的预防

单纯起搏器植入不能完全消除心脏性猝死的风险，特别是对携带 *LMNA* 基因突变的患者。考虑到恶性室性心律失常的风险，常染色体显性遗传 EDMD 患者需要起搏器植入时，应考虑直接植入埋藏式心脏复律除颤器（ICD）[26]。

3. 左心室受累的治疗

对合并左心室收缩功能障碍的患者，应参照心力衰竭指南，加用血管紧张素转化酶抑制剂 / 血管紧张素受体阻滞剂、β 受体阻滞剂和醛固酮受体拮抗剂。但在未植入起搏器的患者，由于潜在的缓慢性心律失常风险，应用 β 受体阻滞剂需要特别谨慎。

4. 其他

存在心房静止或心房颤动 / 心房扑动时，有血栓栓塞风险，可能需要抗凝治疗。此外，某些 EDMD 患者可以选择心脏移植[32]。

【病例摘要】

男性，34 岁，2 天前出现左侧肢体活动不利，头颅 MRI 示右侧颞叶、岛叶皮质、尾状核头多发新发梗死灶。MRA 提示右侧大脑中动脉重度狭窄，远端部分分支闭塞。既往有高血压、陈旧性脑梗死病史，发现右心扩大、交界区心律 12 年。入院后查 CK 及 CK-MB 正常，NT-proBNP 21.90 pg/ml，大腿 MRI 示下肢肌肉脂肪增多、水肿。骨骼肌病理显示肌纤维可见镶边空泡。基因学检查提示 EMD 基因突变。心电图示室性逸搏心律，心率 36 次 / 分。24 h 动态心电图示心房颤动伴高度房室传导阻滞，交界区心律。心脏磁共振成像提示全心增大，右心房增大明显，左心室射血分数正常，左心室间隔壁基底段心肌中层心肌纤维化；可疑右心房耳部血栓。予起搏器植

心血管罕见病

入、达比加群酯等治疗。病例详细资料见二维码数字资源4-8-2。

数字资源 4-8-2

（王 洁 丁文惠 李 颖）

【参考文献】

［1］Heller SA，Shih R，Kalra R，et al. Emery-Dreifuss muscular dystrophy. Muscle Nerve，2020，61（4）：436-448.

［2］Puckelwartz M，McNally EM. Emery-Dreifuss muscular dystrophy. Handb Clin Neurol，2011，101：155-166.

［3］Yates JR，Warner JP，Smith JA，et al. Emery-Dreifuss muscular dystrophy：linkage to markers in distal Xq28. J Med Genet，1993，30（2）：108-111.

［4］Nagano A，Koga R，Ogawa M，et al. Emerin deficiency at the nuclear membrane in patients with Emery-Dreifuss muscular dystrophy. Nat Genet，1996，12（3）：254-259.

［5］Bonne G，Di Barletta MR，Varnous S，et al. Mutations in the gene encoding lamin A/C cause autosomal dominant Emery-Dreifuss muscular dystrophy. Nat Genet，1999，21（3）：285-288.

［6］Jimenez-Escrig A，Gobernado I，Garcia-Villanueva M，et al. Autosomal recessive Emery-Dreifuss muscular dystrophy caused by a novel mutation（R225Q）in the lamin A/C gene identified by exome sequencing. Muscle Nerve，2012，45（4）：605-610.

［7］Zhang Q，Bethmann C，Worth NF，et al. Nesprin-1 and -2 are involved in the pathogenesis of Emery Dreifuss muscular dystrophy and are critical for nuclear envelope integrity. Hum Mol Genet，2007，16（23）：2816-2833.

［8］Gueneau L，Bertrand AT，Jais JP，et al. Mutations of the FHL1 gene cause Emery-Dreifuss muscular dystrophy. Am J Hum Genet，2009，85（3）：338-353.

［9］Windpassinger C，Schoser B，Straub V，et al. An X-linked myopathy with postural muscle atrophy and generalized hypertrophy，termed XMPMA，is caused by mutations in FHL1. Am J Hum Genet，2008，82（1）：88-99.

［10］Liang WC，Mitsuhashi H，Keduka E，et al. TMEM43 mutations in Emery-Dreifuss muscular dystrophy-related myopathy. Ann Neurol，2011，69（6）：1005-1013.

［11］Ben Yaou R，Toutain A，Arimura T，et al. Multitissular involvement in a family with LMNA and EMD mutations：Role of digenic mechanism? Neurology，2007，68（22）：1883-1894.

［12］Muntoni F，Bonne G，Goldfarb LG，et al. Disease severity in dominant Emery Dreifuss is increased by mutations in both emerin and desmin proteins. Brain，2006，129（Pt 5）：1260-1268.

［13］Bonne G，Quijano-Roy S. Emery-Dreifuss muscular dystrophy，laminopathies，and other nuclear envelopathies. Handb Clin Neurol，2013，113：1367-1376.

［14］Buckley AE，Dean J，Mahy IR. Cardiac involvement in Emery Dreifuss muscular dystrophy：a case series. Heart，1999，82（1）：105-108.

［15］Fishbein MC，Siegel RJ，Thompson CE，et al. Sudden death of a carrier of X-linked Emery-Dreifuss muscular dystrophy. Ann Intern Med，1993，119（9）：900-905.

［16］Norwood FL，Harling C，Chinnery PF，et al. Prevalence of genetic muscle disease in Northern England：in-depth analysis of a muscle clinic population. Brain，2009，132（Pt 11）：3175-3186.

［17］Mah JK，Korngut L，Fiest KM，et al. A systematic review and meta-analysis on the epidemiology of the muscular dystrophies. Can J Neurol Sci，2016，43（1）：163-177.

［18］Emery AE. Emery-Dreifuss muscular dystrophy-a 40 year retrospective. Neuromuscul Disord，2000，10（4-5）：228-232.

［19］Pillers DA，Von Bergen NH. Emery-Dreifuss muscular dystrophy：a test case for precision medicine. Appl Clin Genet，2016，9：27-32.

［20］Feingold B，Mahle WT，Auerbach S，et al. Management of cardiac involvement associated with neuromuscular diseases：a scientific statement from the American Heart Association. Circulation，2017，136（13）：e200-e231.

［21］Steckiewicz R，Stolarz P，Swieton E，et al. Cardiac pacing in 21 patients with Emery-Dreifuss muscular dystrophy：a single-centre study with a 39-year follow-up. Kardiol Pol，2016，74（6）：576-583.

［22］Boriani G，Gallina M，Merlini L，et al. Clinical relevance of atrial fibrillation/flutter，stroke，pacemaker implant，and heart failure in Emery-Dreifuss muscular dystrophy：a long-term longitudinal study. Stroke，2003，34（4）：901-908.

［23］Zhang M，Chen J，Si D，et al. Whole exome sequencing identifies a novel EMD mutation in a Chinese family with dilated cardiomyopathy. BMC Med Genet，2014，15：77.

［24］Merlini L，Granata C，Dominici P，et al. Emery-Dreifuss muscular dystrophy：report of five cases in a family and review of the literature. Muscle Nerve, 1986, 9 (6): 481-485.

[25] Becane HM, Bonne G, Varnous S, et al. High incidence of sudden death with conduction system and myocardial disease due to lamins A and C gene mutation. Pacing Clin Electrophysiol, 2000, 23 (11 Pt 1): 1661-1666.

[26] van Berlo JH, de Voogt WG, van der Kooi AJ, et al. Meta-analysis of clinical characteristics of 299 carriers of LMNA gene mutations: do lamin A/C mutations portend a high risk of sudden death? J Mol Med (Berl), 2005, 83 (1): 79-83.

[27] van Rijsingen IA, Arbustini E, Elliott PM, et al. Risk factors for malignant ventricular arrhythmias in lamin a/c mutation carriers a European cohort study. J Am Coll Cardiol, 2012, 59 (5): 493-500.

[28] Manilal S, Recan D, Sewry CA, et al. Mutations in Emery-Dreifuss muscular dystrophy and their effects on emerin protein expression. Hum Mol Genet, 1998, 7 (5): 855-864.

[29] Marchel M, Madej-Pilarczyk A, Tyminska A, et al. Echocardiographic features of cardiomyopathy in Emery-Dreifuss muscular dystrophy. Cardiol Res Pract, 2021, 2021: 8812044.

[30] Smith GC, Kinali M, Prasad SK, et al. Primary myocardial dysfunction in autosomal dominant EDMD. A tissue doppler and cardiovascular magnetic resonance study. J Cardiovasc Magn Reson, 2006, 8 (5): 723-730.

[31] Finsterer J, Ramaciotti C, Wang CH, et al. Cardiac findings in congenital muscular dystrophies. Pediatrics, 2010, 126 (3): 538-545.

[32] Dell'Amore A, Botta L, Martin Suarez S, et al. Heart transplantation in patients with Emery-Dreifuss muscular dystrophy: case reports. Transplant Proc, 2007, 39 (10): 3538-3540.

三、肌强直性营养不良心脏受累

【概述】

肌强直性营养不良（DM）是成人发病型肌营养不良症最常见的形式，报道的患病率为 1/7400 到 1/10 700[1-2]。DM 是一种累及多系统的常染色体显性遗传疾病，以其骨骼肌表现最为人所知，特征是骨骼肌无力和肌强直；受累个体还可能会出现白内障、心脏传导异常、不孕症和胰岛素抵抗。某些严重的先天性 DM 具有明显的发育障碍。

DM 可分为 1 型（DM1）和 2 型（DM2）。DM1

由染色体 19q 13.3 肌强直肌营养不良蛋白激酶（DMPK）基因的 3'- 非翻译区中胞嘧啶 - 胸腺嘧啶 - 鸟嘌呤（CTG）三核苷酸重复序列的扩增引起[3]。DM2 是由染色体 3q 21.3 上位于 ZNF9（CNBP）基因内含子 1 中的胞嘧啶 - 胞嘧啶 - 胸腺嘧啶 - 鸟嘌呤（CCTG）四核苷酸重复序列的扩增引起[4]。DM 的病理生理学尚不完全清楚，基因重复扩增序列被转录成 RNA 但保持未翻译，致病性可与 RNA 毒性有关。突变的 RNA 改变 RNA 结合蛋白的活性，进而导致一些基因的异常剪接和功能异常，包括桥接整合因子 1 基因（BIN1）[5]、骨骼肌氯化物通道、胰岛素受体和心肌肌钙蛋白 T[6]。突变 RNA 还会诱导心脏转录因子 NKX2-5 的表达，此外心肌中的 DMPK 位于细胞间的闰盘，DMPK 缺陷导致房室结和希浦系统水平的传导受损，这些均可能是与 DM1 相关的心脏传导障碍的原因[7]。另外，心脏纤维化和脂肪浸润影响所有水平的心脏传导系统（窦房结和房室结，希 - 浦系统），为传导缺陷、异位活动和折返性心律失常提供了基础。

DM 以常染色体显性方式跨代传播，具有不完全外显率、可变表型表达和体细胞嵌合现象。DM1 的预期现象（anticipation），即在后代中 CTG 重复次数的增加与疾病更早发病和严重性增加有关的现象，已被广泛认可，并且更多地以母体传播为标志[8]。CTG 扩增大小可能随年龄增加在不同组织间变化，并与心脏病进展的程度和速度相关[8-9]，但与临床心脏病的相关性尚未确定。

在 DM2 中，CCTG 重复长度与疾病严重程度之间没有明确的相关性[10]。重复序列也表现出体细胞不稳定性，重复长度随着年龄的增长而增加。

【临床表现】

DM1 和 DM2 的相似之处在于两者都是以骨骼肌无力和肌强直为特征的多系统疾病。呼吸肌受累通常在疾病晚期发展，并危及生命。心脏表现为以传导阻滞为代表的心律失常和（或）心功能受损，也是造成患者死亡的重要原因。内分泌异常包括性腺功能减退和胰岛素抵抗。白内障很常见，通常以多色晶状体混浊为特征。胃肠道问题通常包括吞咽困难、反流、胃肠动力不足、胆汁淤积，反映了平滑肌和横纹肌受累。中枢神经系统的影响是广泛的，可包括认知能力下降、视觉空间协调和执行功能受损。

1. 全身表现和临床分型

DM1进一步分为先天型、儿童型、经典型和轻度表型。一般而言，DM1表型的严重程度与CTG重复序列大小相关，但表型之间存在相当大的变异性和重叠。CTG重复序列大小在35和49之间，定义为突变前状态或称突变的正常个体，是无症状的。50到大约150个CTG重复的突变可以表现为以轻度肌强直、无力或白内障为特征的表型，参见下文轻度DM1部分。具有典型DM1表型（发病年龄在10～30岁之间）的个体中可见50～1000次CTG重复，特征为肌肉萎缩和无力、肌强直、白内障、额部秃顶和心脏传导缺陷，平均寿命缩短，参见下文"经典DM1"。CTG重复长度＞500可能表现为儿童DM1，通常表现为认知和行为问题，肌肉无力的发展类似于严重的成人发病的经典DM1。但一些儿童DM1病例发生在重复长度≤500的儿童中，参见下文"儿童型DM1"。CTG重复长度＞1000时，DM1可能在出生时即表现为婴儿肌张力减退、呼吸功能障碍和智力障碍；但也观察到CTG重复长度在730～1000之间的先天型DM1，参见下文"先天型DM1"。

（1）先天型DM1：特征是严重的肌张力减退、双侧面瘫、进食不良、关节弯曲（先天性关节挛缩），以及呼吸衰竭。在强化支持下，大多数婴儿都能存活到新生儿期，但总体死亡率为15%～20%，在受累严重的婴儿中死亡率接近40%，且心肌病可能在早期即很明显并导致新生儿死亡[11]。随着先天型DM1患者的年龄增长，他们会出现许多典型的成人发病的DM1的症状和体征，例如远端肌肉无力、肌强直和心电图（ECG）异常。患有先天型或婴儿型DM1的儿童早在20岁就可能出现严重的心律紊乱[12]。

（2）儿童型DM1：通常10岁之前发病，累及骨骼肌以外的系统和器官。多数情况下最初的表现是认知和行为问题，例如智力障碍、注意力缺陷、执行功能障碍、焦虑和情绪障碍。随着时间的推移，受影响的儿童会出现肌肉症状和身体残疾，类似于严重的成人发病的经典DM1。没有或仅有轻微DM迹象的无症状青少年也可能会出现严重的心律紊乱[12]。儿童期DM1心脏传导异常的发生率为15%～20%，最常见的是房室传导阻滞或不完全性束支传导阻滞[13]。运动和体育锻炼可导致超过一半的患者出现心律失常。不到10%的患者有结构性心脏病的临床证据，包括心肌病和心力衰竭[12-13]。

（3）经典DM1：患者20～40岁出现症状。主要临床表现包括但不限于骨骼肌和呼吸肌无力、肌强直、白内障、心律失常和白天过度嗜睡，平均寿命缩短。

（4）轻度DM1：特征是轻度虚弱无力、肌强直和白内障。发病年龄为20～70岁，通常在40岁以后，预期寿命正常。

（5）DM2：通常表现比经典DM1更轻，发病年龄介于20岁至70岁之间，通常表现为肌强直、无力或白内障[14]。大多数情况下，无力主要涉及近端肌肉，尤其是髋带肌肉。CCTG重复大小与发病年龄或其他疾病严重程度指标之间没有明确的相关性。

2. 心脏表现

DM1和可能部分DM2与心律失常、心肌病和心力衰竭的风险显著增加有关，均可能造成患者早期死亡。

（1）心律失常：是最常见的表现，可导致猝死。心脏纤维化和脂肪浸润影响所有水平的心脏传导系统（窦房结和房室结、希浦系统），为传导缺陷、异位活动和折返性心律失常提供基础。

1）传导阻滞：28%～45%的患者确诊DM时即发现一度房室传导阻滞、束支或分支传导阻滞[15-17]。大多数体表心电图仅轻度传导延迟的患者在电生理检查中可发现存在希氏束水平以下的传导异常，且HV间期与PR间期和QRS波增宽显著相关[18]。即使在体表心电图正常的患者中，55%的患者有HV间期延长。有报道DM1患者在12年的随访期间19%进展为完全性房室传导阻滞；高度房室传导阻滞的独立预测因素包括年龄、男性、心房颤动、晕厥和心电图上任何传导异常的证据[19]。

2）室上性心律失常：5%～12%的患者出现室上性心律失常，包括房性心动过速，心房扑动和心房颤动，通常发生在没有明显心房重构的患者中[15-17]。快速心房颤动在年轻患者中可表现为头晕和晕厥，并且可为疾病的首发表现。P波持续时间和离散度增加，以及超声心动图示心房电机械延迟在DM1患者中很常见，并且与心房颤动的存在或进一步发展有关[20]。

3）室性心律失常：由纤维化病灶、脂肪浸润和希浦系统延迟传导促进的折返可导致室性心律失常[21]。对已发表病例的荟萃分析表明室性早搏的患病率为14%[22]。在迄今发表的最大队列中，非持续性和持续性室性心动过速的患病率分别为2.2%和0.8%[19]。

电生理检查期间诱发室性心动过速的预后意义在该患者群体中尚不确定。

（2）心功能不全：7.2%～11.3%的患者发生左心室功能障碍，并且多数患者无症状[15]。左心室收缩功能障碍与年龄增加、CTG重复长度、PR > 200 ms和QRS > 120 ms相关[23]。此外还观察到二尖瓣脱垂、左心房扩大和左心室致密化不全[23-24]。在9.2年的随访中，左心室收缩功能障碍或心力衰竭与DM患者全因死亡风险增加3.9倍和心脏死亡风险增加5.7倍相关[25]。亚临床心肌收缩功能障碍也很常见，并且与传导系统疾病相关[26]。其识别通常需要额外的成像技术，例如心肌应变或超声心动图的组织速度分析[27]。类似于骨骼肌肌强直的舒张功能障碍也可见于DM[28]，可能表现为早期心肌松弛受损[29]，或射血分数保留的心力衰竭。此外即使没有室内传导异常，也可观察到DM患者左心室收缩不同步[30]。

（3）心肌缺血：左心室收缩不同步会增加早期舒张期心腔张力并减少每搏量，在没有冠状动脉疾病的情况下也会导致心内膜下缺血[30]。患者出现胸痛的原因还可能是微血管功能障碍和冠状动脉血流储备减少[31]，血管平滑肌功能障碍，类似DM泌尿道和消化道平滑肌的功能改变，冠状动脉血管造影中大血管显影正常[11, 31-32]。

（4）静脉血栓和（或）肺栓塞：有报道在10年的随访中，1148名DM1患者中有10.3%发生了静脉血栓栓塞[33]，而其中58%的患者没有明确诱发因素。该队列与年龄和性别匹配的社区人群相比，静脉血栓栓塞的标化风险比为7.5；对潜在混杂因素进行调整后，静脉血栓栓塞的风险比其他遗传性肌病患者也高5.5倍[33]。高栓塞风险可能归因于复杂的致病机制，例如凝血因子的mRNA改变。

（5）低血压：收缩压≤110 mmHg发生在24%的患者中，并且与更高的全因死亡率独立相关[17]。目前尚不清楚收缩压降低是疾病的特定并发症还是疾病严重程度的非特异性标志物。

（6）睡眠呼吸暂停：是一种常见的并发症，可诱发房性和室性快速性心律失常。夜间机械通气对DM1患者心律失常的影响尚不清楚。

基因型–表型相关性：CTG扩增的大小与心脏受累的严重程度（心电图传导缺陷和左心室收缩功能障碍），以及猝死显著相关[34]。但所有DM1患者，包括CTG扩增 < 100次重复的患者，都有发生危及生命的并发症的风险。

【辅助检查】

1. 基因检测

证明肌强直性营养不良蛋白激酶（DMPK）基因中存在扩增的CTG重复序列的特定基因检测是诊断DM1的金标准。正常DMPK基因等位基因包含5～34个CTG重复。可变的正常等位基因（前突变等位基因）包含35～49个CTG重复。≥50 CTG重复的全外显等位基因与疾病表现相关。如果DM1检测阴性且临床高度怀疑DM，则应进行ZNF9（CNBP）基因中CCTG重复序列的特异性基因检测。DM2是由单一突变机制引起的，即≥75次重复（最多11 000次重复）的CCTG四核苷酸扩增。

2. 肌电图（EMG）

由于基因检测是确诊DM1和DM2的金标准，因此EMG的诊断作用有限。但在非典型病例中，肌强直的检测为DM的诊断提供支持仍然很重要。肌强直通常由20～80 Hz的肌肉纤维动作电位的重复放电组成，其振幅和频率时高时低；并非每块肌肉都会出现肌强直，因此完备的检查应包括对多个远端手臂和面部肌肉的评估。与DM2相比，DM1中的肌强直通常更容易诱发[35]。此外当DM1或DM2的分子检测正常时，肌强直的证据支持通道病的替代诊断，例如先天性肌强直、副肌强直和高钾性周期性麻痹。

3. 肌肉活检

考虑到DM1或DM2基因检测的可用性，肌肉活检的诊断作用有限。但当仅凭临床表现无法区分DM2与炎症性或代谢性肌病时，或非典型DM如有轻微的无力、肌酸激酶无法解释的升高，肌肉活检可能有助于鉴别[36]。肌肉活检组织病理学变化包括肌纤维直径显著增加或严重萎缩、细胞核固缩、收缩成分减少等。DM相关的心脏病中也已经报道了多种非特异性组织病理学发现，包括心肌细胞肥大、肌纤维重新排列、局灶性空泡肌细胞变性、脂肪浸润、间质纤维化，以及伴有淋巴细胞浸润的局灶性心肌炎[32, 37]。

4. 裂隙灯检查

可能会发现特征性的后囊下白内障，可观察到红色和绿色彩虹色混浊。

5. 心电图（ECG）、动态心电图和植入型心脏记录仪

对于识别DM1和DM2中经常遇到并需要警惕

的无症状心脏传导异常至关重要。初步筛查应包括12 导联心电图和动态心电图监测，无论症状和总体状态如何，因为心律失常可能发生在病程早期，在临床表现明显之前，并且可以不伴有明显的神经肌肉损伤。大约 65% 的 DM 患者可见到心电图异常，最常见的是 PR 间期和 QRS 波时限延长 [38-39]。PR 间期与 QRS 波时限相关 [40]，且两者延长的程度与患者年龄以及 CTG 重复长度之间存在相关性 [41]，表明 DM 患者的传导系统存在时间依赖性退化过程。DM 也可能出现 QT 间期延长、低 P 波幅度和非特异性 ST-T 变化。多达 32% 的体表心电图正常的 DM 患者动态心电图监测可能发现有心律失常和传导异常，最常见的是一度房室传导阻滞（70%）和 QTc 间期 > 460 ms（33%）。窦房结功能障碍、严重房室传导阻滞和室性心律失常在轻度 DM 中并不常见。动态心电图评估的心率变异性和心率震荡也已被证明对 DM 是有用的预测指标 [42]。DM 患者心率变异性降低，尤其是那些 CTG 重复次数较长、年龄较大和 PR 间期较长的患者。心率震荡减低与 DM 患者的室性心律失常的诱发性有关 [43]。在无症状的患者中，植入型心脏记录仪（ILR）可能对风险分层起到补充作用，若发现停搏和室性心动过速，需要植入起搏器或 ICD。尤其对不能或不愿进行有创电生理检查的患者可用于检出有症状或无症状的心律失常。

6. 信号平均心电图（SAECG）

可在 DM 患者中比在健康人群中更常检出晚电位，反映了病变或瘢痕心肌中传导减慢的区域和可能形成折返的条件，但更可能是心肌通过患病希浦系统延迟激活的反映，而不是室性心律失常的标志。DM 患者 SAECG 的晚电位与完全性房室传导阻滞的风险增加相关，但似与室性心律失常或猝死无关 [44]。

7. 有创电生理检查

DM 中最常见的传导异常是 HV 间期延长，测量 HV 间期的唯一可靠方法是使用有创电生理检查，因为体表心电图上 PR 间期正常的 DM 患者在电生理检查中也可能具有延长的 HV 间期。> 70 ms 的 HV 间期或发现希氏束水平以下传导阻滞表明需要起搏。即使初始电生理检查正常的患者仍需要随访，因为预计传导疾病会随着年龄和疾病持续时间而进展。此外，电解剖标测可以检测出心肌瘢痕形成区域，其灵敏度高于钆增强心脏磁共振成像。电生理检查在 DM 患者风险分层中的作用仍需进一步研究。在选定的具有基线心电图或动态心电图异常和（或）

症状的患者中考虑酌情进行电生理检查以指导植入设备治疗是合理的，但关于室性心动过速的诱发仍需要进一步的前瞻性研究来确认其预后价值。

8. 生化标志物

DM 患者的肿瘤坏死因子 α（TNF-α）水平高于健康对照，并且 TNF-α 的水平与疾病严重程度、CTG 重复扩增大小、PR 间期以及信号平均心电图上是否存在心室晚电位相关，但尚不清楚 TNF-α 是否在发病中起作用，或仅是疾病活动的标志物 [45]。

9. 心脏磁共振成像（CMR）

可用于准确评估心脏容量、功能、质量和纤维化，其研究间可重复性优于超声心动图，也是研究右心室的优越方式。DM 患者中 CMR 可有助于检测收缩功能障碍、左右心室肥厚、心室扩张、脂肪浸润区域、纤维化等。一项针对 80 名 DM 患者（48 名呼吸困难或劳累患者）的 CMR 研究发现 44% 的患者存在功能或结构异常 [46]。男性和老年患者更为明显。左心室收缩功能障碍可见于 25% 的患者，左心室扩张、肥大和纤维化也常见。CMR 上的纤维脂肪瘤浸润程度与心脏收缩功能障碍的严重程度之间似乎没有相关性，但脂肪浸润在老年、神经肌肉疾病更严重、高度房室传导阻滞的患者中非常常见 [47]。尽管心电图异常与 CMR 异常之间存在很强的关联，但 16% 心电图正常的患者在 CMR 上会出现心肌异常 [46]。此外报道电生理检查中的室性心律失常的诱发可能性与脂肪浸润增加、心肌变薄和 CMR 上右心室的运动减退或运动障碍之间存在很强的相关性。因此，CMR 提示的右心室受累可能是室性心律失常风险的重要标志 [48]。

【诊断】

在绝大多数 DM1 或典型 DM2 患者中，可以通过临床诊断并通过基因检测确诊。诊断过程从临床印象开始，即 DM 可能解释出现的症状和体征。通常 DM1 患者因智力障碍或严重肌肉无力和肌强直就医，而 DM2 患者通常表现为肌肉疼痛、僵硬、疲劳或近端肌肉无力。当在阳性家族史的情况下存在肌肉无力和临床肌强直时，可以很容易地确定其中一种 DM 的临床诊断。

在某些情况下 DM1 和 DM2 的诊断可能都具有挑战性。例如患者可能会出现肌肉疼痛和（或）血清肌酸激酶轻度至中度升高，或者在没有明显肌肉无力或家族史的情况下出现 DM 的肌外表现。在这种情况下，如高度怀疑 DM，应行适当的测试并确定诊断。

基因检测证明肌强直肌营养不良蛋白激酶（DMPK）基因中存在扩增的 CTG 重复序列是诊断 DM1 的金标准。正常 DMPK 基因等位基因包含 5 ～ 34 个 CTG 重复。可变的正常等位基因（前突变等位基因）包含 35 ～ 49 个重复。≥ 50 CTG 重复的全外显等位基因与疾病表现相关。如果 DM1 检测阴性且临床高度怀疑 DM，则应进行 ZNF9（CNBP）基因中 CCTG 重复序列的特异性基因检测。DM2 是由单一突变机制引起的，即 ≥ 75 次重复（最多 11 000 次重复）的 CCTG 四核苷酸扩增。

肌电图：当临床强烈怀疑 DM 的诊断时，开始对 DM1 和 DM2 进行确认性检测时应进行遗传分析，并省略电诊断检查。但肌电图仍然是评估怀疑患有肌病的特定患者（例如其中一种 DM）的重要测试。如果临床上没有发现肌强直，或者如果检查时对其存在与否仍然不确定，它可用于证明肌强直的存在。

【鉴别诊断】

DM1 和 DM2 是唯一已知的多系统肌病的遗传原因，如果分子遗传学检测排除了 DM1 和 DM2，则可能需要使用肌电图、血清肌酸激酶水平和（或）肌肉活检进行额外评估，以寻找肌肉疾病的其他原因。

遗传性远端肌病（无肌强直）的鉴别诊断包括许多远端肌营养不良症 / 肌病，例如遗传性包涵体肌病、Welander 远端肌病、肢带型肌营养不良 2B 型和 2L 型。除了缺乏肌强直外，这些疾病还可以根据临床特征、肌肉活检结果和分子遗传学检测与 DM1 和 DM2 区分开来。此外，虽然很少与 DM 混淆，但在许多非营养不良性肌病中可能会遇到肌强直。

【治疗】

总体治疗方法仅有对症治疗方法，而 DM 的全身（非神经肌肉）表现是该疾病最可治疗的方面。许多测试和评估可用于监测和管理 DM1 和 DM2 患者。由于疾病是多方面和多变的，因此其管理需要卫生专业人员采用跨学科的方法，并涉及来自社区资源的许多不同技能和服务。

1. 肌肉无力的支持和锻炼

DM1 的自然病程是逐渐进展的虚弱无力，身体残疾的管理取决于肌肉无力的分布和严重程度，由包括神经科医生、理疗师等在内的多学科团队提供。

建议对活动能力、平衡能力和跌倒风险，日常生活活动，包括自我照顾能力；以及家庭、学校、工作和社区中的活动进行年度评估[49]。设备方面，踝足矫形器有助于防止足下垂和增强步态稳定性。病情进展的患者需要助行器，在疾病的后期阶段可能需要使用轮椅行进，并配合多学科干预解决 DM 患者的视力受损、疲劳和视觉空间缺陷，以维持患者的健康和安全。中等强度力量训练没有明确的证据表明有益或有害。DM 患者可进行低强度运动，在选定关节处进行温和的伸展动作，例如脚踝背屈、膝盖伸展和臀部外展，可能会减弱肌腱缩短和关节挛缩的趋势。由于运动可能会诱发严重的心律失常，建议 DM 的成人在开始锻炼计划之前进行心脏病咨询，而且 DM1 患者开始运动训练计划之前应进行心电图运动负荷试验。对于有心脏症状、常规心电图异常，或负荷试验心电图异常的患者，应由心脏病专家决定运动训练的安全性。

2. 肌肉疼痛的处理

在 DM2 中，肌肉疼痛可能是一种持续存在的症状，并且通常是该疾病的一种表现。肌肉疼痛也可能影响一些 DM1 患者。可考虑使用的药物包括非甾体抗炎药如布洛芬、加巴喷丁、三环类抗抑郁药、美西律和低剂量糖皮质激素。

3. 肌强直的药物治疗

治疗肌强直的经验药物包括苯妥英、美西律、普鲁卡因胺、普罗帕酮、氟卡尼和卡马西平，所有这些药物都是钠通道阻滞剂，在减少肌强直的同时增加虚弱无力的可能[14]。美西律是治疗肌强直最有效的药物，但对有潜在室性心律失常的患者具有致心律失常作用，因此在开始治疗前最好先进行心脏会诊，特别是对于有当前心脏症状或基线心电图异常的 DM1 患者，并禁用于二度和三度心脏传导阻滞患者[50]。氟卡尼或阿义马林可引发 DM1 患者的严重室性快速性心律失常或显示心电图 1 型 Brugada 图形[51]。因此，应非常谨慎地使用这些药物，并个体化评估其风险收益比。同时共济失调和头晕是相对常见的副作用，必须进行持续的血液学、肝功能和心脏监测。

4. 呼吸功能评估和锻炼

DM1 呼吸管理的一个重要方面是通过临床体征（舒适度、呼吸频率、氧饱和度、听诊空气进入肺底部）来观察膈肌麻痹和肺炎的证据。建议每年对无症状的成年受试者进行用力肺活量（FVC）测量，在有呼吸困难或先前记录的 FVC 降低的患者中应更频繁地测量。应接种肺炎和流感疫苗，及时评估和治疗呼吸道感染，对于肺泡通气不足的患者定期使用激励肺量计和咳嗽辅助装置有助于消减肺不张和高碳酸血症的趋势并降低肺炎风险。

5. 睡眠管理

阻塞性睡眠呼吸暂停（OSA）可能与中枢性换气不足共存，特别是在肥胖患者中。评估 DM1 患者的睡眠质量至关重要，可通过多导睡眠图评估进行具体的诊断。无创气道正压通气（NIPPV）可能有助于纠正睡眠呼吸暂停，改善通气不足和帮助膈肌无力。NIPPV 也可在白天有症状时使用，以休息虚弱的呼吸肌和改善呼吸困难。双水平气道正压通气（BiPAP）对无法克服呼气压力的胸壁和膈肌无力的患者更易于耐受。建议对患有严重日间过度嗜睡的成年 DM 患者进行莫达非尼或哌甲酯治疗[52]，但可能会增加心律失常的风险，必须权衡风险与获益。

6. 白内障的诊治

诊断时和之后应定期进行裂隙灯检查以检测白内障。如果白内障的症状干扰日常生活活动，则需要进行矫正手术。

7. 吞咽困难的治疗

吞咽困难是吸入性肺炎和营养不良的危险因素，因此是 DM1 患者管理的重要部分。言语和吞咽治疗师，以及胃肠病学专家的评估也对患者有帮助。对于胃动力差的婴儿，甲氧氯普胺可降低平滑肌对乙酰胆碱作用的阈值，可能有益。少食多餐可能有助于克服肌肉疲劳问题。避免冷饮造成咽部肌强直；增加食物的稠度以及睡觉时抬高床头避免误吸。已有 DM 患者出现假性肠梗阻的报道，并可能严重到需要临时或永久性回肠造口术。

8. 内分泌疾病的诊治

DM 患者，尤其是 DM2 患者，胰岛素抵抗和糖尿病的风险增加。建议在基线和每年进行一次空腹血糖和糖化血红蛋白检测。每 2 ～ 3 年评估促甲状腺激素（TSH）和游离 T4 以筛查甲状腺功能减退症。原发性性腺功能减退和勃起功能障碍在 DM1 男性中很常见，在 DM2 中较少见。临床医生应询问勃起功能障碍并通过治疗升高有症状男性的低睾酮水平。应考虑与某些用于治疗勃起功能障碍的药物相关的心血管风险和副作用。

9. 麻醉风险

建议 DM 患者，尤其是 DM1 患者，尽可能避免全身麻醉。神经肌肉、心脏和呼吸系统异常使患者面临全身麻醉并发症的特殊风险。对于必须进行全身麻醉的患者，术前心肺功能评估可以识别出风险特别高的个体，密切监测术后呼吸暂停可以降低并发症的风险。局部麻醉可能适用于某些手术和某些 DM1 患者。当需要镇静时建议使用短效镇静剂如丙泊酚，避免使用长效镇静剂如苯二氮䓬类。必须考虑镇静时误吸的风险；部分患者首选气管插管全身麻醉以保护气道。应避免使用琥珀酰胆碱，因为它可能导致弥漫性肌肉收缩，在严重的情况下会导致牙关紧闭、喉痉挛和无法进行气道管理。琥珀酰胆碱的替代品包括罗库溴铵或大剂量瑞芬太尼插管。

10. 心脏表现的治疗

根据美国心脏协会（AHA）2017 年指南，DM 诊断时建议仔细询问心脏病史，进行体格检查、心电图和动态心电图监测、超声心动图评估，无论患者是否有症状[53]。左心室射血分数正常的患者应每年通过体检、心电图和动态心电图监测重新评估，每 2 ～ 4 年通过超声心动图重新评估。

（1）心肌病和心功能不全的治疗：应包括标准心肌病治疗、血管紧张素转化酶抑制剂或血管紧张素受体阻滞剂逆转重构。但患者易出现症状性低血压，剂量增加通常很困难。高钾血症也是这些患者使用 ACEI 和醛固酮受体拮抗剂的常见并发症，即使肾功能正常。β 受体阻滞剂易加重患者的疲劳无力，并应注意患者发生传导异常的潜在问题，应用时需密切监测。

（2）心律失常的治疗

1）药物治疗房性心律失常应慎用，因为 DM 患者容易出现缓慢性心律失常和房室传导阻滞，对于减慢房室结传导的药物应密切监测。射频消融对 DM 患者心房扑动的疗效似与一般人群中报道的疗效相似，但对心房颤动的疗效尚不清楚[54]。需要抗凝治疗的患者还必须考虑可能使患者容易跌倒的骨骼肌症状和步态不稳造成的出血高风险而综合决定。

2）对 DM 患者的传导疾病进行早期植入起搏器的治疗已得到普遍支持。最新的指南提出 DM1 伴任何二度或三度房室传导阻滞（AVB）或 HV 间期 ≥ 70 ms 的患者，无论有无症状，都需要永久起搏（Ⅰ C 类推荐）；对于 PR 间期 ≥ 240 ms 或 QRS 波时限 ≥ 120 ms 的 DM1 患者，可以考虑植入永久性起搏器（Ⅱ b C 类推荐）。DM 合并严重的左心室功能障碍或复杂的室性心律失常患者应考虑 ICD 或 CRT-D 植入[55]。但在 DM 中，呼吸肌受累对生存有重大影响，在考虑预防性起搏器或 ICD 植入时需要考虑预期生存问题；在晚期 DM 患者中，如果存在严重的脊柱后凸和呼吸肌无力，手术或设备相关的并发症风险增高。

【预后】

DM1 患者的预期寿命大大缩短，迄今为止发表的最大队列研究中分别有 33% 和 31% 的患者的主要死亡原因是呼吸和心脏原因。最近一种用于估计长期生存率的风险预测评分中的因素包括：年龄、糖尿病、心率、收缩压、一度房室传导阻滞和束支传导阻滞、潮气量，以及步行时需要支持。当考虑将起搏器或 ICD 用于猝死的一级预防时，该评分也有助于估计死亡的竞争风险[17]。

在 DM1 患者的心血管死亡原因中，心脏性猝死最常见（占 43%），其次是肺栓塞（25%）、终末期心力衰竭（17%）、心肌梗死（5%）和缺血性卒中（3%）[17]。据估计，每年猝死的发生率为 0.53% ～ 1.16%[15-16]。传导系统疾病进展至完全性房室传导阻滞和心搏停止，以及室性快速性心律失常通常被认为是导致猝死的主要机制。

无创和有创评价用于识别需要植入式设备的高风险患者。无创评价方法基于 12 导联心电图和 24 h 动态心电图。包括非窦性心律、PR 间期 ≥ 240 ms、QRS 波时限 ≥ 120 ms 和二度或三度房室传导阻滞的标准组合与猝死独立相关，敏感性、特异性及阳性和阴性预测值分别为 74.1%、61.7%、12.1% 和 97.1%[15]。有创评估方法是基于 12 导联心电图和心电图轻度传导异常（如一度房室传导阻滞、束支和分支传导阻滞）患者的电生理检查，检出 HV 间期 ≥ 70 ms 的患者发生完全性房室传导阻滞和猝死的风险很高。有创评估策略具有更大的阳性预测值，基于电生理检查结果选择患者预防性起搏已观察到可降低患者的猝死风险[16]。

【病例摘要】

男性，28 岁，6 个月前始于行走时间断发作胸痛，伴有心悸、出汗、胸闷，持续 5 min 自行缓解。1 个月前再次于行走中出现胸痛，持续 15 min 后意识丧失，家人将其送至当地急诊时心电监护提示室性心动过速，给予直流电复律后转为窦性心律。完善动态心电图提示窦性心律，平均心率 72 次 / 分（51 ～ 102 次 / 分），一度房室传导阻滞，偶发室上性早搏及室性早搏。既往史：糖尿病史 1 年。双手无力 10 个月。家族史：其妹 14 岁时曾胸痛发作，24 岁时猝死。体格检查提示脱发，四肢远端肌肉萎缩、肌力减弱。辅助检查示 CK 及 CK-MB 升高，cTnI 正常，静息＋药物负荷心肌断层核素显像示左心室前外侧壁心肌内放射性分布稀疏，静息像放射性填充。肌电图检查：右指总伸肌、右小指展肌可见少量肌强直电位。肱二头肌活检：肌营养不良样病理改变，大量肌纤维出现显著核内移伴膜下嗜碱性胞质物质沉积。可见个别细胞色素 C 氧化酶阴性肌纤维。α -Sarcoglycan 染色、Dysferlin 可见肌纤维内胞质物质略深染，结蛋白（desmin）染色可见肌纤维内的胞质物质深染。DMPK 基因检测：出现基因 CTG 的重复次数 > 50 的致病突变。对患者应用美西律、卡马西平等改善肌肉僵直症状，辅酶 Q10、左卡尼丁改善肌肉代谢，植入 ICD 预防再发室性心律失常及猝死。病例详细资料见二维码数字资源 4-8-3。

数字资源 4-8-3

（褚松筠 李 颖）

【参考文献】

[1] Norwood FL, Harling C, Chinnery PF, et al. Prevalence of genetic muscle disease in Northern England: in-depth analysis of a muscle clinic population. Brain, 2009, 132（Pt 11）: 3175-3186.

[2] Siciliano G, Manca M, Gennarelli M, et al. Epidemiology of myotonic dystrophy in Italy: re-appraisal after genetic diagnosis. Clin Genet, 2001, 59（5）: 344-349.

[3] Mahadevan M, Tsilfidis C, Sabourin L, et al. Myotonic dystrophy mutation: an unstable CTG repeat in the 3′ untranslated region of the gene. Science, 1992, 255（5049）: 1253-1255.

[4] Liquori CL, Ricker K, Moseley ML, et al. Myotonic dystrophy type 2 caused by a CCTG expansion in intron 1 of ZNF9. Science, 2001, 293（5531）: 864-867.

[5] Fugier C, Klein AF, Hammer C, et al. Misregulated alternative splicing of BIN1 is associated with T tubule

alterations and muscle weakness in myotonic dystrophy. Nat Med, 2011, 17（6）: 720-725.

［6］Philips AV, Timchenko LT, Cooper TA. Disruption of splicing regulated by a CUG-binding protein in myotonic dystrophy. Science, 1998, 280（5364）: 737-741.

［7］Yadava RS, Frenzel-McCardell CD, Yu Q, et al. RNA toxicity in myotonic muscular dystrophy induces NKX2-5 expression. Nat Genet, 2008, 40（1）: 61-68.

［8］Hayashi Y, Ikeda U, Kojo T, et al. Cardiac abnormalities and cytosine-thymine-guanine trinucleotide repeats in myotonic dystrophy. Am Heart J, 1997, 134（2 Pt 1）: 292-297.

［9］Melacini P, Villanova C, Menegazzo E, et al. Correlation between cardiac involvement and CTG trinucleotide repeat length in myotonic dystrophy. J Am Coll Cardiol, 1995, 25（1）: 239-245.

［10］Day JW, Ricker K, Jacobsen JF, et al. Myotonic dystrophy type 2: molecular, diagnostic and clinical spectrum. Neurology, 2003, 60（4）: 657-664.

［11］Igarashi H, Momoi MY, Yamagata T, et al. Hypertrophic cardiomyopathy in congenital myotonic dystrophy. Pediatr Neurol, 1998, 18（4）: 366-369.

［12］Bassez G, Lazarus A, Desguerre I, et al. Severe cardiac arrhythmias in young patients with myotonic dystrophy type 1. Neurology, 2004, 63（10）: 1939-1941.

［13］Lagrue E, Dogan C, De Antonio M, et al. A large multicenter study of pediatric myotonic dystrophy type 1 for evidence-based management. Neurology, 2019, 92（8）: e852-e865.

［14］Udd B, Krahe R. The myotonic dystrophies: molecular, clinical, and therapeutic challenges. Lancet Neurol, 2012, 11（10）: 891-905.

［15］Groh WJ, Groh MR, Saha C, et al. Electrocardiographic abnormalities and sudden death in myotonic dystrophy type 1. N Engl J Med, 2008, 358（25）: 2688-2697.

［16］Wahbi K, Meune C, Porcher R, et al. Electrophysiological study with prophylactic pacing and survival in adults with myotonic dystrophy and conduction system disease. JAMA, 2012, 307（12）: 1292-1301.

［17］Wahbi K, Porcher R, Laforet P, et al. Development and validation of a new scoring system to predict survival in patients with myotonic dystrophy type 1. JAMA Neurol, 2018, 75（5）: 573-581.

［18］Bhakta D, Shen C, Kron J, et al. Pacemaker and implantable cardioverter-defibrillator use in a US myotonic dystrophy type 1 population. J Cardiovasc Electrophysiol, 2011, 22（12）: 1369-1375.

［19］Wahbi K, Babuty D, Probst V, et al. Incidence and predictors of sudden death, major conduction defects and sustained ventricular tachyarrhythmias in 1388 patients with myotonic dystrophy type 1. Eur Heart J, 2017, 38（10）: 751-758.

［20］Russo V, Rago A, Ciardiello C, et al. The Role of the atrial electromechanical delay in predicting atrial fibrillation in myotonic dystrophy type 1 patients. J Cardiovasc Electrophysiol, 2016, 27（1）: 65-72.

［21］Merino JL, Carmona JR, Fernandez-Lozano I, et al. Mechanisms of sustained ventricular tachycardia in myotonic dystrophy: implications for catheter ablation. Circulation, 1998, 98（6）: 541-546.

［22］Petri H, Vissing J, Witting N, et al. Cardiac manifestations of myotonic dystrophy type 1. Int J Cardiol, 2012, 160（2）: 82-88.

［23］Bhakta D, Lowe MR, Groh WJ. Prevalence of structural cardiac abnormalities in patients with myotonic dystrophy type I. Am Heart J, 2004, 147（2）: 224-227.

［24］Finsterer J, Stolberger C, Kopsa W. Noncompaction in myotonic dystrophy type 1 on cardiac MRI. Cardiology, 2005, 103（3）: 167-168.

［25］Bhakta D, Groh MR, Shen C, et al. Increased mortality with left ventricular systolic dysfunction and heart failure in adults with myotonic dystrophy type 1. Am Heart J, 2010, 160（6）: 1137-1141, 41 e1.

［26］Wahbi K, Ederhy S, Becane HM, et al. Impaired myocardial deformation detected by speckle-tracking echocardiography in patients with myotonic dystrophy type 1. Int J Cardiol, 2011, 152（3）: 375-376.

［27］Fung KC, Corbett A, Kritharides L. Myocardial tissue velocity reduction is correlated with clinical neurologic severity in myotonic dystrophy. Am J Cardiol, 2003, 92（2）: 177-181.

［28］Pelargonio G, Dello Russo A, Sanna T, et al. Myotonic dystrophy and the heart. Heart, 2002, 88（6）: 665-670.

［29］Child JS, Perloff JK. Myocardial myotonia in myotonic muscular dystrophy. Am Heart J, 1995, 129（5）: 982-990.

［30］Lindqvist P, Morner S, Olofsson BO, et al. Ventricular dysfunction in type 1 myotonic dystrophy: electrical, mechanical, or both? Int J Cardiol, 2010, 143（3）: 378-384.

［31］Annane D, Merlet P, Radvanyi H, et al. Blunted coronary reserve in myotonic dystrophy. An early and gene-related phenomenon. Circulation, 1996, 94（5）: 973-977.

［32］Vinereanu D, Bajaj BP, Fenton-May J, et al. Subclinical cardiac involvement in myotonic dystrophy manifesting as decreased myocardial Doppler velocities. Neuromuscul Disord, 2004, 14（3）: 188-194.

［33］Sochala M, Porcher R, Stojkovic T, et al. High risk of fatal and nonfatal venous thromboembolism in myotonic dystrophy. Circulation, 2018, 138（11）: 1169-1171.

[34] Chong-Nguyen C，Wahbi K，Algalarrondo V，et al. Association between mutation size and cardiac involvement in myotonic dystrophy type 1：an analysis of the DM1-heart registry. Circ Cardiovasc Genet，2017，10（3）：e001526.

[35] Logigian EL，Ciafaloni E，Quinn LC，et al. Severity，type，and distribution of myotonic discharges are different in type 1 and type 2 myotonic dystrophy. Muscle Nerve，2007，35（4）：479-485.

[36] Milone M，Batish SD，Daube JR. Myotonic dystrophy type 2 with focal asymmetric muscle weakness and no electrical myotonia. Muscle Nerve，2009，39（3）：383-385.

[37] Phillips MF，Harper PS. Cardiac disease in myotonic dystrophy. Cardiovasc Res，1997，33（1）：13-22.

[38] Finsterer J，Stollberger C，Keller H. Arrhythmia-related workup in hereditary myopathies. J Electrocardiol，2012，45（4）：376-384.

[39] Hiromasa S，Ikeda T，Kubota K，et al. Myotonic dystrophy：ambulatory electrocardiogram，electrophysiologic study，and echocardiographic evaluation. Am Heart J，1987，113（6）：1482-1488.

[40] Merlevede K，Vermander D，Theys P，et al. Cardiac involvement and CTG expansion in myotonic dystrophy. J Neurol，2002，249（6）：693-698.

[41] Groh WJ，Lowe MR，Zipes DP. Severity of cardiac conduction involvement and arrhythmias in myotonic dystrophy type 1 correlates with age and CTG repeat length. J Cardiovasc Electrophysiol，2002，13（5）：444-448.

[42] Hardin BA，Lowe MR，Bhakta D，et al. Heart rate variability declines with increasing age and CTG repeat length in patients with myotonic dystrophy type 1. Ann Noninvasive Electrocardiol，2003，8（3）：227-232.

[43] Casella M，Dello Russo A，Pace M，et al. Heart rate turbulence as a noninvasive risk predictor of ventricular tachyarrhythmias in myotonic dystrophy type 1. J Cardiovasc Electrophysiol，2006，17（8）：871-876.

[44] Babuty D，Fauchier L，Tena-Carbi D，et al. Significance of late ventricular potentials in myotonic dystrophy. Am J Cardiol，1999，84（9）：1099-1101，A10.

[45] Mammarella A，Ferroni P，Paradiso M，et al. Tumor necrosis factor-alpha and myocardial function in patients with myotonic dystrophy type 1. J Neurol Sci，2002，201（1-2）：59-64.

[46] Hermans MC，Faber CG，Bekkers SC，et al. Structural and functional cardiac changes in myotonic dystrophy type 1：a cardiovascular magnetic resonance study. J Cardiovasc Magn Reson，2012，14：48.

[47] De Ambroggi L，Raisaro A，Marchiano V，et al. Cardiac involvement in patients with myotonic dystrophy：characteristic features of magnetic resonance imaging. Eur Heart J，1995，16（7）：1007-1010.

[48] Vignaux O，Lazarus A，Varin J，et al. Right ventricular MR abnormalities in myotonic dystrophy and relationship with intracardiac electrophysiologic test findings：initial results. Radiology，2002，224（1）：231-235.

[49] Ashizawa T，Gagnon C，Groh WJ，et al. Consensus-based care recommendations for adults with myotonic dystrophy type 1. Neurol Clin Pract，2018，8（6）：507-520.

[50] Otten RF，Scherschel JA，Lopshire JC，et al. Arrhythmia exacerbation after sodium channel blockade in myotonic dystrophy type 1. Muscle Nerve，2009，40（5）：901-902.

[51] Wahbi K，Algalarrondo V，Becane HM，et al. Brugada syndrome and abnormal splicing of SCN5A in myotonic dystrophy type 1. Arch Cardiovasc Dis，2013，106（12）：635-643.

[52] Puymirat J，Bouchard JP，Mathieu J. Efficacy and tolerability of a 20-mg dose of methylphenidate for the treatment of daytime sleepiness in adult patients with myotonic dystrophy type 1：a 2-center，randomized，double-blind，placebo-controlled，3-week crossover trial. Clin Ther，2012，34（5）：1103-1111.

[53] Feingold B，Mahle WT，Auerbach S，et al. Management of cardiac involvement associated with neuromuscular diseases：a scientific statement from the American Heart Association. Circulation，2017，136（13）：e200-e231.

[54] Wahbi K，Sebag FA，Lellouche N，et al. Atrial flutter in myotonic dystrophy type 1：Patient characteristics and clinical outcome. Neuromuscul Disord，2016，26（3）：227-233.

[55] Glikson M，Nielsen JC，Kronborg MB，et al. 2021 ESC Guidelines on cardiac pacing and cardiac resynchronization therapy. Eur Heart J，2021，42：3427-3520.

四、中性脂肪沉积症继发心脏受累

【概述】

中性脂肪沉积症（neutral lipid storage disorders，NLSDs）是甘油三酯在不同组织的细胞内沉积所致的一种常染色体隐性遗传性疾病。其发病是由脂肪甘油三酯脂肪酶，又称patatin样磷酸脂酶结构域蛋白2（PNPLA2）基因突变导致以肌肉损害为主的NLSDs伴肌病及心肌血管病[1]，或者由比较基因识别-58（comparative gene identification-58，CGI-58），又称含α/β水解酶结构域蛋白5（α/β hydrolasedomaincontaining protein 5，ABHD5）基因突变导致以鱼鳞病和脂肪肝为主要表现的 Dorfman-Chanarin 综合征[2]。

1953 年 Jordan[3] 在表现为肌营养不良的兄弟二人中首先发现白细胞内脂肪滴，1966 年 Rozenszajn 在一对表现为严重鱼鳞病的姐妹中报道了类似发现并将之命名为 Jordan 异常小体。1974 年 Dorfman 在鱼鳞病患者中发现脂肪滴沉积，随后 Chanarin 等在患有鱼鳞病和肌病的患者中首次提出 NLSDs 的诊断，1985 年该病被命名为 Dorfman-Chanarin 综合征[4]，2001 年确认该病致病基因为 CGI-58[2]。2007 年 Fischer 等[1] 报道一个 NLSDs 伴肌病患者缺乏鱼鳞病和肝肿大，致病基因为 PNPLA2，被认为是 NLSDs 新亚型。我国自 2009 年陆续报道 PNPLA2 突变导致的 NLSDs[5-8]，2021 年刘依和等报道了国内首例 Dorfman-Chanarin 综合征[9]。

【发病机制】

甘油三酯（TG）即中性脂肪，甘油三酯脂酶（ATGL）特异性水解甘油三酯的第一个脂肪酸，CGI-58 是含 349 个氨基酸的相对分子质量为 390 000 的蛋白，可显著提高 ATGL 活性，而突变型 CGI-58（Q139P，E260K 和 190TER）则无法激活 ATGL，从而引起全身 TG 累积[10]。ATGL 含 504 个氨基酸，是游离脂肪酸动员的第二非完全限速酶。ATGL 基因 N 端由 1～5 外显子编码，含有 patatins 启动域和催化位点，负责甘油三酯水解，该区域突变引起 ATGL 酶活性显著下降，导致 Dorfman-Chanarin 综合征。C 端由 6～9 外显子编码，该区域突变不影响 ATGL 活性，导致单纯肌病即 NLSDs 伴肌病。ATGL 基因突变引起甘油三酯分解障碍，导致甘油三酯在不同类型细胞中沉积，细胞内甘油三酯增加可引起并加剧细胞内的长链脂肪酸蓄积，形成恶性循环，造成细胞能量不足[11]。甘油三酯可沉积于心肌细胞及血管平滑肌细胞，其中甘油三酯沉积致动脉粥样硬化是甘油三酯沉积心肌血管病的重要特征，与胆固醇沉积致动脉粥样硬化不同，甘油三酯沉积于平滑肌细胞，导致血管弥漫向心性狭窄[12-13]。

【病理改变】

NLSDs 两个亚型的共同特点是不同类型细胞内出现脂肪滴沉积，在外周血细胞涂片中发现多核白细胞和单核细胞中脂肪滴沉积，即 Jordan 异常小体，骨骼肌病理上可见肌营养不良样改变，肌纤维内脂肪滴

沉积伴随镶边空泡，电子显微镜下除发现脂肪滴增加外，还可以看到髓样小体和细丝样沉积物[5, 8, 14]。心肌病理上显示心肌呈黄白色，心腔扩张，心壁菲薄，心肌细胞空泡变性伴随间质纤维化。冠状动脉管腔呈弥漫性、向心性狭窄，管壁全层脂质沉积，血管平滑肌细胞泡沫化[12]。在 Dorfman-Chanarin 综合征还可以发现肝细胞内脂肪滴沉积伴随结缔组织增生[15]，以及表皮基底细胞角化和细胞内脂肪滴沉积[16]。

【临床表现】

1. Dorfman-Chanarin 综合征

主要出现在地中海和中东国家，特别是土耳其，亚洲的日本也有报道。一般在出生后或儿童早期发病，具有多系统损害的特点，包括鱼鳞病、肝脏病变、中枢神经系统病变及眼和耳损害等[17]。

（1）皮肤损害：多在生后出现，表现为非大疱性鱼鳞病样红皮病，在红斑背景下出现细小鳞屑[15]，伴有双侧睑外翻和唇外翻，也可表现为进行性对称性红斑角化病。

（2）肝脏损害：可以在新生儿期出现肝硬化，也可以在十几岁出现肝脏脂肪变伴随肝肿大[15]，而后出现肝硬化和脾肿大。

（3）其他症状：部分患者出现智力低下、精神障碍、感音神经性耳聋和白内障[18]。

2. NLSDs 伴肌病

发病年龄从儿童早期到 70 多岁[19]，多在成年期起病，平均为 30 岁。临床表现包括单纯肌病、骨骼肌加心肌病及心肌血管病，其他器官也可以受累，但没有皮肤损害。

（1）肌病：在早期可仅出现无症状的肌酸激酶增加[20]，30 岁左右出现缓慢进展的近端或远端肢体无力，受累肌肉以大腿后部、肩胛带肌和椎旁肌突出，上肢重于下肢，近端重于远端[11]，41% 的患者为非对称性分布，国内报道的患者均存在非对称性分布[8]。个别患者出现肌肉痉挛和易疲劳现象[16]，一般不出现面肌、眼外肌、咽喉肌和呼吸肌无力。

（2）心肌血管病：心脏受累较常见，不同研究报道心脏受累率不同，约 40% 的患者出现心脏受累[12]，多合并肌病，也有患者仅心脏受累而无肌病[21]。心肌血管病一般晚于肌无力出现，起初患者多表现为心悸、气短、劳力性呼吸困难、易疲劳，以及水肿、体重增加、夜尿增多等心功能不全症状，随着疾病进展，逐渐出现静息时呼吸困难、不能平卧等[13]。此

外，由于冠状动脉狭窄还可以出现心绞痛症状，常在静息时或夜间发作，硝酸甘油或硝酸酯类药物缓解效果不佳。发生心律失常时，患者也可出现心悸、心跳不规则、晕厥等。部分患者有心搏骤停的病史，甚至死于心脏性猝死[12, 22]。

（3）其他症状：近1/4的患者合并糖尿病和高脂血症[14-15]，部分患者可出现胰腺炎[14]，少数患者出现感音神经性耳聋[20]。

【辅助检查】

1. 血细胞检查

外周血涂片可发现 Jordan 异常小体[23]，这一病理改变出现在 NLSDs 的不同亚型，有较高诊断意义。

2. 血生化检查

肝脏功能异常和维生素 D 水平降低可出现在 Dorfman-Chanarin 综合征[18, 24]。血清肌酸激酶轻度升高、外周血甘油三酯增高、血糖升高或糖耐量异常出现在个别 Dorfman-Chanarin 综合征[25] 以及少数 NLSDs 伴肌病患者[14, 18, 26]。

3. 电生理检查

在 NLSDs 伴肌病及心肌血管病患者心电图可出现非特异性 ST-T 改变、左心室高电压等变化，也可以出现室上性、室性早搏，甚至心室颤动[12, 14]。肌电图多出现肌源性和（或）神经源性损害[5-6]，个别患者出现肌强直点位发放[19]。

4. 影像学检查

Dorfman-Chanarin 综合征患者肝脏 CT 检查可以发现肝硬化伴脾肿大[24]。超声心动图和心肌 MRI 可见扩张或肥厚型心肌病，其中以肥厚型心肌病更常见，曾有研究报道统计超声心动图检查中肥厚型心肌病占 50%，扩张型心肌病占 28%，其他类型心肌损害占 22%[27]。在严重患者 CT 可以发现左心室心肌肥厚及冠状动脉弥漫性向心性狭窄[12, 14, 26]。在疾病早期及进展期，甘油三酯沉积的心肌在 CT 上可显示为黑色区域（CT 值低），在 CT 彩色显像时，甘油三酯沉积组织可出现强化[28]。β 甲基对碘苯代十五烷酸（BMIPP）是长链脂肪酸（LCFA）的类似物，具有放射性，可以用来监测心肌细胞 LCFA 代谢。SPECT 显示正常情况下，BMIPP 与 CD36 结合迅速在心肌内显影，聚积于甘油三酯池，经由线粒体 β 氧化后缓慢消散。而在心肌血管病患者当中 BMIPP 消散速度显著减慢[29]。彩色编码冠状动脉 CT 通过不同色彩可标记富含甘油三酯的组织，显示

冠状动脉壁内含量丰富的甘油三酯，主要分布在外膜侧，可表现为以结节状、半岛状或桥形从外向内突出[30]。肌肉 MRI 早期可以无异常[20]，随疾病发展下肢后群病变明显[8, 26]，脊柱旁肌肉明显受累，上肢前臂肌群在不同患者存在明显差异，病变存在左右不对称性（图 4-8-1）[8, 26]。

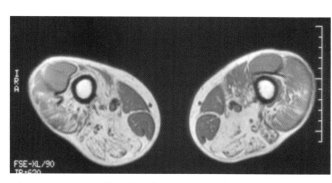

图 4-8-1 NLSDs 伴肌病患者双侧大腿肌肉磁共振成像：T1WI 序列显示弥漫性脂肪浸润，以大腿后群为主，右侧大腿脂肪化程度重于左侧

5. 骨骼肌及其他部位活检

骨骼肌活检最典型的改变是肌纤维存在大量脂肪滴（图 4-8-2），出现在 NLSDs 的各个类型[25]，个别患者可以没有脂肪滴沉积[19]。由于肌纤维内镶边空泡只出现在 22% 的患者[14]，不能作为和其他类型脂肪累积病的鉴别依据。此外，心肌活检可见肥大的心肌细胞内出现空泡变性，油红"O"染色阳性。Dorfman-Chanarin 综合征患者的肝细胞内可以发现巨大脂肪滴[16, 25]，而皮肤活检可见脂肪滴沉积在基底细胞[16]。

6. 基因检查

对于疑诊 NLSDs 的患者都需要进行 CGI-58 和 PNPLA2 基因突变筛查，在突变携带者也可以出现轻微肌无力及肌纤维内脂肪滴增加[31]。CGI-58 的无义、错义、缺失、插入和剪切突变均有报道，而 PNPLA2 大多数为缺失突变，也可出现错义、无义或重复突变，大多数突变导致终止密码子提前和蛋白生产的缺陷，在 NLSDs 两个亚型均没有真正的无效突变[10]。鱼鳞病是 NLSDs 两个亚型的主要表型差异，提示这一表现并不具有 ATGL 功能依赖性。研究者们尚未发现两个基因的突变热点，以及基因型和临床表型相关性[10, 17]。

【诊断】

NLSDs 是罕见的多系统遗传病，患者因不同

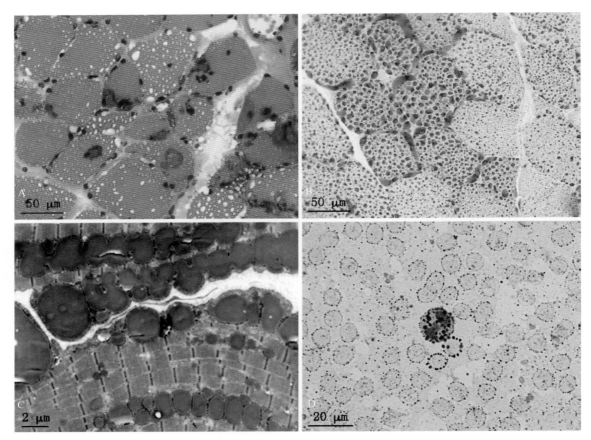

图 4-8-2 NLSDs 伴肌病患者肱二头肌病理改变。A. HE 染色可见少数肌纤维萎缩、肥大，肌纤维内出现大小不一的空泡，部分为镶边空泡；B. 油红 "O" 染色可见许多肌纤维内脂肪滴重度增多；C. 电镜下可见大量堆积的脂肪滴；D. 外周血涂片油红 "O" 染色可见白细胞内有异常的 Jordan 小体

临床表现而分布于神经、心血管、皮肤、消化等多个科室。缓慢进展的不对称性肌无力、原因不明的心肌血管病、鱼鳞病、肝肿大等为本病的提示线索[1-2]。

当患者出现鱼鳞病，肝功能异常及认知功能改变，需要考虑 Dorfman-Chanarin 综合征。如发现 Jordan 异常小体，肝细胞或皮肤基底角化细胞脂肪滴沉积，建议行 CGI-58/ABHD5 基因检查，而鉴别诊断主要包括其他伴随鱼鳞病的多系统性疾病。

当出现成年起病、缓慢进展、不对称性的近端和（或）远端肌无力，尤其是伴心肌血管病时，应考虑到 NLSDs 伴肌病。如发现 Jordan 异常小体，骨骼肌或心肌细胞内脂肪滴沉积，建议进行 PNPLA2 基因检查（图 4-8-3）。NLSDs 伴肌病应当和其他两种脂质沉积性肌病，即原发性肉碱缺乏症及多种酰基辅酶 A 脱氢酶缺陷症相鉴别[32-33]。此外，出现心肌血管病表现者还需要主要与其他原因导致的心肌病鉴别，包括与扩张型心肌病、肥厚型心肌病、致心律失常性右室心肌病、肢带型肌营养不良 2 型、Becker

肌营养不良、先天性肌病、肌原纤维肌病、糖原累积病 2 型、线粒体病、Danon 病和 Emery-Dreifusse 肌营养不良等鉴别，对缺乏骨骼肌典型病理改变者需进行相关的基因检查。

日本协作组制定了心肌血管病诊断标准，包含两条主要标准（每条 2 分）及 1 条次要标准。主要标准：①心肌甘油三酯沉积或 LCFA 代谢异常，至少包含以下 3 项之一：a. 活检提示心肌甘油三酯沉积；b. 磁共振波谱学提示心肌甘油三酯沉积；c. 核素显像 BMIPP 心肌洗脱率下降（< 10%）；②冠状动脉 CTA 或冠状动脉造影提示冠状动脉弥漫狭窄。次要标准：Jordans 异常小体；糖尿病。若评分 4 分，则可诊断，若评分 3 分，存在 ATGL 基因突变，则也可诊断[12]。

【治疗和预后】

迄今为止，本病仍缺乏有效的治疗方法，低脂肪和富含短 / 中链脂肪酸的饮食可能改善鱼鳞病、肝损害及 NLSDs 的其他多系统症状，但效果报道

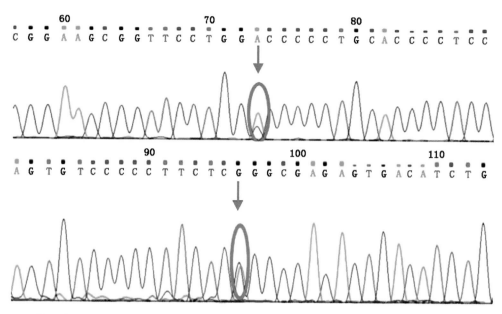

图 4-8-3 1 例 NLSDs 伴肌病患者基因检测结果。发现在 *PNPLA2* 基因第 3 号外显子 chr11：821 685 G＞A，存在 c. 245 G＞A（鸟嘌呤＞腺嘌呤）的杂合突变，G82D（甘氨酸＞天冬氨酸）；第 5 号外显子 chr11：822 474 G＞A，存在 c. 564 G＞A 的杂合突变，无氨基酸变化（箭头及红椭圆示）

不一[15,34]。Dorfman-Chanarin 综合征严重肝硬化伴随肝衰竭的患者可以采取部分肝移植的方法[15,24]，对于鱼鳞病给予阿维 A 可以明显改善患者的临床表现和实验室参数，降低甘油三酯的贝特类药物可改善脂代谢状态，苯扎贝特 400 mg/d 可以降低血液和肌纤维内的甘油三酯含量，但为期 28 周的治疗并没有改善患者的肢体无力和心脏病症状[35]，给予患者口服核黄素和左旋肉碱一般也没有明显的效果。对心功能不全、冠心病等症状经规范内科治疗效果亦不显著，心脏及肝衰竭是 NLSDs 患者致死的主要原因，部分患者在 20 ～ 60 岁因心脏病而死亡，而单纯肌病者进展缓慢不影响其生存期。出现心脏受累时，可给予相应药物对症处理，但心肌血管病对心力衰竭、心绞痛、心律失常的标准治疗的反应差，必要时可行心脏移植。部分患者接受心脏移植后，经过免疫抑制治疗，可耐受宿主，但随访显示即使经过心脏移植，骨骼肌疾病仍在逐渐进展[12]。

【病例摘要】

女，59 岁，10 余年前出现右下肢无力，9 年前出现双下肢无力，8 年余前出现双上肢上举困难，8

年前出现活动后胸闷，化验提示 CK 及 CK-MB 升高，下肢 MRI 示双侧臀部及大腿肌肉脂肪浸润及水肿改变，双侧小腿肌肉以后部肌群脂肪浸润为主。肌肉活检病理符合空泡性肌病样病理改变特点，出现镶边空泡，基因检测示 *PNPLA2* 基因存在 c. 245 G＞A 杂合突变，明确诊断为中性脂肪沉积症伴肌病。心内科进一步评估，hsTnI 及 BNP 正常，超声心动图提示左心室壁增厚及舒张功能异常，心脏 MRI 未见明显心肌受累迹象，冠状动脉 CTA 未见典型征象，考虑心肌受累可能性大，但证据尚不充分，建议患者随访，必要时行活检明确诊断。病例详细资料见二维码数字资源 4-8-4。

数字资源 4-8-4

（赵亚雯 姜一梦）

心血管罕见病

【参考文献】

[1] Fischer J，Lefevre C，Morava E，et al. The gene encoding adipose triglyceride lipase（PNPLA2）is mutated in neutral lipid storage disease with myopathy. Nat Genet，2007，39（1）：28-30.

[2] Lefevre C，Jobard F，Caux F，et al. Mutations in CGI-58，the gene encoding a new protein of the esterase/lipase/thioesterase subfamily，in Chanarin-Dorfman syndrome. Am J Hum Genet，2001，69（5）：1002-1012.

[3] Jordans GH. The familial occurrence of fat containing vacuoles in the leukocytes diagnosed in two brothers suffering from dystrophia musculorum progressiva（ERB.）. Acta Med Scand，1953，145（6）：419-423.

[4] Elias PM，Williams ML. Neutral lipid storage disease with ichthyosis. Defective lamellar body contents and intracellular dispersion. Arch Dermatol，1985，121（8）：1000-1008.

[5] 陈涓涓. 中性脂肪沉积症合并肌病一家系. 中华神经科杂志，2009，42（9）：4.

[6] Lin P，Li W，Wen B，et al. Novel PNPLA2 gene mutations in Chinese Han patients causing neutral lipid storage disease with myopathy. J Hum Genet，2012，57（10）：679-681.

[7] 易芳芳. 中性脂肪沉积症伴肌病三例. 中华神经科杂志，2015，48（3）：5.

[8] Xu C，Zhao Y，Liu J，et al. Muscle MRI in neutral lipid storage disease with myopathy carrying mutation c.187＋1G＞A. Muscle Nerve，2015，51（6）：922-927.

[9] 刘依和. Chanarin-Dorfman 综合征一例国内首报. 中华皮肤科杂志，2021，54（8）：4.

[10] Schweiger M，Lass A，Zimmermann R，et al. Neutral lipid storage disease：genetic disorders caused by mutations in adipose triglyceride lipase/PNPLA2 or CGI-58/ABHD. Am J Physiol Endocrinol Metab，2009，297（2）：E289-296.

[11] Hirano K，Tanaka T，Ikeda Y，et al. Genetic mutations in adipose triglyceride lipase and myocardial up-regulation of peroxisome proliferated activated receptor-gamma in patients with triglyceride deposit cardiomyovasculopathy. Biochem Biophys Res Commun，2014，443（2）：574-579.

[12] Hirano K. Triglyceride deposit cardiomyovasculopathy. Nihon Rinsho，2013，71（9）：1676-1680.

[13] Ikeda Y，Hirano K，Fukushima N，et al. A novel type of human spontaneous coronary atherosclerosis with triglyceride deposition. Eur Heart J，2014，35（13）：875.

[14] Kaneko K，Kuroda H，Izumi R，et al. A novel mutation in PNPLA2 causes neutral lipid storage disease with myopathy and triglyceride deposit cardiomyovasculopathy：a case report and literature review. Neuromuscul Disord，2014，24（7）：634-641.

[15] Missaglia S，Valadares ER，Moro L，et al. Early onset of Chanarin-Dorfman syndrome with severe liver involvement in a patient with a complex rearrangement of ABHD5 promoter. BMC Med Genet，2014，15：32.

[16] Singh S，Sharma S，Agarwal S，et al. Neutral lipid storage disease with unusual presentation：report of three cases. Pediatr Dermatol，2012，29（3）：341-344.

[17] Nur BG，Gencpinar P，Yuzbasioglu A，et al. Chanarin-Dorfman syndrome：genotype-phenotype correlation. Eur J Med Genet，2015，58（4）：238-242.

[18] Aggarwal S，Maras JS，Alam S，et al. Novel nonsense mutation of ABHD5 in Dorfman-Chanarin syndrome with unusual findings：a challenge for genotype-phenotype correlation. Eur J Med Genet，2012，55（3）：173-177.

[19] Pennisi EM，Missaglia S，Dimauro S，et al. A myopathy with unusual features caused by PNPLA2 gene mutations. Muscle Nerve，2015，51（4）：609-613.

[20] Perrin L，Feasson L，Furby A，et al. PNPLA2 mutation：a paediatric case with early onset but indolent course. Neuromuscul Disord，2013，23（12）：986-991.

[21] Zhang W，Wen B，Lu J，et al. Neutral lipid storage disease with myopathy in China：a large multicentric cohort study. Orphanet J Rare Dis，2019，14（1）：234.

[22] Li M，Hirano KI，Ikeda Y，et al. Triglyceride deposit cardiomyovasculopathy：a rare cardiovascular disorder. Orphanet J Rare Dis，2019，14（1）：134.

[23] Elitzur S，Yacobovich J，Dgany O，et al. From blood smear to lipid disorder：a case report. J Pediatr Hematol Oncol，2013，35（8）：e329-331.

[24] Takeda K，Tanaka K，Kumamoto T，et al. Living donor liver transplantation for Dorfman-Chanarin syndrome with 1 year follow-up：case report. Transplant Proc，2010，42（9）：3858-3861.

[25] Bruno C，Bertini E，Di Rocco M，et al. Clinical and genetic characterization of Chanarin-Dorfman syndrome. Biochem Biophys Res Commun，2008，369（4）：1125-1128.

[26] Laforet P，Stojkovic T，Bassez G，et al. Neutral lipid storage disease with myopathy：a whole-body nuclear MRI and metabolic study. Mol Genet Metab，2013，108（2）：125-131.

[27] 卢晓庆. PNPLA2 基因新发突变致伴肌病的中性脂肪沉积症 1 例临床特点及文献复习. 南昌：南昌大学，2019.

[28] Higashi M，Hirano K，Kobayashi K，et al. Distinct cardiac phenotype between two homozygotes born in a village with accumulation of a genetic deficiency of adipose triglyceride lipase. Int J Cardiol，2015，192：30-32.

[29] Hirano K，Ikeda Y，Sugimura K，et al. Cardiomyocyte steatosis and defective washout of iodine-123-beta-methyl

iodophenyl-pentadecanoic acid in genetic deficiency of adipose triglyceride lipase. Eur Heart J, 2015, 36 (9): 580.

[30] Higashi M, Ikeda Y, Miyauchi H, et al. Imaging modalities for triglyceride deposit cardiomyovasculopathy. Annals of Nuclear Cardiology, 2017, 3 (1): 94-102.

[31] Janssen MC, van Engelen B, Kapusta L, et al. Symptomatic lipid storage in carriers for the PNPLA2 gene. Eur J Hum Genet, 2013, 21 (8): 807-815.

[32] Shibbani K, Fahed AC, Al-Shaar L, et al. Primary carnitine deficiency: novel mutations and insights into the cardiac phenotype. Clin Genet, 2014, 85 (2): 127-137.

[33] 中华医学会神经病学分会，神经肌肉病学组，中华医学会神经病学分会肌电图及临床神经生理学组. 中国脂质沉积性肌病诊治专家共识. 中华神经科杂志，2015，48 (11): 4.

[34] Arslansoyu Camlar S, Gencpinar P, Makay B, et al. Chanarin-Dorfman syndrome with multi-system involvement in two siblings. Turk J Haematol, 2013, 30 (1): 72-75.

[35] van de Weijer T, Havekes B, Bilet L, et al. Effects of bezafibrate treatment in a patient and a carrier with mutations in the PNPLA2 gene, causing neutral lipid storage disease with myopathy. Circ Res, 2013, 112 (5): e51-54.

第九节　血色病继发心肌病

【概述】

血色病（hemochromatosis，HC）是指铁过量沉积于肝、胰腺、心脏及其他实质器官，并对这些器官的结构和功能造成损害的疾病状态。受血色病影响的器官可包括肝、胰腺、心脏、甲状腺、关节、皮肤、性腺和垂体。广义的血色病包括遗传性血色病（hereditary hemochromatosis，HH）和继发性血色病。其中继发性血色病主要是由如地中海贫血、镰状细胞贫血、遗传性球形红细胞增多症、X-连锁铁粒细胞性贫血、丙酮酸激酶缺乏等红细胞生成障碍相关疾病和输血治疗引起的。而 HH 则是一种由参与铁代谢的特定基因发生突变引起肠道铁吸收增加所致的遗传性疾病。HH 患者常以心脏受累为首发表现，出现限制型心肌病所致心力衰竭或心律失常，本节主要介绍 HH 的相关概述，及 HH 心脏受累的诊断和治疗。

HC 最早于 1865 年由 Trousseau 首先进行病例报道，到 1889 年由德国的病理学家 von Recklinghausen 对之前类似的病例进行总结，发现这些患者体内大部分器官有铁色素沉着，而这些铁色素主要来源自红细胞中的血红蛋白，因此将这类疾病首次命名为血色病[1]。这类患者常出现皮肤的色素沉着、糖尿病、心力衰竭和肝硬化等表现，当时认为引起该病的主要原因是饮酒过多或饮食等环境因素影响，直到 1996 年 Feder[2] 等通过基因测序等方法证实这种异常的铁色素沉积是由于血色病基因（hereditary Fe，HFE）突变导致的，医学家们逐渐认识到 HH 的存在并开始在类似铁异常沉积的患者中开展致病基因的检测。

HH 是白人中最常见的常染色体隐性遗传病之一，患病率为 1/（300～500）[3]，主要分布在欧洲、澳大利亚和其他凯尔特人起源较多的西方国家，而在非洲裔中不太常见，亚裔人群中极为罕见。男性的发病率大约是女性的 2～3 倍。患有血色病的女性通常比男性更晚出现症状，这主要是与女性月经有关的失血造成铁排泄增加有关。在男性患者中血色病的症状通常在 40～50 岁变得明显；而在女性患者中，通常在 60 岁后出现明显的与铁沉积相关的症状。

HH 是由存在于 6 号染色体短臂（6p21.3）的 HFE 基因出现基因突变所致，HFE 蛋白位于小肠并可与铁结合，生理功能为控制和限制过量铁的吸收，HFE 基因突变可通过使 HFE 蛋白不能结合 β2-微球蛋白而使之失活，导致细胞转运功能受损、膜结合能力降低且与转铁蛋白受体 -1 的结合能力降低，造成铁的吸收增加[4]。HH 根据基因突变位点的不同常被分为四种类型：1 型是 HFE 基因相关，是 HH 的最常见的类型，为常染色体隐性遗传方式[5]；2a 型（青少年血色病基因突变）和 2b 型（铁调素基因突变）是常染色体隐性遗传疾病，发病年龄通常为 15～20 岁；3 型（转铁蛋白受体 -2 基因突变）也是常染色体隐性遗传疾病，发病年龄为 30～40 岁[6]；4 型（铁转运蛋白基因突变）为常染色体显性遗传病。其中

HFE 基因的 *C282Y* 突变是 HH 最常出现的突变之一，该突变会导致第 282 位的半胱氨酸被酪氨酸所取代，其纯合突变会导致疾病的发生（1a 型）。该类型纯合突变的男性每日吸收 2 ~ 4 mg 铁，减去每日丢失约 1 mg 铁，则每日会在维持铁平衡所需的量上多保留 3 mg 左右铁，这将导致每年净蓄积大约 1 g 铁。到 40 或 50 岁时，铁总蓄积量才会超过 20 g 而出现器官受损症状，肝脏功能异常最为常见。约 4% ~ 7% 的 HH 患者为复合杂合子，其中一个等位基因为 *C282Y* 突变，另一个为 *H63D* 突变（1b 型）[7]。而 2 型青少年血色病的患者临床上更可能表现为心脏、胰腺、性腺受累而出现心肌病、糖耐量异常和性腺功能减退，而非严重的肝脏疾病[8]。

【临床表现】

血色病的临床表现主要源于各器官受铁过量沉积的影响后出现的结构和功能的改变。可以受血色病影响的器官包括肝脏、胰腺、心脏、甲状腺、关节、皮肤、性腺和垂体。

1. 肝脏

肝脏是 1 型 HH 最常见的受累器官。其临床表现随受累程度的不同而呈现多种形式。轻度的肝脏受累可表现为无症状的转氨酶升高、肝区疼痛和肝肿大。严重的肝脏受累可表现为肝硬化及肝细胞癌，这是导致 HH 患者死亡的最常见原因。饮酒和合并病毒性肝炎是加重 HH 患者肝损伤的重要因素。每天饮酒量超过 60 g 会使 HH 患者发生肝硬化的风险增加 9 倍[9]，每天饮酒量超过 80 g 会显著降低生存率[10]。而合并病毒性肝炎的血色病患者也更容易出现肝硬化表现[11]。HH 患者发生肝细胞癌的风险约为一般人群的 20 倍[12]。

2. 心脏

心脏受累所致心肌病是导致 HH 患者死亡的第二大病因，在 1 型 HH 的疾病进展过程中，心肌受累至出现临床表现常常较晚。而在 2 型 HH 中心肌受累出现较早。心脏症状主要是由心肌细胞纤维化和传导系统中的铁沉积引起的，可诱发心肌病、心律失常和心力衰竭，其中心肌病可表现为限制型心肌病及扩张型心肌病。常见的症状包括各种心律失常引起的心悸，严重室性恶性心律失常可引起晕厥；心肌病早期可引起的劳力性呼吸困难和以舒张性心功能不全为主的活动耐量下降；心功能严重失代偿可出现夜间阵发性呼吸困难、端坐呼吸等。早期体格检查可发现心界扩大和心脏节律的改变，严重的失代偿期可出现各种体循环淤血和肺循环淤血体征。

3. 内分泌

糖尿病是胰腺铁沉积的主要表现。HH 患者中的糖尿病患病率估计大约为 13% ~ 23%[13]。而垂体的受累可导致垂体功能低下，多种作用于内分泌器官的促激素减少，其中性腺功能障碍是 HH 中最常见的非糖尿病性内分泌疾病，这主要是源于铁诱导的促性腺分泌激素分泌减少而继发的。在男性患者中可表现为阳痿、性欲丧失和骨质疏松，而在女性患者中会导致闭经或不太常见的过早绝经。继发的甲状腺功能减退也可能发生，男性患者受累更加明显，其风险是一般人群中男性的 80 倍[14]。

4. 其他

皮肤色素沉着（青铜色皮肤）是 HH 患者的典型皮肤受累表现，与肝硬化和糖尿病合称为 HH 患者的三大临床特征。这种皮肤改变是铁和黑色素沉积的结果，通常在铁储量超过正常水平 5 倍之后开始发生。关节受累也是 HH 患者常见的症状，表现为关节疼痛而无明显关节破坏。虽然临床表现与退行性骨关节病相似，但在滑液中可发现焦磷酸钙晶体的沉积。而在除铁治疗下，即便铁储备正常化后，关节受累情况仍然可以继续发展[15]。HH 患者还常出现乏力、认知障碍等症状，亦会有部分患者表现出对嗜铁病原体的易感性增加，均需引起临床关注。

【辅助检查】

HH 的辅助检查主要包括基因检测、与铁代谢相关的血清学指标检测、典型受累部位的影像学检测和活检病理检测。而在心血管系统方面的相关辅助检查中能特异性提示 HH 心脏受累的检查比较有限，其检查结果类似于其他原因所致限制型心肌病或扩张型心肌病表现。

1. 血清铁蛋白和转铁蛋白饱和度

临床怀疑铁过载或 HH 的患者应该尽快测量血清铁蛋白和转铁蛋白饱和度。女性铁蛋白水平高于 200 μg/L，男性铁蛋白水平高于 300 μg/L，女性转铁蛋白饱和度超过 40%，男性转铁蛋白饱和度超过 50%，应进行进一步检测[16]。需要注意的是，转铁蛋白饱和度作为铁过载或 HH 的初步筛查项目其敏感性较高，但特异性较低。

2. 基因检测

基因检测在 HH 的诊断中具有至关重要的作

用，由于 1 型 HH 的发病比例占 HH 总体患病人群的 90% 左右，因此建议对临床存在可疑铁过载症状的患者及其一级亲属常规进行 C282Y 和 H63D 突变检测。对于其他相对少见的 HH 致病基因突变，可结合临床实际情况进行针对性检测。

3. 心血管系统常用辅助检查

约有 30% 的 HH 患者存在心电图异常，可出现房性或室性期前收缩、室上性及室性心动过速、肢体导联低电压或 ST-T 异常等改变。需注意的是 HH 的心电图改变不具有较强的特异性。超声心动图和心导管检查可帮助证实有限制型心肌病或扩张型心肌病的存在，同样不具有较强的特异性。

4. 心脏磁共振成像（cardiac magnetic resonance, CMR）

CMR 是协助诊断心肌铁过载的一项重要手段。当心肌细胞存在铁过载时，由于其不均匀性随铁沉积而增加，将导致 CMR 上评估心脏 T2*（T2 star）缩短。既往一项纳入 106 例存在铁过载的患者的研究显示心脏 T2* 的缩短与左心室射血分数的降低有关[17]。而一项随访 652 例重型地中海贫血继发血色病的患者的研究[18]显示：心脏 T2* < 10 ms 与心力衰竭相关，心力衰竭患者中，98% 的扫描结果显示心脏 T2* < 10 ms；心脏 T2* < 20 ms 与心律失常相关，相对危险度为 4.6（95% CI 2.7 ~ 8），心律失常患者中，83% 的扫描结果显示心脏 T2* < 20 ms。这提示心脏 T2* 是评估和预测 HC 患者心血管不良事件发生风险的重要方法。

5. 肝磁共振成像

肝磁共振成像是评估肝铁过载的一项重要手段，可以协助无创性评估 HH 肝受累。肝铁过载导致肝磁共振信号强度的丢失，其与铁沉积量成比例增加，然后通过测量肝信号强度与参考组织信号强度的比率来量化肝脏铁，根据肝磁共振成像评估肝铁浓度，如果 > 3 ~ 7 mg 铁 /g 干重（相当于约 53 ~ 125 μmol/g 干重）提示肝铁过载[19-20]。

6. 活检

肝活检是测量肝铁含量最敏感和最特异的检测方法，也可以评估肝损伤。肝活检标本的组织化学染色采用苏木精-伊红染色法、Masson 三色染色法确定纤维化分期、Perls 普鲁士蓝染色法确定储存铁的分布。但由于肝磁共振成像也可以较特异地评估肝铁含量，所以目前仅推荐有明确肝功能损伤但无法行肝磁共振成像检查或需要准确评估肝铁负荷及组织损伤形态的患者行肝活检。心肌活检也可在不能完善 CMR 的患者中考虑进行。

【诊断】

临床表现为皮肤色素沉着、糖尿病和肝硬化的患者需高度怀疑血色病的可能。需要注意的是 HH 的诊断并不依赖症状，对血清铁蛋白和转铁蛋白饱和度的检测、肝 MRI 检测、肝活检提示存在铁过载的证据，同时基因检测发现 HH 的致病突变类型可诊断 HH。确诊 HH 或继发性 HC 的患者，如超声心动图、CMR 存在限制型心肌病或扩张型心肌病表现，则可做出继发性心肌病诊断。

【鉴别诊断】

1. 与继发性血色病鉴别

HH 患者需注意鉴别继发性血色病的常见病因。其中，地中海贫血同样作为一种遗传性疾病，除表现为无效红细胞生成导致贫血外，也较常见出现铁吸收增加，是继发性血色病的常见病因之一。与 HH 不同的是，地中海贫血患者常有贫血和红细胞指标异常，通常在儿童期或成年早期发病。另一个较常见的继发性血色病病因是输血性铁过载。与 HH 相似，这些患者可能出现显著的铁负荷。而与 HH 不同的是，这些患者有多次输血史，没有 HFE 双等位基因突变。

2. 肝功能异常鉴别

由于 HH 肝脏受累较常见，如患者临床首发表现为肝功能异常，需注意鉴别常见肝功能异常病因，如病毒性肝炎、酒精性肝病、免疫性肝炎等。

3. 心肌病鉴别

HH 心脏受累早期，以限制型心肌病所致舒张性心功能不全表现为主，需注意鉴别心脏淀粉样变性、结节病、糖尿病性心肌病、心内膜弹力纤维增生症、嗜酸性粒细胞增多症心肌受累等常见继发限制型心肌病病因。而 HH 心脏受累晚期，会出现左心室扩大、射血分数下降等以扩张型心肌病为主要表现的临床情况，如此时诊断 HH 心脏受累，需注意鉴别缺血性心肌病、心动过速心肌病等常见继发扩张型心肌病的病因。HH 心肌受累所致限制型心肌病或扩张型心肌病与其他病因相较并无过多特异性表现，病因鉴别多需结合 HH 所致心脏外器官铁过载表现综合考量。

【治疗】

继发性 HC 的治疗主要是针对病因的有效治疗。而 HH 的治疗主要通过各种方法减少患者体内铁元素的储备，进而达到减少铁过载沉积对相关器官的损伤。

1. 静脉放血疗法

静脉放血疗法是目前公认的针对 HH 最有效的治疗方式。患者通常需要每周进行一到两次静脉穿刺，每次 500 ml，以将体内的铁储备降至正常水平。一旦体内铁含量正常化，治疗频次可降低至一年 3 ～ 4 次，以维持铁含量正常化的常态，定期监测铁蛋白水平低于 50 ng/ml[21]。静脉放血疗法高效简便，副作用较少。对已出现的脏器功能障碍，通过静脉放血疗法可改善轻中度肝硬化、左心室舒张功能、皮肤色素沉着和乏力症状；然而对于缓解重度肝硬化、胰岛功能减退、性腺功能减退和关节病并无明显效果[22]。鉴于静脉放血疗法对于逆转铁过载所致严重脏器功能障碍的作用有限，建议尽早对存在铁过载证据的 HH 患者进行放血治疗，预防出现严重脏器功能障碍。

2. 其他治疗

去铁胺等铁螯合剂的使用可协助减少体内铁过载状态，但对 HH 作用有限，且副作用较大；HH 患者需注意减少含铁较高食物的摄入，同时需减少酒精、维生素 C 的摄入；对于静脉放血疗法不能改善的脏器功能障碍，可根据相关临床表现对症治疗，如针对心肌病表现予改善心脏重构药物治疗，针对糖尿病予胰岛素治疗，针对终末期肝病的患者可考虑进行肝移植治疗等。

（张　龙　丁文惠）

【参考文献】

[1] Kowdley KV, Brown KE, Ahn J, et al. ACG clinical Guideline: hereditary hemochromatosis. Am J Gastroenterol, 2019, 114（8）: 1202-1218.

[2] Feder JN, Gnirke A, Thomas W, et al. A novel MHC class I-like gene is mutated in patientswith hereditary haemochromatosis. Nat Genet, 1996, 13: 399.

[3] Adams PC. Epidemiology and diagnostic testing for hemochromatosis and iron overload. Int J Lab Hematol, 2015, 37 Suppl 1: 25-30.

[4] Feder JN, Penny DM, Irrinki A, et al. The hemochromatosis gene product complexes with thetransferrin receptor and lowers its affinity for ligand binding. Proc Natl Acad Sci U S A, 1998, 95: 1472.

[5] Yun S, Vincelette ND. Update on iron metabolism and molecular perspective of common genetic and acquired disorder, hemochromatosis. Crit Rev Oncol Hematol, 2015, 95（1）: 12-25.

[6] Joshi R, Shvartsman M, Morán E, et al. Functional consequences of transferrin receptor-2 mutations causing hereditary hemochromatosis type 3. Mol Genet Genomic Med, 2015, 3（3）: 221-232.

[7] Nielsen P, Carpinteiro S, Fischer R, et al. Prevalence of the C282Y and H63D mutations inthe HFE gene in patients with hereditary haemochromatosis and in control subjects fromNorthern Germany. Br J Haematol, 1998, 103: 842.

[8] Pietrangelo A. Non-HFE hemochromatosis. Hepatology, 2004, 39: 21.

[9] Fletcher LM, Dixon JL, Purdie DM, et al. Excess alcohol greatly increases the prevalence of cirrhosis in hereditary hemochromatosis.Gastroenterology, 2002, 122（2）: 281-289.

[10] Adams PC, Agnew S. Alcoholism in hereditary hemochromatosis revisited: Prevalence and clinical consequences among homozygoussiblings. Hepatology, 1996, 23（4）: 724-727.

[11] Thorburn D, Curry G, Spooner R, et al. The role of iron and haemochromatosis gene mutations in the progression of liver disease in chronic hepatitis C. Gut, 2002, 50: 248.

[12] Elmberg M, Hultcrantz R, Ekbom A, et al. Cancer risk in patients with hereditary hemochromatosis and in their first-degree relatives. Gastroenterology, 2003, 125: 1733.

[13] Pelusi C, Gasparini DI, Bianchi N, et al. Endocrine dysfunction in hereditary hemochromatosis. J Endocrinol Invest, 2016, 39（8）: 837-847.

[14] Seshadri MS, Hourani H, Qurtom M, et al. Endocrine abnormalities in hemodialysis patients with iron overload: Reversal with iron depletion. Nutrition, 1995, 11（5 Suppl）: 521-526.

[15] Smith LH Jr. Overview of hemochromatosis. West J Med, 1990, 153: 296.

[16] Beaton M, Guyader D, Deugnier Y, et al. Noninvasive prediction of cirrhosis in C282Y-linked hemochromatosis. Hepatology, 2002, 36（3）: 673-8.

[17] Anderson LJ, Holden S, Davis B, et al. Cardiovascular T2-star（T2*）magnetic resonance for the early diagnosis of myocardial iron overload. Eur Heart J, 2001, 22: 2171.

[18] Kirk P, Roughton M, Porter JB, et al. Cardiac T2* magnetic resonance for prediction of cardiac complications in thalassemia major. Circulation, 2009, 120: 1961.

[19] Westphalen AC, Qayyum A, Yeh BM, et al. Liver fat: Effect of hepatic iron deposition on evaluation with

opposed-phase MR imaging. Radiology，2007，242（2）：450-455.

［20］Paisant A. d'Assignies G，Bannier E，Bardou-Jacquet E，et al. MRI for the measurement of liver iron content，and for the diagnosis andfollow-up of iron overload disorders.

Presse Med，2017，46（12 Pt 2）：e279-287.

［21］Assi TB，Baz E. Current applications of therapeutic phlebotomy. Blood Transfus，2014，12 Suppl 1：s75-83.

［22］Kim KH，Oh KY. Clinical applications of therapeutic phlebotomy. J Blood Med，2016，7：139-144.

第十节　Chagas 心肌病

【概述】

Chagas 病（Chagas disease，CD）是由原虫性寄生虫-克氏锥虫引起的疾病，可引起急性心肌炎和慢性纤维化性心肌炎。CD 是南美洲非缺血性心肌病的最常见原因[1]。

含有鞭毛体寄生虫的锥虫粪便在克氏锥虫的媒介锥蝽叮咬人类时，通过咬伤的伤口或完整的黏膜感染人类，美洲大陆的所有国家的某些地区都发现了感染克氏锥虫的锥蝽，但是在农村地区之外，媒介传播的风险非常低。CD 也可以通过输血，通过从受感染的供体移植器官，以及食用被污染的食物等传播，也可母婴垂直传播造成先天感染。

克氏锥虫感染的特征是急性期持续 8～12 周，其后是慢性期，在没有成功的抗锥虫治疗的情况下，疾病可累及患者的余生。急性期可能是由于原发感染或慢性期重新激活引起的。在许多通过媒介传播感染的患者中，在短暂的急性期很少会检测到克氏锥虫感染。如果出现临床表现，常与其他心肌炎表现相似，可有发热、心动过速、脾肿大和水肿等全身症状。在寄生虫穿透皮肤的地方可以观察到局部炎症，例如罗姆人体征（Romaña's sign），即单侧眼睑水肿和耳前淋巴结肿大，有时伴有结膜炎。心电图（ECG）可能显示窦性心动过速，QRS 波低电压，PR 和（或）QT 间期延长，以及室性心律失常和心房颤动。这些情况表明预后较差。当疾病通过母婴传播时，先天患儿尤其是早产儿可能显示肝脾肿大、黄疸、皮肤出血和神经系统症状。

慢性期包括两种形式：不确定形式（潜伏性，临床前）和确定形式（临床形式），并可再分为心脏、消化和心脏消化系统共同受累型。不确定形式的 CD 由具有克氏锥虫感染证据而无明显的心脏或胃肠道疾病临床证据的患者组成，但有 1/3～1/2 的不确定形式的患者最终会发展为慢性 Chagas 心肌病（chronic Chagas cardiomyopathy，CCC）。

【临床表现】

慢性 Chagas 心肌病（CCC）的患者可能无症状或出现劳力性呼吸困难、疲劳、胸痛、心悸、头晕、晕厥和水肿等，症状由心力衰竭、心律失常和血栓栓塞引起[2]，并经常同时发生。

1. 心力衰竭

通常表现为双心室功能障碍，出现疲劳、胸痛和呼吸困难。右心衰竭的表现（颈静脉压力增加、周围水肿、腹水和肝肿大）通常比左心衰竭的表现（呼吸困难和肺部啰音）更为明显。收缩功能和舒张功能障碍均可发生，也可在没有节段性或整体性左心室收缩功能障碍的情况下仅有舒张功能障碍[3]。

2. 心律失常

可无症状或引起心悸、头晕、乏力、呼吸困难、晕厥或心搏骤停。几乎所有类型的房性和室性心律失常都可发生，包括窦房结功能不良、心房颤动、间歇性完全性房室传导阻滞和复杂性室性心律失常等。室性心律失常和房室传导阻滞常同时发生。心脏性猝死约占 CCC 患者死亡的 55%～65%，大多数猝死患者都患有严重的基础心脏病。

3. 血栓栓塞症

是 CCC 患者卒中的重要原因。在临床和尸检 CCC 患者中心内血栓和血栓栓塞病的发现率很高[4]，系列报道 CCC 患者缺血性卒中的发生率为每年 0.6%～2.7%[5]，横断面调查 CCC 患者卒中患病率可高达 17%[6]，并且有 40% 没有血管危险因素。大多数卒中是由于扩张的心腔（尤其是左心室室壁瘤）和（或）心房颤动造成的血栓栓塞，也可能由于动脉粥样硬化和小血管疾病造成。CD 患者的血管疾病也可与传统的动脉粥样硬化危险因素有关。静脉或右心血栓可造成肺栓塞，并可导致死亡。

4. 胸痛综合征

胸痛常见，通常是非典型症状，但也有类似心绞痛的发作。可能的机制包括心肌微血管异常，以及冠状动脉血流调节异常[7]。此外，也有患者并发冠心病。

【辅助检查】

1. 锥虫感染的分子生物学和血清学证据

锥虫感染的血清学检测通过静脉血离心稀释后使用间接血凝测试和酶联免疫吸附测试（ELISA）测定，2 次或以上的抗体结果阳性证实感染。

先天性锥虫感染的检测需要脐带血和（或）婴儿静脉血，婴儿标本的检测可通过三种方法评估：微方法，鞭毛体分泌型抗原（TESA）IgM 免疫印迹以及定量聚合酶链反应（qPCR）。

（1）微方法是将血液等分在肝素化的微血细胞比容管中离心处理，然后进行显微镜检查鞭毛体锥虫。

（2）qPCR 在发达国家是首选的筛查锥虫感染的方法，也被越来越多地用于先天性 CD 的早期诊断。在经验丰富的实验室中，在单个脐带血或外周血标本中检出高寄生虫负荷（例如＞ 100 寄生虫当量 / 毫升，估计检测阈值＜ 1 寄生虫当量 / 毫升）的阳性结果被认为支持诊断并应开始治疗[8]。

（3）使用鞭毛体分泌型抗原（TESA）进行的 IgM 免疫印迹可显示先天性早期感染中特征性的梯状脱落急性相抗原（SAPA）带，也可用于先天性 CD 的诊断。需要注意的是 9 个月内的婴儿血清学 IgG 阳性可能提示母体来源的抗体，因此不能用于确认诊断。建议在 9 个月大后再使用传统的 IgG 血清学检查，此时转移的母体抗体已消失。

2. 胸部 X 线片

胸部 X 线片提示心脏扩大是 CCC 的典型影像学发现，但很多患者也可显示胸部 X 线片正常。通常没有肺淤血或轻度淤血，而心影扩大通常是由于三尖瓣关闭不全引起的右心扩大或由于心包积液造成，同时也可见到胸腔积液。

3. 心电图（ECG）

ECG 异常通常是 CCC 的最初征兆，但正常的心电图不能排除 CCC 的存在。进一步评估应当包括 24 h 动态心电图监测。最常见的 ECG 异常是室内传导阻滞，尤其是右束支传导阻滞（RBBB）和（或）左前分支阻滞（LAFB），以及弥漫性 ST-T 变化[9]。其他

典型发现可包括室性早搏、室性心动过速、不同程度的房室传导阻滞、异常 Q 波、异常 T 波、QT 间期延长和 QT 离散度增加。几乎所有类型的房性和室性心律失常都会发生。在晚期疾病中，可能会观察到心房颤动和 QRS 波低电压。复杂的室性心律失常，例如非持续性室性心动过速（NSVT）或持续性室性心动过速（SVT），即使在没有心力衰竭的患者中也会发生，往往与晚期患者预后不良有关。

4. 超声心动图

通常是用于识别 CD 患者心脏结构和功能异常的关键手段[10]。有症状和无症状的慢性 CD 患者中均可观察到超声心动图异常。左心室和右心室的收缩功能范围可从正常到严重受损。在心脏受累的早期阶段，超声可能显示一个或多个区域的节段性运动不良、协调性减退，其总体收缩功能得以保留。而轻度的节段性室壁运动异常可能是随后心室功能恶化的预兆。左心室心尖部室壁瘤常见于中度至重度心功能不全的患者，报道的发生率达 47% ～ 64%，无症状患者中也有高达 9% 的概率发生[11]。心尖部室壁瘤是导致卒中和其他系统性栓塞的常见原因。右心室室壁瘤的发生率要低得多，但一些患者的心尖部室壁瘤会影响两个心室。节段性室壁运动异常也可能发生在其他部位，特别是在下外侧壁，并常造成大折返性室性心动过速。更严重的疾病特征是心室整体扩张和弥漫性室壁运动减弱，并常伴有二尖瓣和三尖瓣关闭不全。右心室收缩功能也可能受损，但在大多数患者中，超声心动图对右心室功能异常的评估不足或被忽视。

5. 其他影像学检查

（1）如果超声心动图影像不理想或无法诊断，建议进行心脏磁共振成像（CMR）评估心室结构和功能。由于 CMR 非常适合直接、精确地评估腔室大小、收缩功能和组织特征，因此可能是检测早期右心室功能障碍的最佳方法，右心室功能不良是不良预后的标志[12]，CMR 还可通过延迟强化检测到心肌纤维化的存在和程度，同时提示病情严重程度。

（2）放射性核素成像：大多数 CCC 患者不需要放射性核素成像，但在超声心动图不能诊断且 CMR 无法诊断或无法进行时，建议使用放射性核素成像。放射性核素心室造影（平面或断层 SPECT 成像）可评估左心室和右心室大小以及整体和节段功能。在一些保留了左心室整体功能的患者中，可能会检测到局部室壁运动异常和（或）右心室整体功能受

损。静息和放射性核素灌注成像（SPECT-MIBI）还可识别心肌纤维化的存在和程度，也可发现与室壁运动异常相关的固定灌注缺损，特别是不符合典型的冠状动脉分布的灌注缺损。此外，对 CCC 患者心肌 MIBG-I^{123} SPECT 成像可证实心肌交感神经支配的区域[13]，而心肌神经支配的缺陷程度与严重的持续性室性心动过速的发生有关。即使在具有正常心脏功能和正常心电图的 CCC 患者中，也可以检测到 MIBG-I^{123} 缺陷，并且可能在节段性室壁运动异常发生之前出现，提示心脏自主神经的紊乱是 CCC 的早期显著特征。

6. 负荷试验

患有慢性 CD 且有胸痛症状的患者，胸痛可能由缺血性心脏病或 CCC 引起，应进行负荷试验评估。由于 CCC 患者基线心电图异常，运动期间的心电图变化通常无法解释。放射性核素灌注成像或超声心动图负荷成像可能有助于心电图变化无法解释的患者，但在无心外膜冠状动脉疾病的 CCC 患者中，也可观察到固定的和可逆的灌注缺损和室壁运动异常，而负荷成像的异常结果缺乏对心外膜冠状动脉疾病的特异性[7]。固定的灌注缺损反映了局部心肌纤维化，并对应于室壁运动受损的区域。可逆的灌注缺损可发生在正常的心外膜冠状动脉，并归因于冠状动脉微血管功能异常，这可能是由于炎症改变和（或）冠状动脉血管运动的异常调节所致[14]。在多巴酚丁胺负荷超声心动图研究中，对有或没有基础节段性室壁运动异常的患者观察到了收缩反应异常，其中一些患者的冠状动脉造影结果正常。同时有些患者具有双相反应，低剂量多巴酚丁胺时收缩改善，峰值剂量时恶化。这些发现与在冠心病患者中观察到的发现相似，表明缺血可能是 CCC 患者左心室功能障碍的原因。最后，如果负荷试验结果不确定，建议进行冠状动脉造影，有助于区分心外膜冠状动脉疾病和 CCC。

7. 冠状动脉和心室造影

冠状动脉疾病可能在某些患者中与 CCC 合并存在。冠状动脉造影可用于诊断某些疑似 CCC 的患者，包括那些具有与 CCC 或冠心病相符的负荷试验结果的患者，以及患有 CD 疑似并发冠心病、符合心脏导管检查指征的患者。在 CCC 患者中，心外膜冠状动脉造影通常显示正常，而胸痛可能是由于微血管功能障碍所致。左心室造影可显示特征性动脉瘤，可发生于多个部位（后外侧、基底下段或心尖），但

室壁运动异常和心室动脉瘤一般都不需要造影证实，无创的超声心动图、CMR 或放射性核素心室显像都可诊断。

8. 心内膜活检（EMB）

CCC 患者通常不需要心内膜活检（EMB），因为诊断通常通过其他手段即可确定，并且活检结果通常是非特异性的，包括心肌细胞肥大、纤维变性、间质水肿、纤维化和炎性浸润[15]。罕见的特异性发现可包括克氏锥虫巢，甚至免疫组化发现克氏锥虫抗原阳性。同时可在不确定的病例中进行 EMB 以排除具有诊断性组织学特征的其他原因的心肌病。对于接受心脏移植的 CCC 患者，可进行 EMB 以监测急性细胞排斥反应。组织学切片的寄生虫巢和克氏锥虫抗原的免疫组织学证据有助于区分急性细胞排斥反应与 Chagas 心肌炎复发[2]。

【诊断】

1. 不确定形式 CD

具有慢性 CD 的血清学证据且无心脏（或胃肠道）症状或体征。监测此类患者的最佳方法尚不确定，建议进行密切的随访观察。

2. 慢性 Chagas 心肌病（CCC）

对于具有慢性 CD 血清学证据并带有心脏病迹象的患者，诊断基于对心电图、动态心电图监测或心脏成像中一种或多种异常的识别，诊断为 CCC 或疑似 CCC，并排除其他引起心脏病的原因。

根据以下标准，在已确诊慢性 CD 且有或没有心脏症状（如呼吸困难、水肿或胸痛）的患者中诊断或怀疑 CCC：

（1）CCC 的临床诊断：满足以下一项或多项，并且已排除了其他原因（例如缺血性心脏病）

● 心电图和（或）动态心电图（Holter）异常：窦性心动过缓，心率＜40 次 / 分或有症状的窦房结功能不全，RBBB 合并 LAFB，新发 RBBB，频发室性早搏，Q 波异常，二度房室传导阻滞或间歇 / 持续完全性房室传导阻滞。

● 影像学［超声心动图和（或）CMR］：左和（或）右心室节段性或整体收缩功能障碍，心室室壁瘤（通常为左心室心尖）或腔内血栓（通常为心尖附壁血栓）。

（2）CCC 的疑诊：怀疑患有慢性 CD 的患者具有以下一项或多项心电图发现：

窦性心动过缓但心率＞40 次 / 分，不完全性

RBBB，不合并 LAFB 的 RBBB 或不合并 RBBB 的 LAFB，肢体导联低电压（＜ 0.5 mV），延长的 PR 间期（一度房室传导阻滞）或非特异性 ST-T 变化。

【鉴别诊断】

1. 缺血性心脏病

CCC 患者可有胸痛，并可类似典型的心绞痛，且心电图异常可与缺血性心脏病相似。在患有心尖部梗死的冠状动脉疾病患者中，也可发现与 CCC 相似的心尖部室壁瘤。但 CCC 中的某些节段性室壁运动异常通常不按照典型的冠状动脉分布，例如常见到后壁和心尖变薄及运动异常。负荷试验可能无法将 CCC 与冠心病区分开来，因为均可观察到固定和可逆的灌注缺损和室壁运动异常。此外，一些患者同时患有 CCC 和冠状动脉疾病。当无创检查的结论不确定，特别是在有多种动脉粥样硬化危险因素的患者，或存在冠状动脉造影的标准指征时，有创冠状动脉造影有助于确定冠状动脉疾病的存在和程度。

2. 肥厚型心肌病

某些肥厚型心肌病的患者也可见到心尖部室壁瘤，但其他部位的心肌肥厚是与 CCC 所见的心尖部室壁瘤不同的鉴别点。

3. 扩张型心肌病

血清学检查和排除其他可能的伴随原因，可以将伴有左侧心腔扩张和整体性运动减弱的晚期 CCC 与其他引起扩张型心肌病的原因区分开。在极少数情况下，如果无创检测无法确定心肌病的原因，进行 EMB 可能有助于确定其他原因或伴随的心肌病原因。

【治疗】

1. 对因治疗——抗原虫药物

（1）人体试验中被证明具有抗 CD 功效的药物仅有苄硝唑（Benznidazole）和硝呋替莫（Nifurtimox）。苄硝唑具有更好的耐受性，因此大多数专家都将其作为 CD 的一线治疗方法[16]。此外，与硝呋替莫相比，苄硝唑的使用有更多近期的临床试验数据[17]。但有些患者对硝呋替莫的耐受性优于苄硝唑。有限的人类和动物模型的发现表明克氏锥虫的药敏性可能有所不同[18]。当必须停止使用一种药物的治疗时，可以将另一种药物用作替代药物。

（2）怀孕期间禁忌使用苄硝唑和硝呋替莫，因此应确保有效避孕。怀孕也是病因治疗的禁忌证（推荐类别Ⅲ，证据等级 C）[2]。此外，这两种药物均具有体外诱变性，并且与实验动物淋巴瘤的风险增加有关。在免疫力强的患者中，未观察到淋巴瘤的发生率增加，但尚未进行长期的研究来探索该问题。报道在少数几例患 CD 的心脏移植患者中肿瘤的发生率增加。严重肾或肝功能不全的患者禁用抗锥虫药。

（3）尽管在大多数急性感染的患者中，由于非特异性症状和体征尚未能诊断出该病，但无论哪种传播方式，都应尽快进行抗锥虫治疗（推荐类别Ⅰ，证据等级 B）。慢性期的 CD 儿童也应接受抗锥虫治疗（推荐类别Ⅰ，证据等级 LE）60 天。CD 的重新激活可能发生在免疫抑制的患者中，或感染人类免疫缺陷病毒（HIV）的患者中。在这种情况下，根据患者的临床情况需要进行特定的常规治疗 60 ～ 80 天（推荐类别Ⅰ，证据等级 C）[2]。

（4）在意外污染的高风险情境，例如使用切割/穿刺工具，或黏膜接触含有活体锥虫、培养的样品、感染的载体和实验动物的样品、疑似高锥虫病负荷的患者的样品和尸检材料等，使用苄硝唑维持预防至少 10 天。而有高锥虫感染负荷的证据时，治疗应持续至少 30 天（推荐类别Ⅰ，证据等级 C）[2]。

（5）在具有不确定形式或已形成 CCC 的成年患者中，关于抗锥虫治疗的适应证仍存在争议。研究人员认为，可行的治疗方案决策是基于以下判断：a. 实验证据表明病因学治疗可减轻心脏病情的进展；b. 对人类的观察性研究显示即使在 CCC（非晚期）阶段，抗锥虫治疗也可能对疾病的自然病史产生积极的正面影响；c. 与短期治疗（一般 2 个月）的潜在获益相比，相对的副作用和严重程度较低。目前正在进行国际多中心、随机、双盲和安慰剂对照研究，以评估苄硝唑治疗的 CCC 患者的 6 年临床病程。

（6）对接受治疗的患者进行的实验室随访旨在检查体内是否存在寄生虫，以及是否仍然存在抗克氏锥虫抗体。寄生虫学检查仅在发现克氏锥虫时才有价值，这意味着治疗失败，但寄生虫学阴性结果不足以确保已经治愈（推荐类别Ⅱa，证据等级 B）。血清学检测抗体阳性时，不一定证明是锥虫治疗失败，而持续多年的阴性结果则表示治愈（推荐类别Ⅱb，证据等级 B）[2]。

2. 对症治疗

（1）心力衰竭的治疗：与其他心脏病一样，CCC

引起的心力衰竭可常规使用三类药物：利尿药，血管紧张素转化酶抑制剂（ACEI）或血管紧张素受体阻滞剂（ARB）和 β 受体阻滞剂。但是这些药物在 CCC 患者中的真正疗效和耐受性尚未确定，只是由于其他原因导致的心力衰竭可从这种治疗获益，因此推断其在 CCC 的应用。

（2）预防血栓栓塞：最近一项来自 1043 名患者的前瞻性队列评分可用以评估 CCC 心源性卒中的风险[2]。左心室收缩功能障碍得 2 分，心尖部室壁瘤、心电图提示心室复极的主要变化，以及年龄大于 48 岁均得 1 分。风险获益分析提示：华法林适用于 4～5 分的患者；得分为 3 分的亚组中，事件发生率和口服抗凝治疗的出血率是相等的，可使用阿司匹林或华法林。对于得 2 分患者缺血性卒中发生率较低，建议使用阿司匹林或不进行任何治疗。得 0～1 分患者心源性卒中发生率接近零，不需要进行预防性抗凝。

（3）心律失常的预防和治疗

1）药物治疗：CCC 患者常见室性心律失常，尤其是心电图异常，合并节段性或整体性心室功能障碍、心力衰竭的患者。在这些患者中，无论是否有症状均应进行动态心电图监测，以发现复杂的心律失常（推荐类别 Ⅱa，证据等级 B）。[2]电生理检查也可用于了解晕厥原因，尤其是在无创性检查尚无定论时。

药物治疗心律失常的目标是控制症状，而没有预防猝死和降低总死亡率的具体证据。一般而言，在心功能保留的患者中，无症状心律失常不需要抗心律失常药物治疗；有症状患者可以仅进行抗心律失常的治疗；对于左心室功能障碍的患者，胺碘酮是唯一安全的药物，可与 β 受体阻滞剂联用，以减少严重的心律失常事件。

如患者因持续性室性心动过速血流动力学不稳定于急诊就诊，应进行电复律。血流动力学稳定的患者，可以静脉使用胺碘酮转复。

持续性室性心动过速如伴有左心功能不全（LVEF ＜ 35%）应进行药物治疗，作为埋藏式心脏复律除颤器（ICD）的辅助措施。尽管 ICD 植入是最安全的选择，但对于持续性室性心动过速耐受性良好且心室功能保留的患者，可以考虑使用胺碘酮和消融治疗。消融的作用是改善患者的生活质量，避免 ICD 患者遭受电击的不适并减少因室性心动过速反复需要转复的住院。

2）器械治疗：缓慢性心律失常可能由窦房结功能障碍或房室传导阻滞引起。室内传导阻滞在 CCC 中也很常见，特别是 RBBB 与 LAFB。符合心脏起搏器的适应证的患者应考虑起搏治疗[2]。

有关 CCC 中 ICD 适应证的科学证据仅限于病例系列、回顾性研究或注册研究，仅涉及心脏性猝死的二级预防。迄今尚无大规模的随机临床研究将 ICD 的有效性与活性药物或安慰剂用于 CCC 进行比较。没有科学证据支持在猝死的一级预防中使用 ICD。因此目前暂无建议。

在 CCC 中再同步化治疗的指征遵循的标准是从缺血性和特发性扩张型心肌病患者所使用的标准中推断出来的，具有一定的局限性，但其获益结果已被认同。

3. 心脏移植

在巴西，CCC 是心脏移植适应证的第三大最常见原因。心脏移植的 Ⅰ 类适应证包括难治性心力衰竭，需要依赖正性肌力药物和（或）机械心室支持，峰值氧耗量 ≤ 10 ml/（kg·min），心室颤动或难治性持续性室性心动过速，最优化治疗后 NYHA 仍处于 Ⅲ/Ⅳ 级[2]。但感染克氏锥虫的患者不应成为器官捐献者。

接受心脏移植检查的患者的病历表明，CCC 患者的预后甚至比非 CCC 患者的预后更好。心脏移植后 1 年、2 年和 6 年的总生存率分别为 76%、62% 和 46%。

在 CCC 的心脏移植中已使用了多种组合的免疫抑制药物方案，效果良好。最常用的方案是将环孢素与硫唑嘌呤联用并尽快停用皮质类固醇。只要避免了排斥反应，CD 患者其免疫抑制强度应尽可能低，以避免再感染克氏锥虫。

心脏移植后应常规监测克氏锥虫感染的重新激活，并在此类事件的可疑事件发生期间应进行监测。由于急性细胞排斥与再发 Chagas 心肌炎的过程可能具有组织病理学上的相似性，均主要表现为攻击未感染的心脏纤维的淋巴细胞灶，只是浸润的特征有所不同，所以很难将其区分开来。应在通过活检获得的系列组织切片中寻找寄生虫巢，并应针对克氏锥虫抗原进行免疫组化学反应。PCR 技术已用于此目的，但敏感性和与再活化的关系仍有待证明。

（褚松筠）

【参考文献】

[1] Schofield CJ，Dias JC. A cost-benefit analysis of Chagas disease control. Mem Inst Oswaldo Cruz，1991，86（3）：285-295.

[2] Andrade JP，Marin Neto JA，Paola AA，et al. Latin American Guidelines for the diagnosis and treatment of Chagas' heart disease：executive summary. Arq Bras Cardiol，2011，96（6）：434-442.

[3] Nascimento CA，Gomes VA，Silva SK，et al. Left atrial and left ventricular diastolic function in chronic Chagas disease. J Am Soc Echocardiogr，2013，26（12）：1424-1433.

[4] Nunes Mdo C，Barbosa MM，Rocha MO. Peculiar aspects of cardiogenic embolism in patients with Chagas' cardiomyopathy：a transthoracic and transesophageal echocardiographic study. J Am Soc Echocardiogr，2005，18（7）：761-767.

[5] Nunes MC，Barbosa MM，Ribeiro AL，et al. Ischemic cerebrovascular events in patients with Chagas cardiomyopathy：a prospective follow-up study. J Neurol Sci，2009，278（1-2）：96-101.

[6] da Matta JA，Aras R，Jr，de Macedo CR，et al. Stroke correlates in chagasic and non-chagasic cardiomyopathies. PLoS One，2012，7（4）：e35116.

[7] Marin-Neto JA，Marzullo P，Marcassa C，et al. Myocardial perfusion abnormalities in chronic Chagas' disease as detected by thallium-201 scintigraphy. Am J Cardiol，1992，69（8）：780-784.

[8] Messenger LA，Gilman RH，Verastegui M，et al. Toward improving early diagnosis of congenital Chagas disease in an endemic setting. Clin Infect Dis，2017，65（2）：268-275.

[9] Nunes MCP，Beaton A，Acquatella H，et al. Chagas cardiomyopathy：an update of current clinical knowledge and management：a scientific statement from the American Heart Association. Circulation，2018，138（12）：e169-e209.

[10] Acquatella H，Asch FM，Barbosa MM，et al. Recommendations for multimodality cardiac imaging in patients with Chagas disease：a report from the American Society of Echocardiography in Collaboration With the InterAmerican Association of Echocardiography（ECOSIAC）and the Cardiovascular Imaging Department of the Brazilian Society of Cardiology（DIC-SBC）. J Am Soc Echocardiogr，2018，31（1）：3-25.

[11] Acquatella H. Echocardiography in Chagas heart disease. Circulation，2007，115（9）：1124-31.

[12] Romano MMD，Moreira HT，Schmidt A，et al. Imaging diagnosis of right ventricle involvement in Chagas cardiomyopathy. Biomed Res Int，2017，2017：3820191.

[13] Simoes MV，Pintya AO，Bromberg-Marin G，et al. Relation of regional sympathetic denervation and myocardial perfusion disturbance to wall motion impairment in Chagas' cardiomyopathy. Am J Cardiol，2000，86（9）：975-81.

[14] Torres FW，Acquatella H，Condado JA，et al. Coronary vascular reactivity is abnormal in patients with Chagas' heart disease. Am Heart J，1995，129（5）：995-1001.

[15] Pereira Barretto AC，Mady C，Arteaga-Fernandez E，et al. Right ventricular endomyocardial biopsy in chronic Chagas' disease. Am Heart J，1986，111（2）：307-12.

[16] Bern C. Chagas' Disease. N Engl J Med，2015，373（5）：456-66.

[17] Morillo CA，Waskin H，Sosa-Estani S，et al. Benznidazole and posaconazole in eliminating parasites in asymptomatic T. Cruzi Carriers：The STOP-CHAGAS Trial. J Am Coll Cardiol，2017，69（8）：939-947.

[18] Zingales B，Miles MA，Moraes CB，et al. Drug discovery for Chagas disease should consider trypanosoma cruzi strain diversity. Mem Inst Oswaldo Cruz，2014，109（6）：828-833.

第十一节 Friedreich 共济失调伴发肥厚型心肌病

【概述】

Friedreich 共济失调（Friedreichataxia，FA 或 FRDA）是一种主要影响脊髓后索、小脑及关联结构功能的神经系统遗传性疾病，也是遗传性共济失调最常见的病因。FA 除引起神经退行性变以外，也会导致肥厚型心肌病、骨骼畸形、糖尿病等临床表现。FA 患者最常见的死因为肥厚型心肌病所致心力衰竭或心律失常，本节主要介绍 FA 的相关概述，及 FA 伴发肥厚型心肌病的诊断和治疗。

FA 最早由德国医生 Nikolaus Friedreich 报道，其神经功能障碍最早被关注，包括行走困难、肌力下降、感觉尤其是本体感觉丧失、语言障碍[1]等。该病具有常染色体隐性遗传模式，通常在儿童时期即出现症状并逐渐恶化，最终需要依靠轮椅生活，并失去视力、听力。

FA 约占所有遗传性共济失调病例的 50%，约占 25 岁以下患者的 75%[2]。全球 FA 的患病率为 1/40 000，主要分布在欧洲、中东、南亚和北非。FA 在白人中较其他人种更为普遍，可能是因为相关基因突变起源于一个共同的欧洲祖先。FA 致病基因携带率估计为 1/75，男女发病率相近。发病年龄通常在青春期早期，最常见于 8～15 岁，但 2～70 岁均可发病。患者从症状发作到使用轮椅的平均时间为 11～25 年，大多数患者的死亡年龄为 30～40 岁，平均死亡年龄为 37 岁，但一些患者会存活到 70 多岁。与其他遗传因素所致肥厚型心肌病相似，FA 伴发的肥厚型心肌病起病较早，约为 20 岁左右，但个体差异较大。

FA 是由于位于染色体 9q（9q13～21.1）着丝粒区的 FXN 基因的功能缺失突变所致[3]，该基因编码蛋白质 frataxin，它是一种线粒体蛋白质，参与铁代谢和 ATP 生成，能够起到调节铁储备和防止其氧化磷酸化的作用[4]。Frataxin 蛋白几乎存在于所有组织，但在神经系统、心脏和胰腺 β 细胞中浓度较高。缺乏 frataxin，将会导致线粒体内铁蓄积，氧化生成自由基；同时阻碍抗氧化防御系统（如乌头酸酶）的激活，线粒体的抗氧化能力降低，最终导致细胞死亡。产生 frataxin 越多的组织，对其编码基因突变越敏感。对于神经系统，表现为外周神经元进行性轴突丢失、脊髓和脊神经根的继发性胶质增生，以及小脑及其关联结构的神经元缺失。对于心肌细胞，则会表现为细胞核深染、空泡化，细胞质呈颗粒状；巨噬细胞和成纤维细胞取代正常肌纤维，致炎症浸润和间质纤维化，导致肥厚型心肌病。但也有另一派得到广泛认可的观点认为，FA 与氧化应激损伤无关，因为有证据表明铁蓄积发生在组织病理改变之后[5]。

FA 患者中，FXN 基因内含子 1 中三核苷酸 GAA（鸟嘌呤-腺嘌呤-腺嘌呤）的重复扩增是主要致病原因[6]。其实在正常 FXN 等位基因中可有 7～34 个重复，但 FA 患者中 GAA 重复多达 66～1700 个，大部分为 600～1200 个；重复数在 34～100 个者很少发病，但如果在这些重复中没有非 GAA 序列插入，即表现为不中断重复，会导致后代基因中 GAA 重复明显增多，被视为前突变。这些重复导致 FXN 基因转录减少，从而使其沉默并减少 frataxin 的产生。GAA 重复越长（特别是在较小的等位基因上的重复），疾病发病越早，肌无力进展越快，心肌病和上肢反射消失频率越高[4]。绝大多数 FA 患者是 GAA

扩增突变的纯合子[7]；但也有 4% 为复合杂合子，即一个等位基因上有 GAA 重复，而另一个等位基因上有点突变（错义、无义、内含子或外显子突变），错义突变患者症状较轻，而其余类型症状较重。文献中描述过 17 种不同的点突变，三种最常见的突变包括意大利南部的 II54F 突变、起始密码子上的 ATG > ATT 突变和 G130V 突变。复合杂合子可能有非典型表现，如发病年龄超过 25 岁，屈伸正常或反射亢进，以及无共济失调的孤立性痉挛性截瘫。有少数家族病例体现了 FA 可能具有遗传异质性，但目前来看是罕见的[8]。对于 FA 伴发的肥厚型心肌病，其心脏受累严重程度可能与等位基因中 GAA 重复长度有关，但 FA 发病年龄是较之更为重要的预测因素：研究表明，25 岁之前出现 FA 症状，心肌病程度较重[9]。

【临床表现】

1. 神经系统

该病最主要的临床表现是共济失调，典型症状为年轻患者的对称性步态共济失调[10]。共济失调的发展具有隐匿性，最初仅表现为站立和跑步困难，或者疲劳、嗜睡，可发生在身体发育正常的青少年身上。发热性疾病可能导致共济失调的突然出现。由于同时伴有感觉丧失，患者可能出现跨阈步态。随着疾病进展，共济失调会累及躯干和上肢，患者出现意向性震颤，甚至表现为舞蹈动作。虽然部分患者病程中可能出现偏瘫，但最终患者将失去行动能力，表现为全身瘫痪，需要辅助设备以帮助活动，直至卧床不起。小脑受累还会引起构音障碍，可进展为失语。负责吞咽的肌肉受累会导致吞咽困难甚至窒息。视神经纤维受损会引发视力下降乃至完全丧失。

神经系统体格检查可出现以下阳性体征，包括肌力下降、肌萎缩；肌张力下降；腱反射减退或消失；屈肌痉挛；本体感觉丧失；痛觉和温度觉丧失；构音障碍；视力下降、水平眼球震颤；前庭-眼反射受损等。

2. 心脏

在 FA 疾病进展过程中，心肌受累可能较早发生，但临床表现常出现较晚。同时，心肌受累的严重程度与神经系统表现不平行，神经系统症状严重的病例，亦可不表现出明显的心肌病症状。常见的症状包括心律失常引起的心悸，以及心功能不全引起的呼吸困难、运动耐量下降等。体格检查可发现周围性发绀、心界扩大、心动过速、脉短绌（出现心房颤动时）、胸骨左缘收缩期杂音和附加心音等。

3. 其他系统

由于脊髓受累，FA 病程早期可能就会出现脊柱后凸；由于运动和感觉神经受损，50% 以上患者会出现足部畸形（弓形足或马蹄内翻足）。FA 患者中 8%～32% 会出现糖尿病或糖耐量受损，且具有家族聚集性。还有部分患者会发生膀胱功能障碍伴尿急甚至尿失禁[11]。

4. 非典型 FA

约占所有病例的 25%，主要包括①迟发型 FA：25 岁之后起病，进展较慢，症状较轻，心肌病变较轻；②腱反射保留的 FA：15 岁以前起病，腱反射存在，心肌病变出现较早，病死率高；③不伴心肌病、骨骼异常、肌萎缩的病例；④腿部痉挛不伴或仅伴轻微步态和肢体共济失调。

【辅助检查】

FA 伴发的肥厚型心肌病在神经系统检查中有相对特异的表现，而心血管系统检查结果类似于其他原因所致肥厚型心肌病。同时，该病可进行基因检测以协助诊断。

1. 神经系统检查

磁共振成像（MRI）是评估神经系统萎缩程度的首选方法，FA 患者 MRI 检查可表现为颈 / 胸段脊髓萎缩，小脑结构早期可正常，随病情进展亦可出现萎缩，但小脑明显萎缩时需鉴别其他原因所致共济失调。神经传导检查提示轴突型感觉性神经病，表现为感觉神经动作电位波幅下降或消失。运动神经传导速度仅有轻微减慢，体感诱发电位异常。听觉诱发电位显示 III 和 IV 波缺失，而 I 波保留。视觉诱发电位异常，潜伏期缺失或延迟，p100 波振幅降低。

2. 心电图

在大多数 FA 患者中，即使是出现左心室肥厚，QRS 波时限也没有延长，左束支传导阻滞较少见，这与其他肥厚型心肌病形成对比[9]；但在 FA 伴发肥厚型心肌病的晚期，V_1 和 V_2 导联可出现深 S 波，在 V_5 和 V_6 导联出现高 R 波。此外，几乎所有心肌病患者的左胸导联均表现出 T 波低平或倒置。一些晚期患者会出现室上性心动过速，如心房颤动、心房扑动或房室折返性心动过速。校正 QT 间期在大多数患者中是正常的，这提示恶性室性心律失常风

险可能不高。虽然肥厚型心肌病是 FA 患者最常见的死因，但仍不清楚特定的心律失常事件是否与死亡有关[12]。

3. 超声心动图

FA 伴发肥厚型心肌病的超声心动图特征是左心室向心性肥厚，舒张末期室壁厚度小于 15 mm，且不伴流出道梗阻。大型 FA 队列的横断面研究显示，约 80% 的患者左心室结构发生改变，大约 40% 的 FA 患者表现为室壁向心性重塑，35% 表现为向心性肥厚，只有 5% 表现为离心性肥大[13]。许多患者的整体收缩功能得以保留，只在心肌病终末期出现射血分数降低、整体运动减退和左心室轻度扩大。此外，晚期患者的室间隔略厚于左心室后壁，但这种差异不显著。FA 伴发肥厚型心肌病的心脏舒张功能通常只是轻微受损，这可能与左心室壁厚增加迅速有关。超声下 FA 患者的室壁有时也可能出现颗粒样结构，与心脏淀粉样变性患者相似，但一般不伴双心房增大或心包积液。需要注意的是，FA 患者经常表现出异常的身高和体重，这可能会影响一些指数化超声指标的计算。

4. 心脏磁共振成像（cardiac magnetic resonance，CMR）

既往基于 CMR 的 FA 相关研究表明，左心室质量与 GAA 重复次数（> 600）以及发病年龄呈正相关[14]，随着疾病持续时间的延长，左心室质量降低，表明心肌变薄。CMR 所表现的灌注缺损与左心室肥厚程度或纤维化程度无关。延迟强化在评估 FA 患者心肌纤维化程度方面还缺乏研究，但现有证据表明，替代性纤维化确实是 FA 心肌病发展过程中的一个典型特征。

5. 基因检测

基因检测是确证 FA 诊断的方法，目前可采用三核苷酸重复序列扩增试验，而 FA 是唯一具有病理性 GAA 重复序列的疾病。通过直接突变检测可进行产前诊断。

6. 实验室检验

在所有出现快速性心律失常的 FA 伴发肥厚型心肌病患者中，均可发现超敏肌钙蛋白升高，而在大部分未出现症状性心力衰竭的患者中，也可以发现这一现象，提示肌钙蛋白水平对于疾病评估具有一定意义，但还需要后续研究证实。测定血清 frataxin 蛋白水平比基因检测快速、便宜，在部分中心被作为一线检验方法。一些遗传性共济失调可伴有维生

素 E 缺乏，可检测其水平以鉴别。

【诊断】

FA 的诊断主要依靠病史和体格检查，常染色体隐性遗传模式、25 岁前发病、四肢共济失调、下肢反射消失以及存在锥体束征的患者应考虑本病，并通过基因检测加以证实。但需要注意的是，非典型患者可能仅有上述部分临床表现，不能以此排除诊断。推荐对所有出现共济失调的患者进行脑和脊髓 MRI 检查，以排除其他病因。

确诊 FA 的患者，如心电图或超声心动图、CMR 存在左心室肥厚的表现，可考虑诊断伴发肥厚型心肌病，部分患者可表现为室上性心动过速或心力衰竭。反之，存在心脏受累表现也是诊断 FA 的特征性证据。

【鉴别诊断】

1. 肥厚型心肌病的鉴别

左心室肥厚是一种非特异性表现，是心脏对持续刺激的生理或病理反应。长期运动、心脏器质性疾病（如致密化不全、梗阻性肥厚型心肌病）、系统性疾病（如高血压、心脏淀粉样变性、Fabry 病等）均可引起，但不同原因导致的室壁厚度与左心室重构模式存在差异。对于大多数患者，可以通过病史、临床表现、超声心动图等手段鉴别，必要时可行基因检测或组织活检。如多发性骨髓瘤或慢性炎症病史提示心脏淀粉样变性诊断；肾脏或神经系统等受累可能提示 Fabry 病；超声下心尖部丰富的肌小梁则提示心肌致密化不全可能。

2. 共济失调的鉴别

FA 伴发肥厚型心肌病需要鉴别其他共济失调疾病合并肥厚型心肌病可能。常见的其他病因包括：

（1）脊髓小脑性共济失调 1、2、3 型或纯小脑性共济失调：这是一种常染色体显性遗传病，特征为早发性共济失调、眼肌麻痹、听力丧失、感觉轴突神经病、癫痫、动眼神经失用症、舞蹈病、面部和肢体肌张力障碍、感觉运动性多发性神经病、小脑萎缩和认知障碍。它与 FA 的主要区别在于影像学上小脑萎缩明显。

（2）腓骨肌萎缩症的 Roussy-Levy 变异型：这一种以反射消失和共济失调为特征的常染色体显性遗传病。它与 FA 的区别在于髓鞘发育不良（而不是轴突病变）。

（3）小脑共济失调、无反射、腔静脉阻塞、视神经萎缩和感音神经性耳聋综合征：其由染色体 19q13 上 ATP1A3 基因的单一突变 E818K 导致，通过基因检测可与 FA 鉴别。

（4）CharlevoixSaguenay 常染色体隐性遗传痉挛性共济失调：这是一种由 SACS 基因突变引起的常染色体隐性遗传病，其特征为早期痉挛、小脑失调和感觉运动性周围神经病变三重表现。脑 MRI 显示脑桥受累，这与 FA 不同。

（5）共济失调毛细血管扩张症：这是一种由 ATM 基因突变引起的常染色体隐性疾病，其特征为进行性小脑共济失调、眼球运动异常、其他神经异常、免疫缺陷和眼、皮肤毛细血管扩张。并发症包括肺部疾病、恶性肿瘤和糖尿病。它与 FA 的区别在于甲胎蛋白升高。

（6）共济失调伴维生素 E 缺乏：这是一种常染色体隐性遗传病，由 α- 生育酚转运蛋白基因突变导致。该病表现为缓慢进展的、以步态为主的共济失调综合征，伴有神经病变。大剂量维生素 E 通常可改善神经系统症状，但恢复可能缓慢且不完全。

【治疗】

目前 FA 仍缺乏有效的根治手段，而 FA 伴发肥厚型心肌病的治疗主要是针对心律失常及心力衰竭的对症处理。

1. 原发病的治疗

对于共济失调、运动与感觉障碍，可以进行多种方式的物理治疗以延缓疾病进展、保持机体功能，其主要目标是加强姿势、鼓励肌肉使用。

药物方面，艾地苯醌（自由基清除剂）、辅酶 Q10、维生素 E、维生素 B_2、维生素 B_1 等可能对抗自由基损伤；去铁酮（铁螯合剂）可能减轻线粒体中铁蓄积；γ- 干扰素、磷酸二酯酶抑制剂、糖皮质激素可抑制炎症反应。但目前没有证据表明上述药物能够明显改善共济失调症状，对预后帮助有限，还亟待进一步研究。

基因治疗存在一定的前景，目前正在对 GAA 重复突变的 FXN 基因沉默机制进行研究，以开发治疗 FA 的方法。组蛋白去乙酰化酶抑制剂、转录因子 Nrf2 的调节剂等均在研发阶段[15-16]。

2. 肥厚型心肌病的治疗

心肌病相关心力衰竭或心律失常的治疗包括常规抗心力衰竭药物、抗心律失常药物和器械植入。

出现心力衰竭的患者需要限水、限盐，适当应用利尿剂。如血管紧张素转化酶抑制剂（ACEI）或血管紧张素Ⅱ受体阻滞剂（ARB）类药物，可能有利于FA伴发肥厚型心肌病的长期治疗，改善心脏重构。但此类患者可能不能很好地耐受β受体阻滞剂。控制室上性心律失常的发作可以改善心房功能，对左心室充盈和心输出量增加有重要作用，因此，许多患者接受钙通道阻滞剂治疗，如维拉帕米治疗。终末期患者也可以考虑进行心脏移植，目前文献中有少数病例报道，而且预后较好。

3. 其他治疗

对于FA儿童，推荐每年进行脊柱侧弯筛查，并对成年期发病的患者进行基线脊柱侧弯筛查，必要时于骨科行手术治疗。每2～3年进行1次视力及听力评估，必要时转诊至相应科室。对合并的糖尿病患者应进行监测和治疗。若怀疑有膀胱功能障碍，则应进行尿动力学检查，并于泌尿外科进行处理。

【病例摘要】

27岁男性，主因发现心电图异常就诊。患者9年前（18岁）诊断为Friedreich共济失调，随访过程中未诉任何心悸、喘憋、运动耐量下降等相关不适，但在常规随访中发现心电图下壁导联（Ⅱ、Ⅲ、aVF导联）存在病理性Q波，遂至心内科会诊。超声心动、CMR等影像学检查提示左心室非对称性肥厚，考虑患者存在FA心脏受累表现，但目前未出现心律失常及临床心功能不全表现。除原发病治疗外，加用ACEI类药物改善心肌重构。病例详细资料见二维码数字资源4-11。

数字资源 4-11

（邱　林　丁文惠）

【参考文献】

［1］Palau F. Friedreich's ataxia and frataxin：molecular genetics, evolution and pathogenesis（Review）. Int J Mol Med, 2001，7（6）：581-589.

［2］Aranca TV，Jones TM，Shaw JD，et al. Emerging therapies in Friedreich's ataxia. Neurodegener Dis Manag, 2016，6（1）：49-65.

［3］Delatycki MB，Bidichandani SI. Friedreich ataxia-pathogenesis and implications for therapies. Neurobiol Dis, 2019，132：104606.

［4］Alper G，Narayanan V. Friedreich's ataxia. Pediatr Neurol, 2003，28（5）：335-341.

［5］Seznec H，Simon D，Monassier L，et al. Idebenone delays the onset of cardiac functional alteration without correction of Fe-S enzymes deficit in a mouse model for Friedreich ataxia. Hum Mol Genet，2004，13：1017-1024.

［6］Bit-Avragim N，Perrot A，Sch?ls L，et al. The GAA repeat expansion in intron 1 of the frataxin gene is related to the severity of cardiac manifestation in patients with Friedreich's ataxia. J Mol Med（Berl），2001；78（11）：626-632.

［7］Campuzano V，Montermini L，Moltò MD，et al. Friedreich's ataxia：autosomal recessive disease caused by an intronic GAA triplet repeat expansion. Science，1996，271（5254）：1423-1427.

［8］Rao VK，DiDonato CJ，Larsen PD. Friedreich's ataxia：clinical presentation of a compound heterozygote child with a rare nonsense mutation and comparison with previously published cases. Case Rep Neurol Med，2018，2018：8587203.

［9］Weidemann F，Rummey C，Bijnens B，et al. The heart in Friedreich ataxia：definition of cardiomyopathy, disease severity，and correlation with neurological symptoms. Circulation，2012，125：1626-1634.

［10］Cook A，Giunti P. Friedreich's ataxia：clinical features, pathogenesis and management. Br Med Bull，2017，124（1）：19-30.

［11］Delatycki MB，Corben LA. Clinical features of Friedreich ataxia. J Child Neurol，2012，27：1133.

［12］Tsou AY，Paulsen EK，Lagedrost SJ. Mortality in Friedreich ataxia. J Neurol Sci，2010，307：46-49.

［13］Regner SR，Lagedrost SJ，Plappert T，et al. Analysis of echocardiograms in a large heterogeneous cohort of patients with friedreich ataxia. Am J Cardiol，2012，109：401-405.

［14］Rajagopalan B，Francis JM，Cooke F，et al. Analysis of the factors influencing the cardiac phenotype in Friedreich's ataxia. Mov Disord，2010，25：846-852.

［15］Carletti B，Piemonte F. Friedreich's ataxia：a neuronal point of view on the oxidative stress hypothesis. Antioxidants（Basel），2014，3（3）：592-603.

［16］Polak U，Li Y，Butler JS，et al. Alleviating GAA repeat induced transcriptional silencing of the Friedreich's ataxia gene during somatic cell reprogramming. Stem Cells Dev, 2016，25（23）：1788-1800.

第十二节　糖原贮积病继发心肌病

【概述】

　　糖原是葡萄糖的贮存形式，并充当机体需要葡萄糖时的缓冲储备。糖原是葡萄糖经 α-1,4 糖苷键连接形成的长链聚合物，每隔 4～10 个残基插入一个由 α-1,6 糖苷键连接的支链。糖原在膳食碳水化合物负荷期形成，在葡萄糖需求大或膳食中葡萄糖摄入量少时分解。当编码参与糖原合成、分解或调节蛋白质的基因发生突变时，可导致多种遗传性糖原代谢病[1]。这些导致糖原异常累积的疾病称为糖原贮积病（glycogen storage disease，GSD），GSD 的主要分类方法是按照导致疾病的酶缺陷得到确认的年代顺序进行编号。出生前至成年期均可发病。

　　由于糖原含量最丰富的是肝脏和肌肉，它们是 GSD 最常累及的部位。肝脏和肌肉中特定酶的生理学意义决定了疾病的临床表现。其中肝糖原的主要作用是贮存葡萄糖，以便在空腹期间机体不能合成大量葡萄糖时释放至组织，累及肝脏的糖原代谢障碍主要表现为低血糖和肝肿大。此外，糖原通过为 ATP 的生成提供底物，作为高强度肌肉活动的主要能量来源。累及肌肉的糖原代谢障碍的主要表现是肌肉疼挛、运动不耐受、易疲劳和进行性肌无力。

　　因此，心肌病亦可以成为糖原贮积病的临床表现之一[2]。表 4-12-1 总结了目前已知的继发于糖原贮积病的心肌病，主要发生在 GSD Ⅱ 型［酸性 α 葡萄糖苷酶（acid alpha-glucosidase，GAA，也称为酸性麦芽糖酶）缺乏症，即 Pompe 病，MIM #232300］、GSD Ⅱb 型［溶酶体相关膜蛋白（lysosome-associated membrane protein 2，LAMP2）缺乏症，即 Danon 病，MIM #300257］、GSD Ⅲ 型（糖原脱支酶缺乏，即 Forbes 病，MIM#232400，也称为 Cori 病、局限性糊精病）、GSD Ⅳ 型（glycogen branching enzyme 缺乏，即 Andersen 病，MIM #232500）、GSD Ⅸ 型（phosphorylase b kinase 缺乏，MIM #306000）。其中 Pompe 病与 Danon 病也被认为是溶酶体贮积病。篇幅所限，本节仅介绍 Pompe 病与 Danon 病。

表 4-12-1　糖原贮积病继发心肌病总结

GSD 分型	疾病	心肌病类型	致病基因	起病年龄
Ⅱ*	Pompe 病	DCM	GAA	任何年龄
Ⅱb*	Danon 病	DCM	LAMP2	儿童晚期
Ⅲ	Forbes 病	DCM	AGL	儿童早期
Ⅳ	Andersen 病	HCM/DCM	GBE1	儿童早期，严重者可于胎儿期起病
Ⅸ（也曾为Ⅷ）	PBK 缺乏	DCM	PHKA1/PHKA2/PHKB/PHKG2	儿童早期

* 这些疾病最初被归类为 GSD。后来人们认识到，在这些疾病中看到的溶酶体中糖原的积累是由于溶酶体代谢缺陷而不是糖原 / 葡萄糖代谢引起的能量缺乏。因此，它们同时被认为是 GSD 和溶酶体贮积病

一、Pompe 病

　　Pompe 病又被称为酸性 α 葡萄糖苷酶（acid alpha-glucosidase，GAA，也称为酸性麦芽糖酶）缺乏症（MIM #232300），是最早被发现的溶酶体贮积病[3]。GAA 缺乏症可导致糖原在所有组织中的溶酶体内累积，并引起一系列全身肌肉和神经损害，其经典婴儿型表现为肥厚型心肌病，而迟发型（青少年和成年发病）则通常无心脏表现。该病最早于 1932 年，由荷兰病理学家 J.C. Pompe 发现[4]，因此也称为 Pompe 病。

【临床表现】

　　传统上，Pompe 病已根据发病年龄、器官受累（即是否存在心肌病）、严重程度和发病率分为两种主要表型——婴儿型（IOPD）和迟发型（LOPD）。尽管 LOPD 已分为儿童期、青少年期和成人期发病，但许多成人期发病的患者会回忆起儿童期开始的症

状，因此，最有可能的是，LOPD 代表了一种临床连续性，其中单纯通过发病年龄无法可靠地区分具体的亚型[5]。一般而言，症状出现越早，进展速度越快；因此，这一分类方法往往在临床上有助于确定预后和治疗方案。

Pompe 病婴儿型的典型表现为心脏扩大与肥厚型心肌病，而迟发型则通常无心脏表现。患者的血清肌酸激酶（creatine kinase，CK）通常升高，而白细胞 GAA 活性通常降低。其他组织中的 GAA 活性也降至不足正常水平的 10%，如成纤维细胞和肌肉中。肌肉活检电子显微镜下显示为空泡肌病伴溶酶体内糖原累积，且细胞质中有游离糖原。空泡过碘酸-希夫（periodic acid-Schiff，PAS）反应阳性，可被淀粉酶消化，且酸性磷酸酶染色阳性。在婴儿型疾病中，多个其他组织中也发现了类似的溶酶体包涵体。

1. 婴儿型 Pompe 病（IOPD）

IOPD 在子宫内可能很明显，但在 4 个月的中位年龄时更常被识别，特征为心肌病及重度全身性肌张力过低。一项病例系列研究显示，中位年龄约 4 月龄时的表现包括心脏扩大（92%）、肥厚型心肌病（88%）、呼吸窘迫（78%）、肌无力（63%）、喂养困难（57%）和生长迟滞（53%）。喂养困难可能由面部张力减退、巨舌症、舌头无力和（或）口腔运动技能差引起[6]。听力损失很常见，可能反映了耳蜗或传导性病变或两者都有[7-8]。也可能出现通常由心力衰竭引起的肝肿大。早发"非典型"表型很可能只是迟发型 GAA 缺乏症的一个早期表

表 4-12-2　IOPD 常见的临床表现[9-10]

临床表现	个体比例
肌无力 / 肌张力减退	52% ～ 96%
心脏扩大	92% ～ 100%
肝大	29% ～ 90%
左心室肥厚	83% ～ 100%
心肌病	8%
呼吸窘迫	41% ～ 78%
心脏杂音	46% ～ 75%
舌大	29% ～ 62%
喂养困难	57%
深腱反射消失	33% ～ 35%
认知功能正常	95%

现，患儿在 0 ～ 2 岁期间出现肌张力过低但无心肌病。

如果不通过酶替代疗法进行治疗，可在出生后最初几周通过超声心动图发现的心脏肥大和肥厚型心肌病进展为左心室流出道梗阻。心脏扩大也会导致肺容量减少、肺不张，有时还会导致支气管受压。糖原的逐渐沉积导致传导缺陷，如心电图上 PR 间期缩短。在未经治疗的婴儿中，因为心肺功能不全[8, 11]，通常在生命的前两年死亡。

2. 迟发型 Pompe 病（LOPD）

LOPD 患者可在任何年龄发病，通常不会出现心肌病。即使突变相同（通常为 c.-32-13T ＞ G 剪接位点突变的杂合子），患者的发病年龄也各异，提示有继发因素影响临床病程。一项多国调查研究纳入 255 例迟发型 GAA 缺乏症儿童和成人患者，年龄范围为 2.6 ～ 81 岁，首次发病的年龄范围为 0 ～ 62 岁，诊断时的年龄范围为 0 ～ 66 岁。一项对 54 例荷兰患者的调查显示，症状出现的平均年龄为 28 岁，但 18% 的患者在 12 岁前即出现症状。疾病进展通常由发病年龄预测，因为如果症状在儿童时期明显，进展会更快。

虽然从儿童晚期发病到青春期发病的 Pompe 病的初始表现通常不包括心脏并发症，但一些晚期发病的成人有动脉病变，包括胸升主动脉扩张[12-13]。值得注意的是，单独的超声心动图（没有对胸主动脉直径进行特定测量）可能不足以显示这种并发症。此外，基底动脉和颈内动脉扩张可能与临床症状有关，例如短暂性脑缺血发作和第三神经麻痹。

骨骼肌受累的进展比 IOPD 慢，最终累及膈肌和辅助呼吸肌[14]。由于下肢无力，受影响的人经常成为轮椅使用者。呼吸衰竭是主要的发病和死亡因素[15-16]。男性、骨骼肌无力的严重程度和疾病持续时间都是严重呼吸功能不全的危险因素[17]。主要影响下肢的进行性近端肌肉，表现为肌肉无力，如肢带型肌营养不良或多肌炎。受影响的成年人通常描述从儿童时期开始的导致参与运动困难的症状。之后，从坐姿起身、爬楼梯和行走时的疲劳和困难提示就医。在未经治疗的 LOPD 患者队列中，诊断时的中位年龄为 38 岁，诊断后的中位生存期为 27 年，死亡时的中位年龄为 55 岁（范围 23 ～ 77 岁）[16]。成人 LOPD 晚期骨质疏松症的证据越来越多；虽然这在很大程度上可能继发于活动减少，但其他病理过程也不容忽视[18-19]。

【辅助检查】

1.肌电图

在所有形式的 Pompe 病中，肌电图（EMG）都可以记录肌病，尽管有些肌肉可能看起来正常。在成人中，可能需要对椎旁肌肉进行针状肌电图以证明异常[20]。运动神经和感觉神经的神经传导速度研究都是正常的，尤其是在诊断 IOPD 和 LOPD 时。然而，已经在患有 IOPD 的儿童中证明了一种不断发展的运动轴索神经病变[21]。

2.肌肉活检

与其他糖原贮积病相比，Pompe 病也是一种溶酶体贮积病。因此，可以在肌肉细胞的溶酶体中观察到糖原储存，作为不同严重程度的液泡，高碘酸-希夫染色呈阳性。然而，20%～30% 的有记录的部分 GAA 酶缺乏的 LOPD 个体可能不会表现出这些肌肉特异性变化[22,14]。此外，虽然肌肉中糖原储存的组织化学证据支持糖原储存障碍，但它不是 Pompe 病的特异性证据。

3.心电图

大多数受影响的婴儿有左心室肥厚，许多有双心室肥厚[10]。还可以显示所有导联 PR 间期缩短伴宽大的 QRS 波群，这提示双侧心室增大，但该特征并非 IOPD 所特有。而根据 131 名成人 LOPD 中的 4 名发现明显的传导异常，Sacconi 等[23]建议在初始评估时进行动态心电图监测。

4.超声心动图

超声心动图较心电图的特异性与灵敏性均更高，往往可以通过超声心动图发现 IOPD，如果不通过酶替代疗法进行治疗，出生后最初几周通过超声心动图发现的心脏肥大和肥厚型心肌病可进展为左心室流出道梗阻。典型的超声心动图表现显示肥厚型心肌病，在疾病过程的早期有或没有左心室流出道梗阻，在后期阶段，可能会出现扩张型心肌病。

虽然从儿童晚期发病到青春期发病的 Pompe 病的初始表现通常不包括心脏并发症，但一些晚期发病的成人有动脉病变，包括胸升主动脉扩张[12]，目前已推荐对升主动脉扩张进行超声心动图评估。

【诊断】

婴儿出现严重肌张力低下和心功能不全时，应疑诊 IOPD。此类患儿常见肌酸激酶、乳酸脱氢酶（lactate dehydrogenase，LDH）和 AST 升高。对于具有呈肢带型分布的进行性近端肌无力的儿童和成人，应怀疑 LOPD。肌电图显示特征性的肌病性放电，有时出现大量的肌强直放电及复合重复放电，脊旁肌最明显。成人患者中，肺功能检查中的用力肺活量（forced vital capacity，FVC）通常显著减少。Pompe 病患者的前臂缺血性乳酸测试结果一般都正常。

许多国家正在实施 Pompe 病的新生儿筛查，可在白细胞或干血斑中对 GAA 酶活性进行检测，临床生化/遗传诊断实验室可提供该检查。推荐在对血样进行酶检测时加入阿卡波糖，这种抑制剂可阻断粒细胞中的 α-葡萄糖苷酶干扰检测结果，从而改善检测敏感性。GAA 酶活性检测是诊断所有类型 GAA 缺乏症的可靠检测工具。当血液样本检测结果不确定或处于无法界定的范围时，对其他组织（皮肤成纤维细胞或肌肉）检测 GAA 活性是有用的。此外，特定尿葡萄糖（四糖）的升高是 IOPD 的一个高度敏感的发现；然而，它也见于其他糖原贮积病[24-26]。LOPD 的敏感性降低[26]。值得注意的是：尿低聚糖可用于评估新生儿筛查结果异常的婴儿[27]。

基因测序是首选的确诊检查，因为它常规可行，侵入性较低，可提供基因型-表型信息，还可能帮助预测一些病例的交叉反应免疫物质（cross-reactive immunologic material，CRIM）状态（内源性 GAA 合成的残余量）。在 GAA 基因中发现 2 种致病性反式突变可确诊该病（表 4-12-3）。对于需要皮肤活检以进行抗体分析确定 CRIM 状态的患者，可行成纤维细胞 GAA 酶活性检测作为确诊性检查。对活检肌肉行 GAA 活性检测也可确定诊断，但该方法存在侵入性较大、需麻醉及可能因取样过程不良而出现假阳性结果等问题。

表 4-12-3　用于糖原贮积病 Ⅱ 型的分子遗传学检测

基因	方法	具有可通过方法检测到的致病变异的先证者的比例
GAA	序列分析	83%～93%
	基因靶向缺失/重复分析	5%～13%

【鉴别诊断】

Pompe 病的鉴别诊断主要是基于症状发作年龄。其鉴别特点通常是存在肌酸激酶升高，而且没有其他代谢异常，如低血糖、乳酸酸中毒和代谢性酸中毒。

1.伴有肥厚型心肌病的 IOPD 的鉴别诊断

溶酶体相关膜蛋白 2 缺乏，表现为肥厚型心肌病、肌无力和肌张力过低。

脂肪酸氧化障碍，包括超长链酰基辅酶 A 脱氢酶缺乏症、长链 3- 羟酰基辅酶 A 脱氢酶缺乏症、肉碱转运障碍、肉碱-酰基肉碱转位酶缺乏症、2 型肉碱棕榈酰转移酶缺乏症，在婴儿患者中可表现为肥厚型心肌病伴非酮症性低血糖。

线粒体呼吸链功能障碍，可能表现为肌张力过低、心肌病、肝肿大及癫痫发作。

其他不伴心肌病的婴儿型肌张力过低，包括 1 型脊髓性肌萎缩和 GSD Ⅲ a 型。

其他先天性肌病可能不存在心脏受累，因此在 IOPD 的鉴别诊断中通常不予以考虑。

2. LOPD 的鉴别诊断

包括表现为肌张力过低或肌无力的疾病：GSD Ⅴ 型（McArdle 病）和 GSD Ⅵ 型；肌营养不良，包括假肥大型肌营养不良和肢带型肌营养不良。

【治疗】

1. 对症处理

美国医学遗传学学院的一个专家小组已经提出了《IOPD 管理指南》[11]，其中对相关临床表现的治疗推荐如下：

（1）心肌病：医疗干预需要个体化，因为在疾病过程的某些阶段可能禁止使用标准药物（例如地高辛、利尿剂和降低后负荷的药物可能会加重左心室流出道梗阻，尽管往往可能在疾病的终末阶段需要使用这些药物），应避免低血压和容量不足，并避免接触传染源。

（2）动脉病：治疗与一般人群没有区别。

（3）心律失常：肥厚型心肌病患者发生快速性心律失常和猝死的风险很高[28]；因此，24 h 动态心电图监测有助于发现心律失常的类型和严重程度。管理包括避免压力、感染、发热、脱水和麻醉等。如果需要，药物治疗通常需要仔细平衡心室功能，并且应该由熟悉 Pompe 病的心脏病专家进行。

（4）肌无力：物理治疗适用于保持运动范围和协助下地活动。近端运动无力可导致婴儿和儿童骨盆带挛缩，需要积极治疗，包括手术[29]。脊柱侧弯很常见，特别是在患有婴儿或儿童期发病的个体中[30]。

（5）营养 / 喂养：婴儿可能需要特殊的饮食和最大的营养，有些需要胃喂养。LOPD 患者也可能出现喂养问题，通常采用软饮食进行管理，少数人需要胃或空肠喂养[31]。

（6）呼吸功能不全：可能需要呼吸支持，吸气 / 呼气训练改善了 LOPD 成人的呼吸肌力量。婴儿型巨舌症和严重呼吸功能不全可能需要气管切开术。

2. 治疗方法

GAA 缺乏症的主要治疗方法为采用阿糖苷酶 α 进行酶替代疗法（ERT）。阿糖苷酶 α 的标准方案为静脉给药，一次 20 mg/kg，每 2 周 1 次。如果初始治疗效果不佳，剂量可翻倍，即一次 20 mg/kg、每周 1 次，或一次 40 mg/kg、每 2 周一次。多学科治疗团队常常有助于协调治疗，该团队一般由临床生化遗传医生主导，并有来自物理医学和康复医学、心脏科、呼吸内科、骨科、营养科，以及躯体训练、技能训练和言语治疗的支持。许多患者都需要一定程度的呼吸支持。睡眠时无创通气可能改善一些迟发型患者的夜间低氧血症和日间高碳酸血症。一些患者可能需要更高水平的无创呼吸支持，甚至可能进展为需要机械通气。

美国 FDA 于 2006 年批准，源自中国仓鼠卵巢细胞的重组人酸性 α- 葡萄糖苷酶（recombinant human acid alpha-glucosidase，rhGAA；也称阿糖苷酶 α）可用于对 IOPD 进行 ERT。美国 FDA 于 2010 年批准另一种来自相同细胞系但采用更大型的生物反应器来扩大生产的重组阿糖苷酶 α 可用于 LOPD，且于 2014 年将批准范围扩大至所有年龄组，包括 IOPD。研究发现，与 2006 年批准的阿糖苷酶 α 相比，这种生产规模更大（4000 L）的新型阿糖苷酶 α 有相似的临床稳定性和安全性。

（1）交叉反应免疫物质（CRIM）状态：虽然 ERT 应在 IOPD 或有症状的 Pompe 病的诊断确定后立即开始，但在开始 ERT 之前确定 CRIM 状态可能是必要的，因为 CRIM 阴性通常会在 ERT 期间产生高滴度的抗 rhGAA 抗体，并且需要在治疗过程的早期使用免疫调节的改良治疗方案，最好在第一次输注之前。正在使用多种免疫调节方案，其中大多数使用利妥昔单抗和其他药物（包括霉苯酸酯、甲氨蝶呤和西罗莫司）。

CRIM 阴性状态常见的地理区域包括美国和中东[32]。确定 Pompe 病患者 CRIM 状态的两种方法是：通过基于抗体的方法在培养的成纤维细胞中进行酸性 α- 葡萄糖苷酶蛋白定量；分子遗传学检测，以确定致病变异是否导致酶活性完全缺失（即 CRIM 阴性）[33]。

（2）酶替代疗法（ERT）：Myozyme®（阿尔法

糖苷酶）于 2006 年被 FDA 批准用于 IOPD 婴儿型 Pompe 病。Lumizyme® 于 2010 年获得 FDA 批准用于 8 岁以上的 LOPD 患者。Lumizyme 的年龄限制已于 2014 年取消。Myozyme® 和 Lumizyme® 每两周以 20 ～ 40 mg/kg 剂量缓慢静脉输注给药。许多人现在接受更高剂量的治疗。

（3）ERT 的并发症

1）输液相关反应：在临床研究中，在接受 Myozyme® 治疗的患者中有一半观察到输液反应。

大多数接受治疗的儿童在治疗的前 3 个月内产生了针对 Myozyme® 的 IgG 抗体。输液反应似乎在具有 IgG 抗体的个体中更为常见。一些具有高持续 IgG 滴度的受影响个体可能对治疗的临床反应不佳。

IgE 抗体的产生不太常见，但可能与需要采取生命支持措施的过敏反应有关。

大多数输液相关反应可以通过减慢输液速度或给予退热药、抗组胺药或糖皮质激素来改善。由于这些原因——并且因为许多患有 IOPD 的人预先存在呼吸和心脏功能损害——建议在配备紧急护理的中心开始治疗。

2）其他：在为患有 IOPD 的儿童进行 ERT 治疗前的静脉置管等操作中，可能发生麻醉困难及其他相关并发症。

（李昱熙）

【参考文献】

[1] Tarnopolsky MA. Metabolic myopathies. Continuum（Minneap Minn），2016，22（6，Muscle and Neuromuscular Junction Disorders）：1829-1851.

[2] Roos JC，Cox TM. Glycogen storage diseases and cardiomyopathy. N Engl J Med，2005，352（24）：2553；author reply 2553.

[3] American College of Medical Genetics. Pompe disease diagnosis and management guideline. Available online，2006，Accessed 10-11-18.

[4] Pompe JC. Over idiopatische hypertrophie van het hart. Ned Tijdshr Geneeskd，1932，76：304.

[5] Kishnani PS，Amartino HM，Lindberg C，et al. Pompe Registry Boards of Advisors. Timing of diagnosis of patients with Pompe disease：data from the Pompe registry. Am J Med Genet A，2013，161A：2431-2443.

[6] van Gelder CM，van Capelle CI，Ebbink BJ，et al. Facial-muscle weakness，speech disorders and dysphagia are common in patients with classic infantile Pompe disease treated with enzyme therapy. J. Inherit Metab Dis，2012，35：505-511.

[7] Kamphoven JH，de Ruiter MM，Winkel LP，et al. Hearing loss in infantile Pompe's disease and determination of underlying pathology in the knockout mouse. Neurobiol Dis，2004，16：14-20.

[8] van Capelle CI，Goedegebure A，Homans NC，et al. Hearing loss in Pompe disease revisited：results from a study of 24 children. J Inherit Metab Dis，2010，33：597-602.

[9] Hirschhorn R，Reuser AJ. Glycogen storage disease type II：acid alpha-glucosidase（acid maltase）deficiency. In：Scriver CR，Beaudet A，Sly WS，Valle D，eds. The Metabolic and Molecular Bases of Inherited Disease. New York，NY：McGraw-Hill，2001：3389-3420.

[10] van den Hout HM，Hop W，van Diggelen OP，et al. The natural course of infantile Pompe's disease：20 original cases compared with 133 cases from the literature. Pediatrics，2003，112：332-340.

[11] Kishnani PS，Hwu WL，Mandel H，et al. A retrospective，multinational，multicenter study on the natural history of infantile-onset Pompe disease. J Pediatr，2006a，148：671-676.

[12] El-Gharbawy AH，Bhat G，Murillo JE，et al. Expanding the clinical spectrum of late-onset Pompe disease：dilated arteriopathy involving the thoracic aorta，a novel vascular phenotype uncovered. Mol Genet Metab，2011，103：362-366.

[13] Sacconi S，Bocquet JD，Chanalet S，et al. Abnormalities of cerebral arteris are frequent in patients with late-onset Pompe disease. J Neurol，2010，257：1730-1733.

[14] Winkel LP，Hagemans ML，van Doorn PA，et al. The natural course of non-classic Pompe's disease；a review of 225 published cases. J Neurol，2005，252：875-84.

[15] Hagemans ML，Winkel LP，Van Doorn PA，et al. Clinical manifestation and natural course of late-onset Pompe's disease in 54 Dutch patients. Brain，2005，128：671-677.

[16] Güngör D，de Vries JM，Hop WC，et al. Survival and associated factors in 268 adults with Pompe disease prior to treatment with enzyme replacement therapy. Orphanet J Rare Dis，2011，6：34.

[17] van der Beek NA，van Capelle CI，van der Velden-van Etten KI，et al. Rate of progression and predictive factors for pulmonary outcome in children and adults with Pompe disease. Mol Genet Metab，2011，104：129-136.

[18] Oktenli C. Renal magnesium wasting，hypomagnesemic hypocalcemia，hypocalciuria and osteopenia in a patient with glycogenosis type II. Am J Nephrol，2000，20：412-417.

[19] Case LE，Hanna R，Frush DP，et al. Fractures in children with Pompe disease：a potential long-term complication. Pediatr Radiol，2007，37：437-445.

［20］Hobson-Webb LD，Dearmey S，Kishnani PS. The clinical and electrodiagnostic characteristics of Pompe disease with post-enzyme replacement therapy findings. Clin Neurophysiol，2011，122：2312-2317.

［21］Burrow TA，Bailey LA，Kinnett DG，et al. Acute progression of neuromuscular findings in infantile Pompe disease. Pediatr Neurol，2010，42：455-458.

［22］Laforêt P，Nicolino M，Eymard PB，et al. Juvenile and adult-onset acid maltase deficiency in France：genotype-phenotype correlation. Neurology，2000，55：1122-1128.

［23］Sacconi S，Wahbi K，Theodore G，et al. Atrio-ventricular block requiring pacemaker in patients with late onset Pompe disease. Neuromuscul Disord，2014，24：648-650.

［24］An Y，Young SP，Hillman SL，et al. Liquid chromatographic assay for a glucose tetrasaccharide，a putative biomarker for the diagnosis of Pompe disease. Anal Biochem，2000，287：136-143.

［25］Kallwass H，Carr C，Gerrein J，et al. Rapid diagnosis of late-onset Pompe disease by fluorometric assay of alpha-glucosidase activities in dried blood spots. Mol Genet Metab，2007，90：449-452.

［26］Young SP，Piraud M，Goldstein JL，et al. Assessing disease severity in Pompe disease：the roles of a urinary glucose tetrasaccharide biomarker and imaging techniques. Am J Med Genet C Semin Med Genet，2012，160C：50-58.

［27］Chien YH，Goldstein JL，Hwu WL，et al. Baseline urinary glucose tetrasaccharide concentrations in patients with infantile-and late-onset Pompe disease identified by newborn screening. JIMD Rep，2015，19：67-73.

［28］Tabarki B，Mahdhaoui A，Yacoub M，et al. Familial hypertrophic cardiomyopathy associated with Wolff-Parkinson-White syndrome revealing type II glycogenosis. Arch Pediatr，2002，9：697-700.

［29］Case LE，Beckemeyer AA，Kishnani PS. Infantile Pompe disease on ERT：update on clinical presentation，musculoskeletal management，and exercise considerations. Am J Med Genet C Semin Med Genet，2012，160C：69-79.

［30］Roberts M，Kishnani PS，van der Ploeg AT，et al. The prevalence and impact of scoliosis in Pompe disease：lessons learned from the Pompe Registry. Mol Genet Metab，2011，104：574-582.

［31］Jones HN，Moss T，Edwards L，et al. Increased inspiratory and expiratory muscle strength following respiratory muscle strength training（RMST）in two patients with late-onset Pompe disease. Mol Genet Metab，2011，104：417-420.

［32］Messinger YH，Mendelsohn NJ，Rhead W，et al. Successful immune tolerance induction to enzyme replacement therapy in CRIM-negative infantile Pompe disease. Genet Med，2012，14：135-142.

［33］Bali DS，Goldstein JL，Banugaria S，et al. Predicting cross-reactive immunological material（CRIM）status in Pompe disease using GAA mutations：lessons learned from 10 years of clinical laboratory testing experience. Am J. Med Genet C Semin Med Genet，2012，160C：40-49.

二、Danon 病

Danon 病，即 GSD Ⅱb 型［溶酶体相关膜蛋白（lysosome-associated membrane protein 2，LAMP2）缺乏症，MIM #300257］是一种罕见的多系统遗传病，主要累及心脏、骨骼肌和视网膜，并伴有认知功能障碍。以 X 连锁显性模式遗传，男性通常比女性受到的影响更严重，并且在更年轻的时候出现症状。1981 年，由 Danon 首次报道[1]，Danon 病是一种溶酶体贮积病，并导致了溶酶体的壁（膜）存在缺陷。该缺陷是由 LAMP2 基因突变引起的。

【临床表现】

Danon 病是一种 X 染色体连锁遗传病，男性通常比女性受到的影响更严重。一篇研究共纳入 146 名经分子诊断确认的 Danon 病患者（90 名男性和 56 名女性），表 4-12-4 总结了这些患者的临床表现[2]，同时该表中也总结了其他未接受基因检测患者的临床表现。

1. 男性患者

Danon 病的男性患者通常表现为严重心肌病、骨骼肌病和轻度智力障碍三联征。男性心肌病的外显率接近 100%，80%～90% 的受累个体出现一定程度的骨骼肌无力，超过 70% 出现一定程度的认知障碍[3]。

（1）心脏表现：最显著和明显的临床表现为儿童期发现的心肌病、心律失常和心力衰竭，且均会随年龄而进展。尽管女性患者会表现出更多的症状表型（详见女性患者部分），但男性患者（首发症状的平均年龄为 12.1 岁）更早受到影响（女性首发症状的平均年龄为 19.0 岁）。有文献报道胸痛和心悸是诊断时的常见症状，但相关数据有限[4]。

典型的早期心脏表现是向心性肥厚，射血分数保留且心腔大小正常。70%～88% 的男性患者存在肥厚型心肌病[4-5]。与许多其他形式的肥厚型心肌病相比，Danon 病通常会发展为严重肥厚、心力衰竭并在 20～30 岁几乎肯定会进展至需要进行心脏移植。男性患者心脏移植和死亡的平均年龄分别为 33.7 岁和 34.5 岁[4]。在少数受累男性中，会进展为类似于扩张型心肌病的表现[3]，且在极少数男性患者中，

表 4-12-4　Danon 病的临床表现

临床表现	男性比例	女性比例	具体描述
肥厚型心肌病	96%	30%～70%	与男性相比，女性患者如果存在心肌病，则很少为肥厚型心肌病
扩张型心肌病	4%	30%～50%	在男性中，随着肥厚型心肌病的进展，可能会在后期发展为扩张型心肌病；但女性患者的情况似乎并非如此
心脏传导异常	＞80%	60%～100%	
骨骼肌力弱	80%～90%	12%～50%	通常在女性患者中不会进展
智力障碍（通常轻微）	～80%	～10%	智力障碍通常是轻微的，但也可以表现为不同程度，女性患者尤其如此
视网膜病变	～20%	～20%	男性和女性患有视力障碍的个体中比率可能更高，因为患者并不总是会进行正式的眼科检查

扩张型心肌病可能是初始的临床表现[6]。

（2）神经肌肉表现：骨骼肌肌病最常表现为颈部、肩部和腿部的缓慢进行性近端肌肉无力[3]。由于肌肉无力和肌肉激活的潜在缺陷，受影响的男性有不同程度的功能障碍[7]。

（3）认知延迟和行为障碍：临床认知问题（学习障碍或智力障碍）可能影响几乎 100% 的男性患者，大约 80% 的受影响男性报告了智力障碍，但通常为轻度。语言发育延迟很常见。

2. 女性患者

总体而言，女性患者的临床表型更多[2]。女性比男性更晚出现症状，并且更容易出现限制型心肌病表型。女性的症状出现比受累男性晚约 10～15 年，首发症状的平均年龄为 19.0 岁，心脏移植的平均年龄为 33.7 岁，死亡的平均年龄为 34.6 岁[3]。据报道，有心肌病证据的杂合女性比例在 61% 至 100% 之间，而据报道，12%～50% 的杂合子女性有一定程度的骨骼肌无力，6%～47% 的女性患有心肌病。据报道有一定程度的认知问题[3]。尽管一些女性患者似乎与典型的男性患者有着同样严重的病情，但据报道女性的平均诊断年龄为 27.9 岁。

【辅助检查】

1. 心电生理检查

超过 80% 的男性患者心电图都存在预激。房性和室性心律失常也可见。心律失常可能导致心悸或晕厥的临床症状。包括 Wolff-Parkinson-White 综合征在内的预激综合征，是心电图上最常见的发现[3]，约 48% 的男性患者在就诊时发现[2]，且在某些情况下，可能早于明显的心肌病出现。据报道，60%～100% 具有 LAMP2 杂合致病性变异的女性出现传导异

常[2-3]。32% 的女性在就诊时发现了 Wolff-Parkinson-White 预激[2]。然而，随着时间的推移，女性心脏病的患病率接近男性，一项对已发表病例报告的综合研究指出复合终点（死亡、心脏移植或心室辅助装置）发生率在男性与女性中均为 37%[2]。

2. 心脏影像学检查

超声心动图是最主要的工具。在运动负荷检查中，一些患者存在左心室流出道梗阻。越来越多的事实证明，心脏 MRI 是一种有用的工具，可通过延迟强化等量化方式衡量心肌纤维化。

3. 其他

肌酸激酶（creatine kinase，CK）通常中度升高。肌肉活检亦可提示诊断，典型的病理特征是骨骼肌细胞有胞质内空泡，空泡含有自噬物质和糖原，但在年幼儿童中，可能没有这些空泡。心肌组织也有空泡。缺乏 LAMP2 的膜内存在酸性磷酸酶阳性物质。酸性 α 葡萄糖苷酶活性正常。

【诊断】

Danon 病的诊断建立在先证者（proband）（男性或女性）具有提示性发现和（或）半合子（男性）或杂合（女性）通过分子遗传学检测鉴定的 LAMP2 致病性变异。

1. 男性先证者

Danon 病的诊断是通过在分子遗传学检测中鉴定出 LAMP2 中的半合子致病性变异（表 4-12-5）而在具有提示性发现的男性中建立的。

2. 女性先证者

Danon 病的诊断通常是在患有心脏预激和心肌病（肥厚型或扩张型）的女性先证者中通过分子遗传学检测发现 LAMP2 中的杂合致病性变异（表 4-12-5）。

表 4-12-5　用于 Danon 病的分子遗传学检测

基因	方法	具有可通过方法检测到的致病变异的先证者比例
LAMP2	序列分析	约 95%
	基因靶向缺失 / 重复分析	约 5%

　　根据表型，分子遗传学检测方法可以包括基因靶向检测（单基因检测和多基因检测）和综合基因组检测（外显子组测序和基因组测序）的组合。基因靶向检测要求临床医生确定可能涉及哪些基因，而基因组检测则不需要。由于 Danon 病的表型广泛，具有提示性发现中描述的独特特征的个体很可能使用基因靶向检测进行诊断（见选项 1），而那些未被考虑诊断为 Danon 病的个体更有可能使用基因组检测进行诊断（见选项 2）。

3. 选项 1

　　当表型和实验室检查结果提示诊断为 Danon 病时，分子遗传学检测方法可包括单基因检测或使用多基因组合。*LAMP2* 的序列分析检测小的基因内缺失 / 插入和错义、无义和剪接位点变异。如果未发现致病变异，则进行基因靶向缺失 / 重复分析以检测基因内缺失或重复。注意：在序列分析之前缺乏 PCR 扩增可能表明受累男性的 X 染色体上存在推定的单

外显子、多外显子或全基因缺失；确认需要通过基因靶向缺失 / 重复分析进行额外测试。

　　包含 *LAMP2* 和其他感兴趣基因的心肌病或肌病多基因组合最有可能以最合理的成本确定疾病的遗传原因，同时限制对不确定意义变异和对不确定致病变异的合理解释。

4. 选项 2

　　当由于个体具有非典型表型特征而不考虑诊断 Danon 病时，综合基因组检测（不需要临床医生确定可能涉及哪些基因）是最佳选择。外显子组测序是最常用的基因组检测方法；基因组测序也是可能的。

【鉴别诊断】

　　表 4-12-6 中所列疾病的心脏和（或）骨骼肌表现可能与 Danon 病相似，然而，与 Danon 病不同，这些疾病与智力障碍或视网膜疾病无关。

表 4-12-6　Danon 病的鉴别诊断

基因	疾病	心肌病	骨骼肌病
GAA	Pompe 病	严重早期发现的肥厚型心肌病	快速进展的肌无力（婴儿型）
MYBPC3 *MYBPC3* *TNNI3* *TNNT2*（> 30 genes）	肥厚型心肌病	肥厚型心肌病	无
PRKAG2	家族性 Wolff-Parkinson-White 综合征（OMIM 194200）	Wolff-Parkinson-White 综合征伴或不伴肥厚型心肌病	无

【治疗】

　　目前没有针对 Danon 病的治疗方法，只能针对心肌病给予对症治疗。虽然女性的发病和进展年龄通常较晚且较慢，但男性和女性的治疗方法是相似的，应遵循肥厚型心肌病和心力衰竭的标准治疗指南进行，可考虑对心脏预激和心律失常患者进行消融治疗。骨骼肌无力可进行物理治疗。心脏移植是治疗晚期心肌病的最有效方法。

　　由于 Danon 病以 X 连锁方式遗传，遗传咨询的意义非常重要。如果先证者的母亲有 *LAMP2* 致

病性变异，则在每次妊娠中传播的概率为 50%。在 *LAMP2* 中有致病性变异的男性则会将致病性变异传给所有的女儿，但不会传给儿子。一旦在受影响的家庭成员中确定了致病性变异，就有可能对风险增加的妊娠进行 Danon 病的产前检测和植入前基因检测。

（李昱熙）

【参考文献】

［1］Danon MJ，Oh SJ，DiMauro S，et al. Lysosomal glycogen storage disease with normal acid maltase. Neurology，1981，

31（1）：51-57.

［2］Brambatti M，Caspi O，Maolo A，et al. Danon disease：gender differences in presentation and outcomes. Int J Cardiol，2019，286：92-98.

［3］D'Souza RS，Levandowski C，Slavov D，et al. Danon disease：clinical features，evaluation，and management. Circ Heart Fail，2014，7：843-849.

［4］Boucek D，Jirikowic J，Taylor M. Natural history of Danon disease. Genet Med，2011，13：563-568.

［5］Brambatti M，Caspi O，Maolo A，et al. Danon disease：gender differences in presentation and outcomes. Int J Cardiol，2019，286：92-98.

［6］López-Sainz á，Salazar-Mendiguchía J，García-álvarez A，et al. Clinical findings and prognosis of Danon disease. An analysis of the Spanish Multicenter Danon Registry. Rev Esp Cardiol（Engl Ed），2019，72：479-486.

［7］Stevens-Lapsley JE，Kramer LR，Balter JE，et al. Functional performance and muscle strength phenotypes in men and women with Danon disease. Muscle Nerve，2010，42：908-914.

第十三节　POEMS 综合征相关心血管疾病

【概述】

1. 定义

POEMS 综合征是一种较为少见的与潜在的浆细胞恶性增生相关的多系统受累的副肿瘤综合征。其主要临床表现：多发性神经病（polyneuropathy）、器官肿大（organomegaly）、内分泌病变（endocrinopathy）、M 蛋白（monoclonal protein）和皮肤改变（skin changes），取其英文字头为 POEMS 综合征。

2. 历史发展

1938 年，有文献报道了 1 例发生感觉运动周围神经病、色素沉着过度、脑脊液蛋白升高以及孤立性浆细胞瘤的患者。1956 年 Crow 再次报道[1]，1968 年由 Fukase 描述，Nakanishi 等将其称为 Crow-Fukase 综合征。Takatsuki 和 Sanada 首先确认并全面描述本病，因此也有人称为 Takatsuki 综合征[2]。Bardwick 在 1980 年首次将主要症状的首字母组合，建议使用首字母缩写词"POEMS"命名这种疾病。国内 1987 年俞丽云等报道了首例患者之后陆续有报道[3]。

3. 流行病学

POEMS 综合征是一种罕见疾病。由于具有涉及多系统的复杂临床表现，确切的发病率尚不清楚。目前来自法国、美国、中国和日本的小样本流行病学调查显示，该病患病率约为 0.3/10 万。和其他浆细胞病一样，POEMS 综合征通常发生于 40～60 岁人群。梅奥诊所一项纳入 99 例 POEMS 综合征患者的病例系列研究中，中位发病年龄为 51 岁（范围 30～83 岁），并且 63% 的患者为男性[4-5]。

4. 病因和发病机制

POEMS 综合征的病因尚不清楚，但促炎症因子和其他细胞因子［如血管内皮生长因子（VEGF）］长期过度生成是该病的主要特征，可引起微血管病、水肿、积液、血管通透性增加、新生血管形成、多发性神经病、肺高压、白细胞增多和血小板增多等后果[6]。其他研究证实血小板或浆细胞是 VEGF 的主要来源，而 VEGF 是血管通透性增加的强效诱导因子。此外，POEMS 综合征患者升高的 VEGF 会在治疗成功后显著下降。几乎所有病例都合并浆细胞增生性疾病，最常见为骨硬化性骨髓瘤，其次为髓外浆细胞瘤，溶骨性多发性骨髓瘤少见。

心血管损伤并不是 POEMS 综合征的常见表现。但 POEMS 综合征目前的发病机制可能导致心血管损伤的发生。例如炎症因子 TNF-α 和 IL-1 的增加可以促进平滑肌细胞的增殖和迁移，促进动脉长期的纤维化和狭窄。VEGF 增加可以促进血管新生和血管通透性增加，从而导致组织水肿甚至肺动脉高压。血管因子的增加还会促进凝血功能异常和血栓的发生。除此之外，POEMS 综合征表现出来的贫血、红细胞增多、肾衰竭、淀粉样变性等多系统损害，也在一定程度上加重心脏负担，导致心力衰竭的发生[7]。

【临床表现】

POEMS 综合征的临床表现多种多样，通常在数周至数月内出现。根据定义，所有患者均有周围神经病和单克隆浆细胞恶性增生，而且几乎总是 λ 轻链型。此外，几乎所有患者都存在骨硬化性病变。脏器肿大、内分泌病、皮肤改变、水肿以及视乳头水肿的患病率变化很大。华西医院刘永宏等总结了 21 例 POEMS 患者的临床表现，并与国外的两个研究进行对比[8]，结果见表 4-13-1。

表 4-13-1　POEMS 综合征患者的主要临床特征及与国外两组大型研究的结果比较

特点	本研究 %（ n = 21）	Dispenzieri%（ n = 99）	Soubrier 等 %（ n = 25）
多发性周围神经病	100	100	100
脏器肿大	81	50	无记录
肝大	57	24	68
脾大	71	22	52
淋巴结肿大	43	26	52
卡尔斯特儿曼病	14	11	24
内分泌病	90	67	无记录
生殖腺轴病变	83*	55	无记录
肾上腺轴病变	18*	16	无记录
催乳素增加	54*	5	无记录
男子女性型乳房	24	18	无记录
糖尿病	43	3	36
甲状腺功能减退症	83	14	36
单克隆浆细胞恶性增生	100	100	100
血清蛋白电泳 M- 蛋白成分	47*	54	100
皮肤改变	95	68	无记录
色素沉着	90	46	48
手足发绀及多血症	19	19	
血管瘤 / 毛细血管扩张	19	9	32
多毛症	14	26	24
皮肤增厚	14	5	28
视神经乳头水肿	67*	29	40
血管外容量过度负荷	90	29	NR
外周性水肿	81	24	80
腹水	57	7	32
胸腔积液	38	3	24
骨损害	76#	97	68
仅有骨硬化	44#	47	41
骨硬化骨溶解并存	11#	51	59
仅有骨溶解	11#	2	0
孤立性骨损害	11#	45	41
1 处以上骨损害	56#	54	59
其他特点			
血小板增多症			
血小板＞ 450×10³ μl	5	54	88
血小板＞ 400×10³ μl	19	无记录	无记录
红细胞增多症			
Hb ＞ 15 g/dl（女），17 g/dl（男）	5	18	12
Hb ＜ 11 g/dl	48	4	无记录
骨浆细胞数＞ 10%	10	14	无记录
慢性腹泻	33	无记录	无记录

* 分别由 12、11、11、19、9 人进行检查，#9 人进行了骨扫描

用于诊断 POEMS 综合征的临床特征分为必要标准、主要标准和次要标准。也存在这些标准以外的症状和体征。

1. 必要标准

根据定义，所有 POEMS 综合征的患者均有周围神经病以及单克隆浆细胞恶性增生，表 4-13-1 三个研究中这两项发生率均为 100%。

（1）周围神经病：周围神经病是诊断 POEMS 综合征的必要条件，而且它通常是最主要的临床表现。症状通常在数周至数月内发生，呈进行性进展，其始于足部，包括麻刺感、感觉异常和寒凉感。感觉神经症状之后出现运动神经受累。两者均为肢体远端性、对称性、进展性，并逐渐向近端发展。超过一半的患者出现严重的肌无力，符合以运动神经为主的慢性炎症性脱髓鞘性多发性神经病。体格检查显示患者有累及四肢的对称性的感觉运动神经病变。脑神经不受累。肌无力较感觉缺失更为明显。触觉、压觉、振动觉以及关节位置觉常受累。肌电图检查显示神经传导减慢。腓肠神经活检通常显示有轴突变性及脱髓鞘病变；也可能发现严重的神经内膜水肿。

（2）单克隆浆细胞恶性增生：所有患者必须存在单克隆浆细胞增生性疾病的证据，检测方法为血清和（或）尿液免疫固定检查，或淋巴结增生症患者的骨髓或淋巴结免疫染色或流式细胞计检查。POEMS 综合征患者的轻链类型几乎总是 λ 型[9]。随机骨髓涂片检查通常不具有诊断价值，结果常为细胞过多、骨髓象有"反应性表现"或表现正常[10]。

2. 主要标准

诊断 POEMS 综合征的 3 大主要标准，即骨硬化性骨病变、VEGF 水平升高和淋巴结增生症（血管滤泡性淋巴结增生）。

（1）骨硬化性骨病变：在梅奥诊所的研究中，常规放射影像学检查显示 97% 的患者存在骨硬化性损害。在骨损害的患者中，47% 仅存在硬化性损害，51% 硬化性损害与溶骨性损害并存，仅 2% 存在溶骨性损害而缺乏硬化性损害的证据[4]。超过半数的患者为多发性骨硬化性骨病变，骨盆、脊柱、肋骨和近端肢体最常受累。计算机断层成像（computed tomography，CT）或骨闪烁成像术对于发现骨损害较平片更为敏感。骨髓组织病理学检测显示 λ 限制型浆细胞环绕于淋巴细胞聚集周围以及有巨核细胞增生，是 POEMS 综合征特征性的骨损害[11]。

（2）VEGF 水平升高：血清或血浆 VEGF 水平升高是 POEMS 综合征的重要特征，VEGF 水平可以评估治疗效果。但这些指标的正常参考值范围和诊断 POEMS 综合征的最佳临界值暂不明确，梅奥诊所将 VEGF 水平至少为正常上限的 3～4 倍作为主要诊断标准。

（3）淋巴结增生症：淋巴结增生症通常与 POEMS 综合征相关，包括巨细胞淋巴结增生和血管滤泡性淋巴结增生。

梅奥诊所的病例系列研究中，约 15% 的 POEMS 综合征患者也存在淋巴结增生症，由于很多患者并没有进行淋巴结活检，所以这个比例可能是被低估的。刘永宏等的研究中，淋巴结肿大的比例为 43%，另一项总结 425 例患者的国内研究报道淋巴结肿大的比例为 31%[3]。

3. 次要标准

诊断 POEMS 综合征的 6 项次要标准为内分泌异常、皮肤改变、器官肿大、血管外容量超负荷、血小板增多 / 红细胞增多以及视乳头水肿，梅奥病例回顾研究中它们的发生率分别为 67%、68%、50%、29%、50% 以及 29%。

（1）内分泌异常：POEMS 综合征存在多种相关内分泌异常。基于梅奥诊所病例系列研究发现：2/3 的患者在就诊时至少存在 1 种内分泌异常[4]。内分泌异常也可以在疾病进展过程中迟发，在梅奥诊所报道的 64 例患者中，内分泌异常的总体发病率为 84%。刘永宏等的研究中内分泌异常比例达到 90%[8]。性腺功能减退症是最常见的内分泌异常。在没有原发性性腺功能减退症的情况下，患者也可出现卵泡刺激素（follicle stimulating hormone，FSH）水平升高。另外两项常见的内分泌异常是甲状腺功能减退症和肾上腺-垂体轴异常。糖尿病也是内分泌异常的一个表现，但鉴于糖尿病及甲状腺功能减退症在普通人群中的高患病率，目前这两项内分泌异常不作为诊断 POEMS 综合征的次要标准。

（2）皮肤改变：总体上 2/3 的患者可出现皮肤改变（色素沉着过度、多毛症、肢端发绀、多血症、血管瘤 / 毛细血管扩张症、白甲、雷诺现象、潮红等）。主要的皮肤表现包括皮肤色素沉着过度和血管瘤，表现为躯干及近端肢体的多发性紫红色病变[12]。梅奥诊所的一项纳入 107 例患者的回顾性研究显示 90% 的患者至少出现 1 种皮肤表现。每位患者平均出现 2.9 种（中位值 3 种，范围 0～7 种）皮肤表现。

（3）器官肿大：梅奥诊所的病例系列研究中50%的患者有器官肿大［肝肿大、脾肿大、和（或）淋巴结肿大］。每种症状见于1/4左右的患者。另外两项主要的病例系列中，肝肿大、脾肿大以及淋巴结肿大的发生率较这些数据要高，分别为68%～78%、35%～52%以及52%～61%。刘永宏等的研究显示脏器肿大发生率为81%。当出现脏器肿大时其程度较轻微，很少有患者出现脏器重度增大[8]。活检增大的淋巴结可发现约一半的患者存在淋巴结增生症或反应性改变。

（4）血管外容量超负荷：难治性、原因不明的腹水以及外周性水肿可以造成严重后果。梅奥诊所的病例系列研究中，29%的患者出现血管外容量超负荷。刘永宏等的研究中这一比例高达90%[4, 8]。

（5）红细胞增多、血小板增多：是诊断POEMS综合征的次要标准。

（6）视乳头水肿／中枢神经系统（central nervous system，CNS）受累：视乳头水肿是诊断POEMS综合征的次要标准。在梅奥诊所的病例系列研究中，POEMS患者中有29%出现视乳头水肿，刘永宏等的研究中视乳头水肿比例为67%[4, 8]。

4. 其他体征和症状

（1）肾病：最主要的病理改变发生在肾小球，包括肾小球增大、细胞增生、肾小球系膜溶解及内皮系膜细胞明显肿胀。小的肾动脉中可见动脉内膜炎样病变。患者表现为血肌酐升高，约10%的患者需要透析。

（2）心血管疾病：动脉及静脉血栓形成在POEMS综合征患者中均有描述，坏疽、缺血、心肌梗死、脾梗死或者脑卒中均有报道。在梅奥诊所的病例系列中，18例患者发生了41次血栓形成事件。这些事件中最常见的包括脑梗死、心肌梗死或Budd-Chiari综合征。3例因心力衰竭及心肌病而就诊的患者，在对POEMS综合征进行治疗后，心力衰竭及心肌病的症状消退。另外4例患者在POEMS综合征加重期间出现了心力衰竭[4]。

（3）肺受累：根据肺高压的定义，多达半数的POEMS综合征患者会在病程中出现肺高压。在梅奥诊所病例系列研究纳入的137例POEMS综合征患者中，有28%存在肺部症状，包括肺动脉高压、限制性肺病、呼吸肌无力以及单纯的弥散量减少。28%的患者出现明显的放射影像学改变，如胸腔积液、横膈抬高以及心脏廓影增大。呼吸肌无力和咳嗽与不良预后相关。

【辅助检查】

对怀疑为POEMS综合征的患者应首先询问完整病史和进行全面的体格检查。根据病史和体格检查的结果和诊断、鉴别诊断的需要安排进行相应的辅助检查。

1. 实验室检查

血常规、尿常规、血尿免疫固定电泳，甲状腺功能等内分泌功能检验，肝肾功能，血糖等。

2. 其他检查

眼底检查、腹部B超、淋巴结B超、骨扫描、肌电图、肌肉和神经活检、CT检查、骨髓穿刺活检、淋巴结活检、超声心动图等。

【诊断】

2003年国际骨髓瘤协作组（The International Myeloma Working Group）发表了POEMS诊断标准，并于2007年做了修订，在2017年做了更新。诊断POEMS综合征需要多发性神经病的临床特征、病理证实有单克隆浆细胞增殖性疾病以及在体格检查、影像学检查或实验室检查中至少存在1项主要标准和1项次要标准[5]。

POEMS综合征相关心血管病的诊断，需要满足以下3个条件。第一，诊断POEMS综合征；第二，存在心血管疾病，心血管疾病随着POEMS综合征治疗改善而减轻；第三，除外其他导致心血管疾病的病因。

【鉴别诊断】

POEMS综合征发病率低，症状复杂，容易被误诊成其他疾病。梅奥诊所早期的研究报道从症状发作到诊断为POEMS综合征的中位时间为13～18个月。临床上许多疾病与浆细胞疾病和多发性神经病相关，需要与POEMS综合征相鉴别[5]。

1. 多发性骨髓瘤（multiple myeloma，MM）

多发性神经病在典型MM中并不常见，出现时通常是由淀粉样变性导致。提示MM的特征包括：存在溶骨性骨病变但无硬化性改变、贫血、高钙血症、肾衰竭、病理性骨折以及骨髓中浆细胞的占比较高。这类患者具有MM的典型临床与实验室特征，但没有POEMS综合征的其他特征。

2. 原发性淀粉样变性

原发性（AL 型）淀粉样变性是一种浆细胞疾病，常伴有单克隆丙种球蛋白病、皮肤损害以及多发性神经病。AL 型淀粉样变性的诊断依据是受累组织（即脂肪抽吸或活检、骨髓、胃肠道、肾脏、心脏和腓肠神经）活检显示典型的淀粉样纤维，而POEMS 综合征患者没有这种表现。

3. 冷球蛋白血症

混合性冷球蛋白血症（Ⅱ型）可能与周围神经病及存在单克隆丙种球蛋白病有关。它最常与潜在的淋巴瘤、病毒感染（如丙型肝炎病毒、HIV）或慢性炎症状态（如结缔组织病）相关。该病的主要诊断依据是实验室检查证实血清中有冷球蛋白，同时存在典型的临床症状和体征。

4. 慢性炎症性脱髓鞘性多神经根神经病（chronic inflammatory demyelinating polyradiculoneuropathy, CIDP）

POEMS 综合征早期慢性或亚急性进展性周围神经病易被误诊为 CIDP，患者常随着系统病变的发现而诊断为 POEMS 综合征。CIDP 患者不会出现POEMS 综合征的异常 M 蛋白、血管内皮生长因子升高，骨放射检查以及皮肤的改变可以区分两者。在神经电生理诊断中，POEMS 综合征患者的周围神经病更常见到近端神经传导速度（NCV）减慢，CIDP 患者更多见传导阻滞。

POEMS 综合征相关心血管疾病的鉴别诊断，主要与 POEMS 综合征合并其他心血管疾病相鉴别。如POEMS 综合征合并高血压心脏损害、POEMS 综合征合并冠心病、POEMS 综合征合并原发性肺动脉高压等。

【治疗】

目前尚无关于 POEMS 综合征的标准疗法。治疗分为疾病治疗、对症和支持治疗两个部分。POEMS 综合征相关心血管疾病的治疗包含在对症支持范围内。

1. POEMS 综合征的治疗原则

仅有骨髓受累（2 个以内病灶）而未发现克隆性浆细胞病的患者推荐观察并每 3～6 个月评估。国外也有对有 1～3 处孤立性骨病变的局限性病变患者进行放疗（radiation therapy，RT）的报道。单纯骨髓病变数目大于或等于 3 个，或已发现克隆性浆细胞病证据的患者进行系统治疗，具体方案可根据病情和实际医疗条件选择：马法兰联合地塞米松或糖皮质激素单独应用、环磷酰胺联合地塞米松、自体造血干细胞移植、沙利度胺联合地塞米松、硼替佐米、贝伐单抗等[5]。

2. 对症和支持治疗

所有患者均需要血液科、神经科、康复科、内分泌科、肾内科、心内科、放射治疗科的多科协作。对患者除了治疗浆细胞病或骨髓瘤，还需要对症和支持治疗，包括针对周围神经病的镇痛、营养支持、康复治疗和器械辅助、内分泌的替代治疗、心力衰竭的治疗、浆膜渗出导致的水负荷过多应用利尿剂治疗以及针对血液高凝状态的抗血小板治疗[5]。

【预后】

POEMS 综合征的病程呈慢性，在梅奥诊所病例系列研究中，患者的中位总生存期为 13.7 年，而有杵状指（趾）或血管外容量超负荷的患者的中位生存期分别为 2.6 年和 6.6 年[4]。生存期与诊断时存在的次要标准的数量没有相关性。周围神经病变进展直至患者卧床不起是 POEMS 综合征的自然病程。患者主要死于疾病进展、肺炎、脓毒血症、卒中、急性髓细胞白血病和多发性骨髓瘤；也可以死于心肺功能衰竭。国内刘永宏等研究报道 POEMS 综合征从发病到诊断的中位时间是 12 个月[8]。除 5 例失访外，余下 16 例平均随访 84 个月，8 例死亡患者中，6 例是在神经功能不断恶化的基础上，因肢体瘫痪、吞咽困难、全身衰竭继发心肺肾等多脏器功能衰竭而死亡，生存期中值为 50.2 个月。

【病例摘要】

男性，54 岁，22 个月前出现双下肢乏力，17 个月前胸、腹部 CT 示：胸 10 左侧及右侧腋窝软组织影，双侧腋下淋巴结肿大，胸 10 椎弓根及横突改变，肝胆脾未见病变，腹膜后肿大淋巴结。后患者行 PET-CT 示：全身多部位 FDG 代谢轻度异常增高淋巴结，多部位骨质 FDG 代谢轻度异常增高伴成骨性改变。行右侧锁骨上淋巴结活检，病理示巨大淋巴结增生症；淋巴结慢性炎症伴窦扩张及窦组织细胞增生。B 超提示肝脾肿大，全身浅表淋巴结多发肿大。甲状腺功能减退，促肾上腺素分泌增多且节律消失。尿轻链检测阳性。诊断为 POEMS 综合征，Castleman 病。患者加入临床研究。6 个月前因疗效欠佳，揭盲，由安慰剂组转入药物组，治疗后症状减轻。近 1 个月来，患者双下肢水肿、乏力逐渐加重，水肿范围由双小腿逐渐扩展至双侧腰背部，腹胀逐渐加重，双足感觉异常，近5日出现咳嗽、咳白色黏痰、喘憋。近1个月来睡眠、精神、食欲一般，小便尿量减少至约 1000 ml/d。既往史：患高血压3年，血压最高 180/100 mmHg，目前服用硝苯地平缓释片 20 mg 1 次 / 日，血压控制达标。家族史无特殊。查体：生命体征稳定，全身皮肤暗黑，右中下肺叩浊，移动性浊音（＋），双下肢水肿。辅助检查：左心房扩大，左心室肥厚，左心室后壁 1.3 cm，室间隔厚度 1.2 cm，左心室射血分数 73%。诊断：Casleman 病，POEMS 综合征，高血压3级，很高危，胸腔积液，腹腔积液，左心室肥厚，左心房扩大。病例详细资料见二维码数字资源 4-13。

数字资源 4-13

（韩晓宁　霍　勇）

【参考文献】

[1] Crow RS. Peripheral neuritis in myelomatosis [J]. Br Med J, 1956, 2（4996）：802-804.

[2] Nakanishi T, Sobue I, Toyokura Y, et al. The Crow-Fukase syndrome：a study of 102 cases in Japan. Neurology, 1984, 34（6）：712-720.

[3] 王海慧，闫薇，陈兵，等. POEMS 综合征 425 例临床分析. 中国康复理论与实践，2006, 12（6）：527-528.

[4] Dispenzieri A, Kyle RA, Lacy MQ, et al. POEMS syndrome：definitions and long-term outcome. Blood, 2003, 101（7）：2496-2506.

[5] 中国 POEMS 综合征周围神经病变诊治专家共识. 中华神经科杂志，2019, 52（11）：893-897.

[6] Gherardi RK, Bélec L, Soubrier M, et al. Overproduction of proinflammatory cytokines imbalanced by their antagonists in POEMS syndrome. Blood, 1996, 87（4）：1458-1465.

[7] 崔海燕，李真，刘俊，等 .POEMS 综合征相关心脏损害. 中国医师进修杂志，2007, 30（9）：71-73.

[8] 刘永宏，季杰，徐严明，等. POEMS 综合征临床特征及预后. 华西医学，2007, 22（1）：74-75.

[9] Adams D, Said G. Ultrastructural characterisation of the M protein in nerve biopsy of patients with POEMS syndrome. J Neurol Neurosurg Psychiatry, 1998, 64（6）：809-812.

[10] Dao LN, Hanson CA, Dispenzieri A, et al. Bone marrow histopathology in POEMS syndrome：a distinctive combination of plasma cell, lymphoid, and myeloid findings in 87 patients. Blood, 2011, 117（24）：6438-6444.

[11] Bitter MA, Komaiko W, Franklin WA. Giant lymph node hyperplasia with osteoblastic bone lesions and the POEMS（Takatsuki's）syndrome. Cancer, 1985, 56（1）：188-194.

[12] Tsai CY, Lai CH, Chan HL, et al. Glomeruloid hemangioma—a specific cutaneous marker of POEMS syndrome. Int J Dermatol, 2001, 40（6）：403-406.

第五章 代谢性罕见病

第一节 纯合子型家族性高胆固醇血症

【概述】

家族性高胆固醇血症（familial hypercholesterolemia，FH）是一种单基因、常染色体遗传性胆固醇代谢异常引起的罕见疾病，临床特征多表现为血浆胆固醇尤其是低密度脂蛋白胆固醇（LDL-C）水平显著升高、皮肤肌腱黄色瘤和早发动脉粥样硬化性心血管疾病（ASCVD）。目前公认的 FH 致病基因有 4 个[1-3]：低密度脂蛋白受体（LDLR）、载脂蛋白 B（Apo B）、前蛋白转化酶枯草溶菌素 9（PSCK9）和低密度脂蛋白受体衔接蛋白 1（LDLRAP1），前三者均为显性遗传、后者为隐性遗传。研究显示，FH 患者 90% 以上为 LDLR 突变，< 5% 为 Apo B 突变，< 1% 为 PCSK9 突变[4]。

按临床表型和基因型特点，FH 分为杂合子型（heterozygous）家族性高胆固醇血症（HeFH）和纯合子型（homozygous）家族性高胆固醇血症（HoFH）。HoFH 患者基因型存在两个致病突变位点，分别来自于父方和母方，分为三种类型：真性纯合突变（相同基因、相同位点）、复杂杂合突变（相同基因、不同位点）、双杂合突变（不同基因的致病突变）。HeFH 相对常见，患病率为 1/（200 ~ 500），而 HoFH 则属于罕见性疾病，患病率为 1/（16 万 ~ 30 万）[5]。

HoFH 患者血浆 LDL-C 水平通常 > 13 mmol/L（500 mg/dl）、表型严重者可高达 30 mmol/L 以上[6]。由于胆固醇水平显著升高，HoFH 患者幼儿时期即可出现胆固醇沉积于皮肤、肌腱或角膜等特征性体征，如显著的黄色瘤、角膜弓，颈动脉超声检查有颈动脉内膜增厚和（或）斑块形成；青少年时期可发生胆固醇沉积于瓣膜和（或）动脉的严重心血管损害，表现为主动脉瓣和（或）冠状动脉狭窄等。HoFH 患者 LDL-C 升高程度与其早发 ASCVD 直接相关。因此，

若未能在幼年时期启动并坚持有效的降低 LDL-C 治疗，HoFH 男性患者一般在 20 岁之前、女性患者一般在 30 岁之前，发生冠心病或其他 ASCVD 事件，甚至因主动脉瓣重度狭窄或心肌梗死而死亡[7]。

可见，HoFH 是一种对心血管危害极为迅速且严重的疾病。因此，HoFH 患者尽早确诊并立即启动持续、有效的降胆固醇治疗极为重要。基于 HoFH 患者均表现为极高的基线 LDL-C 水平，几乎所有患者均须采用联合降胆固醇治疗策略，包括饮食、药物、脂蛋白净化等，力争将 LDL-C 维持于治疗目标以下或降幅达 50% 以上。目前可用于 HoFH 患者的降胆固醇药物包括他汀类药物、胆酸螯合剂、依折麦布、PCSK9 抑制剂、ApoB 反义寡核苷酸（米泊美生）、微粒体甘油三酯（TG）转移蛋白抑制剂（洛美他派）、血管生成素样蛋白 3 抑制剂（依维那单抗）等[8]。但 PCSK9 抑制剂、米泊美生、依维那单抗尚未获批用于未满 12 岁患者，洛美他派尚未获批用于未满 18 岁患者，因此，脂蛋白净化治疗对 HoFH 儿童和青少年而言尤为重要，有条件时尽量在 5 岁以前开始规律脂蛋白净化治疗，不要晚于 8 岁[2, 9]。脂蛋白净化治疗技术成熟、安全有效，单次脂蛋白净化后 LDL-C 降幅可达 70% ~ 80%，净化治疗的频率为至少每 2 周一次[3, 9-10]。当脂蛋白净化治疗技术不可获得或无法依照治疗频次进行的情况下可以考虑肝脏移植，据报道术后 LDL-C 可长期维持于较理想水平[6, 11-12]。

HoFH 患者降胆固醇治疗的同时需定期进行药物安全性监测，并动态评估心血管系统受累情况，以便及时发现亚临床动脉粥样硬化或 ASCVD 及其进展情况，从而及时调整综合性防治策略。

【临床表现】

1. 胆固醇沉积相关表现

（1）黄色瘤（图 5-1-1）：出现于幼儿时期，一

般发生于 10 岁之前。可散在分布于全身，多见于臀部、骶尾部、膝部、肘部、跟腱、指间关节等。皮肤黄色瘤常表现为显著凸出于皮肤表面，甚至呈巨

大、结节样黄瘤，并可出现破溃或疼痛等症状；肌腱黄色瘤常导致关节变形、关节疼痛和关节功能障碍等症状。

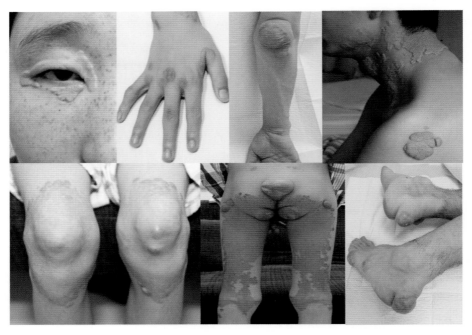

图 5-1-1　黄色瘤

（2）角膜弓（图 5-1-2）：表现为角膜上下缘的白色月牙状弧形或整个角膜外边缘的白色圆环。

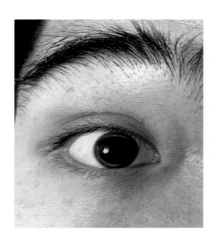

图 5-1-2　角膜弓

2. 血浆胆固醇水平显著升高

常因显著黄色瘤就诊而化验血脂发现，LDL-C 通常 > 13 mmol/L（500 mg/dl）。LDL-C 升高水平与致病基因型相关[2]，LDLR 功能严重缺陷或缺如型纯合突变的 HoFH 患者 LDL-C 可极度升高达 30 mmol/L 以上。

3. 心脏及血管杂音

主动脉瓣听诊区可能闻及收缩期杂音，为合并主动脉瓣狭窄所致；颈动脉可能闻及收缩期杂音，为并发颈动脉狭窄所致。

4. ASCVD

特点为早发，一般发生于 20 ~ 30 岁之前，首次心血管事件可早至青少年时期。

（1）心绞痛、心肌梗死：因主动脉瓣严重狭窄、冠状动脉（冠脉）狭窄或闭塞所致。

（2）心力衰竭：因流出道狭窄和（或）心肌缺血、心肌梗死所致。

（3）猝死：因主动脉瓣狭窄、心肌梗死、心力衰竭等所致。

5. 其他临床表现

HoFH 患者常伴有不同程度贫血、发育不良等。

【辅助检查】

HoFH 患者虽 LDL-C 水平显著升高，但通常并不引起直接症状，其首发临床表现常为 LDL-C 沉积于皮肤、肌腱所导致的黄色瘤，巨大黄色瘤可能引起相关疼痛等症状。因此，临床上显著的皮肤、肌

腱黄色瘤，应考虑本病并首先检测血脂，同时完善超声心动图检查以了解心脏瓣膜和主动脉根部情况，完善外周血管超声以探查动脉粥样硬化病变，必要时进行冠状动脉、主动脉造影或 CT 造影，并建议根据家族史进行 FH 致病基因检测并进行一代亲属验证以明确诊断。

1. 血脂全套

包括 TC、LDL-C、高密度脂蛋白胆固醇（HDL-C）、TG、Lp（a）、ApoB、ApoA1 等。

2. 甲状腺功能、肝肾功能与尿蛋白

用于排除常见的继发性高胆固醇血症。

3. 超声心动图

除常规项目外，重点观察主动脉瓣、主动脉窦、冠状动脉开口等部位。

4. 颈动脉超声

重点观察内-中膜厚度、粥样硬化斑块及其性质、管腔狭窄程度等。

5. 冠状动脉 CT 造影或经皮冠状动脉造影

明确冠状动脉病变的程度及范围。

6. 主动脉 CT 造影

了解全主动脉及其分支的粥样硬化病变程度、管腔狭窄或扩张。

7. 致病基因检测

包括致病基因（*LDLR*、*ApoB*、*PCSK9*、*LDLRAP1*）、鉴别诊断基因（*ABCG5*、*ABCG8*、*STAP1*、*ApoE*、*CETP*、*LIPA*）及其他脂代谢相关基因（*SORT1*、*ApoA1*、*ApoA2*、*ApoA5*、*ApoC2*、*ApoC3*、*ANGPTL3*、*LIPC*、*LPA*、*LPL*、*ABCA1*、*MTTP*、*LCAT*），以明确致病基因及致病突变，并可进行鉴别诊断。

8. 血清植物固醇水平测定

非常规检测项目，仅用于鉴别诊断。

【诊断】

HoFH 患者因临床特征明显，诊断并不困难[2]。

1. 基因诊断标准

LDLR、*ApoB*、*PCSK9* 或 *LDLRAP1* 存在两个致病突变位点。

2. 临床表型诊断标准

同时符合以下 2 条即可诊断：

（1）未经治疗的血浆 LDL-C 浓度 > 13 mmol/L（500 mg/dl），或治疗后 LDL-C 浓度 ≥ 8 mmol/L（≥ 300 mg/dl）。

（2）10 岁之前发生皮肤或肌腱黄色瘤或父母双方未

经治疗的 LDL-C 水平符合 HeFH 水平（> 4.9 mmol/L 或高于按年龄性别分布的第 95 百分位水平）。

值得指出的是：①基因检测阴性不能否认 HoFH 诊断；②临床表型诊断所采用的未治疗或治疗后 LDL-C 水平具有诊断价值但非绝对，尤其对于儿童或治疗后的患者，略低于该水平也不能轻易否认 HoFH 诊断。

【鉴别诊断】[2, 13]

1. 谷固醇血症

也称植物固醇血症、植物甾醇血症。鉴别要点有三点：一是该病遗传特征为常染色体隐性遗传，其父母 LDL-C 水平正常；二是外周血细胞计数血小板数量减少、外周血涂片可见特征性口型红细胞；三是口服胆汁酸螯合剂或依折麦布类药物降 LDL-C 疗效显著。实验室确诊一是测定血清植物固醇水平显著升高达 30 倍以上，二是基因检测为 *ABCG5* 和（或）*ABCG8* 基因存在致病性突变。

2. 脑腱黄瘤病（CXA）

鉴别要点一是遗传特征为常染色体隐性遗传；二是虽可出现肌腱黄色瘤和早发 ASCVD，但无 LDL-C 显著升高；三是常伴痴呆、小脑共济失调、白内障等神经系统症状；四是基因检测为 *CYP27A1* 基因存在致病性突变。

3. 家族性混合型高血脂症（FCHL）

鉴别要点一是 FCHL 血脂谱 TG 水平也明显升高，二是存在肌腱黄色瘤者可排除 FCHL。

【治疗】

HoFH 患者的最基本、最重要的治疗原则为早期、强效、长期降胆固醇治疗；已合并心血管并发症者需同时给予指南推荐的二级预防规范治疗（本节此处不做具体阐述）。

治疗的核心目的是通过长期、大幅度降低血 LDL-C 水平，进而降低致死性和致残性 ASCVD 及相关并发症的发生，或减缓 ASCVD 的进展，改善预后，提高患者的生活质量和延长寿命。

降胆固醇治疗的目标：尚未发生 CVD 的 HoFH 患者，成人 LDL-C 应降至 < 2.6 mmol/L（100 mg/dl）、儿童 LDL-C 应降至 < 3.5 mmol/L（135 mg/dl）；已合并 CVD 的 HoFH 患者，LDL-C 均应降至 < 1.8 mmol/L（70 mg/dl）。

降胆固醇治疗的基本措施：

1. 生活方式

低胆固醇、低饱和脂肪、心脏健康饮食，有氧运动，保持正常体重。注意运动前需进行心血管系统评估，尤其是主动脉瓣及冠状动脉是否存在狭窄。

2. 降胆固醇药物

以他汀类药物为基础。下述降幅均特指治疗HoFH 患者时的 LDL-C 预期降幅。

（1）他汀类药物：多数患者降幅 10% ～ 25%[2]、远不及 HeFH 患者。最新文献报道，瑞舒伐他汀 20 mg 用于 6 ～ 18 岁 HoFH 患儿的平均降幅 22.3%；降幅与基因型有关，LDLR 基因功能缺如型纯合突变者对他汀类药物的反应最差（儿童平均降幅仅 12.9%、成人平均降幅仅 14%），而 LDLRAP1 基因纯合突变者（隐性遗传）对他汀类药物的反应则较好（儿童降幅可达 40%，成人降幅可达 26.6%）[14]。用法：最大耐受量，1 次 / 日，口服。各种他汀类药物均可用于 8 ～ 10 岁以上儿童，但应从小剂量起始，瑞舒伐他汀、阿托伐他汀可早至 6 岁启用。

（2）依折麦布：他汀基础上的最大 LDL-C 降幅达 20.5%[15]。用法：10 mg，1 次 / 日，口服。可用于 10 岁以上儿童。

（3）PCSK9 抑制剂：其他药物基础上最大 LDL-C 降幅 30.9%[16]。依洛尤单抗 420 mg，每月 1 次皮下注射；阿利西尤单抗 300 mg，每月 1 次皮下注射。12 岁以上儿童可用。

（4）米泊美生：在其他药物基础上成人平均 LDL-C 降幅 21.4%[17]，用于 12 ～ 18 岁儿童 LDL-C 降幅达 42.7%[18]，但国内尚未上市、美国于 2019 年撤市。

（5）洛美他派：18 岁以上成人最大 LDL-C 降幅达 50%[19]；虽尚未获批用于儿童，但最新真实世界数据显示洛美他派用于 11 例 4 ～ 16 岁 HoFH 儿童平均 LDL-C 降幅可达 58.4%，且总体安全耐受[20]。数据显示联合洛美他派甚至可减少脂蛋白净化的需要和频率，但国内尚未上市。

（6）依维那单抗：在前述所有药物、脂蛋白净化的基础上，该药仍可进一步降低 LDL-C 达 50%[21]。美国批准其用于 ≥ 12 岁儿童或成人 HoFH。国内尚未上市。

3. 脂蛋白净化

脂蛋白净化是多数 HoFH 患者的主要治疗方式，对已合并主动脉瓣损害的患者的预后改善尤其重要[9, 22]；建议选择"双重滤过血浆置换（DFPP）"治疗模式，

单次净化 LDL-C 降幅可达 70%，不良反应很少[23]。治疗频率需至少每 2 周一次。

4. 肝移植

脂蛋白净化技术不可获得或不能长期维持者可考虑肝移植治疗，包括全肝移植或活体部分肝移植；移植时机最好在心血管并发症发生之前，否则可能需要心肝联合移植[6, 12]。

【病例摘要】

男，12 岁，10 月龄时臀部及腕部出现黄色瘤、3 岁时求诊未明确诊断；4 岁发现胆固醇升高、他汀治疗近 1 年后自行停用；6 岁发现心脏杂音、实验室检测 TC 15.6 mmol/L，LDL-C 14.76 mmol/L。曾根据 CT 造影发现腹主动脉约 50% 狭窄伴红细胞沉降率（血沉）增快而诊断为"大动脉炎"并给予激素治疗。11 岁反复于活动或感冒后出现喘憋、端坐呼吸、咳泡沫痰；12 岁超声心动图示"左心室 62 mm、LVEF31%、主动脉瓣重度狭窄、估测肺动脉收缩压（sPAP）56 mmHg"，颈动脉超声示"右颈总动脉起始段及左颈总动脉中段狭窄"，冠状动脉造影示"LM 起始部狭窄 70% ～ 80%、RCA 近中段狭窄 70% ～ 90%"。家族史：母亲和姑姑高胆固醇血症（母亲 36 岁，LDL-C5.06 mmol/L；姑姑 36 岁，LDL-C 6.4 mmol/L）。查体：全身多处可见显著黄色瘤，胸骨左缘第 3 ～ 4 肋间闻及 3 ～ 4/6 级收缩期杂音，腹主动脉闻及收缩期杂音。基因检测为 LDLR 复杂杂合型突变。临床诊断"纯合子型家族性高胆固醇血症（HoFH）：冠心病，主动脉瓣狭窄，颈动脉狭窄，心力衰竭，肺动脉高压"。病例详细资料见二维码数字资源 5-1。

数字资源 5-1

（郭远林 李建军）

【参考文献】

［1］Nordestgaard BG，Chapman MJ，Humphries SE，et al；European Atherosclerosis Society Consensus Panel. Familial hypercholesterolaemia is underdiagnosed and undertreated in the general population: guidance for clinicians to prevent coronary heart disease: consensus statement of the European Atherosclerosis Society. Eur Heart J, 2013, 34 (45): 3478-3490a.

[2] Cuchel M, Bruckert E, Ginsberg HN, et al; European Atherosclerosis Society Consensus Panel on Familial Hypercholesterolaemia. Homozygous familial hypercholesterolaemia: new insights and guidance for clinicians to improve detection and clinical management. A position paper from the Consensus Panel on Familial Hypercholesterolaemia of the European Atherosclerosis Society. Eur Heart J, 2014, 35 (32): 2146-2157.

[3] Luirink IK, Determeijer J, Hutten BA, et al. Efficacy and safety of lipoprotein apheresis in children with homozygous familial hypercholesterolemia: A systematic review. J Clin Lipidol, 2019, 13 (1): 31-39.

[4] Austin MA, Hutter CM, Zimmern RL, Humphries SE. Genetic causes of monogenic heterozygous familial hypercholesterolemia: a HuGE prevalence review. Am J Epidemiol, 2004, 160 (5): 407-420.

[5] Sjouke B, Kusters DM, Kindt I, et al. Homozygous autosomal dominant hypercholesterolaemia in the Netherlands: prevalence, genotype-phenotype relationship, and clinical outcome. Eur Heart J, 2015, 36 (9): 560-565.

[6] Starzl TE, Bilheimer DW, Bahnson HT, et al. Heart-liver transplantation in a patient with familial hypercholesterolaemia. Lancet, 1984, 1 (8391): 1382-1383.

[7] Zhang R, Xie J, Zhou J, et al. Supravalvular aortic stenosis and the risk of premature death among patients with homozygous familial hypercholesterolemia. Am J Cardiol, 2021, 145: 58-63.

[8] Rader DJ, Kastelein JJ. Lomitapide and mipomersen: two first-in-class drugs for reducing low-density lipoprotein cholesterol in patients with homozygous familial hypercholesterolemia. Circulation, 2014, 129 (9): 1022-32.

[9] Taylan C, Driemeyer J, Schmitt CP, et al. Cardiovascular outcome of pediatric patients with bi-allelic (homozygous) familial hypercholesterolemia before and after initiation of multimodal lipid lowering therapy including lipoprotein apheresis. Am J Cardiol, 2020, 136: 38-48.

[10] Luirink IK, Hutten BA, Greber-Platzer S, et al. Practice of lipoprotein apheresis and short-term efficacy in children with homozygous familial hypercholesterolemia: Data from an international registry. Atherosclerosis, 2020, 299: 24-31.

[11] Ishigaki Y, Kawagishi N, Hasegawa Y, et al. Liver transplantation for homozygous familial hypercholesterolemia. J Atheroscler Thromb, 2019, 26 (2): 121-127.

[12] Ibrahim M, El-Hamamsy I, Barbir M, et al. Translational lessons from a case of combined heart and liver transplantation for familial hypercholesterolemia 20 years post-operatively. J Cardiovasc Transl Res, 2012, 5 (3): 351-358.

[13] Harada-Shiba M, Arai H, Ishigaki Y, et al; Working Group by Japan Atherosclerosis Society for Making Guidance of Familial Hypercholesterolemia. Guidelines for diagnosis and treatment of familial hypercholesterolemia 2017. J Atheroscler Thromb, 2018, 25 (8): 751-770.

[14] Stein EA, Dann EJ, Wiegman A, et al. Efficacy of rosuvastatin in children with homozygous familial hypercholesterolemia and association with underlying genetic mutations. J Am Coll Cardiol, 2017, 70 (9): 1162-1170.

[15] Gagné C, Gaudet D, Bruckert E; Ezetimibe Study Group. Efficacy and safety of ezetimibe coadministered with atorvastatin or simvastatin in patients with homozygous familial hypercholesterolemia. Circulation, 2002, 105 (21): 2469-2475.

[16] Raal FJ, Honarpour N, Blom DJ, et al; TESLA Investigators. Inhibition of PCSK9 with evolocumab in homozygous familial hypercholesterolaemia (TESLA Part B): a randomised, double-blind, placebo-controlled trial. Lancet, 2015, 385 (9965): 341-350.

[17] Raal FJ, Santos RD, Blom DJ, et al. Mipomersen, an apolipoprotein B synthesis inhibitor, for lowering of LDL cholesterol concentrations in patients with homozygous familial hypercholesterolaemia: a randomised, double-blind, placebo-controlled trial. Lancet, 2010, 375 (9719): 998-1006.

[18] Raal FJ, Braamskamp MJ, Selvey SL, et al. Pediatric experience with mipomersen as adjunctive therapy for homozygous familial hypercholesterolemia. J Clin Lipidol, 2016, 10 (4): 860-869.

[19] Cuchel M, Meagher EA, du Toit Theron H, et al; Phase 3 HoFH Lomitapide Study investigators. Efficacy and safety of a microsomal triglyceride transfer protein inhibitor in patients with homozygous familial hypercholesterolaemia: a single-arm, open-label, phase 3 study. Lancet, 2013, 381 (9860): 40-46.

[20] Ben-Omran T, Masana L, Kolovou G, et al. Real-world outcomes with lomitapide use in paediatric patients with homozygous familial hypercholesterolaemia. Adv Ther, 2019, 36 (7): 1786-1811.

[21] Raal FJ, Rosenson RS, Reeskamp LF, et al. Evinacumab for homozygous familial hypercholesterolemia [J]. N Engl J Med, 2020, 383 (8): 711-720.

[22] Galiano M, Hammersen J, Sauerstein K, et al. Homozygous familial hypercholesterolemia with severe involvement

of the aortic valve-A sibling-controlled case study on the efficacy of lipoprotein apheresis. J Clin Apher, 2020, 35 (3): 163-171.

[23] 赵量, 高莹, 刘庚, 等. 血脂净化治疗家族性高胆固醇血症的单中心研究 [J]. 中华心血管病杂志, 2022, 50 (6): 585-590.

第二节　胆固醇结晶栓塞

【概述】

胆固醇结晶栓塞（cholesterol embolization Syndrome）是由于动脉粥样硬化斑块破裂，导致其中的胆固醇结晶剥离，随血流栓塞至外周远端血管所引起的综合征。早在 1862 年就有了首次发现，1942 年首次尸体解剖报道，1975 年首次描述蓝趾综合征，1990 年首次报道栓塞现象与经食管超声心动图发现的复杂斑块具有关联性[1]。临床并不少见，但许多病例隐匿未被发现。胆固醇结晶栓塞在总人群中的发病率和患病率尚不清楚，尸检研究显示胆固醇结晶栓塞的检出率为 0.7% ～ 4%[2-7]。

胆固醇结晶栓塞可能自发产生，或为医源性（由血管介入操作、血管手术）而引发，且与年龄具有较大相关性，有动脉粥样硬化危险因素的 > 50 岁以上男性患者，在心脏导管手术或血管内操作后发生胆固醇结晶栓塞的风险最高。冠状动脉造影是最常引起胆固醇结晶栓塞的血管介入操作，相关的发病率为 0.06% ～ 1.8%[8-10]。疑似动脉粥样硬化性肾动脉狭窄而接受肾动脉造影的患者常存在弥漫性动脉粥样硬化，其面临的风险格外高，此类患者的发病率约为 2%[11-12]。

常见病因有导致动脉粥样硬化的危险因素（如吸烟、男性、高龄、高胆固醇血症、高血压、糖尿病），以及医源性因素（血管外科或血管腔内介入操作、溶栓治疗以及抗凝治疗）。其中动脉造影是比血管手术更为常见的医源性因素[13]（表 5-2-1）。

胆固醇结晶栓塞的病理生理[1]：①大动脉（如颈内动脉、髂动脉或主动脉）近段存在斑块；②斑块破裂（自发、创伤或医源）；③含有胆固醇结晶、血小板、纤维蛋白和钙质的碎屑脱向远端引起栓塞；④胆固醇结晶栓子在小到中等动脉（直径 100 ～ 200 μm）内引起机械阻塞；⑤人体对胆固醇结晶产生异物相关炎症反应；⑥由于机械栓塞和炎症反应产生终末器官损伤（图 5-2-1）。

表 5-2-1　胆固醇结晶栓塞的常见危险因素

进展性动脉粥样硬化
血管介入操作
心血管手术
主动脉瘤
高血压
糖尿病
高胆固醇血症
吸烟
男性
高龄
炎症指标升高（血清 CRP 水平）
抗凝或溶栓治疗

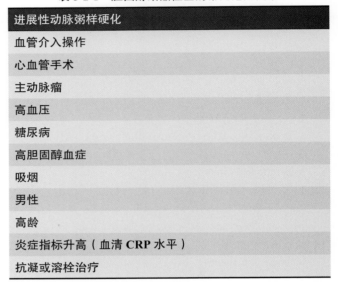

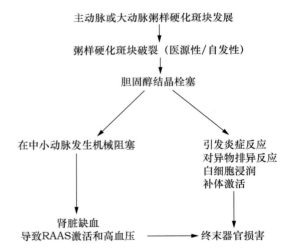

图 5-2-1　胆固醇结晶栓塞的病理生理[13]
RAAS，肾素-血管紧张素-醛固酮系统

【临床表现】

临床表现具有多样性，取决于栓塞的位置、范围和程度、受累血管是部分还是完全阻塞，以及受累器官有无基础疾病。

胆固醇结晶栓塞患者主诉症状可能轻微而无特异性，可以遍及全身各处，源自主动脉弓的动脉粥样硬化栓子常导致脑、眼和上肢的栓塞，而降主动脉斑块或腹主动脉斑块则常导致胃肠道、下肢栓塞。更明显的临床表现是由较大的动脉粥样硬化碎片弥漫性大量播散所致，栓子可进入肾动脉、肠系膜动脉、盆腔动脉、颈动脉、冠状动脉或四肢动脉。典型临床表现包括：蓝趾综合征、网状青斑、急性或亚急性肾衰竭、肠道缺血 / 出血和胰腺炎等[1]。

1. 皮肤

是胆固醇结晶栓塞的最常见临床征象，胆固醇结晶栓塞患者中约有 1/3 的人有皮肤表现，表现为皮肤溃疡、坏疽、紫癜或瘀斑，网状青斑，蓝趾，痛性红斑结节等[12]。栓塞往往见于内径较小的动脉，因此典型皮肤表现常发生于可触及动脉搏动的区域。皮肤的坏疽和溃疡通常累及脚趾。网状青斑表现为网状、斑驳或红斑样皮肤变色，压之发白，可能为红色或蓝色，甚至发生溃疡，取决于通过受累区域血流的损害程度和氧饱和度的下降程度。通常见于双侧小腿或足，可能延伸至大腿、臀部和背部，上肢受累较少见。另外具有皮肤表现的患者中有 10% ～ 15% 出现 "蓝趾"[12]（图 5-2-2）。

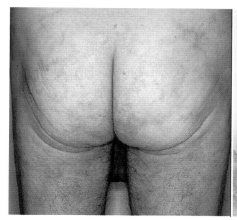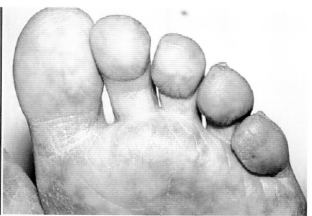

图 5-2-2 左图为网状青斑，右图为蓝趾[12]

2. 肾脏

急性肾损伤是胆固醇结晶栓塞的常见表现，通常发生于存在弥漫性动脉粥样硬化的年龄较大的患者中[14]，表现为急性、亚急性或慢性肾衰竭、难以控制的高血压，甚至肾梗死。最常发生于侵入性血管操作后，也可自行发生。尿沉渣检查通常无明显异常，外周血嗜酸性粒细胞增多。

3. 胃肠道

最常累及结肠、小肠和胃。胰腺、肝脏和胆囊也可受累[15-16]。胃肠表现包括腹痛、腹泻、消化道出血、肠缺血、栓塞或梗阻、胰腺炎、胆囊炎、肝功能异常、脾梗死等。肠梗死的预后较差，死亡率为 38% ～ 81%[12]。

4. 心脏

可出现心肌缺血和心肌梗死。

5. 中枢神经系统

中枢神经系统表现包括一过性脑缺血、黑矇、精神状态改变、意识模糊、头痛头晕、脑梗死等。而脊髓梗死较为罕见，一旦出现可导致下肢瘫痪。

6. 眼睛

可出现眼痛、视物模糊或其他非典型视觉症状。视网膜胆固醇结晶栓子（Hollenhorst 斑）是视网膜上明亮的折光性改变，提示栓塞来源于近端动脉粥样硬化，最常见的来源是颈动脉（图 5-2-3）。

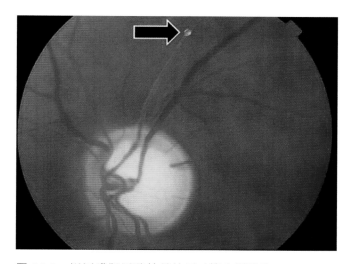

图 5-2-3 视网膜胆固醇结晶栓子（箭头所指为 Hollenhorst 斑）[1]

7. 全身表现

发热、体重减轻、乏力、肌痛、厌食。

【检查】

1. 实验室检查

异常表现包括两方面：

（1）器官受累：肾脏是最易受累的器官。

①常见血肌酐进行性升高，但是与对比剂肾病导致的血肌酐升高多发生在术后48～72 h不同，血肌酐的升高发生较晚，可与诱因间隔数周甚至数月[17]。

②尿常规检查有蛋白尿，沉渣镜检可见红细胞。

（2）炎症激活状态[3]

①血嗜酸性粒细胞升高最为常见（比例和绝对值升高），白细胞计数升高、红细胞计数降低或血小板减少。

②红细胞沉降率（血沉）增快，C反应蛋白和纤维蛋白原升高。

③低补体血症见于20%～70%的患者，其升高水平的波动可反映病情的变化。

2. 影像学检查

通过各种影像学技术，可显像及量化主动脉斑块，但很少可确定引起胆固醇结晶栓塞的责任斑块。

（1）经食管超声心动图（TEE）：是确定动脉粥样硬化胆固醇结晶栓塞由胸主动脉来源的一线诊断方法。实时三维（3D）TEE可提供主动脉斑块的位置和形态信息（图5-2-4）。

（2）经胸超声心动图检查、腹部超声和上消化道内镜超声：有时也可发现胸主动脉或腹主动脉的粥样硬化斑块。

（3）CT和MRI：与TEE相比，CT和MRI侵入性更小且能够较全面地评估主动脉粥样硬化的范围及程度。

（4）常规动脉造影：检测斑块的敏感性较低，往往不能识别其他成像技术能够检出的斑块，同时考虑到操作可能破坏动脉粥样硬化斑块而产生碎片，应避免使用。

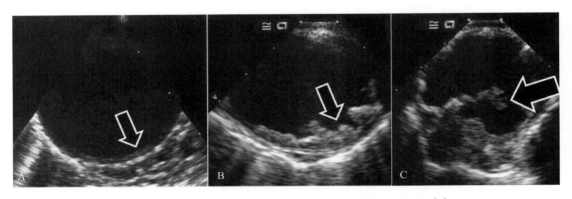

图5-2-4 经食管超声心动图提示：降主动脉粥样硬化斑块[1]

3. 活检和病理检查

活检是确诊胆固醇结晶栓塞的唯一确定性方法。因此，只要诊断存在疑问且可安全地获取患者标本时，都应进行活检组织病理学检查，以查找胆固醇栓子，皮肤和骨骼的活检比肾脏和胃肠道活检的侵入性小。由于在组织固定过程中胆固醇结晶会溶解，胆固醇结晶栓塞的组织学特点是小动脉内存在胆固醇结晶"影"或胆固醇结晶空隙。胆固醇结晶空隙呈新月形或长卵形，见于中小动脉或微动脉。伴随炎性或纤维性血管内膜增生，可能是血管闭塞和继发缺血性组织损伤的原因（图5-2-5）。

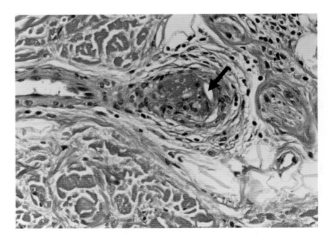

图5-2-5 一例胆固醇结晶栓塞患者的皮肤活检，组织切片显示动脉阻塞和胆固醇结晶（箭头所指）[18]

【诊断】

对于已确诊动脉粥样硬化性疾病等高危因素，有典型病史（包括在动脉造影、心导管术、血管手术或腹部创伤后发生肾衰竭、腹痛或腹泻、典型的皮肤表现或视网膜可见 Hollenhorst 斑），应高度怀疑胆固醇结晶栓塞。

尤其出现典型三联征：急性肾衰竭、嗜酸性粒细胞增高、网状青斑 / 蓝趾；可以通过皮肤（蓝趾）、肾脏等受累器官的活组织病理检查确诊。

【鉴别诊断】

当胆固醇结晶栓塞的起病症状和体征较为轻微并且为非特异性时，往往难以确定诊断。

1. 胆固醇结晶栓塞与血栓栓塞相区分

胆固醇结晶栓塞的栓子形状不规则且无膨胀性，通常不会堵塞较大的血管，肾脏常常表现为远端肾实质缺血，尿沉渣化验可以无明显异常。而血栓栓塞主要发生于有心房颤动 / 心房扑动或既往心肌梗死的患者中。血栓栓塞通常会导致完全性动脉闭塞和肾梗死，引起腰痛、血尿，以及乳酸脱氢酶升高而转氨酶相对正常[19]。

2. 急性肾损伤的鉴别

动脉造影 / 血管介入术后出现急性肾损伤，尤其是尿沉渣检查相对无明显异常时，需鉴别是对比剂肾病还是胆固醇结晶栓塞。二者的临床病程时间有差异，对比剂肾病通常在 3 ～ 5 日内开始恢复且多数可逆，而胆固醇结晶栓塞则预后较差，大多不完全恢复，而且可能进一步大量播散导致病情反复[20]。二者鉴别见表 5-2-2。

3. 症状常为非特异性时的鉴别

胆固醇结晶栓塞可引起许多不同的效应，因此可与许多其他疾病混淆，如血管疾病（如主动脉夹层、左心房黏液瘤）。需要鉴别诊断许多全身性疾病，如发绀型先天性心脏病和嗜铬细胞瘤。

4. 针对网状青斑的鉴别

网状青斑不是特异性体征：有很多疾病需要鉴别，包括雷诺现象、血管炎（如结节性多动脉炎、系统性红斑狼疮）、感染（梅毒或结核）、冷球蛋白血症、抗磷脂综合征以及真性红细胞增多症等。

表 5-2-2　动脉造影 / 血管介入术后出现急性肾损伤时对比剂肾病和胆固醇结晶栓塞的鉴别

	对比剂肾病	胆固醇结晶栓塞
发生机会	血管造影及介入操作后	可自发，也可继发于抗凝治疗、血管腔内操作或血管外科手术
肾脏病基础	有肾功能不全或糖尿病肾病	不一定（可有微量蛋白尿）
发生时间	造影后 2 ～ 3 天，7 ～ 10 天达峰	较晚，数周到数月不等
肾功能	一过性少尿和血肌酐升高	肾功能呈进行性恶化
其他器官损害	无	网状青斑，血嗜酸性粒细胞升高，红细胞沉降率增快
预后	75% 患者恢复	差

【治疗】

治疗包括控制心血管危险因素、治疗终末器官缺血和预防栓塞复发[13]。

1. 控制心血管危险因素

应对胆固醇结晶栓塞患者予以积极处理，以实现心血管疾病的二级预防，包括戒烟，使用阿司匹林、他汀类、降压、降糖等药物。

2. 治疗终末器官缺血

微血管阻塞导致终末器官缺血的处理方式取决于受累的血管床，治疗脑缺血或梗死、肾栓塞或梗死、胃肠缺血或梗死以及肢体缺血。胆固醇结晶栓塞导致的炎症反应，实际上是机体对巨噬细胞不能分解的胆固醇结晶的异物反应，未闭塞的小动脉可能随着慢性炎性物质浸润填充管腔而闭塞。推荐使用抗炎和抗血栓形成的药物来减轻炎症反应，预防血栓形成。但目前尚缺乏充分的循证医学证据，有小样本研究使用糖皮质激素、伊洛前列素及血浆置换获得一定疗效。

3. 预防栓塞复发

目前尚无明确能防止胆固醇结晶栓塞复发的治疗措施。对于胆固醇栓塞源于血管介入操作（如动脉造影、心导管术或血管手术）的患者，除非绝对必要，否则应避免任何进一步的侵入性检查或治疗。

如确实必要，建议改变血管入路。

4. 他汀类药物

可能降低未来发生栓塞的风险。他汀类药物可降低低密度脂蛋白胆固醇水平并具有多种其他作用，如稳定斑块、抑制炎症。

5. 抗凝治疗

是否使用抗凝药物治疗胆固醇结晶栓塞仍存在较大争议。虽然抗凝治疗似乎可提高动脉通畅性，但胆固醇结晶栓塞的血管阻塞是源于动脉粥样硬化斑块碎屑栓塞及其引发的炎症反应，而不是血栓。胆固醇结晶栓塞与抗凝和（或）溶栓治疗之间的因果关系无法肯定或否定。对于确诊胆固醇结晶栓塞的患者不常规给予抗凝治疗，除非有其他抗凝指征（如心房颤动或人工机械瓣）。华法林治疗可增加胆固醇结晶栓塞的风险，在怀疑胆固醇结晶栓塞时建议停用华法林。

6. 斑块切除术或隔绝术

如果确认了胆固醇结晶栓塞的栓子来源，可通过手术切除斑块（动脉内膜切除术）或隔绝斑块（结扎和搭桥、血管腔内隔绝）。最常用的手术方式是主动脉搭桥。

7. 血运重建与覆膜支架

对于发生下肢动脉胆固醇结晶栓塞及有血流动力学意义的近端狭窄（可能是栓塞来源）的患者，动脉血运重建可恢复动脉压力、改善远端灌注，及改善疼痛。评估胆固醇栓塞综合征患者是否需行血运重建时，应考虑缺血症状的严重程度和持续时间。覆膜支架已用于少数主动脉或髂动脉来源的胆固醇结晶栓塞患者，但在血管腔内操作导管所导致的栓塞复发率很高，目前对于覆膜支架无明确推荐。

【预后】

由于本身存在严重的动脉粥样硬化基础病变，胆固醇结晶栓塞患者的预后较差。有报道急性期院内死亡率高达 16%（4/25）[12]。1 年病死率为 70% 左右。肾功能持续恶化需要透析是预后不良的预测因素。

【病例摘要】

80 岁男性。主因"间断胸闷憋气 20 余年，加重 3 个月，水肿 1 个月"入院。确诊冠心病 20 余年，3 个月前上述症状加重，以"冠心病，不稳定型心绞痛"首次入院。既往有高血压、2 型糖尿病、高胆固醇血症、左下肢间歇性跛行病史。冠状动脉造影提示多支病变弥漫狭窄，于 RCA、LAD 共置入 5 枚支架。肾动脉造影提示左肾动脉近端狭窄 70%，右肾动脉近端狭窄 80%。支架置入术后 3 天复查血 cTNI 一过性轻度升高，肝、肾功能指标较前无明显变化。1 个月前（PCI 术后 2 个月）逐渐出现双下肢水肿，喘憋直至端坐呼吸、血压难以控制而再次入院。并伴有低热、乏力、纳差、肌肉酸痛，大便发黑，尿量 < 1000 ml/d。**查体：** 四肢血压不对称，贫血貌，颈静脉充盈，双肺可闻及少许湿啰音，心律齐，双下肢对称性可凹性水肿（＋＋），双侧足背动脉搏动较弱。双侧颈动脉、腹主动脉旁、股动脉均可闻及收缩期喷射样杂音。双侧足趾末端皮肤可见蓝紫色斑点。超声心动图：左心室肥厚，LVEF 74%。化验血生化：BNP 1024 pg/ml，肌酐 302 μmol/L，尿素氮 21.74 mmol/L，估算的肾小球滤过率（eGFR）15.14 ml/min。cTNI（－），Hb 92 g/L，WBC 7.46×10^9/L，嗜酸性粒细胞 7.5%（增高）。24 h 尿蛋白定量 0.74 g/24 h。红细胞沉降率（ESR）50 mm/h。大便潜血（＋）。同位素肾动态：双肾功能严重受损。外周血管超声多处严重狭窄闭塞。**临床诊断：** 胆固醇结晶栓塞、急性肾衰竭、冠状动脉性心脏病并高血压性心脏病。病例详细资料见二维码数字资源 5-2。

数字资源 5-2

（李 康 洪 涛）

【参考文献】

[1] Kronzon I, Saric M.Cholesterol embolization syndrome. Circulation, 2010, 122（6）: 631-641.

[2] Doty JR, Wilentz RE, Salazar JD, et al. Atheroembolism in cardiac surgery. Ann Thorac Surg, 2003, 75: 1221-1226.

[3] Fukumoto Y, Tsutsui H, Tsuchihashi M, et al. The incidence and risk factors of cholesterol embolization syndrome, a complication of cardiac catheterization: a prospective study. J Am Coll Cardiol, 2003, 42: 211-216.

[4] Lin PH, Bush RL, Conklin BS, et al. Late complication of aortoiliac stent placement-atheroembolization of the lower

extremities. J Surg Res, 2002, 103: 153-159.

[5] Jucgla A, Moreso F, Muniesa C, et al. Cholesterol embolism: still an unrecognized entity with a high mortality rate. J Am Acad Dermatol, 2006, 55: 786-793.

[6] Blankenship JC, Butler M, Garbes A. Prospective assessment of cholesterol embolization in patients with acute myocardial infarction treated with thrombolytic vs conservative therapy. Chest, 1995, 107: 662-668.

[7] Cross SS. How common is cholesterol embolism? J Clin Pathol, 1991, 44: 859-865.

[8] Johnson LW, Esente P, Giambartolomei A, et al. Peripheral vascular complications of coronary angioplasty by the femoral and brachial techniques. Cathet Cardiovasc Diagn, 1994, 31: 165-169.

[9] Saklayen MG, Gupta S, Suryaprasad A, et al. Incidence of atheroembolic renal failure after coronary angiography. A prospective study. Angiology, 1997, 48: 609-613.

[10] Scolari F, Bracchi M, Valzorio B, et al. Cholesterol atheromatous embolism: an increasingly recognized cause of acute renal failure. Nephrol Dial Transplant, 1996, 11: 1607-1612.

[11] Rudnick MR, Berns JS, Cohen RM, et al. Nephrotoxic risks of renal angiography: contrast media-associated nephrotoxicity and atheroembolism—a critical review. Am J Kidney Dis, 1994, 24: 713-727.

[12] Fine MJ, Kapoor W, Falanga V. Cholesterol crystal embolization: a review of 221 cases in the English literature.

Angiology, 1987, 38: 769-774.

[13] Abdullah Ozkok. Cholesterol-embolization syndrome: current perspectives. Vasc Health Risk Manag, 2019, 15: 209-220.

[14] Scolari F, Ravani P, Gaggi R, et al. The challenge of diagnosing atheroembolic renal disease: clinical features and prognostic factors. Circulation, 2007, 116: 298-304.

[15] Ben-Horin S, Bardan E, Barshack I, et al. Cholesterol crystal embolization to the digestive system: characterization of a common, yet overlooked presentation of atheroembolism. Am J Gastroenterol, 2003, 98: 1471-1477.

[16] Moolenaar W, Lamers CB. Cholesterol crystal embolization to liver, gallbladder, and pancreas. Dig Dis Sci, 1996, 41: 1819-1822.

[17] Scolari F, Ravani P. Atheroembolic renal disease. Lancet, 2010, 375: 1650.

[18] Pandit AK, Ohshima T, Kawaguchi R, et al. Cholesterol embolization syndrome after carotid artery stenting associated with delayed cerebral hyperperfusion intracerebral hemorrhage. World Neurosurg, 2020, 142: 274-282.

[19] Lessman RK, Johnson SF, Coburn JW, et al. Renal artery embolism: clinical features and long-term follow-up of 17 cases. Ann Intern Med, 1978, 89: 477-482.

[20] Thadhani RI, Camargo CA Jr, Xavier RJ, et al. Atheroembolic renal failure after invasive procedures. Natural history based on 52 histologically proven cases. Medicine (Baltimore), 1995, 74: 350-355.

第六章 其他罕见心血管疾病

第一节 特发性肺动脉高压

【概述】

肺高压（pulmonary hypertension，PH）是一种可由多种病因和不同发病机制导致肺血管结构和功能改变，引起肺血管阻力、肺动脉压力升高的综合征，可发展为右心功能衰竭甚至死亡。在国内，其血流动力学定义为海平面、静息状态下，经右心导管检查（right heart cathetericzation，RHC）测定的肺动脉平均压（mean pulmonary artery pressure，mPAP）≥ 25 mmHg[1]；但国际上也有部分专家建议将这一诊断标准定为 20 mmHg 以上[2]，提示 mPAP 在 21 ~ 24 mmHg 的人群也需要特别关注并进行定期随访。

目前国内外的肺高压相关指南均将其按病因及临床表现分为五大类。1 型为肺动脉高压（pulmonary arterial hypertension，PAH）；2 型为左心疾病所致肺高压；3 型为肺部疾病 / 低氧所致肺高压；4 型为慢性血栓栓塞性肺高压（chronic thromboembolic pulmonary hypertension，CTEPH）及其他肺动脉阻塞性疾病所致肺高压；5 型为多种因素所致肺高压 / 病因未明的肺高压。同时按肺动脉楔压（pulmonary artery wedge pressure，PAWP 在呼气末测定）、肺血管阻力（pulmonary vascular resistance，PVR）等血流动力学的检查结果，将其分为毛细血管前肺高压（mPAP ≥ 25 mmHg 且 PAWP ≤ 15 mmHg）、毛细血管后肺高压（mPAP ≥ 25 mmHg、PAWP > 15 mmHg 且 PVR ≤ 3 Woods）和混合性肺高压（mPAP ≥ 25 mmHg、PAWP > 15 mmHg 且 PVR > 3 Woods）[1, 3]。

1 型肺高压，即肺动脉高压，是由各种因素引起肺动脉自身结构功能异常，最终导致的毛细血管前肺高压，PVR 在 3 Woods 以上。遗传因素、某些药物和毒物、自身免疫性疾病、HIV 感染、先天性心脏病所致心内左向右分流、肺静脉闭塞病 / 肺

毛细血管瘤等均可引发 PAH。但还有一部分散发性 PAH 缺乏家族史、遗传特征及上述危险因素证据，目前将其归为特发性肺动脉高压（idiopathic pulmonary artery hypertension，IPAH），分类为 1.1 型。

IPAH 是一种罕见病，发病率非常低。流行病学调查显示，美国每百万人中约有 1 例 IPAH 患者，而世界范围内这一数字为 4 ~ 6 例；美国每年有近 140 人死于该病[4]。IPAH 的平均发病年龄为 36 岁，以女性为主，而近期注册研究发现中老年患者比例有增多趋势。如果不经治疗，IPAH 中位生存期仅 2.8 年[5]，而随着靶向药物的发展，患者的长期生存率显著提高。2011 年我国研究显示，IPAH 患者 1 年、3 年生存率分别为 92.1%、75.1%，已与发达国家数据接近[6]。

IPAH 的具体病因目前尚不明确。从病理生理机制上来说，肺动脉压力是肺血流量和肺血管阻力的综合作用结果。IPAH 患者缺乏自身免疫、感染、药物等致病因素，肺动脉最初受到的损害可能同时包括遗传易感性和环境影响。虽然 IPAH 和遗传性肺动脉高压（HPAH）可以通过针对已知致病基因的检测来鉴别；但 IPAH 也有潜在的遗传易感性，使患者更易受到血管收缩药物或因素的影响，可能相关的基因包括 *BMPR2*、*SMAD 1* 和 *SMAD 9*、*KCNK3* 和 *CAV1*[7]。环境因素同时起着重要作用，在对 340 例 IPAH 患者的回顾中，发现这些患者既往使用毒品的比例更高；而急性缺氧可引起体动脉血管扩张和肺动脉血管收缩，对于部分患者可能引起持续性的肺动脉压力升高。

肺血管重塑的过程往往始于血管过度收缩，这与钾离子通道的表达 / 功能异常有关，导致舒张血管的一氧化氮、前列环素、血管活性肠肽等物质释放减少，收缩血管的内皮素 1、血栓素 A2 等释放增

加，两者间出现失衡。内皮素 1 与 5- 羟色胺水平的升高还使得内皮细胞和平滑肌细胞增殖。这些机制最终使 PVR 升高，导致 IPAH；而从另一方面看，也是靶向药物治疗肺高压的原理和基础[8]。

【临床表现】

1. 临床症状

IPAH 缺乏特异性的临床症状，这些不典型的症状可能导致大多数患者的诊断平均延迟 2 年，直到出现严重右心衰竭表现。

（1）呼吸困难和乏力：IPAH 患者最常见初始症状是劳力性呼吸困难和乏力，这是由于活动时心输出量增加少于需求量所致[9]。

（2）右心衰竭的症状：随着疾病进展，患者会出现劳力性胸痛、劳力性晕厥、周围组织水肿、厌食等右心衰竭的表现，其机制包括活动时心输出量增加不足、右心室肥厚致需氧增加、右心舒张功能下降、肝淤血等。

（3）其他症状包括咳嗽、咯血和声音嘶哑，其中声音嘶哑是由于主肺动脉扩张压迫左喉返神经（Ortner 综合征），导致单侧声带麻痹。主肺动脉异常扩张（直径 40 mm 以上）也可能压迫左主干从而引发心绞痛[10]。

2. 体格检查

心脏听诊可闻及第二心音肺成分（P2）增强、三尖瓣全收缩期杂音，还可能出现右侧第三和（或）第四心音。颈静脉压升高，可见充盈或怒张，测压可示 a 波明显，后期三尖瓣重度反流则可见明显 v 波。腹部查体可及肝肿大、肝区压痛、腹水。下肢可及水肿[11]。

【辅助检查】

IPAH 的辅助检查结果主要表现为肺高压的征象，同时不具有其他明确致病因素的证据。

1. 心电图

非特异性表现为肺性 P 波、QRS 波电轴右偏、右心室肥厚、右束支传导阻滞、QTc 间期延长等，疾病晚期可见室上性心律失常，尤其是心房扑动和心房颤动，室性心律失常少见。正常心电图并不能排除 PH，异常心电图多见于疾病严重者。

2. 胸部 X 线

可见肺动脉段凸出，中心肺动脉扩张，与周围肺动脉纤细或截断形成鲜明对比，称为肺门截断征。常见右心房和右心室扩大，而无左心功能不全、先天性心脏病等相关表现。

3. 超声心动图

可用于 PH 的筛查、严重程度评估与病因鉴别。三尖瓣反流峰值速度（tricuspid regurgitation velocity，TRV）联合右心室 / 左心室内径比、左心室偏心指数、右心室流出道加速时间、主动脉直径、下腔静脉直径与吸气塌陷率等结构与功能指标，综合评估 PH 可能性。由 TRV 计算得来的估测的肺动脉收缩压（pulmonary artery systolic pressure，PASP）常用来诊断 PH，但其准确性需要与其他指标协同分析（表 6-1-1 和表 6-1-2）。运动负荷超声心动图在鉴别和预测 PH 诊断方面的作用仍有争议。对于 IPAH 的患者，超声心动图上应没有明确左心结构与功能异常、二尖瓣与主动脉瓣疾病、先天性心脏病等表现。

表 6-1-1　疑诊患者超声心动图提示 PH 可能性

TRV（m/s）	其他超声征象	PH 可能性
≤ 2.8 或测不出	无	低
≤ 2.8 或测不出	有	中
2.9 ～ 3.4	无	中
2.9 ～ 3.4	有	高
> 3.4	不需要	高

TRV：三尖瓣反流峰值速度

表 6-1-2　其他支持 PH 诊断的超声心动图征象（至少需满足两项不同列的指标）

心室	肺动脉	下腔静脉和右心房
右心室 / 左心室内径比 > 1.0	右心室流出道加速时间 < 105 ms，和（或）收缩中期切迹	下腔静脉直径 > 21 mm
室间隔扁平［收缩期和（或）舒张期左心室偏心指数 > 1.1］	舒张早期肺动脉反流速度 > 2.2 m/s	收缩末期右心房面积 > 18 cm²
	主肺动脉直径 > 25 mm	

4. 胸部影像学检查

胸部 CT 可见右心房及右心室的扩大及主肺动脉扩张，如果存在肺大疱、肺纤维化等表现，需鉴别 3 型肺高压。肺动脉增强 CT（CTPA）可以用于鉴别 4 型肺高压。IPAH 患者行同位素肺通气灌注扫描可能正常，也可能存在一定的灌注缺损。心脏磁共振成像（cardiac magnetic resonance，CMR）可评价右心结构、功能及血流动力学情况，同时可以鉴别左心疾病等其他原因所致肺高压。

5. 肺功能

IPAH 患者的肺总量（total lung capacity，TLC）和用力肺活量（forced vital capacity，FVC）可能轻度降低，但无明确阻塞性或限制性通气功能障碍的表现。IPAH 患者一氧化碳弥散量（carbon monoxide diffusing capacity，DLco）可明显降低，并与疾病严重程度相关，如果 < 45%，提示心输出量明显减低，是预后不良的指标之一[12]。

6. 右心导管检查（right heart catheter，RHC）

RHC 是诊断肺高压及评估病情的主要检查方法，通过 RHC 可获得血流动力学数据，包括右心房压、右心室压、肺动脉压力、PAWP、心输出量、混合静脉血氧饱和度和 PVR 等，有助于判断有无心内左向右分流、评价对肺血管扩张剂的反应性和制订治疗策略。

7. 实验室检验

IPAH 患者脑钠肽（BNP）或 N 末端脑钠肽前体（NT-proBNP）可有升高，并可用于评估病情及监测治疗效果。自身抗体、感染筛查、血常规及肝功能异常等可提示存在其他致肺高压的病因。

8. 基因检测

遗传性肺动脉高压的患者均为常染色体显性遗传，*BMPR2* 是最早发现的致病基因，其他还包括 *BMP9*、*ALK1*、*Endoglin*、*SMAD9*、*BMPR1B*、*TBX4*、*CAV1* 和 *KCNK3* 等，这些基因也可能见于散发型 IPAH 的患者中。

【诊断】

确诊 IPAH 需首先满足 PH 的诊断。PH 患者的症状与体征表现常不特异，对于病史、临床表现、心电图、胸部 X 线片等提示肺动脉高压患者，需进行超声心动图筛查；若超声心动图高度怀疑 PH，应进一步行右心导管检查以确诊；同时进行病因筛查，只有在除外其他所有明确病因后，方可诊断 IPAH（图 6-1-1）。

对于明确诊断为 IPAH 的患者，应评估疾病严重程度，并进行危险分层，内容包括 WHO 功能分级、6 分钟步行距离（6 minutes walking distance，6MWD）、心肺运动试验、生物标志物、血流动力学等多项指标。表 6-1-3 是一种简化的 PAH 患者危险分层方法：至少符合三项低危标准且不具有高危标准者为低危组；符合两项高危标准，其中包括心脏指数或混合静脉血氧饱和度即为高危；不属于低危和高危者均属于中危。

【鉴别诊断】

在诊断 IPAH 时，必须排除肺动脉压力升高的其他原因。因此，IPAH 鉴别诊断包括先天性或获得性心脏病、肺静脉闭塞病或肺毛细血管瘤样增生、肺部疾病、睡眠呼吸暂停低通气综合征、肝脏疾病、纤维性纵隔炎等各种疾病以及长期暴露于高海拔地区、服用食欲抑制剂等各种因素。

【治疗】

1. 一般治疗

IPAH 患者应在药物治疗的基础上进行运动康复训练，并积极预防感染，推荐应用流感疫苗，因其容易合并肺部感染，而肺部感染是加重心力衰竭甚至导致死亡的重要原因之一。建议女性 IPAH 患者避免怀孕，已经妊娠者建议在 22 周前终止妊娠，必要时在专科中心进行密切监护。对筛查出特定突变基因的散发型 IPAH 患者，进行遗传咨询。

2. 基础治疗

早期研究表明，IPAH 患者易合并血栓形成，抗凝治疗可改善患者预后；但随着靶向药物的广泛应用，近期的注册研究和荟萃分析对这一结论提出了很大挑战[13]，目前认为，对于不合并血栓性疾病等特殊情况的 IPAH 患者，无须进行常规抗凝。

利尿剂主要用于改善 IPAH 进展后右心衰竭引起的各种表现，常用药物包括袢利尿剂和醛固酮受体拮抗剂，近年来也有应用血管加压素 V_2 受体拮抗剂（托伐普坦）进行治疗的经验。在利尿过程中，应严密监测患者电解质、肾功能情况。

强心药物可以增加心肌收缩力，也主要应用于心功能失代偿患者的症状改善与血流动力学维持，其中洋地黄类药物还可用于控制房性心动过速。

3. 靶向治疗

（1）钙通道阻滞剂（calcium channel blockers，

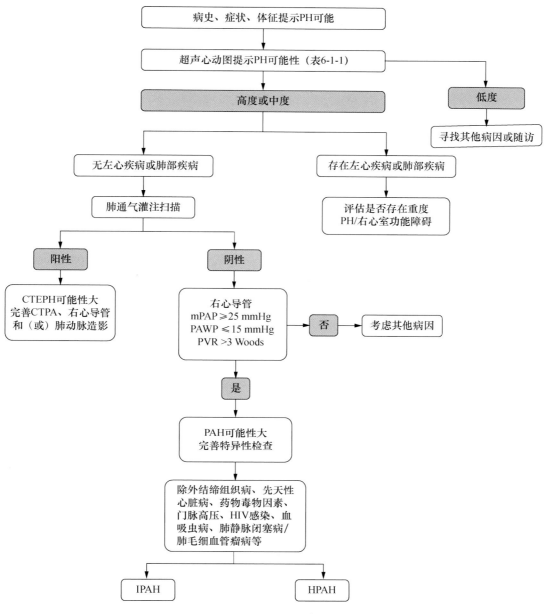

图 6-1-1 IPAH 的诊断流程

表 6-1-3 PAH 危险分层（2015 ESC/ERS 肺高压指南[3]）

预后因素	低危	中危	高危
A：WHO 功能分级	Ⅰ、Ⅱ级	Ⅲ级	Ⅳ级
B：6MWD	＞440 m	165～440 m	＜165 m
C：NT-proBNP/BNP 水平或 RAP	BNP＜50 ng/L NT-proBNP＜300 ng/L 或 RAP＜8 mmHg	BNP 50～300 ng/L NT-proBNP 300～1400 ng/L 或 RAP 8～14 mmHg	BNP＞300 ng/L NT-proBNP＞1400 ng/L 或 RAP＞14 mmHg
D：CI 或 SvO$_2$	CI≥2.5 L/（min·m^2）或 SvO$_2$＞65%	CI 2.0～2.4 L/（min·m^2）或 SvO$_2$ 60%～65%	CI＜2.0 L/（min·m^2）或 SvO$_2$＜60%

BNP：脑钠肽；NT-proBNP：N 末端脑钠肽前体；CI：心脏指数；RAP：右心房压力；6 MWD：6 分钟步行距离；SvO$_2$：混合静脉血氧饱和度；WHO 功能分级：Ⅰ级患者体力活动不受限，日常体力活动不会导致呼吸困难、乏力、胸痛或接近晕厥；Ⅱ级患者体力活动轻度受限，休息时无不适，但日常活动会出现呼吸困难、乏力、胸痛或接近晕厥；Ⅲ级患者体力活动明显受限，休息时无不适，但低于日常活动会出现呼吸困难、乏力、胸痛或接近晕厥；Ⅳ级患者不能进行任何体力活动，存在右心衰竭征象，休息时可出现呼吸困难和（或）乏力，任何体力活动均可加重症状

CCB）：行右心导管检查时，行急性血管反应试验可以筛查出对口服 CCB 有效的患者。试验方法为静脉注射依前列醇或吸入伊洛前列素、一氧化氮等药物，观察血流动力学变化；如果 mPAP 下降超过 10 mmHg，且绝对值 ≤ 40 mmHg，同时心输出量未下降，则符合阳性标准，提示患者会从高剂量 CCB 中获益，这部分患者仅占 IPAH 患者的 10% 左右。常用药物包括硝苯地平（120 ～ 240 mg/d）、氨氯地平（10 ～ 20 mg/d）、地尔硫䓬（240 ～ 720 mg/d）等。对于未行急性血管反应试验或结果为阴性的患者，不应使用 CCB 药物进行治疗，因其可能加重低血压、右心衰竭等表现。

（2）内皮素受体拮抗剂（endothelin receptor antagonist，ERA）：内皮素在 IPAH 的发生、发展过程中起重要作用，引起血管收缩，促进血管平滑肌细胞增殖。ERA 类药能够拮抗内皮素 A 和（或）B 受体，从而干预这一途径，达到控制肺动脉压力、进而改善患者预后的作用。目前上市的药物包括波生坦（62.5 ～ 125 mg 2 次 / 日）、安立生坦（5 ～ 10 mg 1 次 / 日）和马昔腾坦（10 mg 1 次 / 日）等。

（3）磷酸二酯酶 -5（phosphodiesterase-5，PDE5）抑制剂：PDE5 是血管平滑肌细胞内 cGMP（cyclic guanosine monophosphate，环磷酸鸟苷）的降解酶，cGMP 可以引起血管舒张。肺血管中 PDE5 含量较高，PDE5 抑制剂能够减少 cGMP 的降解，起到扩张血管的作用。西地那非（20 mg 3 次 / 日）是最早应用于 IPAH 治疗的特异性 PDE5 抑制剂，该类药物还包括他达拉非（20 ～ 40 mg 1 次 / 日）、伐地那非（5 mg 2 次 / 日）。

（4）可溶性鸟苷酸环化酶（soluable guanylate cyclase，sGC）激动剂：该类药物能够刺激 cGMP 的生成，并具有抗血管平滑肌细胞增殖的作用，代表药物为利奥西呱。需要注意的是，利奥西呱与 PDE5 抑制剂联用会增加低血压的发生率[14]，因此不建议这种联合用药方案，但利奥西呱可作为 PDE5 抑制剂治疗反应不足患者的替代选择。其用药起始剂量为 1 mg 3 次 / 日，根据血压情况每 2 周上调，最大至 2.5 mg 3 次 / 日。

（5）前列环素类似物：前列环素可显著扩张血管，并具有抗血小板作用。在体内，前列环素由血管内皮细胞产生，而 PAH 患者前列环素合成受限，体内水平降低，应用前列环素类似物可以弥补自身合成不足，起到治疗作用。依前列醇是第一个人工合成的前列环素类似物，需要持续静脉用药；伊洛前列素为雾化吸入给药；曲前列尼尔半衰期长，既可静脉用药，也可皮下注射。前列环素受体激动剂司来帕格（selexipag）直接作用于前列环素受体，能够产生前列环素类似物相近的生理作用[15]，并且可以口服给药；其用药起始剂量为 200 μg 2 次 / 日，最大剂量 1600 μg 2 次 / 日。

（6）靶向药物的联合治疗：为达到 IPAH 患者早期控制达标的治疗目标，目前建议初治 IPAH 患者进行不同通路靶向药物的起始联合治疗，对于高危患者，方案中应包括静脉前列环素类似物。对于经治 IPAH 患者，如仍处于中高危状态，应进行序贯联合治疗。

4. 介入 / 外科手术治疗

对于药物治疗无效、心功能维持在 WHO 分级 Ⅲ ～ Ⅳ级的 IPAH 患者，可考虑肺移植或心肺联合移植，术后 5 年生存率可达 50%。房间隔造口术能够降低右心压力，补充左心容量，改善心输出量，对于等待肺移植的患者，可作为桥接治疗方式；对于其他药物反应不佳的患者，亦可作为姑息治疗的选项。

【病例摘要】

女，44 岁，因活动时喘憋 4 个月、加重伴水肿 2 周就诊。临床表现提示右心功能不全，超声心动图示肺动脉压力升高。经右心导管检查 mPAP 56 mmHg，PAWP 12 mmHg，PVR 17.6 Woods。完善病因筛查，各项检查无明确阳性提示，考虑为特发性肺动脉高压。予单药靶向药物起始治疗，因停药、感染等因素病情反复，出现右心衰竭。对症抗心力衰竭并调整靶向药物联合治疗后，病情趋于稳定。病例详细资料见二维码数字资源 6-1。

数字资源 6-1

（邱林 马为）

【参考文献】

[1] 中华医学会呼吸病学分会肺栓塞与肺血管病学组，中国医师协会呼吸医师分会肺栓塞与肺血管病工作委员会，

全国肺栓塞与肺血管病防治协作组，等．中国肺动脉高压诊断与治疗指南（2021版）．中华医学杂志，2021，101（1）：11-51.

[2] Galiè N, McLaughlin VV, Rubin LJ, et al. An overview of the 6th World Symposium on Pulmonary Hypertension. Eur Respir J, 2019, 53（1）: 1802148.

[3] Galiè N, Humbert M, Vachiery JL, et al. 2015 ESC/ERS Guidelines for the diagnosis and treatment of pulmonary hypertension: The Joint Task Force for the Diagnosis and Treatment of Pulmonary Hypertension of the European Society of Cardiology（ESC）and the European Respiratory Society（ERS）: Endorsed by: Association for European Paediatric and Congenital Cardiology（AEPC）, International Society for Heart and Lung Transplantation（ISHLT）. Eur Heart J, 2016, 37（1）: 67-119.

[4] Ogawa A, Satoh T, Tamura Y, et al. Survival of Japanese patients with idiopathic/heritable pulmonary arterial hypertension. Am J Cardiol, 2017, 119（9）: 1479-1484.

[5] D'Alonzo GE, Barst RJ, Ayres SM, et al. Survival in patients with primary pulmonary hypertension. Results from a national prospective registry. Ann Intern Med, 1991, 115（5）: 343-349.

[6] Zhang R, Dai LZ, Xie WP, et al. Survival of Chinese patients with pulmonary arterial hypertension in the modern treatment era. Chest, 2011, 140（2）: 301-309.

[7] Liu BX, Zhu LP, Yuan P, et al. Comprehensive identification of signaling pathways for idiopathic pulmonary arterial hypertension. Am J Physiol Cell Physiol, 2020, 318: C913-C930.

[8] Hemnes AR, Opotowsky AR, Assad TR, et al. Features associated with discordance between pulmonary arterial wedge pressure and left ventricular end diastolic pressure in clinical practice: implications for pulmonary hypertension classification. Chest, 2018, 154（5）: 1099-1107.

[9] Runo JR, Loyd JE. Primary pulmonary hypertension. Lancet, 2003, 361: 1533-1544.

[10] Kawut SM, Silvestry FE, Ferrari VA, et al. Extrinsic compression of the left main coronary artery by the pulmonary artery in patients with long-standing pulmonary hypertension. Am J Cardiol, 1999, 83: 984-986.

[11] Badagliacca R, Papa S, Valli G, et al. Right ventricular dyssynchrony and exercise capacity in idiopathic pulmonary arterial hypertension. EurRespir J, 2017, 49（6）: 1601419.

[12] Sun XG, Hansen JE, Oudiz RJ, et al. Pulmonary function in primary pulmonary hypertension [J]. J Am Coll Cardiol, 2003, 41（6）: 1028-1035.

[13] Roldan T, Landzberg MJ, Deicicchi DJ, et al. Anticoagulation in patients with pulmonary arterial hypertension: An update on current knowledge [J]. J Heart Lung Transplant, 2016, 35（2）: 151-164.

[14] Galiè N, Müller K, Scalise AV, et al. PATENT PLUS: a blinded, randomized and extension study of riociguatplus sildenafil in pulmonary arterial hypertension. Eur Respir J, 2015, 45（5）: 1314-1322.

[15] Sitbon O, Channick R, Chin KM, et al. Selexipag for the treatment of pulmonary arterial hypertension. N Engl J Med, 2015, 373（26）: 2522-2533.

第二节 肺静脉闭塞病

【概述】

肺静脉闭塞病（pulmonary veno-occlusive disease, PVOD）是一种罕见类型的肺动脉高压，其与肺毛细血管瘤病（pulmonary capillary hemangiomatosis, PCH）表现类似，临床上难以区分，称为PVOD/PCH（下文统一以PVOD代称这一疾病），在临床上容易误诊为特发性肺动脉高压。其特征是肺静脉系统首先受累，病理表现为纤维内膜增厚和毛细血管片状增生导致小肺静脉闭塞[1]。80多年前，德国医生J.Hora首先描述了PVOD的临床和病理表现，至1966年，Heath等将该病正式定名[2]。

在现行PH分型中，PVOD被归为1型，即肺动脉高压，这是由于其临床表现和血流动力学与其他原因所致PAH相似，但PVOD同时合并一些毛细血管后性PH的特征，并且其疾病进展更快、对靶向药物反应差、预后不佳，因此被划分为PAH的特殊亚型，在国外PH指南中，PVOD还分为更细致的亚类，包括特发性、遗传性、药物和毒素诱发性等[3-4]。

PVOD常被误诊为其他类型的PAH，漏诊率高，因此其患病率和发病率只能估计。结合既往研究结果，PVOD约占PAH总体的10%左右，估测人群患病率为1～2/百万，年发病率为0.1～0.5/百万。PVOD可以发生在任何年龄段，一定程度上呈双峰分布的特点，儿童/青年或老年好发[5]。与其他类型 PAH 女性患者更多不同，PVOD 不存在性别差异，且散发型 PVOD 病例主要为老年男性[6]。

PVOD 的典型病理表现是肺微静脉和间隔静脉的弥漫性受累，内膜纤维化导致管腔狭窄或闭塞[7]。对于 PVOD 的病理诊断，通常认为需要见到大量内膜纤维性增厚引起的闭塞或接近闭塞的间隔前微静脉；而在左心疾病所致肺高压中，肺静脉压力长期增高会导致其中度纤维化和"动脉化"，这是鉴别两者的病理依据[8]。因为静脉回流受阻，PVOD 患者的肺毛细血管出现扩张、充血，出现毛细血管瘤样变，即 PCH 表现；另一方面，在大部分诊断为 PCH 患者的病理标本中，也可以发现肺静脉阻塞性病变，因此从组织病理上，PVOD 与 PCH 也难以区分。虽然主要累及毛细血管及肺静脉，但 PVOD 也会出现肺动脉病变，这种改变类似 PAH，但不会出现复杂的丛状病变。

PVOD 的发病机制尚不明确，涉及多种因素。虽然大多数 PVOD 为特发性，但也有明显的遗传基础。法国 PH 网络报告过 13 个 PVOD 家系，且表现出一定的常染色体隐性遗传特点[9]，其中 *EIF2AK4*（eukaryotic translation initiation factor 2-alpha kinase，真核翻译起始因子 2α 激酶 4 基因）双等位基因突变存在于所有家系中；而在其他研究中，25% 的散发性 PVOD 患者也存在 *EIF2AK4* 突变。该基因表达的激酶 EIF2AK4 可将蛋白 EIF2 磷酸化，下调细胞生长、增殖所需的蛋白合成，突变会导致细胞生长失控。其他与 PVOD 相关的基因还包括 *BMPR2*（bone morphogenetic protein receptor type II，骨形成蛋白受体 II）基因等[10]。

自身免疫与炎症状态也与 PVOD 发生有关。在结缔组织病相关的 PAH，特别是系统性硬化中，严重的静脉受累是相对常见的情况[11]。据报道 PVOD 还与结节病、朗格汉斯细胞肉芽肿和桥本甲状腺炎等其他炎症性疾病相关。一些炎症分子，如颗粒溶素（GNLY）在 PVOD 与其他 PAH 患者中的表观遗传存在差异。一些药物与毒素也会引起或促进 PVOD 的发生，其中化疗药物与 PVOD 的关系更受研究者关注。肝静脉闭塞病是一种罕见的化疗并发症，与之类似，肺静脉内皮也有可能被化疗药物及其代谢产物损伤[12]；可能存在风险的药物包括博来霉素、丝裂霉素、顺铂、长春新碱等。有机溶剂（如三氯乙烯）与烟草或毒品暴露也可能促发 PVOD。

【临床表现】

PVOD 与 PAH 具有共同的临床表现，最初表现为疲劳和呼吸困难，逐渐出现右心衰竭的症状，如劳力性胸痛、劳力性晕厥、周围组织水肿、厌食等；常见体征包括心脏听诊 P2 增强、三尖瓣全收缩期杂音、外周水肿及颈静脉压升高。与 PAH 相似，诊断往往延迟，大多数患者在就诊时处于 WHO 心功能 III 级或 IV 级[13]。PVOD 特征性的临床表现是使用血管扩张剂治疗后肺水肿加重，这强烈支持 PVOD 的诊断。

【辅助检查】

1. 超声心动图

经胸超声心动图检查无特异性表现，与 PAH 类似，提示存在毛细血管前 PH，右心室功能取决于疾病的严重程度。该检查有助于鉴别左心疾病。

2. 胸部影像学检查

与其他类型 PAH 患者相似，PVOD 的影像学检查表现为主肺动脉增宽和右心室增大，左心房和主肺静脉的径线正常。除非存在明显的肺水肿，胸部 X 线平片通常对 PVOD 的鉴别诊断帮助有限，而胸部 HRCT 已成为无创诊断 PVOD 的主要手段，其典型征象包括：①纵隔淋巴结肿大；②小叶中心毛玻璃影；③小叶间隔光滑增厚。解剖病理证实了 HRCT 的诊断效用，75% 的患者至少有两种上述异常[6]。

肺通气灌注扫描检查的主要目的仍是鉴别慢性血栓栓塞性肺高压。尽管有学者认为在 PVOD 中也可能发现不匹配的灌注缺损，但相关研究表明，绝大多数 PVOD 患者的肺扫描是正常的[14]，灌注缺损只占 7%，与 PAH（10%）类似，因此不能以此鉴别 PVOD 和 PAH。

3. 肺功能与血气分析

PVOD 患者的肺容积通常处于正常范围或轻度下降，而一氧化碳弥散量（diffusing capacity of the lung for carbon monoxide，DL_{CO}）严重降低，可达预测值的 50% 以下[6]。虽然重度 IPAH 或 HPAH 患者也可出现 DL_{CO} 下降，但比例相对较少，且发生较晚。其原理是受损肺血管床的毛细血管血容量减少更明显，同时间质水肿导致弥散功能下降。与特发性或遗传性 PAH 相比，PVOD 患者动脉血气表现出更严重的静息性低氧血症。因此，DL_{CO} 和动脉氧分压可作为鉴别 PVOD 和其他类型 PAH 的手段之一。

4. 支气管肺泡灌洗

由于存在毛细血管后阻塞，隐匿性肺泡出血是PVOD常见的组织学表现，其支气管肺泡灌洗液中含铁血黄素巨噬细胞显著增加。尽管在 PH 的诊断中未常规要求进行支气管镜检查，但对于疑似 PVOD 的患者，除非存在严重的低氧血症等风险隐患，建议完善该检查，但无肺泡出血证据并不能排除 PVOD 的诊断。

5. 右心导管检查（rightheartcatheter，RHC）

PVOD 患者的右心导管检查结果符合 PAH 的诊断，即 mPAP ≥ 25 mmHg，PAWP ≤ 15 mmHg，PVR ≥ 3 Woods。虽然 PVOD 主要是毛细血管后小静脉受累，但其 PAWP 通常是正常的，因为当漂浮导管球囊阻塞肺小动脉以测定 PAWP 时，会产生一个静态的血柱，反映与阻塞的肺动脉分支直径相似的肺静脉中的压力，也就使 PAWP 反映的是相对较大肺静脉内的压力，不受疾病影响。

急性血管反应试验所用的血管扩张药物可能会加重 PVOD 患者的肺水肿，虽然不是所有患者都会发生，但小部分试验阳性的患者也不能从 CCB 类药物中长期获益，因此疑诊 PVOD 的患者不建议常规行急性血管反应试验。如检查前对患者 PH 病因不明确，而急性血管反应试验后患者出现肺水肿，提示医生应考虑 PVOD 诊断。

6. 实验室检验与基因检测

同其他类型 PH 一样，脑钠肽（BNP）或 N 末端脑钠肽前体（NT-proBNP）的水平可用于评估病情及监测治疗效果。家族性或散发性 PVOD 患者中，均可能存在 *EIF2AK4*、*BMPR2* 等基因突变。

7. 肺活检

只有在轻度 PH 和低氧血症、无典型的临床和影像学表现且活检风险足够低时，才会考虑行肺活检以明确诊断，此时胸腔镜等手术肺活检优于经气管镜活检，因为后者通常不足以诊断 PVOD 且出血风险更高。

【诊断】

确诊 PVOD 需首先满足 PAH 的诊断，且存在特征性的组织病理学改变。但因患者通常难以耐受肺活检，因此如存在肺功能提示严重的弥散功能障碍、血气分析表现为静息时低氧血症、2 项及以上典型 HRCT 异常特征、支气管肺泡灌洗液可见含铁血黄素细胞等辅助检查证据，可考虑临床诊断 PVOD。如基因检测发现 *EIF2AK4* 双等位基因突变，可确诊遗传性 PVOD。

【鉴别诊断】

在诊断 PVOD 时，应鉴别其他类型的 PAH 及左心疾病所致 PH。

【治疗】

1. 一般治疗

与其他 PAH 患者类似，PVOD 患者也应适当进行运动康复训练，并积极预防感染，建议患病女性避免怀孕或早期终止妊娠。有明确药物、毒素及化学制剂接触史的患者，应避免再次接触相关物质，同时严格戒烟。

2. 基础治疗

PVOD 患者常存在隐匿性肺泡出血，因此不建议对该病患者常规进行抗凝治疗。对于合并低氧血症的患者，可以进行氧疗。患者出现肺水肿或右心衰竭表现时，可对症进行利尿等治疗。

3. 靶向药物

有关靶向药物治疗 PVOD 的研究数据较少且相互矛盾。部分患者可能通过靶向药物治疗获得短期血流动力学和症状改善，但长期疗效均缺乏证据。另一方面，任何种类的药物都有可能导致肺水肿，甚至有致命风险，在起始治疗时尤为突出，应用 CCB 时肺水肿发生率可达 75%，其他靶向药物也可达 50%。因此，PVOD/PCH 患者应用靶向药物必须非常谨慎，需在有经验的中心严密监护下使用[15]。而在药物选择方面，波生坦、西地那非、伊洛前列素及利奥西呱等均有小规模报道，能够轻度改善症状。一般不建议对 PVOD 患者采用靶向药物联合治疗，但对于难治性或进展性 PVOD，可考虑特别谨慎地加用第二种甚至第三种靶向药物。

4. 免疫抑制剂

炎症反应可能参与 PVOD 的发生发展，因此前期有应用糖皮质激素、环磷酰胺和硫唑嘌呤进行治疗的报道。对于特发性 PVOD，这类药物很少能够改善症状，目前不被推荐。但人们正在探索研究一些新的、更具体的免疫调节靶点。在 PVOD 合并系统性红斑狼疮和混合性结缔组织病的情况下，糖皮质激素与环磷酰胺联合可能发挥作用，而系统性硬化症相关 PVOD 的患者则不能从免疫抑制治疗中获益。因此目前不推荐对特发性、遗传性或系统性硬化症相关 PVOD 患者进行免疫抑制治疗。

5. 肺移植

肺移植或心肺联合移植仍然是唯一可以延长 PVOD 患者生存期的最终治疗方案。鉴于 PVOD 进展迅速，且大多数患者难以得到早期诊断，因此在符合临床确诊标准时即应考虑早期转诊进行移植。双侧肺移植是目前应用最广泛的手术方法，移植后存活率与 IPAH 相当[16]。迄今为止，没有经组织学证实的肺移植后 PVOD 复发的报道。

【病例摘要】

女，22 岁，因间断发热 2 年余就诊。于风湿免疫科就诊，诊断为成人 Still 病，予激素、免疫抑制剂治疗后，病情仍反复。逐渐出现右心功能不全表现，超声心动图示肺动脉压力升高，疑诊为肺高压，经右心导管检查证实为肺动脉高压，胸部 CT 提示磨玻璃影、小叶间隔增厚等 PVOD 表现，遂诊断为该病，同时诊断为系统性红斑狼疮。在结缔组织病及肺高压治疗过程中，右心功能持续恶化，进展为右心衰竭死亡。病例详细资料见二维码数字资源 6-2。

数字资源 6-2

（邱 林 马 为）

【参考文献】

[1] Montani D, Lau EM, Dorfmüller P, et al. Pulmonary veno-occlusive disease. Eur Respir J, 2016, 47 (5): 1518-1534.

[2] Heath D, Segel N, Bishop J. Pulmonary veno-occlusive disease. Circulation, 1966, 34: 242-248.

[3] 中华医学会呼吸病学分会肺栓塞与肺血管病学组，中国医师协会呼吸医师分会肺栓塞与肺血管病工作委员会，全国肺栓塞与肺血管病防治协作组，等. 中国肺动脉高压诊断与治疗指南（2021 版）. 中华医学杂志, 2021, 101 (1): 11-51.

[4] Galiè N, Humbert M, Vachiery JL, et al. 2015 ESC/ERS Guidelines for the diagnosis and treatment of pulmonary hypertension: The Joint Task Force for the Diagnosis and Treatment of Pulmonary Hypertension of the European Society of Cardiology (ESC) and the European Respiratory Society (ERS): Endorsed by: Association for European Paediatric and Congenital Cardiology (AEPC), International Society for Heart and Lung Transplantation (ISHLT). Eur Heart J, 2016, 37 (1): 67-119.

[5] Rubin LJ. Primary pulmonary hypertension. N Engl J Med, 1997, 336 (2): 111-117.

[6] Montani D, Achouh L, Dorfmuller P, et al. Pulmonary veno-occlusive disease: clinical, functional, radiologic, andhemodynamic characteristics and outcome of 24 cases confirmed by histology. Medicine (Baltimore), 2008, 87: 220-233.

[7] Pietra GG, Capron F, Stewart S, et al. Pathologic assessment of vasculopathies in pulmonary hypertension. J Am Coll Cardiol, 2004, 43: 25S-32S.

[8] Wagenvoort CA, Wagenvoort N. The pathology of pulmonary veno-occlusive disease. Virchows Arch A Pathol Anat Histol, 1974, 364: 69-79.

[9] Eyries M, Montani D, GirerdB, et al. EIF2AK4 mutations cause pulmonary veno-occlusive disease, a recessive form of pulmonary hypertension. Nat Genet, 2014, 46 (1): 65-69.

[10] Runo JR, Vnencak-Jones CL, Prince M, et al. Pulmonary veno-occlusive disease caused by an inherited mutation in bone morphogenetic protein receptor II. Am J Respir Crit Care Med, 2003, 167 (6): 889-894.

[11] Johnson SR, Patsios D, Hwang DM, et al. Pulmonary veno-occlusive disease and scleroderma associated pulmonary hypertension. J Rheumatol, 2006, 33: 2347-2350.

[12] Doll DC, Yarbro JW. Vascular toxicity associated with chemotherapy and hormonotherapy. Curr Opin Oncol, 1994, 6 (4): 345-350.

[13] Holcomb BW Jr, Loyd JE, Ely EW, et al. Pulmonary veno-occlusive disease: a case series and new observations. Chest, 2000, 118 (6): 1671-1679.

[14] Seferian A, Helal B, Jaïs X, et al. Ventilation/perfusion lung scan in pulmonary veno-occlusive disease. Eur Respir J, 2012, 40: 75-83.

[15] Montani D, Price LC, Dorfmuller P, et al. Pulmonary veno-occlusive disease. Eur Respir J, 2009, 33 (1): 189-200.

[16] Wille KM, Sharma NS, Kulkarni T, et al. Characteristics of patients with pulmonary venoocclusive diseaseawaiting transplantation. Ann Am Thorac Soc, 2014, 11: 1411-1418.

第三节 Kounis 综合征

【概述】

Kounis 综合征也叫过敏性心肌缺血综合征，由 Kounis 于 1991 年提出，指在过敏或类过敏损伤情况下出现急性冠脉综合征，包括急性心肌梗死、冠脉痉挛及支架内血栓[1]。Kounis 综合征年发病率约 7.9 ～ 9.8/10 万至 5.7/1000，死亡率 0.0001%[2]。可累及各个年龄段，最常受累的年龄为 40 ～ 70 岁，占 68%。Kounis 综合征危险因素包括既往过敏史、高血压、吸烟、糖尿病及高脂血症[3]。食物、药物、环境或特定疾病等多种因素可以诱发 Kounis 综合征，最常见的诱因为抗生素，占 27.4%，其次为蚊虫叮咬[4-6]。

病理生理机制：其主要发生机制是过敏原进入过敏体质患者体内后发生过敏反应，结合特异性 IgE 抗体，促进肥大细胞激活，释放炎性介质，诱发冠状动脉痉挛、冠状动脉斑块侵蚀或者破裂和冠状动脉支架内血栓形成[7-10]。

根据冠状动脉表现不同，Kounis 综合征分为 4 型[2-5]，分别为如下所述。

Ⅰ型（冠状动脉痉挛型）：此型患者没有冠心病高危因素，冠状动脉正常或接近正常，由炎症介质急性释放诱导冠状动脉痉挛引发症状，心肌酶可正常或可进一步进展为急性心肌梗死导致心肌酶升高。有学者认为此型由内皮功能障碍或微循环障碍引起，是最常见的类型，占 72.6%。

Ⅱ型（有冠状动脉病变基础）：在冠状动脉粥样硬化病变基础上，急性炎症介质释放诱导冠状动脉痉挛或冠状动脉痉挛与斑块侵蚀及破裂同时存在而引起急性心肌梗死，占 22.3%。

Ⅲ型（冠状动脉支架内血栓形成）：过敏反应导致的冠状动脉支架内血栓形成，支架内血栓抽吸组织的苏木精和吉姆萨染色分别提示嗜碱性粒细胞及肥大细胞浸润或尸检提示冠状动脉内膜或中膜或合并外膜与支架相接区嗜酸性粒细胞或肥大细胞浸润，占 5.1%。

Ⅳ型（冠状动脉桥血管）：发生在冠状动脉桥血管的 Kounis 综合征，较少见。

【临床表现】

胸痛是最常见的症状，占 86.9%；其次为过敏症状，占 53%[3]。

心脏方面临床症状除胸痛外，还包括胸前区不适、心悸、呼吸困难、晕厥甚至心搏骤停等。体征包括：苍白、肢端发冷、出汗、心动过缓、心动过速、低血压等。

过敏反应可表现为轻度局部的反应到危及生命的系统性反应。临床表现取决于具体累及的系统或器官。可以累及皮肤、黏膜、呼吸道、消化道、神经系统等。累及皮肤可以表现为荨麻疹、神经血管性水肿、瘙痒。累及呼吸道可以表现为喘息、呼吸困难、哮鸣。累及消化系统可以表现为腹痛、腹泻、呕吐。累及神经系统可以表现为昏沉、晕厥等。在急性冠脉综合征或严重过敏反应的情况下出现急性肺水肿可导致严重低血压及休克。

【辅助检查】

（1）血清组胺：循环中组胺半衰期短，约 8 min，因此组胺水平的正常不能除外 Kounis 综合征诊断。

（2）血 IgE：血 IgE 水平用于 Kounis 诊断的意义尚不明确。IgE 抗体阴性不能除外 Kounis 综合征的诊断。

（3）心脏损伤标志物：心肌肌钙蛋白升高是诊断过敏导致的心肌损伤的重要指标。

（4）心电图：心电图常表现为提示心肌缺血的 ST-T 改变。ST 段抬高是最常见的临床表现。

（5）心脏彩超：可以表现为受累动脉分布区的心室壁节段性运动不良。

（6）放射性心肌核素显像（single photon emission computed tomography，SPECT）：有相关个案报道 Ⅰ型 Kounis 综合征患者 SPECT 表现为严重的心肌缺血样改变，而冠状动脉造影正常[6]。

（7）心肌增强磁共振成像：有研究提示 Ⅰ型 Kounis 综合征患者的心肌增强磁共振成像表现为病变区心内膜下心肌水肿[7]。

（8）冠状动脉造影可以表现为冠状动脉痉挛或

冠状动脉狭窄。＞50%的患者的罪犯血管为右冠状动脉。

【诊断】

Kounis综合征诊断基于临床症状、体征、实验室检查、心电图及冠状动脉影像学检查证据。25%的Kounis综合征患者存在已知过敏史。患者在特殊食物或者用药或者蜜蜂、蚊子叮咬后出现急性冠脉综合征相关症状，同时伴有过敏表现如皮肤红疹、荨麻疹及喘鸣等，要高度怀疑Kounis综合征。进一步完善心电图、心肌酶、冠状动脉造影及过敏相关检查后可确诊。

【鉴别诊断】

（1）应激性心肌病：主要见于绝经后女性，在情绪或躯体应激后出现一过性的心尖部室壁运动异常。临床表现类似急性冠脉综合征；冠状动脉造影未发现有意义的狭窄，左心室造影呈气球样变。有文献报道过敏性休克可以诱导应激性心肌病[8]。应激性心肌病可以与Kounis综合征并存[9]。

（2）过敏性心肌炎：药物介导的心肌损伤是最常见的病因[10]，可见于氯氮平、磺胺类、青霉素类抗生素、甲基多巴和抗癫痫类药物等多种药物使用后过敏而出现心肌受累，表现为心肌合并或者不合并心包、心脏传导系统受累，与Kounis综合征临床表现可能会有重合。主要鉴别诊断包括心肌增强磁共振成像心内膜下延迟强化、心肌活检证实心肌炎及乙酰胆碱激发试验阳性[11]。

（3）肾上腺素诱导的心肌梗死：肾上腺素是成人过敏性休克的一线治疗方案，可以诱导心肌梗死。目前具体机制尚不明确，其潜在的机制可能为肾上腺素可促进血小板释放血栓烷A2及降低ADP诱导的血小板聚集，从而促进血小板聚集及凝血酶介导的血小板纤维蛋白原结合[12]。多见于年轻、男性，基础合并较少的冠心病危险因素，在使用肾上腺素即刻至15 min内出现。临床表现为胸痛、心悸、恶心。冠状动脉造影表现为正常冠状动脉、冠状动脉痉挛或急性冠状动脉内血栓。与Kounis综合征鉴别诊断在于肾上腺素诱导的心肌梗死的心脏相关症状、心电图改变及心肌酶的升高均见于使用肾上腺素后出现，而Kounis综合征患者则是在使用肾上腺素之前出现[13]。

（4）心脏移植血管病变：是心脏移植后1年的主要死亡原因。患者由于去神经移植心脏，无明显心肌缺血相关症状，患者表现为非特异性症状如乏力、恶心、腹部不适、心力衰竭相关症状、无症状性心肌梗死、心搏骤停或心律失常[14]。可出现表现为弥漫性、进行性内膜增生为特点的冠状动脉病变。从末端小血管病变开始，逐渐蔓延到心外膜冠状动脉，导致冠状动脉狭窄甚至闭塞[15]。病理检查可有大量的巨噬细胞和T淋巴细胞浸润，使内皮细胞和平滑肌细胞在炎症环境中大量增生，导致管腔发生弥漫性狭窄，甚至闭塞[16]。

【治疗】

目前Kounis综合征治疗有效性均是基于个案报道或者病例系列，缺乏指导Kounis综合征治疗的临床指南。Kounis综合征的治疗主要包括冠状动脉血运重建及过敏反应的治疗，需根据现行的急性冠脉综合征及过敏治疗相关治疗指南进行。由于两者治疗措施存在一定相悖性，因此Kounis综合征的治疗颇具挑战。

Ⅰ型Kounis综合征患者可从抗过敏治疗中获益，通过抗过敏治疗可以缓解冠状动脉痉挛减轻心脏相关症状。①抗过敏治疗：轻度或局部的过敏反应可使用H1和H2抗组胺药物减轻过敏表现[17]，但需警惕低血压及冠状动脉供血不足，因此静脉内抗组胺药物应小剂量静脉注射。激素如氢化可的松可以抑制血管超敏反应，改善炎症症状，但同时会影响伤口愈合及瘢痕形成，从而导致心脏室壁变薄、室壁瘤及心脏破裂的风险增加[18]。严重过敏导致休克的患者需要进行容量复苏。过敏性休克等严重过敏反应可肌肉注射肾上腺素，但肾上腺素的使用需警惕，因为肾上腺素可以加重心肌缺血，延长QT间期，并且诱导冠状动脉痉挛及心律失常。②扩张冠状动脉治疗：钙通道阻滞剂及硝酸盐类可以改善超敏反应诱导的冠状动脉痉挛，但需要警惕扩张冠状动脉药物可以导致低血压及过敏加重。

Ⅱ型Kounis综合征患者的治疗取决于患者的初始症状，在传统急性冠脉综合征治疗基础上使用激素或抗组胺治疗。β受体阻滞剂由于可以上调α受体从而加重冠状动脉痉挛[17]。对于基础使用β受体阻滞剂的患者如果合并过敏性休克的情况下，使用肾上腺素将会无效，在这种情况下胰高血糖素可能成为抗过敏的替代治疗。止痛药物如阿片类药物如吗啡由于会导致肥大细胞激活进一步恶化过敏反应，因此需谨慎使用[17]。

Ⅲ型 Kounis 综合征患者的治疗需根据急性冠脉综合征的最新指南进行。在Ⅲ型 Kounis 综合征患者中血栓抽吸很重要，因为抽吸的组织进行组织病理学检查示嗜酸性粒细胞及肥大细胞的存在提示过敏反应可有助于 Kounis 综合征的诊断，及时调整后续治疗方案。在支架置入术后存在超敏反应的患者中，激素、抗组胺及肥大细胞稳定剂可以改善过敏反应，若这些药物治疗失败，在皮肤斑贴试验确定镍钛复合物过敏后进行脱敏治疗。

具体治疗流程见图 6-3-1[19]。

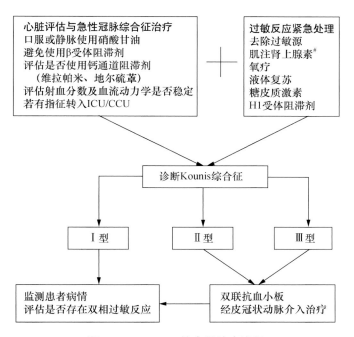

图 6-3-1 Kounis 综合征治疗流程
#：大腿外侧中部肌注 0.01 mg/kg，使用 β 受体阻滞剂者使用胰高血糖素
ICU，重症监护治疗病房；CCU，冠心病监护病房

【预后】

总体来说，Kounis 综合征的预后较好，由于Ⅰ型 Kounis 综合征患者占多数，通过抗过敏及扩冠治疗可以逆转血管痉挛。严重并发症如心源性休克发生率为 2.3%，心搏骤停发生率为 6.3%，死亡率为 2.9%。并发症主要出现在男性，死亡风险在男性及女性中相似（男性 3.0%，女性 2.2%），预后较差的病例主要由药物过敏引起。

（龚艳君）

【参考文献】

［1］Kounis NG. Kounis syndrome：an update on epidemiology，pathogenesis，diagnosis and therapeutic management. Clin Chem Lab Med，2016，54（10）：1545-1559.

［2］Biteker M，Biteker FS，Ozlek B，et al. Classification of Kounis syndrome. Int J Cardiol，2017，247：13.

［3］Giovannini M，Koniari I，Mori F，et al. Kounis syndrome：towards a new classification. Int J Cardiol，2021，341：13-14.

［4］Tsigkas G，Chouchoulis K，Theodoropoulos K，et al. Allergic reaction reveals a non-lethal late stent thrombosis. A new subtype of Kounis syndrome？Int J Cardiol，2011，149（2）：281-282.

［5］Dazy K，Walters D，Holland C，et al. Anaphylaxis mediated myocardial infarction in a coronary graft：a new variant of Kounis syndrome（a case report）. Int J Cardiol，2013，168（2）：e84-85.

［6］Goto K，Kasama S，Sato M，et al. Myocardial scintigraphic evidence of Kounis syndrome：what is the aetiology of acute coronary syndrome？Eur Heart J，2016，37（14）：1157.

［7］Okur A，Kantarci M，Karaca L，et al. The utility of cardiac magnetic resonance imaging in Kounis syndrome. Postepy Kardiol Interwencyjnej，2015，11（3）：218-223.

［8］Vultaggio A，Matucci A，Del Pace S，et al. Tako-Tsubo-like syndrome during anaphylactic reaction. Eur J Heart Fail，2007，9（2）：209-211.

［9］Yanagawa Y，Nishi K，Tomiharu N，et al. A case of takotsubo cardiomyopathy associated with Kounis syndrome. Int J Cardiol，2009，132（2）：e65-67.

［10］Park Y，Ahn SG，Ko A，et al. Hypersensitivity myocarditis confirmed by cardiac magnetic resonance imaging and endomyocardial biopsy. Korean J Intern Med，2014，29（2）：236-240.

［11］Baillie TJ，Scherer DJ，Wong DTL，et al. Kounis syndrome and hypersensitivity myocarditis-One and the same？Insights from cardiac magnetic resonance imaging. J Cardiol Cases，2015，12（4）：119-122.

［12］Wallén NH，Goodall AH，Li N，et al. Activation of haemostasis by exercise，mental stress and adrenaline：effects on platelet sensitivity to thrombin and thrombin generation. Clin Sci（Lond），1999，97（1）：27-35.

［13］Tan PZ，Chew NWS，Tay SH，et al. The allergic myocardial infarction dilemma：is it the anaphylaxis or the epinephrine？J Thromb Thrombolysis，2021，52（3）：941-948.

［14］Pober JS，Chih S，Kobashigawa J，et al. Cardiac allograft vasculopathy：current review and future research directions. Cardiovasc Res，2021，117（13）：2624-

2638.

[15] Colombo P, Bruschi G, Sacco A, et al. Percutaneous coronary interventions in cardiac allograft vasculopathy: a single-center experience. Transplant Proc, 2010, 42 (4): 1286-1290.

[16] Seki A, Fishbein MC. Predicting the development of cardiac allograft vasculopathy. Cardiovasc Pathol, 2014, 23 (5): 253-260.

[17] Kounis NG. Coronary hypersensitivity disorder: the Kounis syndrome. Clin Ther, 2013, 35 (5): 563-571.

[18] Hammerman H, Schoen FJ, Braunwald E, et al. Drug-induced expansion of infarct: morphologic and functional correlations. Circulation, 1984, 69 (3): 611-617.

[19] Fassio F, Losappio L, Antolin-Amerigo D, et al. Kounis syndrome: A concise review with focus on management. Eur J Intern Med, 2016, 30: 7-10.

第四节　纤维肌性发育不良

【概述】

纤维肌性发育不良（fibromuscular dysplasia, FMD）是一种罕见的非粥样硬化性、非炎症性血管疾病，主要累及女性，可能表现为动脉狭窄、闭塞、动脉瘤、夹层和动脉迂曲。几乎所有动脉床中都可以出现这些表现。最常受累的动脉是肾动脉和颈内动脉，其次是椎动脉、内脏动脉和髂外动脉。疾病表现的个体差异很大，具体取决于受累动脉节段和病变严重程度。男性更可能出现肾动脉和肠系膜动脉受累，女性更可能出现颅外颈动脉受累[1]。

Leadbetter 和 Burkland 于 1938 年首次报道该病，描述了一例 5 岁男童，严重高血压伴一侧肾动脉狭窄。随后 1958 年 McCormack 及其同事总结了 3 例高血压伴肾动脉狭窄患者，首次提出纤维肌性发育不良的名称。

FMD 在一般人群中的患病率尚不清楚。一项回顾性研究纳入 716 例潜在肾脏供体（80% 具有肾动脉造影图像），其中 6.6% 符合 FMD 表现[2]。但由于肾脏供体大多数存在肾脏病家族史，上述患病率无法反映一般人群。FMD 见于所有种族人群，但在高加索人群中报道最多。

FMD 的病因尚不清楚，可能有遗传、环境等因素参与。研究提示部分 FMD 患者可能存在遗传易感性。7%～11% 的 FMD 患者存在家族史[3-6]，但 FMD 相关的基因多态性尚缺乏有力证据。Poloskey[7] 等在 216 例 FMD 患者中发现 2 例存在 TGF-β 受体 1 型（TGFβR1）基因的点突变。由于女性发病为主，有学者提出雌激素可能参与致病，但缺乏进一步证据。此外，几项研究提出吸烟可能是 FMD 的危险因素[8-9]。

1971 年，Harrison 和 McCormack 依据 FMD 累及的动脉层提出 FMD 的组织病理学分型[10]，即内膜、中膜、外膜或动脉周围 FMD。鉴于 FMD 几乎都是通过影像学检查诊断，并且通常无法实施组织学检查、获取病理学样本，所以血管造影分型替代了病理学分型[11]。根据血管造影结果可分为两种亚型：①多灶性 FMD（较常见）：血管造影表现为"串珠样"改变，即狭窄和扩张节段交替出现，通常发生于动脉的中远段，可发生于全身任何动脉，但多见于肾动脉和颈动脉。多灶性 FMD 在病理学上对应中膜 FMD。②局灶性 FMD（较少见）：血管造影表现为"环形或管状狭窄"，在病理学上对应内膜 FMD。部分中膜 FMD 和动脉周围 FMD 也可存在局灶性 FMD 的病理表现。

【临床表现】

早期研究提示 FMD 好发于年轻人，但近年多个队列发现，年龄较大的患者占很大比例。在美国的 FMD 登记数据库中，患者的平均诊断年龄为 52 岁（年龄范围为 5～86 岁）[3]。约 90% 受累成年人为女性[3]，而 42% 受累儿童为男性[12]。

FMD 的临床表现多种多样，具体取决于受累的动脉节段，以及血管病变的类型和严重程度（即狭窄程度，是否存在动脉夹层、动脉瘤等）。在美国 FMD 登记数据库中[3]，最常受累的动脉依次为肾动脉（79.7%）、颈动脉颅外段（74.3%）、下肢动脉（69.0%）、椎动脉（36.6%）、肠系膜动脉（26.3%）、颈动脉颅内段（17.0%）和上肢动脉（15.9%）。

在美国 FMD 登记数据库中[3]，大多数患者至少存在 1 项临床症状或体征，仅 5.6% 患者完全无症状。最常见的症状包括头痛（52.4%）、搏动性耳鸣（27.5%）、颈痛（22.2%）、腰痛或腹痛（15.7%）。

最常见的体征包括高血压（63.8%）、颈动脉杂音（22.2%）、腹部动脉杂音（9.4%）、短暂性脑缺血发作（8.7%）、脑卒中（6.9%）。

FMD 的主要临床表现依据易受累动脉分类如下：

1. 肾动脉 FMD

肾动脉 FMD 最常见的表现是高血压，其起病和严重程度存在个体差异。尽管在早发高血压（< 35岁）或难治性高血压患者应该怀疑 FMD，但美国 FMD 登记数据库中高血压发病的平均年龄是 43.1 岁，和原发性高血压患者的年龄存在重叠。

在肾动脉 FMD 患者还可能发现上腹部或腰部杂音。腰痛可能是肾动脉夹层或动脉瘤的表现之一，但也可见于无上述表现的肾动脉 FMD 患者。肾功能不全是成人 FMD 患者的不常见表现之一。肾动脉夹层和肾梗死可能引起慢性肾脏病，但单纯 FMD 患者进展至终末期肾脏病较罕见。此外，即使在孤立性肾动脉 FMD 和血压控制良好的患者，头痛也很常见[3]。

2. 脑动脉（颈动脉和椎动脉）FMD

脑动脉 FMD 的临床表现存在高度个体差异。孤立的颈部血管杂音可能是颈动脉或椎动脉受累的唯一表现。颈部血管杂音是 22.2% 患者的首发表现。脑动脉 FMD 最常见的症状是头痛，常表现为偏头痛。在美国 FMD 数据库中，60%FMD 患者体验过严重的头痛，其中约一半为偏头痛。搏动性耳鸣是 27.5% 患者的首发表现。20% 左右患者存在颈部疼痛、非搏动性耳鸣和头晕[3, 13]，这种头晕通常不是真正的眩晕，而是一种头重脚轻的感觉，通常伴随着头胀感。脑动脉 FMD 最严重的后果包括短暂性脑缺血发作（TIA）、卒中、蛛网膜下腔出血和颈部动脉夹层。颈或椎动脉自发性夹层中 15% ～ 20% 和 FMD 相关[14]。在美国 FMD 数据库中，12.1% 的 FMD 患者以颈部动脉夹层为首发临床表现。颈部动脉夹层的常见表现包括严重头痛和颈部疼痛。可能出现脑神经异常，导致霍纳（Horner）综合征。如果发生动脉栓塞或闭塞，则引起 TIA 或卒中，可能同时或短时间内发生多发颈部动脉夹层。

3. 肠系膜动脉 FMD

腹腔和肠系膜动脉 FMD 可能出现肠系膜缺血或内脏动脉瘤，或仅偶然于影像学检查中发现。肠系膜缺血是 FMD 的少见表现，仅见于 1.8% 的 FMD 患者，最常见于儿科患者。

4. 肢体动脉 FMD

肢体动脉 FMD 最常累及髂外动脉，髂内和髂总动脉受累也有报道[15]。腹股沟韧带以下的病变不常见。髂外动脉 FMD 的患者常常无症状，也可能出现间歇性跛行或罕见情况下急性肢体缺血。急性肢体缺血通常发生于动脉夹层，可能在下腹部闻及杂音。

FMD 累及上肢时，最受累的是肱动脉。锁骨下动脉受累也有报道。肱动脉 FMD 通常无症状，可能偶然行影像学检查时发现[16]，有时会出现双上肢血压不对称。可能在肘窝处闻及血管杂音。肱动脉 FMD 可能引起急性上肢缺血，一般由血栓栓塞引起。肱动脉瘤也有报道[17]。

5. 冠状动脉 FMD

冠状动脉 FMD 可表现为急性冠脉综合征，且通常合并其他血管床的 FMD。急性冠脉综合征发生率较低，在美国 FMD 登记数据库中，3.1% 患者报告急性心肌梗死，1.3% 患者接受血运重建治疗[3]。一些患者心肌梗死的机制可能是冠状动脉夹层。大多数自发性冠状动脉夹层（spontaneous coronary artery dissection，SCAD）患者（50% ～ 75%）都会在另一处动脉中发现 FMD[18-19]。SCAD 引起心肌梗死的原因是冠状动脉血管壁的中膜外 1/3 发生假腔，从外压迫真腔。

冠状动脉 FMD 最常累及前降支的中远段[20-21]，其他分支受累也有报道。该诊断容易被忽视，因为典型串珠样改变不常见[22]。更常见的表现是突然开始于中远端动脉的弥漫性闭塞性病变，累及长节段。

6. 动脉瘤和夹层

FMD 患者的动脉瘤和（或）夹层患病率较高。美国 FMD 登记数据库中，分别有 22% 和 26% 的患者发生动脉瘤和动脉夹层[3, 23]。最常形成动脉瘤的部位为肾动脉（34%）、颈动脉（31%）和颅内动脉（22%），其次为肠系膜动脉、椎动脉和主动脉[23-24]。动脉夹层最常累及颈动脉（64%）、椎动脉（21%）、肾动脉（11%）和冠状动脉（10%），其次为主动脉、肠系膜动脉和髂动脉[23]。

【辅助检查】

临床上考虑到该病后，需要通过影像学检查确诊，包括无创影像学检查和金标准的经导管数字减影血管造影（digital subtraction angiography，DSA）。无创影像学检查包括双功能超声（DUS），计算机断层成像血管造影（CTA）和磁共振血管成像（MRA）。

1. 双功能超声

肾动脉 DUS 可以发现受累肾动脉狭窄的证据，

包括主肾动脉的中至远段峰值收缩期流速增加，或狭窄远端动脉分支的收缩期上升支延迟（小慢波）。应注意从肾动脉起始部仔细扫查至肾实质。在肥胖、肠气过多或无法屏气的患者可能无法获得满意图像。提示 FMD 的特征包括血流速度增加，彩色或频谱多普勒血流紊乱，及肾动脉及其分支的中远段迂曲。彩色或能量多普勒可能发现串珠样改变，但不常见。应注意无法套用粥样硬化性肾动脉狭窄的超声标准评估肾动脉 FMD 的严重程度[25]。由于 DUS 无创、便捷，可以作为筛查性检查。在有经验的中心进行的高质量 DUS 对于诊断主肾动脉受累的 FMD 具有很高准确性，但对于分支肾动脉或肾实质的动脉瘤敏感性差。此外，肾动脉 DUS 适用于接受血管成形或支架置入患者的术后随访。由于肾动脉超声对检查者的技术和经验要求较高，仅推荐在有经验的中心进行。

颈动脉 DUS 在 FMD 患者中可能发现颈内动脉、椎动脉中远段血流速度增快，血流或频谱多普勒示血流紊乱，这些表现和粥样硬化病变不同（在颈动脉分叉处或邻近的显著斑块，颈内动脉的起始或近段血流速度增快和血流紊乱）。此外还可能发现颈动脉中远段串珠样改变。在颈内动脉和椎动脉远段可能观察到严重迂曲。由于低风险、低成本，颈动脉 DUS 适用于监测颈动脉 FMD。对颈动脉 FMD，最初每 6 个月、之后每年监测 DUS 是合理的。

尽管颈内动脉狭窄有基于血流速度的诊断标准，但主要用于粥样硬化性病变，尚无针对 FMD 严重程度的 DUS 标准。在经验不足的中心，FMD 可能被误认为粥样硬化病变，并错误地描述狭窄程度。DUS 可以很好地观察和评估颈内动脉，但受椎体的声影影响，评估椎动脉存在一定挑战。椎动脉 DUS 的发现和颈动脉类似。DUS 不适合评估颅平面或以上的颈内动脉病变或椎动脉远段的夹层。为全面评估颈动脉或椎动脉夹层，需要进行 CTA 或 MRA。DUS 评估颅内动脉受累的价值有限。经颅多普勒可能有助于评估颅内动脉狭窄，以及大脑的侧支情况，但无法鉴别 FMD 和粥样硬化等其他病变，也不适合用于评估颅内动脉瘤。

2. CTA

CTA 是怀疑 FMD 时的首选影像学检查，因其空间分辨率高（0.5 mm）、扫描时间更短，而且能更好地识别小的钙化病变，有助于鉴别动脉粥样硬化。

肾动脉 FMD 的 CTA 表现包括多灶性 FMD 患者的肾动脉串珠样改变，以及局灶性 FMD 患者的局灶向心性狭窄或管状狭窄。肾动脉夹层时，可能发现楔形肾梗死。此外很容易发现肾动脉瘤。CTA 可能无法发现微小、轻度病变，对于检测分支血管受累敏感性也较低。

CTA 能够详细评估颈动脉的颅外段和颅内段、椎动脉，发现 FMD、夹层、脑动脉瘤和粥样硬化。CTA 对脑动脉瘤的敏感性、特异性均较高，但对 < 3 mm 的小动脉瘤敏感性下降[26]。

3. MRA

对比剂增强的 MRA 对于评估肾动脉 FMD 也是很好的成像手段，特别是在无法注射含碘对比剂、进行 CTA 的患者。以传统血管造影为金标准，对比剂增强的肾动脉 MRA 对于诊断 FMD 的敏感性和特异性分别为 97% 和 93%[27]。此外，MRA 可以准确地识别夹层或动脉瘤。MRA 的缺陷包括空间分辨率较低（1 ~ 2 mm），且在估测肾小球滤过率（eGFR）< 30 ml/（min·1.73 m^2）的患者无法使用含钆对比剂。肾动脉 FMD 的 MRA 表现和 CTA 类似。有时 MRA 可能发现串珠样改变，但实际是运动伪影所致。

在多灶性 FMD，由于狭窄和狭窄后扩张交替出现，无法通过任何无创影像学检查确定具体狭窄程度，仅能在有创血管造影时通过压力导丝测定跨病变的压力梯度来确定。

4. DSA

DSA 目前仍是诊断肾动脉 FMD 的金标准，其空间分辨率 < 0.1 mm。目前仅 DSA 能可靠检出分支血管受累。正常肾动脉轮廓平滑，从起始部逐渐过渡至肾门。在多灶性 FMD，肾动脉轮廓不规则，典型表现为多灶性狭窄伴狭窄后扩张，呈经典的串珠状外观（图 6-4-1）。在局灶性 FMD，可发现局灶狭窄或长管型狭窄。肾动脉重度狭窄较长时间后可能出现肾萎缩。应测量狭窄病变的压力梯度（收缩期压力梯度 < 10 mmHg 视为正常）。平均（主动脉）压力的 10% 的压力梯度（即 Pd/Pa < 0.90）认为是有血流动力学意义的。尽管这个阈值来源于动脉粥样硬化性肾动脉狭窄的研究，还需要在 FMD 患者验证[28]。不建议报告狭窄百分比，特别是在多灶性 FMD，因为狭窄程度可能看起来很轻，但仍存在显著的压力梯度[29]。相反，看起来严重的串珠样改变，可能不伴随有血流动力学意义的压力梯度。

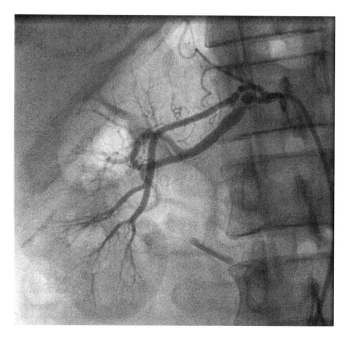

图 6-4-1 肾动脉造影示右肾动脉近段串珠样改变，伴动脉瘤；右肾动脉分支串珠样改变

【诊断】

疑诊 FMD 时，诊断性影像学检查发现符合 FMD 的特征即可确诊。通常首先进行无创性影像学检查。临床上高度怀疑 FMD 时可进行 DSA，发现有狭窄时可安排行血运重建治疗。DSA 结果阴性可排除受检血管床的 FMD。

FMD 有累及多处血管床的倾向，而且患者的动脉瘤和动脉夹层患病率很高，因此所有患者都应在确诊后接受一次从头颅到盆腔的横断面影像学检查。

【鉴别诊断】

1. 多灶性 FMD 需与以下疾病鉴别

（1）系统性动脉中膜溶解：是一种非炎症、非动脉粥样硬化性疾病，表现为自发性动脉夹层、破裂、闭塞或动脉瘤，最常见于腹部内脏动脉，影像学上易与多灶 FMD 混淆，确诊需要组织病理学检查，显示动脉内膜空泡变性。

（2）动脉痉挛静止波：由于血管痉挛引起的良性放射学表现，如麦角胺衍生物或拟交感神经药物引起的血管痉挛或导管相关血管痉挛，动脉中血流相关的短暂生理变化，导致有规律的振荡。不同于多灶性 FMD（大小不一的串珠），本现象确诊后不需要进一步评估或随访。

（3）伪影：MRA 伪影和 CTA 伪影表现为管腔不规则，伪影可能被误认为是多灶性 FMD。

2. 局灶性 FMD 需与以下疾病鉴别

（1）动脉粥样硬化：和 FMD 一样可导致肾动脉狭窄和颈动脉疾病。通常年龄较大，有传统心血管危险因素，如血脂异常、糖尿病和吸烟史，而 FMD 患者通常更年轻且心血管危险因素较少。不过 FMD 也可发生于年龄较大的患者，因此不能仅凭年龄就排除该诊断。动脉粥样硬化主要累及动脉的起始处和动脉近端、分叉处，CTA、MRA 或超声心动图可见斑块伴或不伴钙化，而 FMD 累及动脉中段或远段。只有 FMD 存在"串珠样"改变。因此，动脉粥样硬化性疾病和 FMD 通常可通过影像学检查区分。

（2）血管炎（多发性大动脉炎、巨细胞动脉炎）：临床上有发热、体重减轻、受累动脉疼痛，炎症标志物升高，贫血，血小板减少，影像学表现为主动脉和分支血管起始处或近端局灶性或管状狭窄和（或）动脉瘤；CTA、MRA 或超声心动图可观察到管壁增厚/水肿。血管炎和 FMD 均可引起多系统受累。与血管炎患者不同，FMD 患者通常不伴贫血、血小板减少或急性期反应物（如红细胞沉降率或 C 反应蛋白）升高，因为 FMD 不是炎性疾病。但合并急性梗死的患者可能例外。

（3）正中弓状韧带综合征（Dunbar 综合征）：膈脚、正中弓状韧带的纤维束压迫腹腔动脉和神经节，临床上通常无症状，但可能会引起慢性餐后上腹部疼痛和体重下降，影像学表现为腹腔动脉起始处动态、局灶性狭窄，深吸气或直立体位时狭窄可减轻；也可累及肠系膜上动脉；可见狭窄后扩张。

（4）遗传性结缔组织病伴动脉瘤和夹层

1）Loeys-Dietz 综合征：临床表现包括悬雍垂裂，颅面表现如颅缝骨裂、高隆、小颌畸形（与更严重的血管病相关）；影像学表现为动脉极度迂曲，动脉瘤和夹层，相关突变基因包括 *TGFBR1*、*TGFBR2*、*SMAD3*、*TGFB2*。

2）Ehlers-Danlos 综合征，Ⅳ型或血管型：临床表现为肢皮早老、易擦伤、半透明皮肤、马蹄内翻足、猝死家族史；影像学表现为动脉夹层、动脉瘤、中等或大动脉破裂、颈动脉海绵窦瘘；夹层痉愈期动脉成像显示"串珠状"现象，临床表现和预后因分子诊断而异，也可能发生胃肠道和子宫破裂，相关突变基因为 *COL3A1*。

（5）可能需要在诊断肾动脉 FMD 前考虑的其他疾病包括原发性高血压，以及继发性高血压的各种病因。

【治疗】

FMD 的治疗包括：①药物治疗和监测；②血管腔内治疗［经皮腔内血管成形术（percutaneous transluminal angioplasty，PTA，伴或不伴支架）］用于狭窄、夹层（支架）或动脉瘤（弹簧圈，支架）；③外科手术。治疗决策取决于血管病变的性质和部位（狭窄或夹层或动脉瘤），是否存在症状及其严重程度，之前 FMD 相关的血管事件，是否存在动脉瘤及其大小，以及共患疾病。大多数 FMD 的治疗建议都来自个案报道或小型回顾性病例系列研究。

1. 药物治疗

由于在 FMD 患者缺乏随机对照临床试验，故药物治疗的有效性难以评价。

（1）抗血小板和抗栓治疗：即使不存在夹层或动脉瘤，FMD 患者也可能出现血栓或血栓栓塞事件，抗血小板治疗对症状性和无症状性 FMD 均是合理的。抗血小板治疗也符合 FMD 病理生理学，特别是在多灶性 FMD，因为动脉扩张区域的多发纤维网容易出现血小板聚集。但是，目前没有抗血小板治疗的安慰剂对照研究，或比较不同种类抗血小板治疗的研究。因此，需要个体化地决定抗血小板治疗的获益和风险。支持抗血小板治疗的因素包括既往血栓栓塞事件、动脉夹层，或再血管化操作；出血风险因素包括既往蛛网膜下腔出血或其他出血事件、大的颅内动脉瘤等。多数专家建议在所有脑血管 FMD 患者（症状性和无症状性）加用阿司匹林 75 ~ 325 mg/d[11, 30]。肾动脉、肠系膜动脉、冠状动脉或外周动脉 FMD 是否加用阿司匹林尚无证据，但加用阿司匹林 75 ~ 325 mg/d 是合理的，以减少血小板黏附到动脉内纤维网的风险。对接受单纯球囊血管成形或联合支架患者的治疗与动脉粥样硬化性疾病接受介入治疗后相同。大多数发生颅外动脉夹层（除主动脉夹层外）的患者接受肝素（或低分子量肝素）和华法林 3 ~ 6 个月，或抗血小板治疗 3 ~ 6 个月（单用阿司匹林或联合氯吡格雷）[31-33]。2011 年颈动脉和椎动脉疾病指南中，建议对颈动脉夹层（cervical artery dissection，CeAD）应用肝素或低分子量肝素，续以华法林 3 ~ 6 个月，之后改成抗血小板治疗（Ⅱa 类推荐）[34]。CADISS（cervical artery dissection in stroke study）研究[35]在颅外 CeAD 患者急性期（卒中或短暂性脑缺血发作 7 天内）比较抗

血小板治疗和抗凝治疗，入选 250 例患者，随机接受抗血小板或抗凝治疗 3 个月，发现两组的 1 年同侧卒中 / 死亡发生率无明显差异。直接口服抗凝药用于 CeAD 尚无证据。肾动脉 FMD 伴夹层时也可以考虑抗血小板或抗凝治疗，但这种策略未被系统评估。存在肾动脉血栓时，抗凝是合适的。夹层不伴血栓时，可以考虑单独阿司匹林，阿司匹林联合氯吡格雷，或肝素抗凝续以华法林等方案。与脑动脉夹层类似，口服抗凝药的疗程通常是 3 ~ 6 个月，之后继续抗血小板治疗。

（2）抗高血压治疗：FMD 相关高血压主要由于肾缺血继发的肾素 - 血管紧张素 - 醛固酮系统（RAAS）激活。在 ACE 抑制剂应用之前，肾血管性高血压很难控制。纳入动脉粥样硬化和 FMD 相关肾动脉疾病的队列证实 ACE 抑制剂对这类患者控制血压的有效性[36]。在一项 FMD 队列中，肾动脉成形即刻减少了肾素和醛固酮分泌[37]。ACE 抑制剂和血管紧张素受体阻滞剂（ARB）对 FMD 患者降压的疗效已经有很多临床经验积累。这些药物对肾动脉病变的进展影响尚缺乏可靠数据，只有 2 例个案报道提示 ARB 治疗后狭窄逆转[38-39]。尽管加用 RAAS 抑制剂后急性肾衰竭不常见，其在有血流动力学意义的双侧肾动脉狭窄患者中更可能出现，且更容易在患者处于钠缺乏状态（例如联用利尿剂）时出现。因此，在肾动脉 FMD 患者加用 ACE 抑制剂或 ARB 后应严密监测肾功能。如果需要第二种药物，加用噻嗪类利尿剂是合理的选择。应注意肾动脉夹层后高血压可能更难以治疗，特别是夹层后初期，可能需要静脉降压。

尚不清楚 FMD 患者的理想血压目标值，可以参照高血压指南。尚无研究评估 ACE 抑制剂或 ARB 预防血压正常的 FMD 患者肾血管病变进展的有效性。

（3）心血管危险因素和生活方式改善：对 FMD 患者也应该按照一般的心血管健康的原则进行管理，以预防发生其他的血管疾病，特别是动脉粥样硬化。从生活方式的角度，FMD 主要可干预的危险因素是吸烟。尽管戒烟对 FMD 进展的影响尚缺乏研究，但戒烟是预防动脉粥样硬化事件的可靠干预手段。在一项纳入 337 例肾动脉 FMD 患者的研究中，30% 的 FMD 患者正在吸烟，而年龄、性别匹配的原发性高血压对照组中仅 18% 吸烟（$P < 0.001$）[9]。研究还提示正在吸烟的 FMD 患者可能进展更迅速，高血压起病更早。吸烟的 FMD 患者发生动脉瘤和严重事件的风险更高[9, 40]。强烈建议所有吸烟的 FMD 患者

戒烟。

由于 FMD 是非炎症非动脉粥样硬化性疾病，他汀的作用尚不明确。他汀在动脉粥样硬化性疾病中减轻内膜增生的作用还存在争议[41]，其在 FMD 中的作用还缺乏研究。

由于 FMD 在女性中更为常见，有学者提出口服避孕药是否对 FMD 的发生和进展有效。但已有数据提示雌激素和 FMD 之间没有强关联。尽管高血压女性应停用口服避孕药，但没有证据提示继续使用和 FMD 的进展相关。尽管在绝经后女性 FMD 患者使用全身激素替代治疗可能会有类似的理论担忧，但目前缺乏合适的证据进行推荐。总体来说，如果需要激素替代治疗，建议给予最低有效剂量、最短疗程。之前发生过缺血性卒中或短暂性脑缺血发作（TIA）的 FMD 患者不应使用激素替代治疗。

（4）治疗头痛和搏动性耳鸣：对 FMD 患者的药物治疗应该关注头痛和搏动性耳鸣等常见症状，因为这些症状对生活质量影响较大。偏头痛是最常见的头痛类型，但头痛也可能和未控制的高血压或 CeAD 相关[42-43]。即使不存在脑血管受累，FMD 患者也可能发生偏头痛。对 FMD 患者的偏头痛的治疗包括生活方式改善，避免触发因素，预防治疗和药物治疗。在 FMD 患者建议特别谨慎使用麦角类、曲坦类和其他缩血管物质。特别是在有 CeAD 或 SCAD 的患者，这些药物是禁忌。

2. 肾动脉 FMD 的血运重建治疗

（1）血运重建治疗的适应证：目前尚无随机试验对肾动脉 FMD 患者的血运重建与单纯药物治疗进行比较。在动脉粥样硬化性肾动脉狭窄患者中进行的血运重建试验结果不适用于 FMD 患者，因为这两种疾病的病理生理学和自然病程均不同。因此，有关血运重建的建议根据的是质量较低的证据。研究提示患者越年轻，高血压病程越短，对肾动脉 FMD 患者行 PTA 或手术达到治愈的可能性越高[44]。因此，在近期发生高血压的年轻患者，PTA 可以考虑作为一线治疗，目标是治愈高血压。在长期高血压的患者，应按照一般血运重建的适应证（即难治性高血压，对降压药物依从性差，无法耐受副作用，进行性的肾功能不全等）管理[45]。

肾动脉血运重建的适应证包括：

1）难治性高血压（使用包含利尿剂在内的 3 种合适剂量的降压药物，血压仍不达标）。

2）高血压病程短，目标是治愈高血压。

3）无法耐受抗高血压药物或对其药物治疗方案依从性较差。

4）成人双侧肾动脉 FMD 或单侧功能性肾动脉 FMD 患者，因肾动脉狭窄引起进展性肾功能不全、无法用其他原因解释（即缺血性肾病）。

5）伴高血压的肾动脉 FMD 儿童。

6）肾动脉夹层：很少需要介入干预，但如果介入，通常选择支架。

7）肾动脉瘤：治疗策略包括手术切除、血管内弹簧圈，或放置覆膜支架。

（2）血运重建方式的选择：血运重建的两种方式是 PTA（通常不置入支架）或手术。目前尚无对比试验，但在观察性研究中，PTA 可实现相似的技术成功，且不良事件的风险更低。因此，建议多数患者采用 PTA，而不是手术。如果 PTA 在技术上不成功或发生夹层，则应考虑置入支架。随着技术和设备的改进，即使是肾动脉分支疾病也可以使用经皮治疗。手术的两个主要指征包括局灶性 FMD 儿童的血运重建，以及 FMD 伴有肾动脉瘤[23]。

（3）肾动脉 PTA：肾动脉 PTA 是肾动脉 FMD 伴高血压患者的首选介入策略。PTA 相比传统的手术修复有很多优点。PTA 相对无创，病死率更低，恢复时间更短。在采用 PTA 治疗肾动脉 FMD 时，通常不放置支架，这与采用 PTA 治疗动脉粥样硬化性肾动脉狭窄时不同。支架仅用于治疗并发症，例如影响血流的夹层或动脉穿孔。不应将支架用作一线治疗的原因如下：①单独进行血管成形术可获得很好疗效，因此没有理由放置支架。如果病变的纤维化程度很重，以至于通过血管成形术无法消除压力差，那么放置支架也无法纠正该问题（而且可能发生支架变形）。应将此类患者转诊进行手术治疗。②肾动脉 FMD 患者通常在动脉及其分支的中间和远端部分存在狭窄，而不是在动脉口或近端部分。例如，如果因支架内再狭窄而有必要进行手术血运重建，患者可能需进行更复杂的分支血管修复以绕过堵塞的支架，因为支架常覆盖肾动脉至第一个肾内动脉起始处。③对肾动脉 FMD 进行的支架置入发生支架弯曲和折断均有报道[46-47]。

虽然很多临床医生通过视诊确定血管成形是否充分，但逐渐发现仅依靠视诊并不能做出准确判断。因此，通过其他方法确定狭窄已得到充分治疗很重要，方法包括：①应使用压力导丝进行生理学评估，以确定病变的血流动力学意义。压差阈值为平均

（主动脉）压的 10% 时，可以用来决定是否进行血管成形术。球囊直径应以每次 0.5 mm 的量增加，直至跨病变压差消除或平均跨病变压差小于 10%。如果患者在球囊充气过程中感到疼痛，应立即终止手术，以防止肾动脉夹层或破裂。应在血管成形术前和术后测量压力差，以确定管腔内的所有纤维网已被充分破坏。②还应通过介入治疗后肾动脉双功能超声扫描评估治疗的充分性。若治疗获得成功，则血流湍流的程度会减轻，中远端肾动脉血流速度的升高会显著改善。③偶尔可使用血管内超声（IVUS）和光学相干断层成像（optical coherence tomography，OCT）对各种血管腔内病变的消除或减小进行评估[29]。如果患者在进行 PTA 后血压无改善，或最初有改善但治疗后数周高血压复发，推荐再次进行血管造影，测量压力差，如果仍然有血流动力学显著影响的病变，则推荐再次进行 PTA。在这种情况下，"再狭窄"实际上可能表明第一次血管成形术不充分[48]。如果虽然 PTA 在技术上取得了成功，但高血压仍持续存在（尤其是在经血管内超声或压力导丝检测确认后），提示高血压的原因与纤维肌性疾病无关，或与因长期高血压导致的肾内小血管疾病（肾硬化）有关。

PTA 的并发症主要与血管通路有关。在罕见情况下，可能发生肾动脉穿孔、肾动脉夹层或节段性肾梗死。

（4）手术：在肾动脉 FMD 患者中，采用大隐静脉移植物进行主动脉-肾动脉旁路移植术是最常进行的手术血运重建操作，但偶尔也使用人造移植材料。在儿科患者中，由于静脉移植物可能会形成动脉瘤，医生会使用腹下动脉移植物或进行肾动脉的主动脉再植术。

3. 颈动脉或椎动脉 FMD 的血运重建治疗

颈动脉或椎动脉 FMD 的血运重建治疗指征是已接受合适的药物治疗、患者仍反复发作脑缺血事件；或抗血小板 / 抗凝治疗存在禁忌。通常采取单纯 PTA，而支架用于血管扩张后影响血流的夹层。和肾动脉介入类似，单纯造影难以评估颈动脉 FMD 病变的管腔改善情况，可以借助 IVUS 评估。颈动脉或椎动脉 FMD 的血管内干预的其他指征包括假性动脉瘤形成（通常是之前夹层的结果）。通常，当假性动脉瘤有症状（搏动性耳鸣、严重头痛、颈部疼痛）或动态监测显示增大时需要治疗。对假性动脉瘤的干预措施包括自膨胀金属裸支架（联合或不联合对支

架后的假性动脉瘤进行弹簧圈栓塞）、覆膜支架（自膨胀或球囊扩张支架）。随着导管和球囊技术的发展以及操作者的经验增加，手术的作用已不大。但颅内或颅外动脉瘤和假性动脉瘤仍可能需要手术治疗。

4. 动脉夹层和动脉瘤的治疗

（1）颈动脉夹层（CeAD）：FMD 患者合并 CeAD 的治疗和一般颈动脉夹层患者相同。在 CeAD 导致的急性卒中，合适的患者可进行静脉溶栓和机械取栓。由于大多数 CeAD 患者不需要溶栓，通常采用抗栓治疗预防再发缺血事件。CeAD 的抗栓治疗见前文。血管内治疗（例如颈动脉支架）通常仅用于接受恰当的药物治疗后仍持续脑缺血的患者[49-50]。此外，夹层导致的假性动脉瘤发生缺血或破裂的风险较低，很少需要血管内治疗[51-52]。如果需要血管内介入，应注意谨慎操作、避免医源性血管损伤。

（2）颅内动脉瘤：在普通人群未破裂的颅内动脉瘤发生破裂的平均年风险 < 1%，但尚不清楚 FMD 是否伴随破裂的风险增加。治疗的选择受患者的预期寿命、估计破裂的风险、预防治疗导致并发症的风险，以及患者因知晓动脉瘤而产生的焦虑水平等因素影响[53]。破裂的风险和许多因素相关，包括动脉瘤相关因素（数目、大小、形状和动脉瘤部位）以及患者相关因素（地理区域、高血压、吸烟史、饮酒、之前破裂病史）[53]。在美国登记数据库的颅内动脉瘤患者中，43% ≥ 5 mm，19% 位于后循环，这是高危特征之一[24]。有两种方法预防动脉瘤破裂：手术夹闭和血管内弹簧圈，伴或不伴其他干预，例如常规支架或血流改道支架。大多数颅内动脉瘤可以通过弹簧圈栓塞装置治疗，手术夹闭也适用于很多病例，对治疗方法的选择取决于解剖因素、医生和患者的倾向。未干预时，建议存在未破裂动脉瘤的患者定期随访，通过影像学检查监测动脉瘤的生长情况。然而，尚不清楚合适的随访频率。

（3）肾和内脏动脉瘤及夹层：大多数 FMD 伴肾或内脏动脉夹层可以通过药物治疗和影像学监测。如果存在进行性终末脏器灌注不良、进行性夹层或继发动脉瘤，需进行介入干预。干预的方法包括覆膜支架、弹簧圈栓塞或手术修复。

FMD 患者伴小型肾或内脏动脉瘤时，需要定期临床随访和影像学监测。尽管对不同体积的动脉瘤，合适的随访频率尚不清楚。在动脉瘤患者，控制血压和完全戒烟非常重要。对不存在 FMD 的患者，通常动脉瘤超过 2 cm 时需要干预。但这种建议的证据

有限，而在 FMD 患者中尚无证据。同时，需要注意妊娠期间动脉瘤破裂的风险，对于育龄女性、未来有生育计划时，可能需要更积极地干预动脉瘤，此时很多专家对于 2 cm 以下的动脉瘤就考虑干预。治疗动脉瘤的方法包括弹簧圈、覆膜支架或手术（例如切除或旁路）。

（4）冠状动脉夹层：目前更推荐情况允许时（例如受累血管 TIMI 血流 3 级，没有进行性缺血）对 SCAD 进行药物保守治疗[11]。SCAD 的药物治疗证据有限，最初的证据提示 β 受体阻滞剂和控制血压可能减少再发风险。在药物保守治疗时抗血小板治疗的合适剂量、疗程尚不清楚。

【病例摘要】

女，38 岁，1 年前因头痛发现血压升高，血压最高 220/140 mmHg，服用厄贝沙坦氢氯噻嗪、美托洛尔（倍他乐克），血压 130 ～ 150/90 ～ 100 mmHg，1 个月前肾动脉 CTA 示右肾动脉近段重度狭窄。既往体健。查体未见阳性体征。入院后查卧立位 RAAS 示血浆醛固酮与肾素活性比值（ARR）正常，卧位及立位肾素升高，肾上腺超声未见异常，肾动脉超声示右肾内动脉频谱异常，考虑右肾动脉主干狭窄。肾动脉造影示右肾动脉近段及分支可见串珠样改变，右肾动脉近段可见动脉瘤，对右肾动脉近段行球囊扩张。术后次日血压 120/78 mmHg。病例详细资料见二维码数字资源 6-4。

数字资源 6-4

（王　洁　洪　涛）

【参考文献】

［1］Kim ESH，Olin JW，Froehlich JB，et al. Clinical manifestations of fibromuscular dysplasia vary by patient sex：a report of the United States registry for fibromuscular dysplasia. J Am Coll Cardiol，2013，62（21）：2026-2028.

［2］Neymark E，LaBerge JM，Hirose R，et al. Arteriographic detection of renovascular disease in potential renal donors：incidence and effect on donor surgery. Radiology，2000，214（3）：755-760.

［3］Olin JW，Froehlich J，Gu X，et al. The United States Registry for Fibromuscular Dysplasia：results in the first 447 patients. Circulation，2012，125（25）：3182-3190.

［4］Perdu J，Boutouyrie P，Bourgain C，et al. Inheritance of arterial lesions in renal fibromuscular dysplasia. J Hum Hypertens，2007，21（5）：393-400.

［5］Grimbert P，Fiquer-Kempf B，Coudol P，et al. Genetic study of renal artery fibromuscular dysplasia. Arch Mal Coeur Vaiss，1998，91（8）：1069-1071.

［6］Pannier-Moreau I，Grimbert P，Fiquet-Kempf B，et al. Possible familial origin of multifocal renal artery fibromuscular dysplasia. J Hypertens，1997，15（12 Pt 2）：1797-1801.

［7］Poloskey SL，Kim E，Sanghani R，et al. Low yield of genetic testing for known vascular connective tissue disorders in patients with fibromuscular dysplasia. Vasc Med，2012，17（6）：371-378.

［8］Sang CN，Whelton PK，Hamper UM，et al. Etiologic factors in renovascular fibromuscular dysplasia. A case-control study. Hypertension，1989，14（5）：472-479.

［9］Savard S，Azarine A，Jeunemaitre X，et al. Association of smoking with phenotype at diagnosis and vascular interventions in patients with renal artery fibromuscular dysplasia. Hypertension，2013，61（6）：1227-1232.

［10］Harrison EG，Jr.，McCormack LJ. Pathologic classification of renal arterial disease in renovascular hypertension. Mayo Clin Proc，1971，46（3）：161-167.

［11］Gornik HL，Persu A，Adlam D，et al. First international consensus on the diagnosis and management of fibromuscular dysplasia. J Hypertens，2019，37（2）：229-252.

［12］Green R，Gu X，Kline-Rogers E，et al. Differences between the pediatric and adult presentation of fibromuscular dysplasia：results from the US Registry. Pediatr Nephrol，2016，31（4）：641-650.

［13］Touze E，Oppenheim C，Trystram D，et al. Fibromuscular dysplasia of cervical and intracranial arteries. Int J Stroke，2010，5（4）：296-305.

［14］Schievink WI. Spontaneous dissection of the carotid and vertebral arteries. N Engl J Med，2001，344（12）：898-906.

［15］Thevenet A，Latil JL，Albat B. Fibromuscular disease of the external iliac artery. Ann Vasc Surg，1992，6（3）：199-204.

［16］Yoshimuta T，Akutsu K，Okajima T，et al. Images in cardiovascular medicine. "String of beads" appearance of bilateral brachial artery in fibromuscular dysplasia. Circulation，2008，117（19）：2542-2543.

［17］Shin JS，Han EM，Min BZ，et al. Fibromuscular dysplasia of bilateral brachial arteries treated with surgery and consecutive thrombolytic therapy. Ann Vasc Surg, 2007, 21（1）: 93-96.

[18] Tweet MS, Hayes SN, Pitta SR, et al. Clinical features, management, and prognosis of spontaneous coronary artery dissection. Circulation, 2012, 126（5）: 579-588.

[19] Saw J, Humphries K, Aymong E, et al. Spontaneous coronary artery dissection: clinical outcomes and risk of recurrence. J Am Coll Cardiol, 2017, 70（9）: 1148-1158.

[20] Pate GE, Lowe R, Buller CE. Fibromuscular dysplasia of the coronary and renal arteries? Catheter Cardiovasc Interv, 2005, 64（2）: 138-145.

[21] Saw J, Ricci D, Starovoytov A, et al. Spontaneous coronary artery dissection: prevalence of predisposing conditions including fibromuscular dysplasia in a tertiary center cohort. JACC Cardiovasc Interv, 2013, 6（1）: 44-52.

[22] Camuglia A, Manins V, Taylor A, et al. Case report and review: epicardial coronary artery fibromuscular dysplasia. Heart Lung Circ, 2009, 18（2）: 151-154.

[23] Kadian-Dodov D, Gornik HL, Gu X, et al. Dissection and aneurysm in patients with fibromuscular dysplasia: findings from the U.S. registry for FMD. J Am Coll Cardiol, 2016, 68（2）: 176-185.

[24] Lather HD, Gornik HL, Olin JW, et al. Prevalence of intracranial aneurysm in women with fibromuscular dysplasia: a report from the US registry for fibromuscular dysplasia. JAMA Neurol, 2017, 74（9）: 1081-1087.

[25] Olin JW, Piedmonte MR, Young JR, et al. The utility of duplex ultrasound scanning of the renal arteries for diagnosing significant renal artery stenosis. Ann Intern Med, 1995, 122（11）: 833-838.

[26] Lu L, Zhang LJ, Poon CS, et al. Digital subtraction CT angiography for detection of intracranial aneurysms: comparison with three-dimensional digital subtraction angiography. Radiology, 2012, 262（2）: 605-612.

[27] Willoteaux S, Faivre-Pierret M, Moranne O, et al. Fibromuscular dysplasia of the main renal arteries: comparison of contrast-enhanced MR angiography with digital subtraction angiography. Radiology, 2006, 241（3）: 922-929.

[28] De Bruyne B, Manoharan G, Pijls NH, et al. Assessment of renal artery stenosis severity by pressure gradient measurements. J Am Coll Cardiol, 2006, 48（9）: 1851-1855.

[29] Gowda MS, Loeb AL, Crouse LJ, et al. Complementary roles of color-flow duplex imaging and intravascular ultrasound in the diagnosis of renal artery fibromuscular dysplasia: should renal arteriography serve as the "gold standard"? J Am Coll Cardiol, 2003, 41（8）: 1305-1311.

[30] Olin JW, Gornik HL, Bacharach JM, et al. Fibromuscular dysplasia: state of the science and critical unanswered questions: a scientific statement from the American Heart Association. Circulation, 2014, 129（9）: 1048-1078.

[31] Debette S, Leys D. Cervical-artery dissections: predisposing factors, diagnosis, and outcome. Lancet Neurol, 2009, 8（7）: 668-678.

[32] Lyrer P, Engelter S. Antithrombotic drugs for carotid artery dissection. Cochrane Database Syst Rev, 2003, 3: CD000255.

[33] Georgiadis D, Arnold M, von Buedingen HC, et al. Aspirin vs anticoagulation in carotid artery dissection: a study of 298 patients. Neurology, 2009, 72（21）: 1810-1815.

[34] Brott TG, Halperin JL, Abbara S, et al. 2011 ASA/ACCF/AHA/AANN/AANS/ACR/ASNR/CNS/SAIP/SCAI/SIR/SNIS/SVM/SVS guideline on the management of patients with extracranial carotid and vertebral artery disease: executive summary. A report of the American College of Cardiology Foundation/American Heart Association Task Force on Practice Guidelines, and the American Stroke Association, American Association of Neuroscience Nurses, American Association of Neurological Surgeons, American College of Radiology, American Society of Neuroradiology, Congress of Neurological Surgeons, Society of Atherosclerosis Imaging and Prevention, Society for Cardiovascular Angiography and Interventions, Society of Interventional Radiology, Society of NeuroInterventional Surgery, Society for Vascular Medicine, and Society for Vascular Surgery. Circulation, 2011, 124（4）: 489-532.

[35] Markus HS, Levi C, King A, et al. Antiplatelet therapy vs anticoagulation therapy in cervical artery dissection: the cervical artery dissection in stroke study（CADISS）randomized clinical trial final results. JAMA Neurol, 2019, 76（6）: 657-664.

[36] Fyhrquist F, Gronhagen-Riska C, Tikkanen I, et al. Long-term monotherapy with lisinopril in renovascular hypertension. J Cardiovasc Pharmacol, 1987, 9 Suppl 3: S61-65.

[37] Hagg A, Lorelius LE, Morlin C, et al. Percutaneous transluminal renal artery dilatation for fibromuscular dysplasia with special reference to the acute effects on the renin-angiotensin-aldosterone-system and blood pressure. Acta Med Scand Suppl, 1985, 693: 93-96.

[38] Tanemoto M, Takase K, Yamada T, et al. Dilation of renal artery stenosis after administration of losartan. Hypertens Res, 2007, 30（10）: 999-1002.

[39] Mazza A, Cuppini S, Zamboni S, et al. Does treatment with olmesartan improve arterial stenoses due to fibromuscular

dysplasia? Hypertens Res, 2009, 32（10）：927-929.

［40］O'Connor S, Gornik HL, Froehlich JB, et al. Smoking and adverse outcomes in fibromuscular dysplasia：U.S. registry report. J Am Coll Cardiol, 2016, 67（14）：1750-1751.

［41］Petronio AS, Amoroso G, Limbruno U, et al. Simvastatin does not inhibit intimal hyperplasia and restenosis but promotes plaque regression in normocholesterolemic patients undergoing coronary stenting：a randomized study with intravascular ultrasound. Am Heart J, 2005, 149（3）：520-526.

［42］Plouin PF, Baguet JP, Thony F, et al. High prevalence of multiple arterial bed lesions in patients with fibromuscular dysplasia：The ARCADIA registry（Assessment of Renal and Cervical Artery Dysplasia）. Hypertension, 2017, 70（3）：652-658.

［43］O'Connor SC, Poria N, Gornik HL. Fibromuscular dysplasia：an update for the headache clinician. Headache, 2015, 55（5）：748-755.

［44］Trinquart L, Mounier-Vehier C, Sapoval M, et al. Efficacy of revascularization for renal artery stenosis caused by fibromuscular dysplasia：a systematic review and meta-analysis. Hypertension, 2010, 56（3）：525-532.

［45］Hirsch AT, Haskal ZJ, Hertzer NR, et al. ACC/AHA 2005 Practice Guidelines for the management of patients with peripheral arterial disease（lower extremity, renal, mesenteric, and abdominal aortic）：a collaborative report from the American Association for Vascular Surgery/Society for Vascular Surgery, Society for Cardiovascular Angiography and Interventions, Society for Vascular Medicine and Biology, Society of Interventional Radiology, and the ACC/AHA Task Force on Practice Guidelines（Writing Committee to Develop Guidelines for the Management of Patients With Peripheral Arterial Disease）：endorsed by the American Association of Cardiovascular and Pulmonary Rehabilitation；National Heart, Lung, and Blood Institute；Society for Vascular Nursing；TransAtlantic Inter-Society Consensus；and Vascular Disease Foundation. Circulation, 2006, 113（11）：e463-654.

［46］Wang LC, Scott DJ, Clemens MS, et al. Mechanism of stent failure in a patient with fibromuscular dysplasia following renal artery stenting. Ann Vasc Surg, 2015, 29（1）：123 e19-21.

［47］Raju MG, Bajzer CT, Clair DG, et al. Renal artery stent fracture in patients with fibromuscular dysplasia：a cautionary tale. Circ Cardiovasc Interv, 2013, 6（3）：e30-1.

［48］Alhadad A, Mattiasson I, Ivancev K, et al. Revascularisation of renal artery stenosis caused by fibromuscular dysplasia：effects on blood pressure during 7-year follow-up are influenced by duration of hypertension and branch artery stenosis. J Hum Hypertens, 2005, 19（10）：761-767.

［49］Rahme RJ, Aoun SG, McClendon J, Jr., et al. Spontaneous cervical and cerebral arterial dissections：diagnosis and management. Neuroimaging Clin N Am, 2013, 23（4）：661-671.

［50］Schirmer CM, Atalay B, Malek AM. Endovascular recanalization of symptomatic flow-limiting cervical carotid dissection in an isolated hemisphere. Neurosurg Focus, 2011, 30（6）：E16.

［51］Touze E, Randoux B, Meary E, et al. Aneurysmal forms of cervical artery dissection：associated factors and outcome. Stroke, 2001, 32（2）：418-423.

［52］Larsson SC, King A, Madigan J, et al. Prognosis of carotid dissecting aneurysms：Results from CADISS and a systematic review. Neurology, 2017, 88（7）：646-652.

［53］Etminan N, Rinkel GJ. Unruptured intracranial aneurysms：development, rupture and preventive management. Nat Rev Neurol, 2016, 12（12）：699-713.

第五节　心脏淋巴瘤

【概述】

心脏淋巴瘤（cardiac lymphoma）分为原发性与继发性。其中继发性心脏淋巴瘤相对常见，而原发性心脏淋巴瘤（primary cardiac lymphoma, PCL）指仅累及心脏或心包的淋巴瘤，非常少见。1968年的一项回顾性分析发现，196名恶性淋巴瘤患者，尸检发现48名（24.5%）有心脏受累，其中21例只能从组织学上发现异常[1]。另有报道8%～9%的淋巴瘤患者有心脏受累。在全部心脏原发肿瘤中，PCL只占2%[2-3]。而通过活检证实在结外淋巴瘤中，其占比约为0.5%[3]。最近的文献报道中提及，PCL在免疫缺陷患者中有所增多[3-4]。

心脏淋巴瘤可侵犯全层心肌，表现为浸润性。其中1/3的病例可有心包受累。心脏淋巴瘤的病灶可以单发，也可多发。PCL通常侵犯右心系统，上腔静脉与右心房受累在全部病例中可占 25%[2-3, 5]。

PCL 大多数都是非霍奇金淋巴瘤 B 细胞来源（约 80%）。PCL 通常见于成年男性，年龄范围在 12～86 岁，平均年龄在 60 岁，男女比例为 2:1[2, 6]。在 EB 病毒感染的器官移植后患者与 HIV 感染患者中，PCL 的病理类型通常为高分化的 B 细胞淋巴瘤[7]。此外，有一类特殊的淋巴瘤即原发性渗出性淋巴瘤（primary effusion lymphoma，PEL），其表现为在体腔中出现积液，但是无实体淋巴瘤表现，少部分可表现为心包积液。PEL 与 HIV 和人类疱疹病毒 8［human herpes virus（HHV）-8］感染有关[8-9]。最后，有一类 PCL 与心脏植入物相关（包括人工瓣膜等）。这类 PCL 表现为与成纤维相关的大 B 细胞浸润，可能与植入物长期刺激的慢性炎症相关[2, 6]。

【临床表现】

心脏淋巴瘤的临床表现与淋巴瘤浸润的范围、部位、恶性程度等直接相关。常见的症状包括呼吸困难、胸痛、心律失常、心包积液等[10-11]，但是缺乏特异性的临床症状（表 6-5-1）。

表 6-5-1　PCL 临床表现[11]

症状	患者人数	百分比（%）
呼吸困难	17	20
颜面部水肿	8	10
喘息	8	10
颈静脉充盈	8	10
外周水肿	7	8
晕厥	6	6
夜间盗汗	6	6
干咳	4	5
发热	4	5
神经系统症状	4	5
体重下降	3	4
奇脉	3	4
肝脏肿大	2	2
腹腔积液	2	2
肺底部捻发音	1	1
眩晕	1	1
皮肤瘙痒	1	1
总计	85	100

（1）心力衰竭：憋气、呼吸困难、水肿是心脏淋巴瘤最常见的症状。可能的原因包括淋巴瘤直接累及心肌，出现心包积液以及心功能不全等[3]。

（2）水肿：心力衰竭可出现下肢水肿，肿瘤阻塞下腔静脉亦可以引起下肢水肿，压迫或者阻塞上腔静脉可出现上腔静脉综合征，包括颜面部水肿、胸壁静脉曲张等[12]。

（3）心律失常：心脏淋巴瘤累及心脏不同部位可造成不同类型心律失常。累及心房可造成房性心律失常，如房性早搏、房性心动过速、心房颤动等。累及心室可出现室性早搏、室性心动过速、心室颤动甚至表现为猝死等[3, 12]。累及房室结区可出现不同程度房室传导阻滞。若累及窦房结，可出现窦性心动过缓、窦性停搏等病态窦房结综合征表现[13]。

（4）淋巴瘤侵犯心肌或瓣膜：可表现为心肌肥厚，可以为弥漫性增厚也可以为局限性增厚，甚至有时误诊为肥厚型心肌病；可以侵犯房间隔而表现为房间隔增厚；也可以表现为心脏占位，大多发生于心房；另外，可以表现为受累瓣膜的增厚，甚至可以表现为瓣膜狭窄[12]和瓣叶毁损[14]，在置换的人工瓣膜上也可以出现淋巴瘤[15]。

（5）晕厥：PCL 造成晕厥的原因很多，可能与累及心房后回心血量减少、心律失常、心包积液等病因相关。若患者出现晕厥，可能提示心脏受累严重。

（6）心包积液：文献报道大概 50% 的心脏淋巴瘤患者有心包积液[1]，甚至可以表现为心脏压塞。

（7）心肌缺血：可能由于肿瘤压迫或侵犯冠状动脉或者冠状动脉痉挛等原因导致，心电图可有 ST 段抬高表现[16-17]。

（8）其他：可以表现为肺栓塞[18]、左心室室壁瘤伴血栓形成[19]、心脏穿孔[20]、肿瘤脱落导致卒中等[21]，以及淋巴瘤的 B 组症状如体重下降等。

【辅助检查】

心脏淋巴瘤的临床表现缺乏特异性，初步筛查有赖于影像学检查提供心脏占位、心包积液的线索，最后通过活检取得病理证据来确诊。

1. 心电图检查

心电图表现包括前述提到的多种心律失常表现，也可以出现窦性心动过速。若出现心包积液，可出现肢体导联低电压等表现。但心电图检查特异性差，也可为完全正常的心电图表现（表 6-5-2）。

表 6-5-2　PCL 可能出现的心电图表现[11]

心电图表现	患者人数	百分比（%）
完全性房室传导阻滞	6	18.750
QRS 波低电压	5	15.625
心动过缓	4	12.500
心房扑动	4	12.500
右束支传导阻滞	4	12.500
心房颤动	3	9.375
二度房室传导阻滞	2	6.250
T 波倒置	2	6.250
早搏	2	6.250
总计	32	100

2.实验室检查

心脏淋巴瘤缺乏特异性的实验室检查指标，可出现 LDH、CRP、β2 微球蛋白等指标的升高，也可以出现肝肾功能异常。此外常见 BNP 水平升高[22-24]。

3.影像学检查

影像学检查是筛查与诊断心脏淋巴瘤的重要手段，能够提供重要的临床线索。

（1）超声心动图是非常简单易行且无创的筛查手段，可用于评价心脏淋巴瘤的受累范围，并可用于疗效评估[25-27]。在超声心动图下可见心腔内占位，呈中等回声，在声学造影剂下可无明显增强。但超声心动图存在分辨率低、不能定性等缺点，筛查发现心脏占位后还有赖于其他手段进行确诊。3D 超声心动图可提供相对完整的图像，为临床决策提供帮助（图 6-5-1，图 6-5-2）。此外，经食管超声心动图也可提供诊断帮助[28]。

（2）计算机断层扫描（CT）：CT 为淋巴瘤患者提供了理想的筛查手段。CT 具有良好的空间分辨率，可以提供病变清晰图像，对病变性质、侵袭范围做出判断。同时，还可以观察有无心脏外受累表现。CT 可看到心腔内较骨骼肌密度稍低的软组织密度影，一般不能强化（图 6-5-3）。CT 可见肿物心肌浸润或心包受累表现（如心包增厚或心包积液）。部分可见肿物向血管（如上腔静脉、下腔静脉、冠状动脉等）等其他组织蔓延表现[29-30]。

（3）磁共振成像（MRI）：MRI 因其成像原理与 CT 不同，可以在鉴别占位性质方面提供更多线索[31]，常用序列包括 SSFP 序列（steady-state free precession）等。部分文献报道肿瘤组织细胞间隙大，

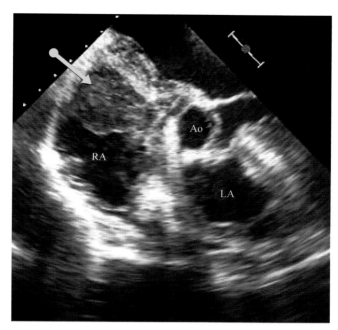

图 6-5-1　超声心动图提示右心房内占位，病理证实为淋巴瘤[3]

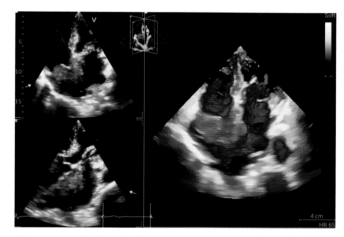

图 6-5-2　三维超声心动图显示右心房占位，病理证实为淋巴瘤（图片来源于北京大学第一医院病例）

含水丰富，并且伴有水肿，所以在 T2 加权像上出现更高的信号[32]（图 6-5-4）。注射钆造影剂增强后，肿瘤组织可出现均一或不均一强化。PCL 在钆造影剂延迟强化方面（LGE）无特殊表现，LGE 往往用于治疗后心肌损伤程度和纤维化程度的鉴别。另外 LGE 有助于对血栓和肿瘤组织进行鉴别[33]。

（4）心肌核素显像：组织代谢显像在多数肿瘤患者中均可提供诊断价值。但是心肌核素显像（Ga-67 和 FDG-18）在 PCL 中意义有限。在继发性心脏淋巴瘤中可提示心脏外淋巴结高摄取。但是由于心肌与心包组织对 Ga-67 摄取也很高，难以与肿瘤组织进行区分，故诊断参考意义较小。但是也有研究

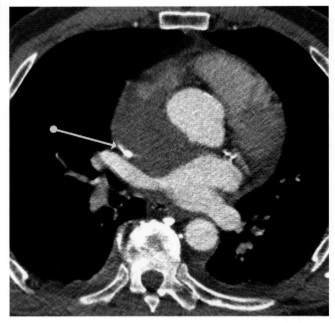

图 6-5-3 CT 提示淋巴瘤侵及右心房[3]。箭头所指为右心房内低密度灶，局部高密度可能是钙化（非强化）

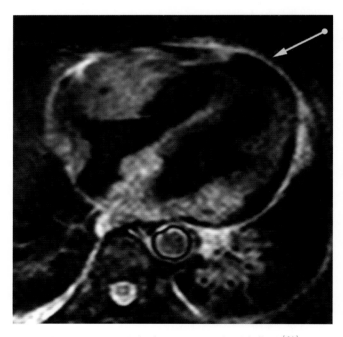

图 6-5-4 PCL 组织在 T2WI 上呈相对高信号[34]

认为该项检查可以用作对治疗效果的监测[26, 35]。现在部分研究认为淋巴瘤细胞对 FDG-18 摄取可能增加，所以心脏 PET 检查可能对 PCL 有一定诊断价值[36]。

【诊断】

在通过心脏影像学检查发现心脏占位后，可考虑采用心内膜活检或者经 CT 等引导活检进行诊断[37-39]。

PCL 的活检结果通常为 B 细胞淋巴瘤，以弥漫大 B 细胞类型多见。其他的病理类型包括滤泡性淋巴瘤和 Burkitt 淋巴瘤。此外，通过心包积液或者胸腔积液细胞学检查有时也可诊断 PCL。通过对上述体液进行流式细胞学检查或者 PCR 扩增，有可能发现淋巴瘤细胞[40]。

【鉴别诊断】

鉴别诊断主要与其他心脏肿瘤，或者其他肿瘤心脏转移进行鉴别[2, 41]。除了通过病理进行鉴别以外，可以从影像学方面进行鉴别。如心脏血管肉瘤，往往累及心脏范围较大，病理下可出现肿瘤中心坏死[42-43]。在 MRI 上出现较大范围的 T1 加权等信号区，部分可见小范围的高信号区，提示部分组织坏死[44]。此外血管肉瘤还可见到部分高 T1 加权信号。

【病理表现】

PCL 的活检标本外观呈紧致的、均一的结构，可呈类似鱼肉表现，容易累及心包[2, 45]。PCL 一般为 B 细胞淋巴瘤，小部分为 T 细胞淋巴瘤。其中 B 细胞淋巴瘤以弥漫大 B 细胞型淋巴瘤为主，免疫组化可出现 CD19、CD20、CD22、CD79a、PAX-5 等抗体阳性。Burkitt 淋巴瘤可表达 CD19、CD20、CD22、CD79a，此外还可以表达 CD10、Bcl-6，以及 CD43[46-47]。

【治疗】

1. 手术治疗

通过外科手术完全切除 PCL 是非常困难的，外科手术一般用作姑息治疗或取得活检标本的手段。如果患者反复出现心包积液，可以考虑胸腔镜下心包剥脱术。个别患者可尝试心脏移植，但预后较差[25, 48]。

2. 药物治疗

诊断心脏淋巴瘤以后一般可考虑化疗。常用的方案包括 CHOP 方案（环磷酰胺、阿霉素、长春新碱和泼尼松）[6]。对于高危患者，避免应用阿霉素可以减少患者围化疗期间的死亡风险[49]。接受化疗的患者早期可能因为心肌被肿瘤细胞浸润或化疗后肿瘤脱落形成瘤栓而死亡。而在最开始的两次化疗过程中避免应用阿霉素可以减少患者死亡率。加用 CD20 单抗（如利妥昔单抗）的 CHOP 方案（R-CHOP 方案）在治疗 T 细胞淋巴瘤的 PCL 中取得较好的疗效[50]。

在少量患者中可以尝试自体造血干细胞移植，

也可能取得一定缓解疗效[51]。

3. 放疗

针对化疗效果不佳的心脏淋巴瘤患者，放疗是否可以作为一种补充手段还需要进一步探索。考虑到对心脏直接放疗的副作用较大，合适的放疗时机、靶点和放疗剂量都缺乏相应研究。

【预后】

化疗可以改善 PCL 预后，文献报道完全缓解率为 59%。而心外受累、免疫缺陷、左心室受累以及无心律失常为高危预后不良因素[52]。

【病例摘要一】

患者，男性，70 岁，因间断晕厥、憋气入院。外院 CTPA 提示右心房内巨大占位。PET 提示占位为高代谢病灶。入院后完善检查发现占位同时侵犯左、右心房，无心脏外受累表现，同时合并阵发性心房颤动。为明确诊断，行右心房占位活检，活检结果提示原发性心脏淋巴瘤，弥漫大 B 细胞型。明确诊断后将患者转入血液科进一步治疗。

【病例摘要二】

患者，女性，47 岁，主因"乏力伴活动后喘憋 1 月余"入院。门诊行超声心动图显示大量心包积液。心包积液穿刺显示为渗出液，未见肿瘤细胞。超声心动图可见左右心房顶占位性病变，胸部增强 CT 及 PET-CT 提示中上纵隔巨大软组织占位；右锁骨上、腹膜后多发葡萄糖代谢增高淋巴结，部分肿大，考虑淋巴瘤可能性大。行右锁骨上淋巴结活检，病理为弥漫大 B 细胞型淋巴瘤，予 R-CHOP 方案化疗。后规律化疗并行自体造血干细胞移植，随访至 1 年后，一般情况良好。超声心动图复查心包积液与占位无复发。病例详细资料见二维码数字资源 6-5。

数字资源 6-5

（贺鹏康　杨　颖　马　为）

【参考文献】

[1] Chen H, Qian S, Shi P, et al. A presentation, treatment, and survival analysis of primary cardiac lymphoma cases reported from 2009 to 2019. Int J Hematol, 2020, 112 (1): 65-73.

[2] Burke A, Tavora F. Hematologic tumors of the heart and pericardium. In: Burke A, Tavora F, Maleszewski J, et al, editors. Tumors of the heart and great vessels. Annapolis Junction (MD): American Registry of Pathology, 2015: 337-352.

[3] Petrich A, Cho S, Billett H. Primary cardiac lymphoma: an analysis of presentation, treatment and outcome patterns. Cancer, 2011, 117: 581-589.

[4] Burke A, Jeudy J Jr, Virmani R. Cardiac tumours: an update: cardiac tumours. Heart, 2008, 94 (1): 117-123.

[5] Chalabreysse L, Berger F, Loire R, et al. Primary cardiac lymphoma in immunocompetent patients: a report of three cases and review of the literature. Virchows Arch, 2002, 441 (5): 456-61.

[6] Travis WD, Brambilla E, Burke AP, et al. WHO classification of tumours of the lung, pleura, thymus and heart. 4th edition. Lyon (France): International Agency for Research on Cancer (IARC), 2015.

[7] Kaplan LD. HIV-associated lymphoma. Best Pract Res ClinHaematol, 2012, 25 (1): 101-117.

[8] Chen Y-B, Rahemtullah A, Hochberg E. Primary effusion lymphoma. Oncologist, 2007, 12: 569-576.

[9] Simonelli C, Spina M, Cinelli R, et al. Clinical features and outcome of primary effusion lymphoma in HIV-infected patients: a single-institution study. J Clin Oncol, 2003, 21 (21): 3948-3954.

[10] Curtsinger CR, Wilson MJ, Yoneda K. Primary cardiac lymphoma. Cancer, 1989, 64 (2): 521-525.

[11] Miguel CE, Bestetti RB. Primary cardiac lymphoma. Int J Cardiol, 2011, 149 (3): 358-363.

[12] Chinen K, Izumo T. Cardiac involvement by malignant lymphoma: a clinicopathologic study of 25 autopsy cases based on the WHO classification. Ann Hematol, 2005, 84 (8): 498-505.

[13] Tai CJ, Wang WS, Chung MT, et al. Complete atrioventricular block as a major clinical presentation of the primary cardiac lymphoma: a case report. Jpn J Clin Oncol, 2001, 31 (5): 217-220.

[14] Yalonetsky S, Mishaly D, Ben-Barak A, Lorber A. Mitral valve destruction by Hodgkin's lymphoma-associated Loefler endocarditis. Pediatr Cardiol, 2008, 29 (5): 983-985.

[15] Berrio G, Suryadevara A, Singh NK, et al. Diffuse large B-cell lymphoma in an aortic valve allograft. Tex Heart Inst J, 2010, 37 (4): 492-493.

心血管罕见病

［16］Pirzada A，Connors S，Harris S，et al. Primary cardiac T cell lymphoma mimicking ST-elevation myocardial infarction. Cardiology, 2017, 138（4）：259-263.

［17］Oder D，Topp MS，Nordbeck P. Coronary B-cell lymphoma infiltration causing myocardial infarction. Eur Heart J, 2020, 41（9）：1059.

［18］Chen FM，Zhang L，Ni JM，et al. A case report of tricuspid stenosis，right atrium and pulmonary artery thrombosis caused by primary cardiac Burkitt lymphoma. Zhonghua Xin Xue Guan Bing Za Zhi, 2019, 47（11）：921-922. Chinese.

［19］Miller DV，Mookadam F，Mookadam M，et al. Primary cardiac plasmablastic（diffuse large B-cell）lymphoma mimicking left ventricular aneurysm with mural thrombus. Cardiovasc Pathol, 2007, 16（2）：111-114.

［20］Molajo AO，McWilliam L，Ward C，et al. Cardiac lymphoma：an unusual case of myocardial perforation—clinical，echocardiographic，haemodynamic and pathological features. Eur Heart J, 1987, 8（5）：549-552.

［21］Quigley MM，Schwartzman E，Boswell PD，et al. A unique atrial primary cardiac lymphoma mimicking myxoma presenting with embolic stroke：a case report. Blood, 2003, 101（12）：4708-4710. doi：10.1182/blood-2002-08-2550.

［22］Yamada N，Murata T，Nakano T. Primary lymphoma of the heart，diagnosed antemortem. Int Med, 1997, 36（6）：417-419.

［23］Ho HH，Kwok OK，Chow WH. A rare cause of constrictive pericarditis：primary cardiac lymphoma. Int J Cardiol, 2008, 134：208-209.

［24］Nart D，Nalbantgil S，Hamulu A. Primary cardiac lymphoma in a heart transplant recipient. Transplant Proc, 2005, 37：1362-1364.

［25］Chim CS，Chan AC，Kyong YL，et al. Primary cardiac lymphoma. Am J Hematol, 1997, 54：79-83.

［26］Miyashita T，Miyzawa I，Kiyosawa K. A case of primary cardiac B cell lymphoma associated with ventricular tachycardia，successfully treated with systemic chemotherapy and radiotherapy. Jpn Circ J, 2000, 64：135-138.

［27］Hsueh SC，Chung MT，Fang R，et al. Primary cardiac lymphoma. J Chin Med Assoc, 2006, 69（4）：169-174.

［28］Mügge A，Daniel WG，Haverich A，et al. Diagnosis of noninfective cardiac mass lesions by two-dimensional echocardiography. Comparison of the transthoracic and transesophageal approaches. Circulation, 1991, 83（1）：70-78.

［29］Ceresoli GL，Ferreri AJM，Bucci E，et al. Primary cardiac lymphoma in immunocompetent patients：diagnostic and therapeutic management. Cancer, 1997, 80（8）：1497-1506.

［30］Dorsay TA，Ho VB，Rovira MJ，et al. Primary cardiac lymphoma：CT and MR findings. J Comput Assist Tomogr, 1993, 17（6）：978-981.

［31］O'Donnell DH，Abbara S，Chaithiraphan V，et al. Cardiac tumors：optimal cardiac MR sequences and spectrum of imaging appearances. Am J Roentgenol, 2009, 193（2）：377-387.

［32］Kramer CM，Barkhausen J，Flamm SD，Society for Cardiovascular Magnetic Resonance. Standardized cardiovascular magnetic resonance（CMR）protocols 2013 update. J Cardiovasc Magn Reson, 2013, 15（1）：91.

［33］Buckley O，Madan R，Kwong R，et al. Cardiac masses，part 1：imaging strategies and technical considerations. AJR Am J Roentgenol, 2011, 197（5）：W837-841.

［34］Ryu SJ，Choi BW，Choe KO. CT and MR findings of primary cardiac lymphoma：report upon 2 cases and review. Yonsei Med J, 2001, 42（4）：451-456.

［35］Medolago G，Virotta G，Bertocchi C. Abnormal uptake of technetium-99m hexakis-2-methoxyisobutylisonitrile in a primary cardiac lymphoma. Eur J Nucl Med, 1992, 19：222-225.

［36］Dawson MA，Avery S. The successful treatment of primary cardiac lymphoma with a dose-dense schedule of rituximab plus CHOP. Ann Oncol, 2006, 17（1）：176-177.

［37］Daus H，Bay W，Schneider G，et al. Primary lymphoma of the heart：report of a case with histological diagnosis of the transvenously biopsied intracardiac tumor. Ann Hematol, 1998, 77：139-141.

［38］Abramowitz Y，Hiller H，Leibowitz D. The diagnosis of primary cardiac lymphoma by heart catheterization and biopsy using fluoroscopic and transthoracic echocardiographic guidance. Int J Cardiol, 2007, 118：e39-40.

［39］Kang SM，Rim SJ，Chung N. Primary cardiac lymphoma diagnosed by transvenous biopsy under transesophageal echocardiographic guidance and treated with systemic chemotherapy. Echocardiography, 2003, 20：101-102.

［40］Kasai K，Kuwao S，Kameya T. Case report of primary cardiac lymphoma. The applications of PCR to the diagnosis of primary cardiac lymphoma. Acta Pathol Jpn, 1992, 42：667-71.

［41］Burke AP，Tavora F. Cardiac lymphoma and metastatic tumors to the heart. In：Burke AP，Tavora F，editors. Practical cardiovascular pathology. Philadelphia：Lippincott Williams & Wilkins, 2010：409-506.

［42］Hammoudeh AJ，Chaaban F，Watson RM，et al. Transesophageal echocardiography-guided transvenous endomyocardial biopsy used to diagnose primary cardiac angiosarcoma. Cathet Cardiovasc Diagn, 1996, 37（3）：

347-349.

［43］Park SM，Kang WC，Park CH，et al. Rapidly growing angiosarcoma of the pericardium presenting as hemorrhagic pericardial effusion. Int J Cardiol，2008，130（1）：109-112.

［44］Best AK，Dobson RL，Ahmad AR. Best cases from the AFIP：cardiac angiosarcoma. Radiographics，2003，23 Spec No：S141-145.

［45］Gill PS，Chandraratna PA，Meyer PR，et al. Malignant lymphoma：cardiac involvement at initial presentation. J Clin Oncol，1987，5（2）：216-224.

［46］Miller DV，Firchau DJ，McClure RF，et al. Epstein-Barr virus-associated diffuse large B-cell lymphoma arising on cardiac prostheses. Am J Surg Pathol，2010，34（3）：377-384.

［47］Bagwan IN，Desai S，Wotherspoon A，et al. Unusual presentation of primary cardiac lymphoma. Interact Cardiovasc Thorac Surg，2009，9（1）：127-129.

［48］Nachhbandi IA，Day HJ. Primary cardiac lymphoma：initial symptoms suggestive of gastrointestinal disease. South Med J，1997，90：539-543.

［49］Bertero MT，Pastena G，Tartagli N，et al. Primary lymphoma of the heart. A case report e review of literature. Leuk Res，2002，26：117-20.

［50］Morillas P，Quiles J，Nuñez D，et al. Complete regression of cardiac non-Hodgkin lymphoma. Int J Cardiol，2006，106（3）：426-7.

［51］Nonami A，Takenaka K，HaradaM. Successful treatment of primary cardiac lymphoma by rituximab-CHOP and high-dose chemotherapy with autologous peripheral blood stem cell transplantation. Int J Hematol，2007，86（3）：286.

［52］Chen H，Qian S，Shi P，et al. A presentation，treatment，and survival analysis of primary cardiac lymphoma cases reported from 2009 to 2019. Int J Hematol，2020，112（1）：65-73.

第六节　类癌和类癌心脏病

【概述】

神经内分泌肿瘤（neuroendocrine tumors，NET）是一种罕见的肿瘤，每100 000人中的发病率为2.5～5例[1]，可以发生在身体的任何部位，但最常起源于胃肠道。胃肠道NET最初被称为"类癌"（carcinoid），起源于远端小肠和近端结肠的被同义地称为中肠类癌[2]。发生于其他部位包括胃、十二指肠和支气管的称为前肠类癌，以及较少见的发生于远端结直肠的后肠类癌。

类癌通常会在数年内缓慢生长，通常很少或不会引起任何症状，直到它们变大或转移到肝脏；类癌也很少转移到其他部位如肺或骨骼。约30%～40%的患者（主要是中肠类癌）具有类癌综合征的特征，临床表现受肿瘤分泌的血管活性物质，特别是血清素［5-羟色胺（5-HT）］、速激肽（P物质、神经肽A、神经肽K）、前列腺素、组胺和激肽释放酶的作用影响，出现血管舒缩性改变（潮红和低血压；较少见的出现高血压）、腹泻和支气管痉挛。当肿瘤转移到肝脏时，绝大多数患者会发生类癌综合征，因为原发肿瘤或转移瘤产生的血管活性物质通过肝静脉到达体循环。但有大约5%的患者，特别是原

发于卵巢或肺部的患者，以及那些有腹膜后转移的中肠类癌的患者，可能会出现类癌综合征而没有肝转移[3]。

类癌心脏病（carcinoid heart disease，CaHD）是类癌患者发生的所有心脏表现的统称，包括心脏瓣膜疾病、心力衰竭和转移性肿瘤受累。类癌心脏病是类癌综合征和转移性神经内分泌肿瘤患者发病和死亡的主要原因。通常生物活性物质通过门脉循环到达肝脏时可通过肝代谢和灭活；但如果肿瘤转移到肝脏或大量产生这些物质，其产物则通过肝静脉到达下腔静脉，血管活性物质进入右心，通常会影响三尖瓣和肺动脉瓣。由于肿瘤分泌的物质在肺通过期间大部分被灭活，通常到达左心系统时浓度已经很低，因此对左心仅有轻微影响或无影响。罕见的肺转移病例或原发性肺肿瘤则刚好相反，使得左心系统产生类癌心脏病（CaHD）的典型病理变化。

先前已在多达50%的类癌综合征患者中描述了CaHD[4]，在现代生长抑素类似物治疗下，大约20%的类癌患者发生CaHD[5]。根据大型系列的数据，CaHD的发病率最高的是小肠NET（72%），其次是肺、大肠、胰腺、阑尾和卵巢NET，但在大约18%的病例中，无法确定原发肿瘤部位[6]。CaHD

的典型心脏病变被认为是由于 5-HT 通过心脏中特定受体［5- 羟色胺受体 2B（5-HT2B）］介导的局部作用，主要在瓣叶上诱导内皮斑块形成，但也可累及瓣下装置和心内膜，偶尔累及肺动脉和主动脉以及腔静脉内膜[7-8]。斑块成分包括肌成纤维细胞、平滑肌细胞和包括胶原在内的细胞外物质。在大约 90% 的病例中，这些沉积物主要影响右侧心脏瓣膜。在卵圆孔未闭伴右向左分流、支气管类癌和血管活性物质高循环水平、肝和肺的降解能力不足的情况下，多达 1/3 的病例可能会出现左侧瓣膜病变[9]。由于 5-HT 的作用，瓣尖变厚、变硬和挛缩（瓣口面积和瓣叶长度减小），导致反流和狭窄。少见的情况下（约 4%）类癌的肿瘤可能转移到心脏，导致壁内占位病变[9-10]。

筛查患者 N 末端 B 型脑钠肽前体（NT-proBNP）和经胸超声心动图对于早期发现 CaHD 至关重要，因为早期症状和体征对该病的敏感性较低。

在适当的情况下，心脏手术是晚期类癌心脏病的唯一确定性治疗方法，它可以改善患者的症状和生存率。类癌心脏病的管理是复杂的，心脏状态、激素综合征和肿瘤负荷的多学科评估对于指导最佳手术时机至关重要。

【临床表现】

1. 心脏外的类癌表现

因肠道肿瘤生长和血管活性物质引起的潮红、喘息、腹泻和腹痛等。

2. 心脏表现

CaHD 的早期瓣膜改变可以长期耐受，因此最初的临床表现可能很轻微或无症状，以致延迟诊断。严重的三尖瓣关闭不全时早期症状包括由低心排血量引起的疲劳和劳力性呼吸困难。右心房压力升高、肝淤血时，可发生纳差和外周水肿。进行性右心衰竭常会出现腹水和全身水肿。右心房扩大时房性心律失常也很常见[11]。查体对三尖瓣严重关闭不全的最早发现通常是颈静脉扩张并伴有明显的收缩"v"波，可见于 35%～75% 的患者。其他体征包括右心室抬举样搏动、三尖瓣和肺动脉瓣反流性杂音，偶可听到肺动脉狭窄的收缩期杂音或三尖瓣狭窄的舒张期杂音[12]。随着瓣膜疾病的进展，右心室扩大和功能障碍，外周水肿、腹水和肝肿大搏动可能变得明显。

需要注意的是，根据早期症状和体征对 CaHD 的检出敏感性较低，因此在无症状的患者中，使用 NT-proBNP 进行筛查对于早期 CaHD 检测至关重要[13]。

【辅助检查】

1. 生化标志物的实验室检查

（1）血浆或尿 5- 羟基吲哚乙酸乙酸酯（5HIAA）：肿瘤产生的 5-HT 可以通过 5HIAA 的血浆水平或尿排泄量来检测和量化，因此 5HIAA 可用作疾病的活动标志物，被证明与 CaHD 的进展呈正相关并可监测治疗效果。尿 5HIAA 高于 300 mmol/24 h 的水平可能表示发生 CaHD 的风险增加。

（2）嗜铬粒蛋白 A（chromogranin A，CgA）：是一种由 NET 细胞释放的糖蛋白，也是 CaHD 的敏感生物标志物，但对检测严重 CaHD 没有特异性，通常是神经内分泌肿瘤负荷的标志物。超过 80% 的晚期类癌患者的 CgA 水平升高[14]。因此，CgA 水平更适合评估 NET 复发或肿瘤进展，但不能作为 CaHD 的筛查测试[2]。

（3）BNP 或 NT-proBNP：在 CaHD 患者中，BNP 或 NT-proBNP 升高与类癌症状的严重程度和 NYHA 功能分级呈正相关，具有预后意义[15]。截点为 260 pg/ml（31 pmol/L）的血浆 NT-proBNP 水平已被用作类癌综合征患者 CaHD 的筛查工具，检测 CaHD 阴性和阳性预测值分别为 98% 和 71%[16]。

（4）血浆激活素 A：是转化生长因子 - β 超家族的细胞因子成员，也被证明是 NET 患者是否存在 CaHD 的独立预测因子，是另一种可能的作为 NET 人群中 CaHD 筛查测试的生物标志物。与 NT-proBNP 相比，早期 CaHD 但没有右心扩张的患者激活素 A 水平升高[17]。

2. 影像学检查

类癌的心脏表现比肠道肿瘤进展更限制预后，因此心脏影像至关重要。

（1）超声心动图：是 CaHD 的主要诊断手段[18]。在几乎所有患者中三尖瓣病变、右心室大小和功能以及右心房大小可以得到很好的评估，罕见的左侧瓣膜病变（主要是主动脉瓣）也可以很好评估。但肺动脉瓣的评估，特别是肺动脉瓣反流的评估是困难的，而且常常是不确定的。CaHD 的典型瓣膜外观特征是扩张的瓣环和弥漫性增厚、挛缩的瓣叶，收缩期瓣叶闭合不良，舒张期不能完全打开，活动受限。瓣叶显示失去柔韧性，所有瓣叶都会受到影响。

腱索可能会增厚和缩短，偶尔还会影响乳头肌。严重的三尖瓣关闭不全使右心室和右心房成为一个腔室；相比之下，三尖瓣狭窄极为罕见。通常存在严重三尖瓣关闭不全的其他重要体征，例如肝静脉血流收缩期逆转，扩张且不随呼吸塌陷的下腔静脉等。应确定是否存在开放的卵圆孔，高右心房压力和右心房扩张可能促进卵圆孔开放，右向左分流使转移性肿瘤释放到下腔静脉的活性物质能够绕过肺循环的失活，从而影响左侧瓣膜[9]，也是右侧和左侧 CaHD 进展的危险因素[10]。肺动脉瓣可能发生反流和狭窄，由于普遍存在的严重三尖瓣反流导致到达肺动脉瓣的右心室的每搏量减少，因此肺瓣膜病变的严重程度容易被低估。

（2）心脏磁共振成像（CMR）：在超声心动图评估不充分或结果不确定的情况下，CMR 对 CaHD 患者可作为备选的检查用于评估 CaHD 中的腔室形态和功能，尤其是右心室和瓣膜[19-20]。瓣膜反流的量化是 CMR 的主要优势之一，对于超声心动图评估肺动脉瓣反流存在困难的情况，CMR 评估肺动脉瓣在 CaHD 中很重要。此外 CMR 的 T1 和 T2 加权序列以及对比增强技术也可用于识别局部病变，例如心脏转移。

（3）核素成像——正电子发射断层成像（PET）：几种放射性标记的生长抑素类似物，例如镓 68 或铟 111 标记的奥曲肽，可被神经内分泌肿瘤细胞吸收，通常用于检测和定位神经内分泌肿瘤及其转移灶，偶可检测到转移性心脏病变。生长抑素类似物在检测神经内分泌肿瘤方面优于基于［18F］氟脱氧葡萄糖的标志物。PET/CT 优于单光子发射断层成像，显示出对小病变的更高敏感性[21]，并且在给予单胺前体示踪剂如［11C］5 羟色胺和放射性药物［18F］氟 -L- 多巴后，PET/CT 可以特别好地检测到转移。PET/CT 发现的心脏转移的发生率可高达 13%[22]，但与瓣膜性 CaHD 无关。同时典型的 CaHD 瓣膜病变不吸收生长抑素类似物，因此核素成像在评估瓣膜性 CaHD 方面不作为常规应用。

（4）计算机断层成像（CT）：主要用于对需要心脏手术的患者进行术前无创冠状动脉评价，很少用于研究 CaHD 病变。但由于心电图（ECG）门控 CT 出色的空间分辨率使其可以很好地显示患病瓣叶，这对于其他手段难以可视化的肺动脉瓣来说尤其受欢迎[23-24]。CT 可见瓣叶增厚、活动受限，对瓣膜反流面积可以直接测量。CT 对心脏类癌转移的检测也具有优势。

【诊断】

由于心脏症状和体征通常在病程早期不明显或不存在，如果未对类癌综合征患者进行超声心动图筛查，则 CaHD 的诊断可能会延迟。诊断 CaHD 的首选成像方式是经胸超声心动图，由熟悉典型 CaHD 瓣膜形态的医生解读。心脏 CT 和 CMR 扫描也是对该病评估有价值的辅助手段。

可以预测类癌心脏病的存在和严重程度的敏感和特异生化标志物的鉴定可提示更有选择性地使用超声心动图筛查。最有用的生物标志物是 NT-proBNP，它已被证明对心脏受累具有诊断和预后意义[23]。

【治疗】

转移性 NET 合并类癌综合征和 CaHD 患者的管理很复杂，因为必须同时处理全身性恶性疾病和心脏受累。建议在有经验的中心采用多学科方法，由心脏内外科医生、NET 专家、麻醉师和放射科医生参与，并应针对每位患者进行个体化管理。

1. 类癌综合征的治疗

鉴于证据表明 5-HT 或其代谢物在 CaHD 的发病机制中起主要作用，生长抑素类似物、telotristatethyl（一种新型 5-HT 合成抑制剂）、肝脏导向的或细胞减灭术，或降低 5-HT 循环水平的全身疗法（例如肽受体放射性核素疗法）可能会降低患 CaHD 的风险[25]。降低尿中 5-HIAA 水平至低于 300 mmol/24 h 的最佳生长抑素类似物剂量很重要。干扰素 α 在欧洲注册用于治疗与类癌综合征相关的 NET，是对生长抑素类似物的补充疗法，用于控制难治性类癌综合征的症状，对于功能成像上生长抑素受体状态为阴性或生长抑素类似物不耐受的患者（1% 的患者），也推荐使用干扰素。

2. 右心衰竭的治疗

限制液体和盐的摄入，利尿治疗，下肢使用弹力袜可减轻水肿症状；但血管内容量的减少可能会进一步降低心输出量，进而导致疲劳和呼吸困难加重[12]。可以考虑使用地高辛、血管扩张剂和血管紧张素转化酶抑制剂，但在该人群中的疗效尚未得到证实。特定情况下超滤可能有用。

3. 心脏手术

心脏瓣膜置换术是晚期 CaHD 的唯一确定疗法，

可以改善患者症状和生存率[26]。CaHD 可能进展迅速[25]，因此，早期诊断和仔细监测对于识别可能从手术中受益的患者至关重要。决定何时干预瓣膜性 CaHD 基于心脏瓣膜疾病的严重程度。根据当前心脏瓣膜疾病指南[27-28]关于严重三尖瓣和肺反流、右心室功能进行性恶化和 CaHD 引起的持续性心力衰竭症状的建议，如果肿瘤进展和合并症允许预期生存超过 1 年，则支持进行心脏手术治疗。因此，在大多数情况下，严重的三尖瓣反流伴右心室扩张和持续症状，或右心室功能开始恶化，均表明需要手术干预。三尖瓣置换最常选择，肺动脉瓣置换术近来也越来越多地同时进行[26]。如果至少有中度以上的左侧瓣膜病变，也应考虑更换。大多数中心首选使用生物瓣膜置换，因为 CaHD 患者的预期寿命有限，并且可能无法耐受长期华法林治疗。术后护理与其他人工瓣膜的护理类似，应尽早（30 天内）和每年或出现新症状时进行超声心动图检查。其他手术可能包括关闭未闭的卵圆孔，以及在少数情况下切除选定的心肌内转移灶[23]。

对于体能状态和合并症不允许开胸手术的重度类癌心脏病高危患者，基于经皮导管的干预是一种新的微创选择[29]，包括经皮瓣膜植入和置换术。经皮导管介入也可用于闭合卵圆孔未闭。

类癌综合征患者麻醉评估属于高危手术，因为可能发生危及生命的类癌危象，导致血流动力学不稳定，严重的外周血管舒张和低血压，心动过速，心律失常和支气管收缩。类癌危象可由手术直接诱发，或因接受麻醉剂和其他围手术期药物（包括升压药和阿片类药物）诱发[23]。仔细的围手术期处理是必需的。围手术期连续静脉内生长抑素类似物（奥曲肽）输注应在手术前至少 12 h 开始并持续 48 h，在停药前缓慢逐渐减量[23]。

【预后】

未经治疗，CaHD 的预后较差，3 年生存率低至 31%，远低于 NET 不合并 CaHD 患者的 68%。纽约心功能分级（NYHA）Ⅲ 或 Ⅳ 级的 CaHD 的预后更差，中位生存期仅为 11 个月。在过去的几十年中，CaHD 患者的预后有所改善，与心脏手术率的增加和使用生长抑素类似物有关。

（褚松筠）

【参考文献】

[1] Yao JC，Hassan M，Phan A，et al. One hundred years after "carcinoid"：epidemiology of and prognostic factors for neuroendocrine tumors in 35，825 cases in the United States. J Clin Oncol，2008，26（18）：3063-3072.

[2] Askew JW，Connolly HM. Carcinoid valve disease. Curr Treat Options Cardiovasc Med，2013，15（5）：544-555.

[3] Pape UF，Perren A，Niederle B，et al. ENETS Consensus Guidelines for the management of patients with neuroendocrine neoplasms from the jejuno-ileum and the appendix including goblet cell carcinomas. Neuroendocrinology，2012，95（2）：135-156.

[4] Lundin L，Norheim I，Landelius J，et al. Carcinoid heart disease：relationship of circulating vasoactive substances to ultrasound-detectable cardiac abnormalities. Circulation，1988，77（2）：264-269.

[5] Bhattacharyya S，Toumpanakis C，Caplin ME，et al. Analysis of 150 patients with carcinoid syndrome seen in a single year at one institution in the first decade of the twenty-first century. Am J Cardiol，2008，101（3）：378-381.

[6] Pellikka PA，Tajik AJ，Khandheria BK，et al. Carcinoid heart disease. Clinical and echocardiographic spectrum in 74 patients. Circulation，1993，87（4）：1188-1196.

[7] Waller BF，Howard J，Fess S. Pathology of tricuspid valve stenosis and pure tricuspid regurgitation—Part I. Clin Cardiol，1995，18（2）：97-102.

[8] Grozinsky-Glasberg S，Grossman AB，Gross DJ. Carcinoid Heart Disease：From Pathophysiology to Treatment— "Something in the Way It Moves". Neuroendocrinology，2015，101（4）：263-273.

[9] Bhattacharyya S，Davar J，Dreyfus G，et al. Carcinoid heart disease. Circulation，2007，116（24）：2860-2865.

[10] Bhattacharyya S，Toumpanakis C，Burke M，et al. Features of carcinoid heart disease identified by 2- and 3-dimensional echocardiography and cardiac MRI. Circ Cardiovasc Imaging，2010，3（1）：103-111.

[11] Bruce CJ，Connolly HM. Right-sided valve disease deserves a little more respect. Circulation，2009，119（20）：2726-2734.

[12] Bernheim AM，Connolly HM，Hobday TJ，et al. Carcinoid heart disease. Prog Cardiovasc Dis，2007，49（6）：439-451.

[13] Hayes AR，Davar J，Caplin ME. Carcinoid Heart Disease：A Review. Endocrinol Metab Clin North Am，2018，47（3）：671-682.

[14] Bhattacharyya S，Gujral DM，Toumpanakis C，et al. A stepwise approach to the management of metastatic midgut carcinoid tumor. Nat Rev Clin Oncol，2009，6（7）：429-433.

［15］Hart EA，Meijs TA，Meijer RCA，et al. Carcinoid heart disease: a guide for screening and timing of surgical intervention. Neth Heart J，2017，25（9）: 471-478.

［16］Bhattacharyya S，Toumpanakis C，Caplin ME，et al. Usefulness of N-terminal pro-brain natriuretic peptide as a biomarker of the presence of carcinoid heart disease. Am J Cardiol，2008，102（7）: 938-942.

［17］Bergestuen DS，Edvardsen T，Aakhus S，et al. Activin A in carcinoid heart disease: a possible role in diagnosis and pathogenesis. Neuroendocrinology，2010，92（3）: 168-177.

［18］Baron T，Bergsten J，Albage A，et al. Cardiac imaging in carcinoid heart disease. JACC Cardiovasc Imaging，2021，14（11）: 2240-2253.

［19］Bastarrika G，Cao MG，Cano D，et al. Magnetic resonance imaging diagnosis of carcinoid heart disease. J Comput Assist Tomogr，2005，29（6）: 756-759.

［20］Kramer CM，Barkhausen J，Bucciarelli-Ducci C，et al. Standardized cardiovascular magnetic resonance imaging（CMR）protocols: 2020 update. J Cardiovasc Magn Reson，2020，22（1）: 17.

［21］Gabriel M，Decristoforo C，Kendler D，et al. 68Ga-DOTA-Tyr3-octreotide PET in neuroendocrine tumors: comparison with somatostatin receptor scintigraphy and CT. J Nucl Med，2007，48（4）: 508-518.

［22］Noordzij W，van Beek AP，Tio RA，et al. Myocardial metastases on 6-［18F］fluoro-L-DOPA PET/CT: a retrospective analysis of 116 serotonin producing neuroendocrine tumour patients. PLoS One，2014，9（11）: e112278.

［23］Davar J，Connolly HM，Caplin ME，et al. Diagnosing and managing carcinoid heart disease in patients with neuroendocrine tumors: an expert statement. J Am Coll Cardiol，2017，69（10）: 1288-1304.

［24］Fares J，Caudron J，Dacher JN. Cardiac computed tomography in right-sided carcinoid heart disease. Arch Cardiovasc Dis，2011，104（1）: 57-58.

［25］Bhattacharyya S，Toumpanakis C，Chilkunda D，et al. Risk factors for the development and progression of carcinoid heart disease. Am J Cardiol，2011，107（8）: 1221-1226.

［26］Connolly HM，Schaff HV，Abel MD，et al. Early and late outcomes of surgical treatment in carcinoid heart disease. J Am Coll Cardiol，2015，66（20）: 2189-2196.

［27］Nishimura RA，Otto CM，Bonow RO，et al. 2014 AHA/ACC Guideline for the management of patients with valvular heart disease: executive summary: a report of the American College of Cardiology/American Heart Association Task Force on Practice Guidelines. Circulation，2014，129（23）: 2440-2492.

［28］Baumgartner H，Falk V，Bax JJ，et al. 2017 ESC/EACTS Guidelines for the management of valvular heart disease. Eur Heart J，2017，38（36）: 2739-2791.

［29］Laule M，Pschowski R，Pape UF，et al. Staged catheter-based valve treatment of severe carcinoid heart disease. Neuroendocrinology，2016，103（3-4）: 259-262.